医无国界
——致敬中国援外医疗队

主编　阚全程

河南科学技术出版社
·郑州·

内容提要

本书选编了河南省援外医疗队员在援助期间的工作日记、生活随笔，用医者无界、医疗瞬间、医者担当、医余漫笔、医路情深、医生难忘、医海放歌七个部分深人介绍河南援外医疗工作，真实记录了医疗队员在埃塞俄比亚、赞比亚、厄立特里亚三个受援国的工作、生活，歌颂了他们的感人事迹，展现了河南籍援外医疗队员积极践行"不畏艰苦、甘于奉献、救死扶伤、大爱无疆"的中国援外医疗队精神，真诚服务三个受援国家民众健康，服务国家外交大局。

图书在版编目（CIP）数据

医无国界：致敬中国援外医疗队/阚全程主编. —郑州：河南科学技术出版社，2018.12（2023.3重印）

ISBN 978-7-5349-9413-5

Ⅰ.①医…　Ⅱ.①阚…　Ⅲ.①医疗队–对外援助–概况–河南　Ⅳ.①R197.8

中国版本图书馆CIP数据核字（2018）第271781号

出版发行：河南科学技术出版社

　　　　　地址：郑州市郑东新区祥盛街27号　　　邮编：450016

　　　　　电话：（0371）65788613　　　　65788629

　　　　　网址：www.hnstp.cn

策划编辑：邓　为

责任编辑：张　翼　任燕利

责任校对：邓　为

封面设计：张　伟

版式设计：中文天地

责任印制：朱　飞

印　　刷：三河市同力彩印有限公司

经　　销：全国新华书店

开　　本：787 mm×1 092 mm　1/16　　印张：38.5　　字数：640千字

版　　次：2023年3月第2次印刷

定　　价：298.00元

本书编审委员会

主　任　阚全程
副主任　周学山　黄　玮　谢李广　黄红霞　王良启
　　　　李　刚　张重刚　刘延军　张智民　王成增
　　　　周　勇　王福伟

本书编写委员会

主　　编　阚全程
副主编　王良启
执行主编　郭万申　王培仁　路修德
执行副主编　郭智萍　任　伟　陈琳君
编　委　苏桂显　苑　林　杜海燕　焦忱煜　贾　婕
　　　　张欣欣　高晨清　李璐阳　夏颜伟

序

历史需要记忆，呈现是为了更好地记忆。

1973年，河南省向埃塞俄比亚派出第一支中国援外医疗队。光阴荏苒，45年的历程悄然走过。45年间，国际关系错综复杂，世界形势风云变幻，唯援外医疗这项由新中国第一代领导人开创的崇高事业始终如一，坚持至今。45年间，河南省向埃塞俄比亚、赞比亚、厄立特里亚、科威特等国家派遣医疗队55批、1115人次，诊治受援国患者680万人次，开展各类手术4.6万台，成功开展心、脑手术，巨大肿瘤摘除、断肢再植等高难度手术和多种微创手术，引进、实施新技术和新项目1450项，促进了受援国医疗卫生事业的发展，彰显了中国政府信守承诺的大国形象，为巩固和增进中非传统友谊、促进人类健康和世界和平做出了卓越贡献。

走进新时代，援外医疗工作承载着"实施健康中国战略"和"构建人类命运共同体"两大战略任务，责任重大、使命光荣。河南省援外医疗工作者认真贯彻落实习近平总书记关于扩大深化中非合作、持续做好援外医疗工作的重要指示，秉承"真、实、亲、诚"理念，坚持创新引领发展，积极践行中非合作健康卫生行动，以对口支援项目建设为切入点，精准对接受援国需求，不断加大在医院管理、专科建设、人才培养、远程医疗、公共卫生等方面的援助力度，谱写援外医疗工作新篇章。

党和国家领导人高度重视援外医疗工作，多次亲切接见援外医疗队。2013年3月，习近平总书记访问刚果（布）期间，亲切接见医疗队，做出"不畏艰苦，甘于奉献，救死扶伤，大爱无疆"重要指示，高度概括了中国医疗队精神。在这一崇高精神的感召激励下，一批又一批的河南籍援外医疗队员肩负国家任务，牢记援外使命，远赴非洲，勇敢面对疫病瘤疾、战争动乱，克服艰难困苦，坚守工作岗位，旰食宵衣、救死扶伤，用激荡的热血谱写了一曲崇高的生命礼赞。

在人类历史中，45年只是短暂一瞬，但1115名河南援外医疗队员真诚服务世界人民的历程闪耀着伟大的人性光辉，必将在人类文明中留下浓重一笔。在纪念国家

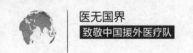

援外医疗 55 周年、河南援外医疗 45 周年之际，河南省卫生和健康委员会编写、出版纪念文集《医无国界》，将河南援外医疗队员那一段段峥嵘岁月真实呈现于世界，而这些岁月终将成为宝贵回忆，激励后来人。

"士不可以不弘毅，任重而道远。"谨以此书真诚感谢每一位中国援外医疗工作的亲历者！

本书编写委员会
2018 年 11 月

第一部分　医者无界

第二部分 医疗瞬间

第四部分　医余漫笔

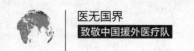
第五部分 医路情深

第六部分 医生难忘

第七部分　医海放歌

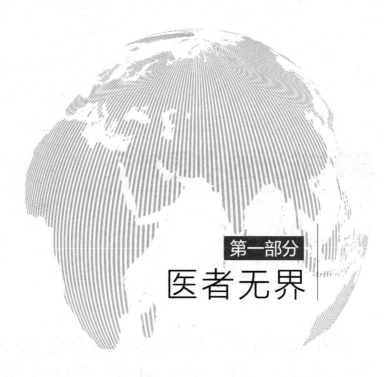

第一部分

医者无界

>> **题记**

万里赴戎机，异域抗病魔。45年来，河南承派的一批又一批中国援非医疗队，肩负国家使命和人民重托，跨国驰援，出征非洲。从常见疾病诊疗，到疑难重症救治；从深入贫困地区巡回医疗，到参与疟疾等传染病防治；从捐赠药品设备，到开展专业技术培训；从承建医疗中心，到自主建设远程医疗会诊中心；从推广针灸推拿等中医技术，到传播灿烂的中华文化……援外医疗队将人道主义大爱远播非洲，提高了受援国的医疗水平，增进了中非友谊。

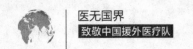
享誉非洲的中国针灸

河南省卫生计生委国际合作处　供稿

在我国的传统医学中，针灸显得神奇无比，就那么一根小小的银针，待病情确诊后，选准穴位，一针扎下去，或经过一段时间的治疗，久治不愈的病都能痊愈，即便不能完全治好，亦能大大缓解病情，减轻病人的痛苦。因此，在我国传统医学宝库中，针灸所用的银针被誉为"神针"，其治疗的功能被广泛传颂。

自上世纪七十年代以来，根据卫生部（现国家卫生和健康委员会）的指示，河南省已向非洲大陆先后派遣多批医疗队，每个医疗队中，都选派有技术高超的针灸大夫。他们在援非期间，为祖国争了光，赢得了崇高的荣誉。

1992 年我国派出援赞比亚第 8 批医疗队，队员中有针灸大夫马培江。11 月 29 日夜晚，英航波音 747 飞机在欧亚大陆 15000 米高空飞行，大家都在昏昏欲睡中。突然，空姐呼喊，说前舱有位重病人急需抢救。队长谢志徵让马培江和另外两位针灸大夫先去前舱了解病情，再定抢救办法。患者是一位英国女性，40 来岁，端坐呼吸，口唇发绀，大汗淋漓，哮鸣音很强。这是哮喘持续状态，延误时间会有生命危险。同去的还有一位英国医生，他立即打开急救箱，给病人注射药物。既然已用药，马培江等人就回到后舱。不料一小时后，空姐再次呼喊，原来用药后病人病情未能缓解。因为药品和针具在货舱里，马培江决定徒手对患者定喘、膻中等四个穴位进行强刺激，这是我国的传统医术。10 分钟后，病人呼吸渐趋平稳，发绀消失，症状完全缓解。乘客和机组人员见他们没用药就使病人转危为安，无不感到惊奇！

1984年6月，王发亮作为针灸麻醉专家，参加中国援赞比亚第4批医疗队，被分配到赞比亚中央省卡布韦总医院。那所医院除本国医生外，还有埃及、乌干达、巴基斯坦、印度、赞比亚等国家的医生。刚到那里不久，恰有一甲状腺切除手术，埃及医生问王发亮能否针灸麻醉，他很自信地点了点头。手术那天，乌干达、巴基斯坦、印度、赞比亚等国外科专家、麻醉专家都闻讯到场，看他如何操作。王发亮手持银针，先后在病人合谷、内关穴上迅速刺入，然后利用麻醉仪，在外科专家汤振平巧妙配合下，很快完成了手术，病人无一点疼痛感。在场的外国专家都对王发亮竖起大拇指，连连说："中国麻醉专家了不起！"

鲍铁周是河南省洛阳正骨医院的骨伤推拿、针灸医生，1997年作为援外医疗队员，被派往厄立特里亚，在首都阿斯马拉理疗中心工作，采用平乐治筋手法和针灸，为上至总统、部长，下至平民百姓等无数患者治愈了颈、肩、腰、腿疼痛等病症，深受赞许与爱戴。

开勒是离阿斯马拉90公里的克伦市大教堂的一位牧师，患腰痛病多年。一天下午，他听到几位教徒私下议论，说首都医院来了位中国医生，治病不吃药，不打针，用手一摸，病就好了。他将信将疑，扮作普通病人，去找鲍铁周诊治，数周后，腰痛竟奇迹般地消失了。于是讲明了自己的身份，亲手制作了有数十名教徒签名的圣诞贺卡，到首都医院，面对鲍铁周，低头弯腰，嘴里念念有词，向鲍铁周致当地最高致谢礼。

1997年9月，厄立特里亚总统伊萨亚斯因患腰椎间盘突出症，在美国手术治疗，但术后疼痛症状不减。中国驻厄使馆对此十分重视，成立了总统治疗小组，会诊后决定采用我国传统疗法，以平乐手法为主，结合针灸、牵引、药物综合治疗。首诊时，总统躺在床上，腰和右下肢疼痛难忍，不能下床行走，经点穴、按摩、针灸、角度牵引和配以药物治疗，病情有所缓解，但下床行走仍有困难。之后，鲍铁周又用平乐手法精心治疗，总统的病便一天天好起来，直至痊愈。为表示感谢，总统设家宴宴请我国全体医疗队成员，还多次邀请医疗队员参加厄国的一些重要庆祝活动。2000年12月30日晚，总统在国宴厅举行盛宴，款待中国医疗队，并专门为每位队员颁发了由他自己设计、上面刻有每位医生名字的装饰钟表和亲自签名的皮衣一件。他深情地说："没有任何一个国家的医疗队对厄的贡献能与中国医疗队相比。"

针灸医生张桂萍主要承担为厄立特里亚高级官员、其他国家驻厄使节及联合国

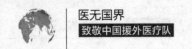

维和部队患者治疗的任务，两年时间共为 800 多人诊治了疾病，其中包括厄立特里亚政治局常委、新闻部长 Zambrehit 先生所患的顽固性椎动脉型颈椎病及慢性腰肌劳损；联合国驻厄机构高级官员 Agnes 女士所患罕见的第 7 腰椎间盘突出症等，都凭她手中的银针给治好了。在传播中华医学文化，为国争光的同时，她获得了"民间大使"的光荣称号。

一天，中国援赞比亚第 2 批医疗队针灸大夫周彩云正在当地医院针灸室紧张工作，突然接到队长通知，说使馆来电称赞三军总司令兼国防部长祖鲁将军要请中国针灸医生给他们夫妇治病，让做好准备。后经联系，周彩云同队长及翻译到了将军官邸。祖鲁患的是腰肌劳损，以针灸拔罐治疗，起针后，腰活动自如，疼痛消失。他高兴地说："中国的针灸真神奇，太神奇了！"祖鲁夫人患的是坐骨神经痛，行走困难，久治不愈，经六次针灸治疗，夫人边走边蹦，高喊："腿不痛了，针灸真好！"就这样，她以针灸治好了祖鲁将军夫妇多年不愈的顽疾。

赞比亚卡布韦总医院会计的妹妹爱媛·西婉达生下第一个孩子后，十年未再怀孕。会计带妹妹找到中国妇产科医生任品金和耿正惠。他们先给她治了三个月炎症，然后再投排卵粉。四个月后，爱媛·西婉达怀孕了，产前三周住进了医院。但临产时孩子却生不下来，经检查，任品金发现为宫缩乏力，就果断地决定让我国的针灸大夫给予治疗，爱媛·西婉达很快生下了个胖乎乎的男孩，说不出她有多高兴！满月后，她抱着孩子到医疗队驻地，让医生给孩子起个名字，任品金和耿正惠等反复商量，给孩子取名"爱华"。孩子的母亲高兴地说："这个名字好！我要让他永远不忘中国，不忘中国医生，长大后，让他到中国去！"

援外医疗队员在非洲，不仅用银针治愈许多患者的疾病，解除了他们的痛苦，使他们恢复了健康，还在那里多次举办针灸讲座，配合放映有关针灸疗法的电影，培训当地医生，还有亚、非、欧各国的 200 多名医务界人士，让他们了解针灸治疗原理，掌握针灸技术，效果很好，受到普遍的欢迎和赞誉。

作为祖国传统医学，神奇的针灸走出国门，在遥远的非洲大放异彩！

厄立特里亚的中国元素

新华社记者　郭春菊　王　璐

惠及民生的中方为厄立特里亚援建的奥罗特医院、与当地老百姓水乳交融的中国医疗队队员以及厄首都阿斯马拉市政工程住宅小区的道路及给水排水施工现场……新华社记者 4 日在阿斯马拉见证了中厄传统友谊与交流合作。

"厄生活条件比较艰苦，物资匮乏。中国医疗队队员克服困难，在医药和医疗器械短缺以及人手不够的情况下，因陋就简，努力发挥医疗水平，为厄当地老百姓解除病痛，得到了厄官方及普通民众的高度赞誉。"中国派驻厄立特里亚第六批医疗队队长阎文学对记者说。

他举例说，脑外科手术通常需要 3 位医生共同配合进行，但奥罗特医院只有 1 位中国脑外科医生。面对困难，医疗队的医生利用各自的医学知识，相互协作，做好手术，为病人解除痛苦。

据介绍，厄病人对中国医生治愈疾患非常感激，有时见到中国医生甚至跪拜，以当地的这种最高礼节表达内心的感激之情。

阎文学说，中国医生还把培训厄方医护人员融入日常工作中，定期为厄方医护人员讲解医学知识，提高他们的医疗水平。

奥罗特医院总护士长、48 岁的易卜拉欣对记者说："他们（中国医生）的医术很好。我们需要他们，病人也需要他们。"

据了解，从 1997 年开始，中国共向厄派遣 6 批医疗队，共计 108 人次。中国

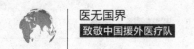

医疗队精湛的医术曾获得厄总统伊萨亚斯等高层官员的高度评价。中方援建的奥罗特医院投资 8000 余万元人民币，于 2001 年交接开诊，2002 年中国医疗队进驻。医院的许多配套设施，包括电梯、消防设施，都是中国成套提供的。医疗队队员表示，在这种环境里工作，感觉很亲切，就像在国内上班一样。

除了奥罗特医院和中国医疗队，在厄影响较大的还有中国四川路桥建设集团股份有限公司。经过十余年的艰辛创业，四川路桥公司在厄竣工的工程量每年递增，累计实现产值 9000 万美元，为厄创造近 5000 个就业岗位。其中，公司承建的阿斯马拉市政工程森堡住宅小区合同金额为 5500 万美元，这是近年来中国公司在厄签订的最大的承包工程合同。

公司负责人周顺鸿对记者表示，公司这么多年来之所以能够在厄生存发展，主要得益于公司的高技术、高质量服务以及高水平的管理。工程进展情况及公司履约情况良好，得到了厄总统、公共工程部部长及中央省省长等厄高层的表扬。此外，公司即使在厄面临战火威胁的困难时刻也没有撤离，这种敬业精神赢得了厄官方的推崇，也为发展中厄友谊搭建了桥梁。即使目前国际金融危机影响厄方工程资金和材料的到位，公司在缩减人力行政开支的情况下，仍坚持工程不停工。公司平时还注重融入当地社会，在力所能及的情况下回馈当地社会，如提供捐赠、维修学校等。

伊萨亚斯总统上个世纪 60 年代曾到中国留学，如今厄人民对中国人民友好热情。记者在厄深切感受到，中厄传统友好与互利合作必将进一步深化，越来越多的中国元素将在厄扎根开花。

中国医生把中医和针灸带到赞比亚

《非洲华侨周报》 杜莉莎

中医和针灸对于赞比亚人来说遥远而又神秘。9 月 27 日，在赞比亚的一档广播节目中，援赞医疗队的医生和队员为赞比亚听众揭开了中医和针灸神秘的面纱。

应赞比亚 5FM 电台（调频 89.9 兆赫）之邀，中国援赞比亚第 18 批医疗队的针灸医生李莉莉和付军岭老师参与电台《三人行》节目直播，向赞比亚听众介绍了中医和针灸。

在节目中李医生和付老师首先对中医进行了介绍。传统的中医聚集了中华民族数千年的文化，其独特的理论博大精深，临床经验丰富多彩，是一枝独秀，屹立在世界传统医学中。进入二十一世纪以来，中国传统医学在国际上获得了越来越多的认可。中医针灸作为一种绿色疗法，其天人合一的整体观念也越来越被人们所接受。现如今西医学占了很大优势，但在中国有很多的医学院校设立了中医学专业，还有很多是专门的中医院校。

针灸是李医生的专长，她学习针灸已有十五年的时间。电台赞比亚主播艾伦非常好奇地询问了李医生是如何练习针法的、针灸是如何治病的、针扎到身上疼不疼等问题。李医生回忆说，最初她在针垫上练习扎针。随着指法的进步，她开始选择一些坚硬的材料比如肥皂和塑料盒等。随着长时间的艰苦练习，指法日益娴熟。在中国有很多针灸大师可以用很细的针灸针刺破玻璃。主播艾伦听后大呼神奇。

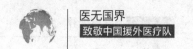

　　为了解释针灸的治病原理，付老师介绍了脏腑、经络和气等概念。在西医学中脏腑是指组织的解剖结构，但在中医学中脏腑指的是人体的一个系统。经络是经脉和络脉的统称，是人体中非常复杂的结构，是连接身体各个通道的道路。经脉中有一些重要的点，称为穴位。穴位不是独立的，而是和组织相互联系的。针灸通过刺激这些穴位调节机体功能，促进气和血的流通，达到治疗和预防疾病的目的。付老师使用通俗易懂的语言帮助听众更好地理解了针灸。

　　直播中，李医生向主播艾伦展示了针灸针。李医生在实践中碰到过不少对针灸针存在一定的困惑的赞比亚人。很多赞比亚人认为针灸使用的针上有药物。他们认为针扎在身上会出血，会很疼，因此对针心存恐惧。李医生和付老师解释说，实践中，医生会非常迅速地将针扎入患者体内，患者可能会有酸、沉、胀、麻等感觉，这些感觉是正常的针感。

　　主播艾伦提出了中医和西医水火不容的说法。对此，李医生和付老师回答道，中医和西医是两套不同的理论体系。中医具有整体辨证、治病求本、不治已病治未病等特点。中医讲究天人合一，促进身体平衡，在治疗某些疾病上有很好的效果。而西医在急救和手术上则占有很大优势。中医和西医各有所长，如果取各自的长处用于临床，则能使病人获得最佳的治疗效果。

　　直播中，电台播放了对李医生的两位赞比亚病人进行的采访。这两位病人均接受了很长时间的西医治疗，为了寻求更好的治疗效果，他们选择了针灸治疗。果然，在治疗后他们收获了满意的效果，他们对针灸给予了很高的评价。

　　节目最后，李医生针对现代人常犯的颈椎病、头痛和背痛提出了改善建议。李医生还向听众介绍了合谷穴和委中穴。按摩合谷穴不仅可以缓解颈肩腰腿痛，还可以缓解头痛、牙痛和咽喉疼痛；而按摩委中穴可以缓解背痛。

中国援埃塞俄比亚第1批救灾医疗队纪实

中国援埃塞俄比亚第 1 批救灾医疗队　秦保明

　　1975 年 11 月，由河南省组建的第一批中国援埃塞俄比亚第 1 批救灾医疗队一行 7 人克服了当时所遇到的困难，终于成行，踏上了征程。到埃国首都亚的斯亚贝巴第二天，当时的驻埃国大使馆杨守正大使及其他领导同志接见了我们。杨大使对救灾医疗队很重视，指示我们要搞好团结，严格遵守外事纪律，艰苦创业，全心全意为当地群众服务。

　　我们去的是全国灾情最严重的加木戈法省，该省除省会外都没有供电设施。在省长和省救灾委员会的具体安排下，我们去全省灾情最重的康索、弗莱格诺伟和凯伦地区做巡回医疗。当地均是山丘和沙漠地区，当地人民过的是游牧生活，人烟稀少，不种粮食，不少村落无水源，由妇女和小孩上山排长队用葫芦壳接山上滴下来的泉水，沙漠地区的人们则在沙地上挖一个深坑等待渗出的地下水。食物为玉米、荞麦、高粱和牛羊肉等，大多为生吃或烧吃。住的是荒山坡上蘑菇形茅草亭子，四面通风，人畜共居，无正式盖被。蚊蝇和其他飞虫乱飞，经常吸食居民的鼻涕和眼污。常见病是感冒、胃病、关节炎、皮肤病、疟疾、肠伤寒、结膜炎、鼻窦炎和各类外伤等，肿瘤少见。这些地区均是自然村，村民一般十到数百人不等，村和村相距数公里至数百公里，无正式道路相通，经常有野生动物出没。在这种情况下，我

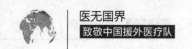
们一年行程 6000 多公里，每到一个自然村，因从未经过医生诊治疾病，村民均闻讯倾村而出，列队成长蛇阵，等待诊病、发药和发放营养食品。据不完全统计，我们总计治疗 7 万余人次。一次正值雨季到来，山洪暴发，马寨河水暴涨，我们的车队淹水两天两夜，使得我们寸步难行。在埃国政府、中国驻埃大使馆及当地老百姓的帮助下，才克服险境，继续我们的"长征"之路。队员们个个斗志昂扬，发扬救死扶伤和忘我的精神，为受灾的埃国人民服务。

有一次接到大使馆的通知，巴基斯坦大使夫人患胆结石，腹痛剧烈，被别国大夫诊断后认为这病在埃国无条件治疗。后来巴基斯坦大使找到中国大使馆求助，我们会诊后认为可以在我们的医疗队做手术，于是在首都圣保罗医院，我们精心为她进行了手术，两周后就痊愈出院了。为此，在埃国，第三国的人们也说中国医生是一流的，我们在手术中开展的针刺麻醉也很成功。

我们救灾医疗队完成任务后，受到了埃国政府和人民的高度赞扬。救灾医疗队的事迹在埃国的电台、电视台等新闻媒体连续播放了一个星期，新华社、《人民日报》等国内刊物也做了报道，救灾医疗队的工作作风和精神受到了国内外各界的好评。

记在埃塞俄比亚灾民点工作二三事

中国援埃塞俄比亚第 2 批救灾医疗队　武毅朴

埃塞俄比亚德塞市灾民点坐落在德塞市东北郊结核病医院旁，几十座帐篷搭建在草地上，除我们工作的两顶帐篷外，其余全部住满了灾民。

我担任孤儿疾病的诊治工作。在一个圆形的帐篷里，草地上铺着一块塑料布，上面横七竖八住着几十个孩子，小到三岁，大到七八岁。初来时见塑料布上到处是大便和尿液，有的小孩头部、脸上甚至全身都沾满了大便，个个骨瘦如柴，明显的大头、小脸、细颈脖，有的在爬着，有的在坐着，有的在相互拉扯。有的孩子身上脏得连放听诊器的地方都没有，只好先让工作人员给他们洗过澡以后再检查，此后情况才稍有好转。

工作时，我们把每个小孩叫到或拉到帐篷门口接受检查。他们所患大部分是消化道和呼吸道疾病，有个别孩子身上长脓肿，只能把脓液抽出来再服消炎药，脓肿较大的就用止血钳夹个刀片切开做引流（因无刀柄）。

由于附近没有水和厕所，从上班到下班，我从不喝水和洗手，养成的习惯使我在以后的工作中一直保持到现在。由于我们的努力，儿童的死亡率明显下降。在工作期间，我们也和埃塞俄比亚的医务工作人员相互关爱、相互帮助，建立了深厚的友谊。当他们得知我们将要离开德塞市时，很多人流下了热泪，对我们依依不舍。

我们的工作，得到了当地群众和医务工作人员及政府部门的肯定，埃塞俄比亚卫生部长亲自接见我们全体援外人员，并颁发了荣誉证书。

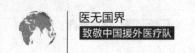

南苏丹紧急医疗援助之行

中国援埃塞俄比亚第 18 批医疗队

2015 年 8 月 5 日，星期三，这是个平常的日子，援埃塞俄比亚医疗队已进入驻地一个月余了。临近中午，大院一片宁静，大部分医生都在医院的岗位上工作着。

叮铃铃！清脆的电话铃声打破了大院的宁静。正在忙着队部工作的杨修义队长拿起电话，看到是大使馆经济参赞处梁珍秘书打来的，杨队长以为又是一次正常的工作联系。但梁秘书的话音却不似平常那么平顺，透着一股焦急："杨队长，有一紧急事情，参赞处想请医疗队的同志们去完成。"

"是这样的，在南苏丹首都朱巴有一我们中国企业的经理突发疾病，出现心慌、胸闷，继而昏迷、抽搐等症状，而当地因为缺医少药，无奈之下想到邻近的埃塞俄比亚有我们国家的医疗队在亚的斯亚贝巴，所以通过国内的商务部向我们紧急求助，我们知道南苏丹局势不稳，疾病肆虐，条件艰苦，去那里有一定风险，张参赞仔细考虑后还是希望你们能完成这一任务。"杨队长听完当即郑重表态："请经参处领导放心，我们马上进行准备。"梁珍秘书缓了口气继续说道："根据病人病情，需要心脏科和神经外科两位医生到南苏丹支援，我们会通过中国大使馆向南苏丹大使馆正式发函，请他们加快办理签证，其余所需的相关药品或物品请你们准备。"

至此，情况明了！这是援埃塞俄比亚第 18 批医疗队到达东非高原的第二个月，接到邻近的南苏丹首府朱巴的紧急医疗援助请求。这是我们自己的同胞有难，此时此刻，在驻埃塞俄比亚经济参赞处张霖参赞的直接领导下，参赞处和我们医疗队迅速合作行动，于 8 月 5 日下午马上决定由心内科主任医师杨修义队长和神经外科副主任医师迁荣军博士作为到南苏丹进行紧急医疗援助的成员，并由梁珍秘书带领到南苏丹驻埃塞俄比亚大使馆办理签证。8 月 6 日上午，当一行人到达南苏丹驻埃塞俄比亚大使馆时，被告知签证需要三个工作日，而当时恰逢周末，按时间算就到下周一，也就是 8 月 10 日了，南苏丹那边病人情况绝不可能再等四天了！梁秘书马上和中国驻埃塞俄比亚大使馆联系，请求支援，很快有了消息，南苏丹大使馆同意当天下午就可取签证，听到这个消息大家都松了口气，但当天出发已经不可能，随即梁秘书联系有关人员为两位专家订第二天到达南苏丹的机票。

南苏丹与埃塞俄比亚东南部接壤，正处于赤道的位置，2011 年与苏丹分离后建国，是世界上最不发达国家之一，至今仍有战乱，同时有疟疾、霍乱等疾病流行，条件艰苦，环境恶劣。援埃塞医疗队的同志们听说了我们两位专家要到南苏丹执行任务后都非常关心，积极帮助准备相关物品，救援药物、防蚊物品等很快就准备妥当。随后于 8 月 7 日杨队长和迁博士搭乘埃塞俄比亚航空的螺旋桨飞机抵达南苏丹首都朱巴。

一下飞机，两位专家不顾高温，立刻赶到病人所在医院，对病人进行了详细的体检和问询，而在这时他们才真正体会到这里医疗条件落后的真实情景：无任何检查仪器，而唯一一台心电图机当地也基本没有人会操作，真正能依靠的就只有听诊器、血压计和临床经验了，好在也是有备而来，经过详细分析病情后，明确病人存在先天性心脏病，即主动脉瓣狭窄并关闭不全，经过多年发展导致心脏功能下降，此次为心脏功能出现问题致脑供血短暂性不足诱发的意识丧失，神经系统体检未发现阳性体征，主要症状仍集中在心脏问题上，杨队长当即调整病人药物。随后两天杨队长和迁博士又多次到医院对病人的病情变化进行评估，调整药物使用。病人症状很快好转，两位专家又与病人进行详细沟通，使其了解了自身疾病发展的预后，打消恐惧心理。经过 4 次详细的查房和药物应用指导后，病人病情得到控制，胸闷、心慌症状基本消失，未再出现意识障碍情况。看到病人情况稳定后，杨修义队长和迁荣军博士于 8 月 9 日晚返回埃塞俄比亚的亚的斯亚贝巴，又投入到新的医疗工作中。

这是援埃塞俄比亚第 18 批医疗队到达驻地后进行的第一次跨国医疗援助，也是一次精彩的、成功的远程医疗援助，这在很大程度上得力于各个部门的通力配

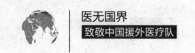

合。在紧急时刻，商务部、大使馆、经参处统筹协调，快速办理相关手续；医疗队紧密配合，通力合作；两位专家克服困难，不畏危险，挺身而出，短时间内圆满完成了看似不可能的任务，取得了良好的效果，使我国驻外人员充分感受到了国家的关怀，充分体现了中国大使馆经参处一心为我国驻外人员提供帮助的责任心，也充分发扬了中国援外医疗队优良的工作作风和过硬的工作本领。

海外人皆知，明月来相照

中国援赞比亚第 8 批医疗队　刘新郑

　　时光如梭，转瞬间，我离开赞比亚卡布韦总医院已经八年了，虽然在赞比亚仅工作了两年，但许多往事依然经常浮现在眼前。那一幕幕似乎平常而又耐人寻味的场景，仿佛就发生在昨天。

　　卡布韦总医院是一家拥有八百多张床位的医院，其规模不次于新病房大楼落成前的郑州大学第一附属医院。其检验科极其简陋的生化室给我的印象最为深刻，实验室仅能检测血糖等几个简单的生化项目，连我国一个经济较发达的县医院生化室水平都不如，但落满灰尘的库房里却放着光焰光度计、分析天平等精密的仪器，由于缺乏试剂、标准品及相关技术人员，许多实验无法开展。中国医疗队的到来，为该中心医院带来了新鲜血液和活力。

　　为了扩大生化项目，在经赞方同意后，我首先整理了现有的试剂，然后检查测试各种废弃在库房的仪器。由于长时间搁置，越精密的仪器越容易损坏，很难找到缘由。如在检查火焰光度计时，反复检查才发现是点火装置的问题，等等。通过其他专家组的协助，我找到了标准液，将血清 K^+、Na^+ 测定等急诊测定项目用于临床，提高了该院的辅助检查水平。为了留下一支不走的"医疗队"，我结合常年工作经验编写了一份简单易懂、实用性强的英文生化操作手册，受到了赞方及第三国医务工作者的称赞。1994 年 2 月 10 日，赞比亚国家报《赞比亚时报》以"中国人的才智提高了卡布韦总医院的士气"为题，对我所做的工作给予了肯定，使我给国家赢得了荣誉。

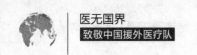

提露内丝 – 北京医院

中国援埃塞俄比亚第 19 批医疗队　张晓阳

　　我偶然发现在以前的三十篇手记中，只顾介绍非洲文化和我们医疗队的工作生活，却没有我们工作生活的单位——Tirunesh-Beijing General Hospital（提露内丝 – 北京医院），那么今天我来专门介绍一下。

　　提露内丝 – 北京医院是中国援助非洲国家的二十所医院之一，位于埃塞俄比亚首都亚的斯亚贝巴郊区一个叫卡利提·阿卡肯的小山坡上，距离首都约 20 公里，紧邻埃塞俄比亚国家一号公路，是以 2008 年北京奥运会 10000 米和 5000 米长跑冠军——埃塞著名的长跑女运动员提露内丝的名字命名的，是中埃友谊的象征。

　　这个医院是由中国政府全资修建，医院 90% 以上的医疗设备也是由中国捐赠，于 2009 年 10 月 18 日开工建设，由中国江西一家公司承建，2011 年 11 月 16 日正式竣工交付使用，2012 年元月中国医疗队进驻。

　　医院总面积 6832.3 平方米（目前由中国政府援建的二期工程也即将交付使用），设计中融合很多中国古建筑的元素，青瓦白墙，门诊楼前中国和埃塞俄比亚的国旗高高飘扬。医院是首都亚的斯亚贝巴功能较为齐全的六家公立医院之一，并且具备一定的教学能力，床位 100 张，设有内、外、妇、儿、急诊、口腔、眼、检验、影像科，以及病理室、手术室、供应室、ICU 等，经过五年的运营，在埃塞具有一定的影响力。

　　医院建成后，即交付埃方管理，现有工作人员 600 多人，医疗队驻地就在医院内，从第 16 批医疗队开始进驻，医疗队全体队员都在这个医院的不同科室工作。

这个医院按照中国政府援助非洲计划将建三个中心：中国中医中心、中国创伤中心、中国妇幼保健中心。中国中医中心已于 2015 年 7 月 3 日挂牌，另外两个中心也将于 2017 年 7 月下旬挂牌。现在中国驻埃塞俄比亚经济商务参赞处和中国医疗队正在积极筹备挂牌仪式。

近几年，特别是今年以来，医院在中国医疗队的帮助下，开展了很多新业务、新技术，提高了对危重病人的救治能力，医院管理水平上了一个大台阶，在埃塞形成了较大的影响，就诊病人明显增多。我相信通过中埃政府紧密合作及中埃双方医护人员的努力，提露内丝 – 北京医院一定会越办越好，她必将成中埃友谊重要的象征！

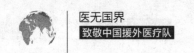

中国针灸在厄特

中国援厄立特里亚第 3 批医疗队　胡善家

厄立特里亚（以下简称厄特）是北非高原上一个贫穷落后的小国。原为埃塞俄比亚的一个自治省，1993 年才独立建国。由于多年的民族战争，经济发展缓慢，人民生活艰苦，医疗卫生条件非常落后。全国 400 万人口，分布在 6 个省，每省只有一家医院（相当于我国的中心乡卫生院），加上首都的 4 家医院（相当于我国的县级医院规模），总共也就 10 家医院，设备陈旧，技术落后，专业人员非常匮乏。

2003 年 1 月至 2005 年 1 月，我有幸作为中国援外医疗队员来到该国服务两年。我是一名中医针灸大夫，两年中主要从事针灸治疗工作。在厄特工作期间，我对中国针灸在厄特治疗疾病的现状有了一些初步的了解，现简介如下。

一、萌芽阶段

针灸在厄特的影响最早可追溯到上世纪 70 年代，当时厄特是埃塞俄比亚的一个省。我国 1974 年开始向埃塞俄比亚派遣医疗队，每队都配有针灸医生，那时的医疗队只在埃塞的首都亚里斯亚贝巴附近开展工作，针灸的触角并未伸到厄特这个偏僻的省份，只有少数官员、商人或在首都求学的人才对中国针灸有所耳闻，极少数人曾接受过针灸治疗。后来由于民族矛盾，自治省与埃官方发生了民族战争，厄特这边的许多人都被遣送回来，战争造成隔阂，也使针灸治疗的延伸受到了阻碍。

但是医药是没有国界的，中国针灸在少数人心中已经有了印象，他们知道这来自东方的小小银针可以治病、驱除疼痛，有人甚至把它称为"神针"，个别医生试着悄悄地在民间应用，但治疗范围非常小，只是用来止痛。

二、发展阶段

1997 年我国政府首次向厄特派出了医疗队，第一批就来了三位针灸大夫，这才开创了针灸治病的新时期。由于中国针灸医生的到来，该国卫生部在首都开设了一个理疗中心，针灸治疗在这里很快开展起来。首先是在政府官员及士兵中间进行。该国总统伊萨亚斯得了腰椎间盘突出症，就是中国针灸医生用针灸、推拿给治好的，总统高兴地说："中国的针灸技术不仅治好了我的病，也挽救了我的政治生命。"由于针灸的疗效可靠，这件事很快在当地传开了，要求治疗的病人越来越多，中国医生迅速地扩大了治疗手段，针法、灸法、拔罐、推拿、穴位封闭等都应用起来，治疗的病种也由当初的以疼痛为主扩展为内、外、妇、儿、五官、神经等多科，如面瘫、偏瘫、腰腿疼、肩周炎、胃肠病、哮喘、月经不调、痛经、小儿痴呆、麻疹、斜视等，甚至应用到减肥上。针灸治疗床增加了十张，中国的针灸治疗仪、牵引床等也被引进来。中国针灸大夫还带了几位黑人徒弟，手把手地教他们。1998 年该国派出了两位黑人医生到中国来学习针灸技术，他们学成回国后，很快便可以独立开展治疗工作了，扩大了治疗范围。2000 年又一位黑人医生到中国学习推拿技术。

2003 年 1 月，中国援厄立特里亚第 3 批医疗队来到这里，该国卫生部为了进一步扩大针灸的影响，满足众多患者的需求，决定在远离首都的西北部安塞巴省的凯伦医院设立一个针灸治疗点，我队的两位针灸医生轮流在这里各工作一年。他们白手起家，在该院理疗科另辟一室作为针灸治疗室，自带针具、治疗仪，很快开始了治疗工作，主要以针刺、穴位封闭、拔罐、推拿为主（灸法因天气炎热而未使用），前来就诊的病人很多。此外他们还为该院培养了四名黑人医生，亲自传授经络、穴位知识。两年后结束时，黑人医生已经可以用针灸治疗许多常见病了。为此，厄特卫生部还为他们颁发了荣誉证书。2004 年 9 月，中国援建的奥罗特医院正式开业，中国医生又在该院开设了针灸门诊，收治了许多病人。

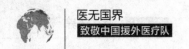

三、未来的展望

通过中国三批医疗队的积极工作，针灸在厄特的治疗已初具规模，加上该国的几名黑人医生，现在针灸在厄特已经有了三个治疗点，每年治疗的病人在万人以上。该国卫生部希望每年能多送一些医生到中国学习针灸，另外他们还准备在该国办一个针灸培训班，请中国医生为他们授课，争取在每所医院里都有自己的针灸医生，并开设针灸科，把针灸治疗扩展到全国。随着中国针灸在这里的影响不断地扩大，越来越多的当地医生愿意到中国来学习针灸技术，也许不久的将来，他们自己的针灸培训班会开办起来，培养出更多的针灸技术人员。随着中厄双方经济贸易往来的不断增加，中资机构的人员将会不断增多（目前在厄特的中国人只有200多人），私人中医诊所也许会在这里出现。

针灸在厄特目前还停留在临床治疗阶段，且病种还较少，没有完整的临床统计资料，没有疗效的总结。厄特官方和民间也没有针灸方面的学术组织，政府也未出台相应的政策允许针灸在私人诊所应用，只是暂时准许在公立医院里应用，且必须在中国医生的指导下进行。随着中国针灸医生继续在这里工作以及该国派出的学习针灸技术的人员不断增多，或开设自己的针灸培训班，或把针灸作为医学院校的一门课程，相信不久的将来针灸技术一定会在这个国度里发扬光大，生根、开花、结果。

首次在赞比亚大学教学医院开设针灸科

中国援赞比亚第 11 批医疗队　白清林

　　赞比亚大学教学医院，简称 UTH（University Teaching Hospital）。提起 UTH，在赞比亚无人不知，它位于首都，有 3000 多张病床，是全国最大的一所医院。此次我国与赞比亚签订了援助协议，首次在 UTH 增设针灸科，以扩大祖国医学在赞比亚的影响，为更多的赞比亚人民服务。

　　我怀着一颗为国争光的心和在赞比亚救死扶伤的满腔热情，来到了赞比亚，安置好住处后，恨不得马上投入工作。但来到 UTH，连针灸科在哪儿都不知道，原来医院根本没有针灸科的位置，针灸科的开设还要从头做起。于是我们在队长和副队长的带领下开始了与院方的会谈，尽管中国针灸医生精湛的医术在赞比亚人民当中很受欢迎，然而曾留英归国的 UTH 院长却缺乏对针灸的了解。我们就逐一与院长、人事科长和护理部长交涉，一次次不厌其烦地向他们介绍针灸治病的优势，并表达了我们愿意为赞比亚人民服务的心愿。最终我们的诚挚感动了院长，她说："我还没见过这么喜欢工作的大夫，谢谢你们。"她亲自安排为诊室找房子，安排修建水管管道、房间隔离装修等事宜。护理部主任把自己用的柜子、沙发也都送到了针灸科。尽管 UTH 财政支出困难，但针灸科在我们的共同努力下终于正式开诊了。

　　以前，首都医院的针灸病人都要转送到其他城市治疗，现在，UTH 开设了针灸

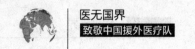

科，本院的病人就可以直接就近治疗了，本院的医生、护士听说针灸科开诊了，也前来诊治。当地的老百姓来了，总统的亲戚们也来了，德国、马来西亚、毛里求斯、津巴布韦、印度等国的病人也专门找上门来看病。看着病人在一根根银针的治疗下迅速康复，我心里也充满了欣慰。能在援外工作期间，让世界上更多的人了解中国医生、了解中国医学针灸的神奇，为更多患者解除病痛，是值得我自豪与骄傲终生的一件事。

在赞比亚首都卢萨卡创建针灸科

中国援赞比亚第 17 批医疗队队员 黄巧智

我们第17批援赞比亚医疗队到达首都卢萨卡的第10天即2014年元月27日（阴历腊月二十七）就上班了，我和常新斗大夫被安排到中国援建的医院，这所医院刚成立 3 年多，没有针灸科，我们临时在理疗康复科上班。

出国前省厅领导再三教导我们，我国近 10 年没有往赞比亚派针灸专业的医生了，赞比亚部分领导人对中国传统针灸治疗有抵触。这次派出针灸专业，意在弘扬我们中国几千年的传统文化，弘扬我们传统的针灸治疗方法，让赞比亚人民接受针灸治疗，使这一独特疗法为赞比亚人民的健康服务，为在赞比亚工作的其他国家人民服务。

在这里，我们牢记使命，不辜负省厅领导及祖国人民的重托，全身心投入到工作中去。

上班第一天，我们跟科室主任 Muchinka 到病房查房，寻找有针灸适应证的患者，之前她也了解一些针灸治疗的独特疗效。她很热情地把我们介绍给病房的大夫，帮助寻找适应针灸治疗的患者。我们的真诚感动了她，她的热情也使我们充满信心。第二天我们就预约了 2 个患者，另一个科室副主任亲自带我们去器械仓库领取针灸针、酒精、棉花、镊子、器械盘等，我们临时在理疗室给患者治疗。第四天我们就收治了 5 个患者，是由中国医生、俄罗斯医生和赞比亚医生介绍来的。

上班的第五天早上，科主任 Muchinka 带领科室的医生以最快的速度清理、打

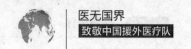

扫出了一间约 12 平方米的储藏室，并征求我们的意见，摆放了 2 张诊断床、2 把椅子、1 张小操作桌。我们把针灸挂图粘贴到墙上，就这样，在赞比亚首都卢萨卡，在中国援建的医院，首次成立了针灸科。

随着一个个患者显示出明显的治疗效果，患者和理疗室的医生为我们做起了广告，还有我们自己的医生的介绍，目前每天都有十几个患者有序地排队治疗。

医院的职工和副院长为我们竖起了大拇指："Good！Good！"。今天下午 3 点 40 分，院长和副院长 Chiluba 亲自来到针灸科，看我们的针灸针，了解其操作方法、针具的处理等，我展示了我们的治疗登记簿，院长脸上露出了笑容："Very good!"

学做"外交官"

中国援埃塞俄比亚第 10 批医疗队　李成忠

　　从 1974 年的第 1 批到 1998 年我们第 10 批医疗队，中国医疗队到埃塞俄比亚工作已有 25 年了。在过去的 25 年中，中国医疗队都是在距首都亚的斯亚贝巴较远的季马、德比拉比汉、纳兹雷特等地方工作，尽管过去的医疗队做出了巨大贡献，但其影响相对较小。为了使医疗队能更好地为中国外交政策服务，尽量扩大中国在埃塞的影响，卫生部要求我们第 10 批医疗队尽可能进入首都工作。

　　埃塞俄比亚是一个多部落的联邦制国家。各省卫生厅长都有很大的自主权。按 1998 年两国协议，我队 15 名队员应在奥罗米亚州首府纳兹雷特市的阿达玛医院工作。奥罗米亚州从中国医疗队的援助工作中获得了很多益处，特别是在埃塞俄比亚与厄立特里亚发生边界冲突后，阿达玛医院的埃塞医生都轮流到前线工作，其医院的大部分日常医疗工作均由我医疗队担任。由此可见，再请埃塞官员同意我队抽出部分队员到首都建立新的医疗点是异常困难的。

　　为了完成祖国赋予我队的重托，李成忠队长和翻译除完成本职工作外，还要学做外交官，与埃塞有关卫生官员协商谈判建立首都医疗点的问题。我们先后同埃塞经合部长 Mulatto（穆拉图）、卫生部长 Johannes（约翰内斯）、奥罗米亚州卫生厅长 Husen（胡森）、奥罗米亚州东绍法区卫生局长 Jema（吉马）等人进行多次艰苦谈判。在这期间，卫生厅长胡森到东绍法区检查工作途中遇到车祸，他的右臂尺骨骨折，到我医疗队就医，我队热情地接待了他，并派出自己的车辆护送他返回首都。这件

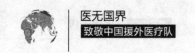

事让他改变了对建立首都医疗点的态度，同时在中国大使馆蒋正云大使等人的多方努力下，双方终于达成协议，同意我队派出口腔科、耳鼻喉科两名医生到首都的圣保罗医院和亚的斯亚贝巴大学牙科中心工作。

这是多年来中国援埃医疗队第一次正式建立的首都医疗点。我队两名队员以娴熟的技术和良好的工作作风，不但使新医疗点在首都站稳了脚，而且为下批医疗队扩大首都医疗点打下了良好基础。

授人以渔，快乐自己

中国援埃塞俄比亚第 16 批医疗队员　杨来福

2011 年 2 月 14 日，我们援埃塞俄比亚医疗队第 16 批 15 名队员，肩负着神圣的使命，踏上平均海拔近 3000 米、素有"非洲屋脊"之称的埃塞俄比亚这片热土，开始执行为期两年的援外医疗任务。作为队里唯一的中医针灸医生，能以自己的一技之长和手中的银针为受援国人民解除疾苦，为国家的外交事业服务，我感到无比光荣。

在近两年的援非医疗工作期间，在工作条件非常简陋的情况下，在克服语言障碍和面临艾滋肆虐的环境下，我们利用针灸、推拿、正骨、刮痧、放血等疗法，为当地人民解除诸多病痛，包括内、外、妇、儿、骨伤、神经、内分泌、五官、皮肤等科的多种疾病，如神经炎和神经痛、颈椎病、腰椎间盘突出症、风湿痹痛、骨关节退行性病变、急性腰扭伤、跌打损伤、落枕、中风后遗症、周围性面瘫等。在临床诊疗的过程中，我逐渐体会到，每天如此之多的病人，仅凭我一个人的力量是远远不够的，尤其是中国援建的"提露内丝 – 北京医院"（中埃友谊医院）院长 Simlens 给我讲了："一旦你打开诊室门，可能会有一两百名病人涌向你。"我觉得为中埃友谊医院培训一批医护人员，留下一支永不撤离的针灸队伍是非常必要的。

在取得医疗队和医院领导同意的前提下，经过了一个多月的积极筹备，我们于 2012 年 9 月 4 日开班，共招收 18 名学员，每周 3 次课，每次 2 个学时，共 84 个学时，用英语授课，从针灸的发展简史，到经络的形成、发展、组成、功能和作用，再到

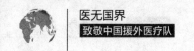
针刺穴位和操作方法，最后到针灸的临床治疗。在 3 个多月的培训学习中，当地医护人员认真学习，做好笔记，不断提出心中的疑惑，我给他们一一解答，并给他们临床演示。他们体会到了中医针灸的博大精深和神奇，也初步掌握了中医针灸的基本理论和一些常见病、多发病的临床治疗方法，尤其是我科室的 3 名护士掌握得非常好，每天和我一起诊疗病人，为我分担了很多工作量，也为当地病人解除了很多疾患。

在短短的 3 个多月的针灸培训中，我既为当地医务人员提供了针灸技术培训——授人以渔，也在培训中学习了很多，提升了外语口语和针灸专业英语水平，快乐了自己，为中埃友谊增光添彩。

为当地医院培训新技术

中国援厄立特里亚第 11 批医疗队

作为中国援厄立特里亚第 11 批医疗队的一名麻醉医生，来自郑州市骨科医院的李仁科的专业特长为骨科麻醉，尤其擅长超声引导下的神经阻滞技术。

在被分配到厄特骨科规模最大、技术最强的 Halibet 医院工作后，李仁科医生发现，医院缺医少药、仪器设备缺乏，特别是超声引导下的神经阻滞麻醉还是一项陌生的新技术，他们只在教科书上学到过，缺乏临床指导。他们临时借用了 Asmara 大学的一部便携式超声设备，看到李仁科娴熟地完成了第一例超声引导下臂丛神经阻滞后，所有的医护人员十分兴奋。尤其是麻醉科主任 Guidey、一位年逾 70 岁的老人兴奋得像个孩子，认真地听着李仁科讲解并不停地提问各种问题。

此时，Halibet 医院的 Yosief 院长及麻醉科主任 Guidey 立刻向李仁科表达了希望他能给他们的麻醉医生培训相关技术的强烈愿望。由于 Asmara 大学的超声机只能临时使用，Guidey 就和李仁科一起去和影像科协商，从淘汰的设备里挑选出了一台仅有一个低频探头的超声机勉强使用。

当地麻醉医生及医学生的学习兴趣十分高涨。李仁科根据实际情况制订了周密的培训计划，并得到了 Guidey 的大力支持。他每周安排一名麻醉医生固定跟随李仁科学习，其他医生和学生随机学习。由于超声设备落后及探头不合适，超声图像十分不清晰，给教学和临床操作带来极大的困难，李仁科就自己制作英文课件，一遍一遍地讲解和示范，再利用 Asmara 大学的便携式超声的有限使用时间

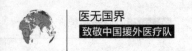

进行补充，同时利用一切机会与来自德国、意大利等国的麻醉专家一起交流，并受邀到 Asmara 大学给麻醉专业研究生授课，给当地麻醉医生营造了很好的学习氛围和条件。

　　经过李仁科近八个月的艰苦教学，大部分学员基本掌握了超声引导下的外周神经阻滞技术。通过该技术，医院骨科手术室每天大概一半以上的手术可以在神经阻滞下完成，不仅解决了全麻药物缺乏问题，而且减少了全身麻醉给医生带来的麻醉监测和管理的劳动量、劳动强度，降低了麻醉风险。

中国医生登上非洲医学讲坛

中国驻埃塞俄比亚使馆　李汉平

2003 年 9 月 28 日至 10 月 2 日，在埃塞俄比亚首都亚的斯亚贝巴的非盟总部会议中心举行的第 24 届非洲医学年会上，两位中国医生的精彩发言引起了与会代表的广泛关注和一致好评，他们就是中国援埃塞俄比亚第 12 批医疗队队员——针灸科医生宋德新和放射科医生李辛。

非洲医学年会是非洲最高级别的专业性医学学术会议，它代表了当今非洲医学发展的最高水平。共有 40 多个非洲国家的 200 多名代表参加了这次医学盛会，另外还有来自欧洲、日本、韩国等发达地区和国家的专家学者代表前来助兴。开幕式上，亚的斯亚贝巴市市长致开幕词，并由埃塞俄比亚总统亲自宣布大会开幕。由此可见埃塞俄比亚政府对此次会议的重视程度。

为了出席此次会议，两位中国医生也付出了艰辛的劳动。他们在繁忙的工作之余，认真总结经验，在艰苦的条件下，积极开展新技术。他们的目的只有一个：为中非和中埃人民的友谊、为中国医生的形象、为国家的荣誉尽他们自己的一份力量。他们的工作得到了中国驻埃塞俄比亚大使馆、经赞处领导以及中国援埃塞俄比亚第 12 批医疗队的大力支持和帮助。大使馆艾平大使亲自过问此事，大使夫人张迈安排使馆内英语最好的王玲女士为宋德新医生担任翻译。大会组委会对中国医生的出席也给予了足够的重视，专门在会场的显著位置为中国代表设立了席位，还破例为中国代表减免了注册费用。大会主席 Dr Girma Akalu 和秘书长 Ms Tsige Tefferi

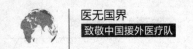

还多次向中国代表询问对大会的印象和意见。两位中国医生的发言更是引起了与会专家及业内人士的强烈反响。他们分别只有 15 分钟的发言，但是随后的提问和讨论时间却长达 20 分钟。发言结束后，还有不少代表向中国医生表示祝贺。从这些提问和讨论中我们看到了非洲医生对中国传统医学神奇疗效的敬佩以及对新技术的渴望和向往。通过这次学术会议，他们不但对非洲医学的发展现状有了基本的了解，更重要的是通过他们的论文向非洲医学界展示了中国医生的风采，为中国医疗队、为祖国赢得了荣誉，为中国的先进医疗技术在非洲传播发挥了积极的作用。

第一次站在赞比亚的讲台上

中国援赞比亚第 17 批医疗队　李书伟

　　作为援非洲医疗队在非洲工作，首先需要克服的是语言关，对于我们多数队员来讲应对工作是没有问题的，但是要参加他们当地的学术讨论甚至给他们授课更是一件不容易的事情。在我工作的 Levy Muwanawasa Hospital（中国援建的医院），经常有各种类型的学术讲座，其中包括新技术推广、疑难病例分析、手术并发症的处理及预防等。演讲者有本国学术权威，也有欧美白人医生，还有印度及巴基斯坦的同行，但是他们几乎都是来自英语国家，具有语言优势。大多数中国医疗队员听他们的讲座都非常费劲，更不要说做讲座了。随着我们在医院工作的顺利开展，他们院长及本院同行几次给我提议想让我给他们进行一次关于耳鼻喉科的学术讲座。鉴于他们的盛情邀请，我想这也是展示我们中国医疗队风采的机会，所以我积极准备英文课件，选择插图及手术录像，准备好可能需要的英文单词及他们可能要提出的各种问题。这毕竟是我们中国医疗队员第一次用英语给他们做讲座，心情既紧张又激动。李队长专门委派翻译给我全程录像。

　　讲座地点设在医院二楼的大厅，在讲座的当天中午 12 点半，赞比亚大学医学院的学生及医院各个科室的医护人员、医院院长及教授等准时到达会场。我演讲的课题是关于鼻内镜、鼻窦镜手术及相关话题，我对鼻窦炎的定义、病因、发病机制、临床表现、症状、体征及治疗原则等进行了详述，同时介绍了鼻内镜和鼻窦镜手术的适应证、手术方法、并发症及术后处理等。然后是提问环节，医院同行及学生们提出了不同的问题，如鼻息肉及鼻窦炎的发病原因，不同鼻窦炎的头痛时间和部位为什么不同？鼻中隔偏曲的诱因及症状。提出的问题大约有8个，涉及耳、鼻、咽及相关问题。有的问题比较尖锐，多亏我准备得充分，回答得还比较流利，得到了主持人 Professor Njelesani 的赞誉，更得到与会的各位同行和学生的鼓掌。主持人 Professor Njelesani 是赞比亚大学资深教授，是赞比亚历任总统的"御医"，更是世界卫生组织的官员，与世界卫生组织总干事陈冯富珍很熟悉，所以能得到他的首肯说明这次讲座是很成功的。下来后很多同事及我的队友们都表示讲座"very good"，英语"also very nice"，表示希望以后能再次听到我的演讲。

　　中国援非洲医疗队已经有50多年的历史，作为医疗队的一员，我感到很荣幸，同时又深感责任重大，尤其在我们国家飞速发展的今天，如何展示我们中国医生的良好形象及技术水平，仅仅靠看好病及做好手术是远远不够的，留下一支带不走的医疗队是我们国家政府历来强调的，但是要做好这点，除了要有精湛的技术，还要有好的语言表达能力，所谓"授人以鱼，不如授人以渔"。面对非洲医疗资源的匮乏及医务人员的短缺，我觉得有义务把我们的先进技术及理念与他们进行交流，这样才无愧于我们医疗队"民间大使"的光荣称号。

援赞医院远程医疗会诊中心成立

中国援赞比亚第 18 批医疗队　彭立军

7 月 22 日，中国 – 赞比亚远程医疗会诊中心在由中国援建的利维·姆瓦纳瓦萨医院正式揭牌成立。该中心将利维·姆瓦纳瓦萨医院与郑州大学第一附属医院相连接，双方实现远程医疗会诊，帮助援赞医院提高医疗服务水平。

利维·姆瓦纳瓦萨医院副院长奇鲁巴对中国政府对赞比亚医疗卫生事业的支持表示感谢。他说，通过远程医疗系统，援赞医院将与 3 000 多名中国医生保持联系，如果遇到疑难病例，医院就可以在短时间内向中国医生和专家咨询，将大大提高了他们的医疗诊断能力。他说，历届中国医疗队都为赞比亚的医疗事业做出了贡献，中国医生也得到了赞比亚医生和患者的信任与赞赏。很多患者来到医院后，表示想找中国医生为其看病。

卢萨卡省卫生官员肯尼迪·玛拉玛说，中赞远程医疗会诊中心是赞比亚省级医院的第一个远程会诊中心。他说，该中心不仅使援赞医院受益，而且更将惠及其他省份甚至赞比亚全国的医院。

成立仪式后，援赞医院通过远程医疗系统与郑州大学第一附属医院进行了连线对话。

自 1978 年中国派出第一批援助赞比亚医疗队，38 年来共派出 18 批 489 名医务人员到赞比亚工作。目前在赞工作的中国援赞比亚第 18 批医疗队由郑州大学第一附属医院牵头组建。

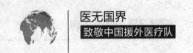

　　援建医院利维·姆瓦纳瓦萨医院位于赞比亚首都卢萨卡，于 2011 年 8 月开始运营，拥有床位 150 余个，中国医疗队多名医生在该医院工作。2014 年 10 月，两国达成协议，由中国出资扩建该医院，扩建后总床位将达到 850 个。

中国医疗队助赞比亚构建远程医疗服务体系

中国援赞比亚第 18 批医疗队

2017 年 3 月 21 日下午，中国驻赞比亚第 18 批医疗队在赞比亚卫生部向赞方捐赠了 3 套远程医疗设备，以帮助赞比亚改善医疗服务水平。

驻赞比亚第 18 批医疗队队长苟建军表示，三套远程医疗设备将分别安装在赞比亚大学教学医院、利文斯敦总医院和恩多拉中心医院。远程医疗设备不仅可以帮助中赞两国医生远程会诊，也可以加强赞比亚当地医生之间的相互交流。

赞比亚卫生部常秘杰宾·姆万达表示，远程设备的运用将提高赞比亚医疗服务的现代化水平，赞方感激中国长期以来在各领域的帮助和支持。

2016 年 7 月，中国 – 赞比亚远程医疗会诊中心在由中国援建的利维·姆瓦纳瓦萨医院正式成立。远程医疗会诊中心将利维·姆瓦纳瓦萨医院和河南郑州大学第一附属医院连接，双方通过远程医疗系统进行了多次会诊和教学，实现异地专家与病人、专家与专家的面对面交流，取得了积极成效。

据了解，中国自 1978 年开始向赞比亚派驻援外医疗队，第 18 批医疗队自 2016 年 4 月 29 日抵赞以来，至今已经成功完成手术 1224 例、接诊患者近 1 万人次。医疗队还利用节假日时间，多次深入落后地区和中资企业举行义诊活动，获得了当地居民和华人华侨的高度赞誉。

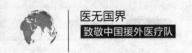
中国第 18 批援赞医疗队 28 名队员全部来自河南省郑州市各三甲医院，科室涵盖心内科、消化科、普外科、骨科、耳鼻喉科、儿科、麻醉科、超声科等。

中国驻赞比亚大使馆经济商务参赞欧阳道冰、赞比亚卫生部部分官员等出席了捐赠仪式。

捐赠医疗设备，开展义诊活动

中国援埃塞俄比亚第 19 批医疗队

5 月 25 日，中国援埃塞俄比亚第 19 批医疗队捐赠医疗设备暨义诊活动开幕式在奥罗米亚州比绍夫图总医院举行。驻埃塞使馆经商参赞刘峪、奥罗米亚州副州长阿比亚、比绍夫图市市长达得希、第 19 批医疗队队长张晓阳、比绍夫图总医院院长达萨勒根等出席活动并致辞，援埃塞医疗队全体队员、当地卫生管理部门代表及医疗专家、媒体记者等共 100 余人参加活动。本次活动在驻埃塞使馆经商参处指导下开展，旨在引导援埃塞医疗队走出固定驻点医院，进一步扩大我医疗队辐射群体范围，增进当地社会对中国医疗援助的直观认识，扩大我对埃援助的知名度和影响力。

刘峪参赞在致辞中首先对埃塞候选人特沃德罗斯近日当选世界卫生组织下任总干事表示祝贺，并深情地回顾了 1974 年以来中国援埃塞医疗队对当地公共卫生和医疗服务所做出的杰出贡献。截至目前，我国已累计向埃塞派出 19 批共 320 名医疗队员，其中有 1 名队员因公牺牲。刘峪参赞还介绍了我在埃重要医疗援助项目——提露内丝 – 北京医院和纳兹勒抗疟疾中心的基本情况。

刘峪参赞指出，习近平主席在 2015 年 12 月召开的中非合作论坛约翰内斯堡峰会上宣布了中非十大合作计划，中非公共卫生合作计划是其中的重要组成部分。根据该计划，中方将帮助包括埃塞在内的非洲国家提升公共卫生监管、流行病学和防控体系，通过在埃塞建设非洲疾控中心等措施，加强非洲公共卫生防控体系和能力

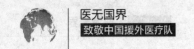

建设；中方将继续向埃塞等非洲国家派遣医疗队员；鼓励支持中国企业赴非洲开展药品本地化生产，提高药品在非洲的可及性和非洲医疗卫生领域的自主可持续发展能力。

厄立特里亚 Augarol 义诊见闻

中国援厄立特里亚第 5 批医疗队　夏志峰

2008 年 10 月 13 日至 15 日，我们医疗队在厄特西南边陲巴伦图省的 Augarol 地区举行了我医疗队在厄特的首次义诊。Augarol 地区是厄特的一个偏僻贫穷的边境地区，与苏丹和埃塞接壤，有 5 个少数民族居住在这里。在厄特这个处于战乱中的国家里经常有恐怖袭击事件发生，今年 2 月就有一辆大卡车在行驶的路上被地雷炸毁。我医疗队事先充分考虑了这次义诊所面临的困难，专门召开会议统一思想，挑选各个专业的精兵强将参加这次活动，我也有幸被选中。

13 日早上 7 时，我医疗队一行 9 人在张平忠队长的带领下，由经参处的李秘书陪同离开了首都 Asmara。出城后扑入眼帘的是一片片荒芜的土地，偶尔见到衣着破旧的村民。崎岖的山路，"之"字形的急转弯使很多队员出现了头晕、恶心等晕车反应；随着海拔的降低，气温也越来越高。经过 7 个小时的长途颠簸，下午 2 时许我们终于到达了目的地，山坡上已挤满了等待就诊的病人。大家顾不上路途的劳累，立即开始了工作。因当地居住的民族较杂，语言不同，看一个病人往往需要 2 ~ 3 次的接力翻译，炎热的天气让大家汗流浃背。

我负责骨伤科病人的诊治。大部分的病人是长期腰腿疼痛，也有是五六年甚至十几年的陈旧性骨折，因医疗条件受限，很多病人长期患病，未能医治，这次听说中国专家来义诊，都早早等候在这里。

半天工夫，我们共诊断了 100 多个病人，大家都着实感到累得要命，回到旅馆

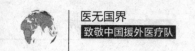

就呼呼大睡，浑然不觉蚊虫的叮咬。第二天得到消息的病人从四面八方赶来就诊，一直到天黑我们也未能看完，因当地是边境地区，天黑后要封路，我们只好告诉病人明天再来。回到旅馆后，巴伦图省的省长特别来看望我们，表示对医疗队的感谢，希望中国专家以后多来帮助他们解决缺医少药的问题。15 日，我大使馆的舒展大使特地从 Asmara 赶来，向大家表示慰问并向当地医院捐赠了一批医药物资。

3 天的义诊，在厄特最艰苦的地区，我们克服没水停电、饮食不习惯的困难，冒着感染疟疾的风险，不顾自身的安全，接诊了大量病人，为当地人民解决了病痛，受到了当地政府、人民和我大使馆经参处周参赞的高度赞扬。我们虽然苦了一些，累了一点，但很充实、很愉快。我们愿当好"民间大使"，不负祖国人民重托，为中厄友谊做出更大贡献。

中国医疗队在马萨瓦

中国援厄立特里亚第 11 批医疗队　李仁科

中国援厄立特里亚第 11 批医疗队于 2017 年 12 月 11 日早上出发，在 110 多公里千回百转、移步换景、仅容下两车相向而行、处处悬崖峭壁的盘山路上翻越崇山峻岭，耗时 3 个小时，从海拔 2350 多米的云端之城、厄立特里亚首都阿斯马拉直降到位于海滨的全国第二大城市马萨瓦，温度也从 10℃左右上升到了 30℃。到达后，队员们克服自然环境和工作条件的巨大反差，全身心地投入工作之中，以至于我们开始工作的时候，一路上的惊险还历历在目。

尽管马萨瓦市是全国第二大城市，但是由于各种历史和现实原因，这里社会经济发展依然十分落后，这里的医疗卫生条件更是极差。马萨瓦医院作为当地最大的综合医院，缺医少药的情况十分严重，使得当地病人不能得到及时救治。医院建筑老旧，常年失修，尤其是主体建筑，大概建于上世纪五十年代，残缺的门窗随处可见。许多废弃的房间成了乌鸦等鸟类的乐园，苍蝇随处可见，每个人都要不停地驱赶，但都无济于事。这里除了医疗硬件紧缺外，更缺的是医疗卫生人员。据介绍，全院有 130 多名员工，而正式的临床医生仅有 7 人，科室设置及人员分工情况可想而知。

中国医疗队的到来，吸引了大量病人，每个诊室外都排起了长长的队伍。好在当地人的整体素质挺高，虽然人多，但秩序维持得很好。看到当地病人的疾苦，我们的队员放弃喝水，以减少去厕所的时间，都想尽量多地诊治病人。

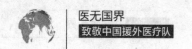

经过周密的计划和安排，这次巡诊确定由我和分别来自郑州大学第二附属医院和河南中医药大学第一附属医院的两位内科医师进行三个学术讲座，以达到既授之以鱼又授之以渔的目的。

作为麻醉医生，我在考虑讲座选题时，首先考虑的是既有实用价值、无需过多投资的技术，又能让更多人受益的题目。最终，我决定选择最新版的心肺复苏指南与他们进行学术交流。为了更有效地沟通，这次讲座从幻灯制作，到讲课的整个交流过程均采用全英文进行，最终顺利完成，对我们来讲真是一次难得的锻炼机会。

院方医疗人员对我们的讲座十分感兴趣，确实正如我所想，当地医生在这一技术上缺乏理论的及时更新和操作的实践经验。演讲结束后，我们还进行了深入沟通和交流，圆满达到了我们的目的。院方和医疗队刘剑波队长对此次学术交流给予了高度的评价。

讲座前的一段插曲值得一提。当天上午，大家的临床工作忙到将近 12 点时，才突然接到院方通知，让大家赶到病房三楼会议室进行学术讲座。当大家都带着疲惫、饥渴，怀着兴奋的心情赶到时，见到的会议室实际上却是一个三面透风、一面与走廊相通、没有大门的走廊尽头，里面还有几只乌鸦不停地鸣叫，飞来飞去。"会议室"内仅有几条破旧的长木凳，没有桌子、椅子、窗帘及主席台之类的设施，更不用说其他会议室设备，我们自带的投影仪由于没有门窗，室内光线太强也无法使用。

为了不放弃这次学术交流的机会，我们刘队长通过与院方沟通，选择在二楼一个废弃的病房内，带领大家把掉了的门窗堵上，用破旧斑驳的墙壁做屏幕，在失修的桌子上放置投影仪，就这样开始了我们的讲座。此情此景，没有到现场的人们是不能想象到我们此时的感受的。作为第一个演讲者，我很激动、很骄傲！为了国家的援非事业，我们真的拼了！

此次学术交流的经历，是我们援非工作中众多类似经历的一个缩影。在国家援非工作精神的指引下、在相关部门的大力支持下、在我们刘队长的带领下，队员们团结一致，克服了各种想象不到的困难，没有条件，我们就创造条件，圆满完成了一个又一个工作任务，使我们的援非事业顺利前行。

赴中国驻非盟使团进行健康知识讲座

中国援埃塞俄比亚第 19 批医疗队　刘瑞敏

当地时间 2017 年 7 月 7 日下午 2 时 30 分，中国援埃塞俄比亚第 19 批医疗队的 6 名队员在队长张晓阳的带领下冒雨到中国驻非盟使团进行健康知识讲座、咨询及体检，给中国驻非盟使团工作人员送去了健康保障。

埃塞俄比亚首都亚的斯亚贝巴地处高原，每个来到这里的人都担心会对健康有不良影响，医疗队队员多次到中国驻埃塞大使馆和中资公司进行医疗咨询、体检及中医治疗。此次讲座从提议、选题、定稿，历时 3 个月，每个队员都进行了认真的准备。医疗队一行七人按既定时间抵达非盟使团，受到中国驻非盟大使旷伟霖、大使夫人及工作人员的热情接待。首先，由有 20 多年工作经验的中医保健康复专家龚主任以《中医养生》为主题，介绍了中医的源远流长及博大精深，又以通俗易懂的方式从衣食住行不同方面讲述了养生的方法及不同季节、不同地域的注意事项。随着生活条件的改善，高血压及心脑血管病发病率逐年提高，特别是埃塞俄比亚地处东非高原，平均海拔 2 500 米，很多人患上了高原高血压，所以大家对此类问题越来越关注。神经内科王林医生和心内科王保功医生讲解了高血压及冠心病的病因、临床表现、治疗，更详细地阐述了预防措施；妇产科刘瑞敏医生主要讲述了女性在青春期、生育期、更年期等不同时期的关注点，易患疾病及保健方法；医疗队针灸科乔敏医生讲解了经络养生，图文并茂，并现场示范，听讲人员纷纷模仿，气氛非常活跃。在讲座的同时，医疗队超声科王锦玉医生对多名使团工作人员进行了

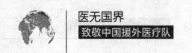

详细的超声检查，从颈动脉、心脏到腹部，工作极其认真负责。

讲座结束后，各位专家在队长张晓阳的主持下，集体进行了答疑，现场效果热烈而又活跃。使团工作人员纷纷表示，此次讲座非常切合实际，并就自己关心的健康问题进行了咨询，每位医生针对相关问题进行了详细的解答，听讲人员均表示受益匪浅。通过这次健康知识讲座，我们为大使馆工作人员们提供了一些具有参考价值的健康保健知识和行之有效的治疗方法，提高了他们对疾病的预防意识以及对自身健康的认识。讲座结束的当晚，大使夫人又代表大使及中国驻非盟使团发来了表示感谢的微信！

厄特总统 3 次宴请医疗队的故事

中国援厄立特里亚第 1 批医疗队　朱超英

故事要从十几年前开始。2007 年初，总统伊萨亚斯先生因患腰椎间盘突出症，腰部疼痛难忍，不能正常工作，该国的医生们久治不愈。到下半年，厄特卫生部部长萨勒·迈基与美国的相关专家联系后，总统决定到美国进行治疗，他在卫生部长的陪同下，到美国一家军队医院做了 CT、MRI 等相关检查，然后进行了微创手术的治疗，手术很成功，术后第 3 天，总统就可以下床行走了，腰部已经基本不痛，不到一周，总统就要求回国休养和治疗。回国途中，总统又在欧洲进行了访问，因旅途劳累，回国后病情反复，疼痛加重，卧床不起，无法应付日常工作。2007 年 9 月中旬，医疗队到达阿斯马拉，9 月底，在使馆举行的庆祝中华人民共和国成立 48 周年的国庆宴会上，厄特卫生部官员向中国医疗队求救，要求中国医生为一个腰痛的病人会诊并治疗，当时对方并没有亮明病人的身份。翻译和神经外科医生陈红旗、骨科医生鲍铁周就随卫生部的官员去看望病人。国庆宴会结束时，他们也没有回来。回到驻地后不久，队长唐志德就通知我们全队开会，中国住厄特使馆的史永久大使和政务参赞张光明也来到了医疗队。

翻译叶和平告诉我们，他们去看的病人，就是厄特总统伊萨亚斯·阿费沃基先生，接着他讲述了为总统治疗的大概过程。史大使要求医疗队一定要治好总统的疾病。根据总统的病情，我们成立了专门的治疗小组，有外科的陈红旗、骨科的鲍铁周、护士贾启英和翻译叶和平。经输液和牵引、复位、理筋、点穴等治疗，总统的病情有了好转，腰部的肿胀逐渐消失，疼痛减轻，从卧床变得可以站立和少坐一会儿了。当时，对总统的治疗是秘密进行的，都是在我们的业余时间，下班后或上班前，由卫生部派车到我们的驻地，将他们送到总统的家中进行治疗。开始时，每次去回的路线都不一样，以至于去了多次，也搞不清总统家住的具体位置。每次治疗时，几个保镖就站在周围观看，表情严肃，给我们的医生造成了很大的压力。当时，我和鲍医生两个中医住一套房，作为主治医生，他感到责任重大，但压力更大，害怕在治疗上出问题，因此，在治疗时不敢大胆地应用手法，非常谨慎，结果是治疗了几次效果也不明显。我是旁观者清，所以就鼓励他放下包袱，轻装上阵，治疗时别把总统当总统，就当是一个普通的病人。我们多次讨论总统的病情，制定每一次的治疗方案，在以后的治疗中，鲍大夫的手法也逐渐加重，疗效也一点点地好起来。当总统可以站立时，他非常高兴，在家里举行宴会，邀请中国大使和医疗队全体队员参加。当我们到达总统家时，他坐在病床边，与每一个队员握手见面。餐后归来史大使也非常高兴，他说："我来厄特 3 年了，总统的家在哪都不知道，今天能到总统家，是沾了医疗队的光。"第二天，厄特总统在国家宫接见了医疗队全体人员，并告知全国人民，"中国医疗队治好了我的疾病，我可以开始工作了"。厄特的电视台和几家报刊都播出了此消息和照片，医疗队一举成名，全国皆知。

总统在电视上露面后，厄特全国上下一片欢腾，医疗队的名气大增，厄特医务人员对中国医生的热情比以前有了明显的提高，老百姓对中国医生们更是热烈欢迎。厄特卫生部的官员对医疗队也是刮目相看，队上的翻译到外面办事的速度和效率都提高了很多。卫生部给我们队员的每套房间都配备了彩电和内线电话，给了医疗队两部小车。中国使馆的大使、参赞和工作人员对医疗队的工作也是大力支持，使医疗队的一切工作开展得都十分顺利。总统的腰痛也在逐渐地减轻，一个月后，他又到沙特阿拉伯进行了 CT 检查，当地的医学专家建议他在沙特再做一次手术，但我们的专家不同意，双方争持不下，最后，厄特卫生部长将检查的结果传真到美国，美国的专家同意我们的意见，总统回到阿斯马拉后，又继续接受中国医生的治疗。作为一国之君，总统公务非常繁忙，他常常不遵守中国医生的医嘱，超时久坐和久立，结果病情是反反复复，时轻时重，一直不能治愈。

1998 年 3 月，厄特和邻国埃塞俄比亚发生了边界争端，战争逐渐升级，影响到外国侨民的安危。6 月，中国使馆的大部分工作人员、中国专家项目组和我们医疗队奉命撤回祖国。3个月后，两国战争暂时停止，医疗队员又奉命返回阿斯马拉，因边境小的冲突不断，厄特国家的形势不稳，对总统的治疗也时断时续，有时治疗会停止几个月。

1999年9月，骨科医生鲍铁周回国探亲。11月10日6点20分，总统的卫队长打来电话，要求我们7点整赶到总统家为其治疗。此时距上次治疗已有三四个月了，神经外科的陈老师、翻译叶老师和我，立刻做好了一切准备并准时到达总统家，厄特卫生部长已经恭候在总统家的门口了。与总统见面后，我们通过翻译先询问了他最近的情况，得知由于战争等原因，总统的压力非常大，经常到前线视察工作，了解战事，往来奔波，常常带病忍痛坚持工作，他的身体明显比以前瘦了，精神也显得很疲倦。总统的身高有190厘米，五官端正，很有男子汉的风度。陈红旗首先对总统的腰部和相关部位进行了详细的检查，除了头痛和腰、背、腿的疼痛外，其他情况尚好。接着我就开始了对总统的治疗。鲍大夫是骨科医院的，理筋正骨是其强项，我是针灸科的，针灸按摩是我的特长。经过一个小时的针灸、点穴、按摩后，总统在治疗床上很舒服地睡着了。然后，我们在卫生部长的陪同下悄悄地退出。

11月12日（星期五），我们再次应邀来到总统家，我们非常高兴地得知，经过上次的治疗，这两天总统身上的所有疼痛都神奇地消失了，一点没痛。总统和卫生部长都非常高兴，再次治疗后，总统对我的治疗评价是"非常专业"。他邀请我们下周五再来治疗并共进晚餐。

归途中我们开车去大使馆将治疗情况向大使进行了汇报，史大使对我们出色的工作给予了高度赞扬。

11月19日（星期五），医疗队的唐队长、神经外科的老陈、针灸师朱大夫和翻译叶老师应邀来到总统家，并给总统带来了礼品——洛阳的唐三彩马。在治疗前总统说今天感觉很不好，经40分钟的治疗，一切不适感消失。卫生部长说："每次按摩治疗后，总统的感觉都非常好。"我们趁机提出，要巩固治疗效果，需要长期坚持治疗。我们的提议得到了厄特卫生部长的热烈响应，每次治疗卫生部长都是全陪，平常他也不容易见到总统先生，由此机会，他可以从总统那里为厄特卫生事业争取更多的经费。在我们和厄特卫生部长的建议下，总统同意在正常情况下，我们每月两次到家里为其治疗，后来我们的治疗一直坚持了一年多，并将治疗任务成功移交给下一队。由于定期到总统家治疗，厄特的卫生事业有了迅速的发展，卫生部下属的三宝综合诊所，很快就引进了德国西门子公司的 X 光机和 CT 设备，总统成了第一个做 CT 检查的病人。各地的大小医院都得到了不同程度的、前所未有的发展。由于医疗队和总统的特殊关系，使馆新任的陈大使几次通过医疗队成功邀请总统先生到使馆赴宴，使两国关系有了新的发展。

2000 年 12 月 30 日，在厄特总统府的国宴厅，厄特总统为中国援厄医疗队举行送行晚宴。厄特卫生部长和卫生部的大小官员以及医院的院长们，中方大使和夫人，参赞和夫人们以及全体医疗队员盛装参加，宴会开始前，总统高度赞扬了医疗队的出色工作，他说："中厄两国间的医疗合作，非常有成效，非常成功。三年来，中国医疗队在此做了大量的工作，取得了很好的效果，为增进两国的友谊，做出了积极的贡献。"总统给每位医疗队员赠送了一面厄特的小国旗，一个由总统亲自设计的座钟，每个队员的座钟都写着自己的名字。在那个厄特最寒冷的季节，总统给每个医疗队员赠送了一件厄特制造的皮衣。然后，全体医疗队员身穿皮衣与总统合影，宴会厅内充满了欢乐的笑声。在厄特卫生部举办的宴会上，医疗队员们和当地上百名医务工作者欢聚一堂，载歌载舞，卫生部给全体医疗队员颁发了奖状，以表彰三年来我们取得的巨大成绩，而对总统治疗小组的人员，则全部颁发了特殊贡献奖。治疗小组的人员是组长陈红旗（外科）、叶和平（翻译）、鲍铁周（中医骨科）、贾启英（护士）、朱超英（中医针灸）。

2002 年，我们援厄立特里亚第 1 批医疗队被国家卫生部国际合作司评为"全国援外先进集体"。

一段难忘的非洲经历，会永远地伴随着我们。

责任和使命

中国援厄立特里亚第 6 批医疗队　王新锋

在厄立特里亚中央经济部长 Hagos（哈格斯）家温馨的宴客厅里，荡漾着欢快的笑声，此时中国驻厄立特里亚李连生大使，周戈平参赞，医疗队阎文学队长，队员孙素明、王新锋、刘营杰、姜宏，正在与厄立特里亚中央经济部长共进晚餐。把客人请到自己的家里，对中央经济部长这样的国家要员来说是很少的。事情的经过还得从头说起。

一个月前，厄立特里亚国的中央政治局常委、中央经济部长 Hagos 告诉长期为他做家庭治疗的中国医疗队的孙素明大夫，"我的腿上长的这块黑痣近期突然发痒，变大，我想请你们医疗队的外科大夫看看，需不需要手术"，孙素明大夫痛快地答应了。回到医疗队后，把此事告诉了普外大夫王新锋和骨科大夫刘营杰，王新锋、刘营杰和孙素明大夫商议，如果真像部长说的那样，应该马上手术治疗。于是他们三人立即赶往部长的住处，仔细询问了疾病的经过，检查了病变的情况，回到医疗队的驻地后，将此事告诉了阎文学队长。他们反复研究和讨论治疗方案，因为病变靠近外踝，此处皮下组织少，皮肤有限，病变的面积大，又不知病变是否恶变，手术时要尽可能多地切除正常皮肤，将病变完全切除。如果在切除的区域直接植皮，还要在部长的大腿处取皮，这样部长可能很难接受；要是直接缝合切口，确实难以办到，最后决定采用皮瓣转移法。手术只能成功，不能失败，我们的手术对象是厄立特里亚国的中央经济部长，这个国家的二号人物，如果此事处理不好，可能影响

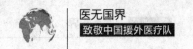
中厄两国的关系，影响到中国医疗队的形象。于是医疗队组成了一个手术小组，由王新锋主刀，阎文学、刘营杰当助手，姜宏麻醉，孙素明负责与部长聊天，分散他的注意力。于是手术小组小心谨慎地按预定方案为部长实施了手术，手术彻底地切除了病变皮肤，并将别处皮肤成功移植过来，无张力缝合了切口，手术非常顺利。

在厄里特立亚做病理检查条件有限，部长把切除的病变组织送往美国行病理检查，两周后病理报告从美国被带回，部长看完病理报告后非常高兴，因为手术切除得非常彻底，病变又无癌变。部长的手术切口在中国医疗队手术小组的精心治疗下很快愈合，无并发症出现，手术非常成功。

部长为了表达对中国医疗队的感谢，特意在家设宴并邀请了中国驻厄大使和参赞参加，在酒席间，部长面对中国大使和参赞连连称赞，说"中国医疗队了不起，中国医生了不起，我真希望他们几位能长期在这工作，甚至开一所中国医院，感谢医疗队治愈了我的病，感谢中国政府对厄特的帮助，感谢中国医疗队为厄特人们所做的一切"。最后部长与大家热情合影留念。

中国医生挽救了教育部长的性命

中国援厄立特里亚第 6 批医疗队　李庆堂

2009 年 11 月的下旬，厄立特里亚教育部长 Nugusse Makele 先生因车祸突然被送进了阿斯马拉市奥罗特医院，车祸致颅脑损伤非常严重。已是当地夜晚 11 点多，神经外科副主任医师李庆堂接到急诊电话后，飞速赶到医院，检查病人，病人已处于浅昏迷状态，双鼻孔出血，右耳道出血，满面血污，已是耳目难辨。病人误吸，呼吸不规律，血压不平稳。正赶上本院的 CT 机出现故障不能利用，转院检查，病人情况又不允许，李庆堂医师凭借自己丰富的临床经验，做出了正确的诊断：重型颅脑损伤；广泛脑挫裂伤；外伤性蛛网膜下腔出血；颅底骨折；头皮挫伤等。

急诊内外站满了病人的家属、亲朋好友及教育战线的同事们，他们都焦急地等待着，不知所措。在场抢救的还有当地医生、古巴医生、意大利医生和护士，李庆堂医师用流利的英语向工作人员讲明病人目前的诊断、抢救措施，指示赶快将病人送进 ICU 抢救。当第三国医师和当地医师问李庆堂医师是否需要去外院检查 CT 或 MRI，是否需要手术时，李庆堂医师果断地说："暂需在 ICU 观察、抢救，维持生命体征为首要。"

在病人进入 ICU 的当晚，李庆堂医师指导抢救，如保持呼吸道通畅，应用甘露醇降颅压，止血等。等到病人转危为安，平稳下来时，太阳已从东方的地平线上渐

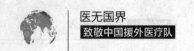

渐升起，李庆堂医师又精神饱满地开始了第二天的手术了。

三天后病人的情况渐渐好转，去森宝医院做头颅 MRI 检查，诊断果然和开始的临床诊断相一致，这时当地医生、古巴医生、意大利医生和护士个个都向中国医师李庆堂跷起大拇指，连口称赞："Dr Li，you are very intelligent and fantastic."

两周后病人的外伤、症状、精神状态逐渐恢复，无任何急性并发症。在这期间，教育部的其他官员和同事、社会各界同仁也纷纷前来看望部长，他们都称赞中国医生高超的技术和无私奉献的精神，赞扬中国政府对非洲人民的巨大帮助。

三周后病人痊愈出院，未留下任何后遗症，无运动和感觉障碍，记忆、思维、精神一切正常。社会各界纷纷表示是中国医生的高超技术，挽救了教育部长的性命，挽回了厄特教育界的损失，希望中非人民友谊之树常青。为表达感激之情，教育部、部长的家属和亲朋好友多次邀请李庆堂参加盛宴，都被他婉言谢绝了。多次邀请，盛情难却，无奈之下，李庆堂就把此事告诉了阎文学队长。阎队长考虑再三说，为了医疗队的荣誉，为了给祖国争光，为了增进中非人民的团结，为使中非友谊之树常青，我们每个中国人民都应贡献出自己应有的力量。为此，阎队长和李庆堂医师抽出星期天休息的时间专程看望了教育部长 Nugusse Makele 先生，表达了感激之情。当天正碰上教育部的其他官员，他们再次表示谢意，对中国医疗队为非洲人民做出的贡献表示深切的肯定、高度的赞扬。他们强烈地呼吁中国医疗队要长久地坚持下去。

应邀出席中国驻厄大使馆国庆招待会

中国援厄立特里亚第 11 批医疗队 王晓甫 苏晨皓 吴树彪

2017 年 9 月 30 日晚，中国驻厄立特里亚大使馆举办庆典，各界人士欢聚一堂，共同庆祝中华人民共和国成立 68 周年，杨子刚大使、张飙参赞主持庆典。厄特总统 Isaias 及经济、教育、卫生、交通部等的 10 余位部长和数十名政府官员，中国驻厄特经商参处、20 余家中资企业代表、孔子学院教师代表，意大利、法国、俄罗斯、沙特、苏丹等国大使馆及领事馆官员等 400 余人参加了本次庆典。中国援厄立特里亚第 11 批医疗队在郑州大学第二附属医院副院长刘剑波教授带领下，一行 10 人受邀出席了会议。

中厄两国的友好合作为两国人民带来了巨大收益。杨子刚大使在讲话中提到，中国每年为厄特提供数量不菲的政府奖学金以及人才培训项目，援建大学，中国的孔子学院在两国的文化交流、语言教育方面，发挥了重要的作用。越来越多的中资企业正在寻找机会来厄特投资发展。厄特拥有丰富的自然资源、善良勤劳的人民群众，因此具有巨大的发展潜力。在总统 Isaias 领导下，厄特在经济建设和社会发展方面取得了新的进展。为此，我们深表敬意，祝贺总统阁下及厄特人民。展望未来，我们将继续同厄特朋友们一道，互惠互利，互相学习。加强我们的双赢合作，增进我们的友谊。

全体与会人员一边就餐，一边交谈，并通过大屏幕上的视频短片了解中华人民共和国成立以来的发展成就，以及习近平总书记提出的"一带一路"倡议，以及中

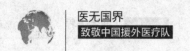

国与非洲国家的友好往来、双赢合作。

庆典一直持续到深夜，来到这里的中国人同外国人一道，共同庆祝我们伟大祖国的生日快乐。

虽然我们身在万里之外，这里条件艰苦、工作生活上都存在一定的困难，但看到飘扬的五星红旗，听到庄严的《义勇军进行曲》，适逢国庆、中秋佳节，见到祖国亲人，心里感觉暖洋洋的，并暗自下定决心，一定牢记重托，不辱使命，努力工作，发扬白求恩精神，为厄特的医疗卫生事业贡献自己的力量，展现中国医生的风采，为祖国争光，为河南省卫计委添彩。

我到卫生部长家吃饭

中国援埃塞俄比亚第 2 批医疗队　董长富

　　我是中国援埃塞俄比亚第 2 批医疗队的队员。在出国前培训时，卫生部负责外事的领导讲述了援外人员的守则，即在所援国家工作期间，要时刻牢记"外事无小事，事事都是大事，都关系到国与国之间的大事"等。那么我又是怎么到卫生部长家吃饭的呢？

　　一个周末的上午，使馆通知医疗队，要董长富、伦待民两位队员到使馆随杨守正大使去卫生部长家。之所以去部长家，其内涵有两点：一是为部长夫人看病，夫人患的是胆石症（泥沙型），部长之前曾访问中国，对中国卫生工作方针，尤其对中国的传统医学在卫生工作中的地位和作用，具有浓厚的兴趣，回国后他拒绝让其夫人手术，坚持要中国的中医给以中草药保守治疗。于是使馆就把这个任务交给了医疗队，由在国内从事内科兼行针灸的我开出处方，由使馆负责从国内把中药，包括煎煮用的砂锅等一同空运过来。夫人服药很认真，服药数剂后，诸多症状都明显见好，鉴此，夫人要求继续服药，于是便有了部长宴请我们到家餐叙一事。二是外交的需要，大使带我一同前往，一起赴宴，这就增进了中埃两国文化卫生方面的交流，体现出中埃两个国家的友谊。说到这里，忆起医疗队到埃塞俄比亚之初，杨大使接见我们时讲的几句话：中国医疗队在埃塞俄比亚之所以受到很高的赞誉和欢迎，是因为在埃塞俄比亚有约 25 个国家的医疗队（组），与他们相比，我们有三大优势：一是中国的针灸，在埃塞俄比亚非常受欢迎，要求行针灸治疗的人数多得要

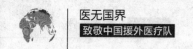

等候两个月甚或半年以后；二是中西医结合，在埃塞俄比亚援助的美国和苏联医疗队，各进驻有一个大医院，他们的技术在埃塞俄比亚堪称顶尖，医疗设备较先进，但是我们中西医结合的力量和优势是任何一个国家都无法相比的；三是医疗队成员之间的团结。杨大使反复讲述，团结就是力量，援外医疗队的每个同志，可说是各有千秋，各有所长，团结了就可以破解很多难题。这三者可以说是中国医疗队在援外工作中的法宝，赢得了所在国人民的好评。

我在埃塞俄比亚先后于季马医院、圣保罗医院工作了两年之久，是随大使和医疗队领导参与外事活动最多的一员，我深有体会，国家向非洲诸多国家派出医疗队，确有很深的意义。

第一个任务

中国援埃塞俄比亚第 8 批医疗队 郭学军

　　中国驻埃塞俄比亚大使是我到达非洲后的第一个病人，也是向我们援埃第 8 批医疗队下达第一个任务的领导。任务非常明确：想办法尽快治好埃塞执政党外事局长的神经根型颈椎病。大使进一步告诉我们：局长先生病史有五六年，并到过数个国家诊治无效；尤其局长先生对中国政府和人民有较深的感情，也为中埃友谊的发展做出了不少的贡献，所以这个任务是一个艰巨的医疗任务，也是一个光荣的政治任务。此时，我们才开始明白"每个医疗队员都是没有外交官头衔的外交官"这句话的含义。

　　数日后，局长先生在我大使馆领导的陪同下来到医疗队接受治疗。我在征得病人及医疗队、大使馆领导的同意后，决定采用颈椎牵引 30 分钟、电针灸 20 分钟、推拿 20 分钟及自制中药药膏外敷的综合疗法，每日一次，10 日为一疗程。在 2 个疗程的治疗过程中，我和其他队友克服了种种困难，自制了颈牵引装置，改制了电针治疗仪等，顺利开展了工作。局长先生在与我们的交流中了解到，我们医疗队因某些不便说明的原因不能到医院上班的情况后，他立即和埃塞卫生部长电话联系，安排我们医疗队进驻协议中的 Adama 医院工作。

　　局长先生病愈后，为表示谢意，还特意请我们全体医疗队员到首都游览名胜古迹，观看传统歌舞，品尝"中国大餐"等。为此，我大使馆参赞高兴地表扬我们："这种事（指埃塞官方宴请我们）在埃塞是非常少见的，这说明大使的第一个任务你们完成得很好，谢谢你们！"

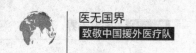

自豪而难忘的回忆片断

中国援埃塞俄比亚第 10 批医疗队　吴国照

1998 年，我作为一名光荣的援外口腔科医生，肩负着祖国人民的重托和家乡领导、亲人的殷切期望踏上了"非洲屋脊"这块神秘的土地。

当地条件的艰苦，让人难以想象，经常是停水、停电，我们这批医疗队增加了医生，房子不够住，我作为党员，主动提出两人合住一间宿舍。口腔科是援埃医疗队中新增的专业，领导的要求是争取一炮打响，当时我就憋足了一股劲儿，要让埃塞同行见识一下中国口腔科医生的技术。那兹瑞特市阿达玛医院科室条件很差，我就用口腔科电钻自制手术器械，开展手术，先后填补了该院颌面外科的多项空白，如唇腭裂、肿瘤、外科正畸、颌骨骨折等手术，得到了该院医务工作人员的高度赞赏。

真了不起！你们中国医生有五千年的经验

俄罗斯武官患甲状舌管囊肿，在莫斯科手术失败，来埃塞大使馆工作后，颌下瘘管经常感染，分泌蛋清样液体。他请求中国使馆大使邀请中国医生在当地的俄罗斯医院施行了手术，手术非常成功。俄罗斯武官本人非常满意，同时这件事也加深和增进了中俄两国使馆的友谊。我们的大使曾告诉我们队长，你们医疗队让我们在外交场合感到扬眉吐气！俄罗斯大使在外交官集会时说，"真了不起！你们中国医生有五千年的经验"。

两个医生伸出三个大拇指

俄罗斯武官手术成功在埃塞首都引起了震动，埃塞卫生部非常重视，卫生部部长照会我国大使，双方一致认为中国专家来首都工作能更加充分地发挥作用。从此，医疗队进驻首都。首都圣保罗医院是直属卫生部的大型综合医院，条件不错，我先后在那里开展了髂骨移植下颌重建、大型皮瓣转移等高难度手术。当成功地摘除一例凶险的颈动脉体瘤走出手术间时，他们院长和另一名外科大夫不约而同地伸出了大拇指，院长伸出了两个，说："在古巴学习时，古巴人遇到难题，有句口头禅'中国人来了也没治！'哎！我们请的中国专家神了！"

We never let them go!

亚的斯亚贝巴大学得知中国专家的消息后，邀请中国专家给大学口腔中心的学生授课。工作即将结束回国时，22名学生还有半学期的课，学完才能毕业，当他们得知中国专家就要回国的消息时，双眼噙满了泪水，并乞求他们的院长："We never let them go！"新华社还就此做专题采访，并在内参上用了专题报道——《中国援外医生登上了外国大学的讲坛》。

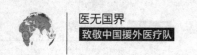
工作在亚的斯亚贝巴

中国援埃塞俄比亚第 15 批医疗队　张军

2007 年 1 月 19 日，我告别亲人，随医疗队来到了人生地不熟的非洲大陆——埃塞俄比亚的首都亚的斯亚贝巴。转眼间，已工作了两年。

我和医疗队的另一名牙科大夫侯明被分到了亚的斯亚贝巴大学牙科健康培训中心。回想起两年前第一天到牙科中心上班，牙科主任 Sealmon 带着我们各科转了一圈，让我们别着急，先熟悉一下情况。九点就让我们先回去了。第二天我们在科室观摩了一上午。第三天我俩开始动手工作，一下子到下午 1 点多才下班。感觉工作不成问题，只是语言交流有困难。由于医院的工作环境、工作条件较差，治疗药品和牙科材料奇缺，刚开始只能做一些简单的工作，如拔牙、龋齿充填。后来我们自制了一些治疗器械，如将针灸针制成光滑髓针，用风油精代替 CP 液，开展根管治疗业务；用直径 0.7 毫米的不锈钢丝弯制成根管钉开展前牙美容业务。由于在国内医院养成的严谨的工作作风和负责任的工作态度，再加上精湛的技术，要求让中国医生诊治的患者愈来愈多，牙科中心的院长又专门对牙科中心的布局进行了调整，腾出一间门诊作为专家科室，专门提供给我们两位中国医生工作。这下可好，每天病人们拥挤在我们的门前候诊，宁肯多等几天也要找中国医生看病，分诊护士也没办法，只好笑着向我们耸耸肩。看我们很辛苦，护士经常打断我们，叫我们喝点咖啡休息一会儿，但我们坚持看完病人再休息。由于牙科中心是半天工作制，病人又冲着我们来，因此我们经常是下午 1 点多才下班，此时已是又累又饿，由于此时司机已下班，我们还得步行回宿舍。在艰苦的条件下，我们以最快的速度把工作开展起来，赢得了埃方的敬仰和赞许。

由于我们工作出色，亚的斯亚贝巴大学邀请我参加 2007 年 8 月 25 日的大学毕业庆典，作为为数不多的被邀请的外国人，当我们坐在贵宾席上时，作为一名中国人，作为一名医疗队员参加这样一个盛会，我感到无比荣幸。此后亚的斯亚贝巴大学校长也邀请我参加了 2007 年 9 月 1 日的鸡尾酒会，并向我们为埃塞人民所做出的贡献表示感谢，我为在日常工作中所付出的辛劳得到的回报感到欣慰。2008 年我又被亚的斯亚贝巴大学邀请参加 2008 年 7 月 12 日埃塞俄比亚牙科专业委员会举办的年会。

我们熟练的业务技能和敬业精神，得到了周围人的认可和赞同。一位卫生部的官员热情邀请我们参观他朋友的诊所，并再三邀请我们在空闲的时间到诊所坐诊，我们向他解释了医疗队的纪律，并婉言谢绝了他。我们在牙科中心的出色工作表现慢慢地传了开来，许多牙科诊所的老板陆续找到我们，希望我们成为他们的坐诊医生，也被我们一一谢绝。一天，牙科中心的主任 Sealmon 带着亚的斯亚贝巴大学的校长 Andrias Eshefe 来到了牙科中心。由于校长工作繁忙，会议不断，常常没有时间到牙科就诊，如今上颌门齿已经三度松动，无法维持，中心的同事们都没有什么好的办法，最后主任带着他找到了我，我就用了一上午时间专门为他服务，从拔牙，取模，到完成上颌全口义齿，这样就不耽误下午的会议了，他非常高兴，拉着我又亲吻又拥抱，连声道谢。

我们辛勤的工作，也增进了中埃人民的感情。在我国四川省汶川县发生了 8.0 级大地震后，牙科中心的黑人同事们纷纷跑来询问情况，表示同情和惋惜。2008 年 5 月 20 日上午 9 点 33 分，当得知中国大夫在 9 点 28 分向在四川大地震中遇难的同胞默哀一事后，该中心主任所罗门召集所有医护人员及部分病人及家属与中国医疗人员一道再次向遇难同胞默哀。致哀前，中心主任所罗门分别用英语和阿马哈里克两种语言向在场人员表达他对中国大夫辛勤工作和中国对非洲无私援助的感谢，对受难的中国同胞表示同情，他表示非洲人民与中国人民永远心心相连。一席温暖而动情的话语使得在场的人员无不为中国人民所遭受的灾难而动容，曾在四川华西医科大学学习四年的大夫班齐和一直为两位中国大夫服务的护士泪洒当场，随后，他们与我们紧紧拥抱以示鼓励。

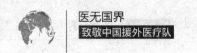

一次"特殊"的会诊

中国援埃塞俄比亚第 18 批医疗队

2015 年 12 月 8 日，中国援埃塞俄比亚第 18 批医疗队接到了中国驻埃塞俄比亚大使馆下达的一项特殊医疗任务——为埃塞俄比亚总统的母亲就其出现的症状进行会诊。

接到这项任务后，医疗队高度重视，在杨修义队长的带领下，我们组织相关专业医生认真分析了总统母亲的症状，进行了深入的病理讨论，并形成了初步的诊断方案，以保证这次医疗会诊的顺利完成。

在大使馆领导的引荐下，杨修义队长、骨科申博统主任、神经内科赵军伟主任、颌面外科王希乾医师及翻译张刚老师与总统母亲进行了面对面的沟通与交流。首先，申博统主任根据症状对其做了初步的身体检查，并结合 CT 片进行了分析，指出其目前出现有严重的腰椎间盘突出及骨质疏松，并发现有胸椎陈旧性压缩骨折。接着，赵军伟主任为其做了心电图并检测了血压，指出其高血压病史有 8 余年，长期服用药物治疗，目前血压控制良好。最后，杨修义队长进行了总结，指出其虽然存在一定的健康问题，但是不必过分紧张和担心，应当保持良好的心态，健康饮食，规律运动；同时建议其做进一步的胸椎、腰椎 X 光及腰椎间盘的 CT 检查，坚持定期做理疗，平时少坐、多卧床休息，使用腰椎支具，通过喝牛奶、吃钙片进行补钙，防止骨质疏松。张刚老师对整个会诊过程进行了详尽而准确的翻译。通过与总统母亲的交流、对其提出的问题的详细解答，消除了其对身体状况的恐惧和担心，解除了其顾虑。会诊结束后总统母亲表示非常满意，并与医疗队全体参加人员合影留念。

这次会诊，不仅得到了大使馆领导的肯定和表扬，而且得到了埃塞俄比亚总统的诚挚感谢，充分展现了医疗队的医疗水平及良好形象，同时也加深了中埃两国的感情，圆满完成了我们肩负的神圣使命。

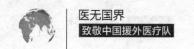

卫生局局长慰问医疗队

中国援埃塞俄比亚第 19 批医疗队

2017 年 5 月 10 日下午，新上任的埃塞俄比亚首都亚的斯亚贝巴卫生局局长吉马（Jermal）先生到中国医疗队工作的医院——提露内丝 – 北京医院视察工作，并亲切慰问中国医疗队队员。

提露内丝 – 北京医院 CEO 阿拉马友（Alamayahu）先生介绍了中国政府和中国医疗队同医院保持的长期友好关系，局长吉马先生也分享了他个人和医疗队之间的友谊。在提露内丝 – 北京医院建成之前，中国医疗队曾经在阿达玛（Adama）市工作过，那时候局长就和中国医疗队接触过，他了解到后来中国医疗队又到黑狮子（Black Lion）医院、图鲁布鲁（Tulu Bulu）医院工作，直到提露内丝 – 北京医院建成后才驻扎到这里。他对中国政府和中国医疗队为埃塞俄比亚医疗卫生事业的发展所做出的贡献表示感谢。

中国医疗队队长张晓阳一一介绍了每一名队员，并将第 19 批医疗队 8 个多月来的工作做了简单的汇报：中国医疗队共完成手术 492 台，门诊接诊病人 4692 人次，紧急会诊病人 1215 人次，其中包括会诊中资机构病人 611 人次；妇产科除手术外，顺产接生 252 人次，难产接生 117 人次；影像和病理检查共 12027 人次；中医中心诊疗共 10030 人次。中国医疗队还帮助受援医院新开展了眼科显微外科手术，和受援医院急诊科医生进行两周一次的学术研讨会，新引进病理远程会诊以及拟开展的腹腔镜手术设备等。同时感谢局长先生、受援医院管理层及医护人员对于中国医疗队的关心和支持。张队长还介绍了中国的"一带一路"倡议和近期在中国举行的"一带一路"国际合作高层论坛，埃塞俄比亚总理海尔马里亚姆也受邀参加，他强调，不仅两国政府拥有长期友好关系，两国人民更是结下了深厚的友谊。

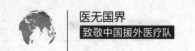

行政长官的太太相信了

中国援赞比亚第 11 批医疗队　牛国平

利文斯敦是赞比亚南方最大的城市，香苏尼（音译名）是这个地区的行政长官，我们中国援赞比亚第 11 批医疗队的四名队员就工作在这个城市的总医院里。我作为针灸大夫一个人在内科医院，其他三名西医大夫在外科医院。

一天，我们的组长通知我到医院办公室开会，说院长找我，我到院办时，看到院长姆娃（译名）先生正在和组长及其他几个队员边画着图，边介绍着一个病人。院长了画了一个小圈，外面又画了一个大圈，说病人是这个大圈——整个利文斯敦地区的行政长官，而我们的市长只是这个小圈——利文斯敦市的长官，这个病人的官比市长大得多，医院非常重视，希望我们中国医生能够看好这个病人。原来，这个病人香苏尼得了一种病，头痛、头晕、血压高，尤其是头不能左右摆动，在医院的高干病房里已住了两个星期，当地医生用了一些药，我们两个西医大夫也给他用了中国最好的红花油、降压片等，但至今不见效果，所以他们才商量让我来试试，因为我没见病人，也没做检查，不知是什么病引起的，所以当时我只说可以，让我试试看。

到了晚上，组长陪着香苏你开车到我们的驻地，我给病人一检查，才知道是颈椎病，这下我心里有了底，因为我来之前在上海中医药大学附属推拿中心和针灸研究所诊治过不少这类病人。于是，我告诉病人，如果他愿意的话，我准备用中国针灸和推拿为他治疗。在征得他的同意后，我先为他测了血压，并让他记着数据，然后我从自带的针灸包中取了几根 5 分长的短针，做了两个太渊脉刺，取了两个上焦区，然后留针 10 分钟。我问他痛吗？怕吗？他说不痛、不怕。留针期间我嘱咐他大胆地活动头部。针刺后，我又为他做了推拿治疗。最后，我又为他测了血压，让他自己前后对比，他发现血压下降了十几毫米汞柱。我又让他站起来活动头部，他左右转了转头，显出很高兴的样子，说："真不可思议，我的病好了！"我告诉他还需要再坚持治疗几天次，他告诉我说明天晚上一定再来。

第二天晚上，他又准时开车过来，并带了他的太太。一进屋，他就告诉我们，他昨天回去后，对他太太讲，中国有个针灸大夫，没用药，只用了几根非常短的针和两只手给他治病，并且他的病马上减轻了。他太太不相信，说："不吃药怎么能治病？用针刺身体怎么会不痛？"所以，今天她非要亲自来看一看，我们给她倒了杯水，让她坐在旁边看。我一边做治疗，一边给他们讲，针灸和推拿在中国已有几千年的历史了，是中国传统的医疗技术，是中国人防治疾病的主要手段之一。尽管他太太不住地微笑点头，但当我拿出银针时，她仍然张着嘴，瞪着眼睛，感到害怕。当我轻快地将针刺进去之后，她问病人痛不痛，病人说："不痛，一点也不痛。"起针后做推拿时，她看我用两手做治疗，更是感到好奇，看得非常认真。治疗结束后，她问病人感觉怎么样，病人说："感觉非常好，头不痛了，也不晕了，还能左右转了。"她很高兴，临走时一再说非常感谢，中国医生了不起。

此后，她每次都陪香苏尼来治疗，又经过几次治疗后，香苏尼的病已基本见好。一天，他又来治疗时，给我们带来了一大堆啤酒、香槟等，说是感谢我们为他治好了病，并且问我们有几个人，如果星期天我们有时间的话，他和他的家人想开车带我们出去玩，我们愉快地答应了。到了星期天，他和他的太太、小女儿准时开车到我们驻地来接我们。那天香苏尼亲自开车带我们参观了大瀑布、动物园等，大家玩得都很开心，之后他们全家也成了我们在异国最好的朋友们之一。

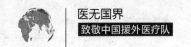

一次特殊的会诊

中国援赞比亚第 13 批医疗队　孔西建

2006 年 1 月的一天，我正在上班。赞比亚武装总司令班达先生和赞比亚卫生部副部长兼赞比亚恩都拉中央医院院长齐灵桂顾问医师（相当于主任医师）通知我去会诊一个病人。由于班达总司令是我的老病人，齐灵桂副部长又经常请我去会诊，所以，没有多想我就去了，结果被请到了一个有警察把守的特别会诊室。原来，这次会诊的病人是赞比亚第二任总统奇卢巴和第一夫人维拉之子小奇卢巴。小奇卢巴是赞比亚原矿业部部长，维拉是赞比亚妇联会主席和慈善基金会主席。5 年前，小奇卢巴不幸遭遇车祸，导致脑积水，在英国做了脑积水腹腔引流术，并大量使用激素治疗。后来出现头痛和全身疼痛，赞比亚医生和在赞工作的其他国家医生会诊无果，找不到疼痛的原因，建议到英国诊治。正准备安排儿子去英国看病的奇卢巴总统听说我看病很仔细，经验比较丰富，所以就请我给他儿子会诊。

经询问病史，检查病人，做头颅 CT 和胸、腰椎 X 线检查，最后我发现头痛是脑积水引流管移位导致引流不畅所致，全身疼痛是大量使用激素引起的骨质疏松所致。经过正规治疗，小奇卢巴的疼痛在中国医疗队的呵护下完全康复。后来，奇卢巴总统及其夫人维拉对我说："非常感谢你找到了我儿子的病因，你治好我儿子的病，同时，也治好了我最大的心病，谢谢你！谢谢中国人民！"

"礼"的形状与温度

中国援埃塞俄比亚第 18 批医疗队　董道权

　　8 月 30 日上午 9 点，医疗队很荣幸再次邀请到了中国驻非盟使团公使参赞苟皓东先生来到驻地，为全体医疗队队员讲授有关外交礼仪的知识。实际上，这个令人兴奋的好消息，一周前杨队长已经告诉大家了。两周前，公参先生曾来为大家做了题为"看世界"的精彩演讲，他在 50 多个国家及在非洲 12 年的工作与生活经历，以及大量精美的图片和生动的回忆，令人仿佛身临其境。

　　这个周日的上午，公参先生又不辞辛苦地为我们上了一堂关于"礼仪"的大课。首先，他从"礼"字的甲骨文象形字的含义开始谈起，由上古时代的"击鼓献玉、敬奉神灵"到人们对"礼"的认识随社会变迁而演进，详细介绍了由礼到礼仪、规矩、法律甚至上升为国家意志等历史性发展变迁。就今天而言，"礼"，主要指礼仪与规矩。公参说，"最好的礼，是一种源于内心的修养"。礼仪是人际交往中约定俗成的示人以敬重友好的习惯做法。医疗队作为最有影响力的"民间外交大使"，主要涉及的是涉外和社交礼仪。于是，公参先生详尽细致地从个人仪表、着装、仪态、用餐到交往过程中的言谈举止等各方面，结合大量具体的交往实例和图片资料，做了非常详细的讲解和说明。接着，公参先生就社交和涉外交往过程中礼品选送和往来做了详细介绍，并举例说明，他说礼品的价值不在于其价格，而在于其文化含义以及是否蕴含着尊重、平等和真诚。感觉时间过得有点快，演讲在欢快而热烈的掌声中结束时。整场演讲的节奏抑扬顿挫，有张有弛，没有丝毫的紧张和

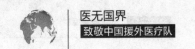
局促气氛，倒颇有沙龙和座谈的风格。公参不时亲自示范某些姿势和举止，队员们时而凝神聚气地聆听，时而会意地笑。最后，杨队长说公参时间紧，大家抓紧时间请教提问。我们的麻醉医生提到有埃塞的同事向她"要东西"，而她来这儿之前也没有想到这些，也没有准备，怎么办。还有妇产科医生提到如何接受被当地医生邀请去其家里或一起外出等问题，公参先生都以自身经历和埃塞的文化传统为依据，详细解答并给予了指导意见。

送公参下楼时，杨队长再次代表全体队员诚恳地邀请公参在时间许可的情况下再来给大家授课。室外阳光灿烂，温暖而清爽，安安静静的小院里已经来了十几个中国同胞在等着看病，公参夫妇说："看来你们周末也忙得很啊！"大家异口同声说："没事，我们盼望您多给我们讲讲课，我们不累。"……

弘扬中医文化，践行丝路精神

中国援厄立特里亚第 10 批医疗队　岳双柱　文强　杨来福

当地时间 2017 年 7 月 10 日下午 3 时，在厄立特里亚中国援建的奥罗特医院的学术报告大厅里，由中国驻厄立特里亚大使馆主办，中国援厄立特里亚第 10 批医疗队和厄立特里亚高等教育委员会孔子学院联办的中医针灸讲座正在进行。

此次讲座活动由田中伟队长带领第 10 批医疗队队员和王小华院长率领孔子学院全体师生历时两个多月精心筹备。该讲座以"弘扬中医文化，践行丝路精神"为主题，以向厄特医务人员和民众宣传中医针灸知识为目的。中国驻厄立特里亚大使杨子刚及经商处王利培参赞、厄特卫生部部长阿米娜及医政司司长、厄特高教委主任、厄特新闻部长、奥罗特医院院长等嘉宾和各大医院的医护人员以及厄特当地民众 200 余人参加了本次讲座活动，会场座无虚席。

杨子刚大使首先做了重要讲话，向在座的嘉宾和观众简要地介绍了传统中医和针灸的发展历史以及在国内外的发展情况，激发了大家对中医针灸的浓厚兴趣。紧接着由中国援厄立特里亚第 10 批医疗队的中医针灸专家杨来福副主任医师以世界各地的名人、歌星、运动员等接受中医针灸相关治疗并喜爱中医针灸的图片为引子，开始了以"Acupuncture and Moxibustion"为题目的主题讲座，从专业角度阐述了六个方面：①针灸是什么；②针灸的发展简史；③针灸能治什么病（针灸的适应证）；④针灸为什么能治病（从传统中医针灸理论和现代医学两个方面阐述针灸治病机理）；⑤针灸怎么治病（针灸治疗技术和方法）；⑥针灸为世界民众健康做出的

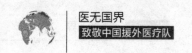

贡献及针灸的发展概要。这使在场的中外嘉宾和观众对中医针灸这一古老神秘又不断流行的治疗方法有了更深的了解和认识，也使大家初步领略了中医文化的博大精深和神奇魅力。

随后，活动现场迎来了 3 位在中国援建医院的针灸康复中心接受针灸治疗的当地居民，讲述了他们接受针灸治疗的切身体会。他们曾经身患偏瘫、失语、脑性瘫痪等疾病，在接受数个疗程的中医针灸治疗后，都获得了非常满意的疗效。在问答环节，现场气氛热烈而又活跃，杨大使和当地卫生官员提了与针灸相关的专业问题和针灸医生如何培养的诸多问题，杨来福医生给予逐一解答，赢得了各方的认同。

随后进行的是针灸实操和体验环节，杨来福和郝晓博两名针灸专家展示了多种针灸技术，并在现场对面瘫、颈椎病患者进行了针灸治疗，让参会人员零距离地感受到了针灸的魅力，他们纷纷赞叹"中国针灸疗效神奇"。

活动现场气氛高涨，掌声不断。最后，杨子刚大使和阿米娜部长一起为主讲者杨来福医生颁发了荣誉证书，并与全体人员合影留念。

中国援厄立特里医疗队为这次大型讲座的成功举办，更好地向厄特人民展示"中国针灸"，做了充分的准备及多次演练，力争每一个细节都完美严谨。使领馆、医疗队、孔子学院的领导给予了高度重视，非常关心准备工作，多次提出建议，确保了此次活动的成功举办和顺利进行。

中医药一直是丝绸之路沿线国家交流合作的重要内容。这次中医针灸知识讲座活动践行了国家中医药"一带一路"的发展规划，不仅有利于中厄双方在中医药领域的交流与合作，让中国针灸更好地为厄特人民解除疾苦，而且促进了中厄人民传统文化的交流和良好友谊的发展。

应邀出席中厄"一带一路"合作论坛

中国援厄立特里亚第 11 批医疗队　苏晨皓　吴树彪　王晓甫

2017 年 9 月 28 日上午，在中国驻厄立特里亚大使馆，举办了以"'一带一路'倡议与中厄务实合作"为主题的推介会。会议由大使馆张飙参赞主持，杨子刚大使、经商参处王利培参赞、厄特人阵党中央经济部长哈格斯等政府官员、孔子学院及各中资公司代表等 50 余人参加了会议。第 11 批援厄医疗队队长、郑州大学第二附属医院副院长刘剑波教授应邀出席了会议，同行的还有医疗队翻译杨忠仁教授及队员吴树彪、苏晨皓。

会议伊始，中厄双方全体与会人员共同观看了介绍习近平总书记提出的"一带一路"倡议的视频短片。随后，杨子刚大使对"一带一路"倡议的背景、目的、意义、建设原则、实施途径、已取得的成绩及未来的规划等方面进行了详细的阐述。在讲话中，杨子刚大使高度评价了中国医疗队在中厄双方医药卫生合作领域所做出的卓越贡献。

之后，哈格斯部长发表了演讲。他表示，厄方亦追求可持续发展，欢迎有利于本国发展的投资合作，厄特的地理位置和环境条件有利于中国"一带一路"宏伟蓝图的展开，厄方政府将配合中方援助，积极投入人力、物力、财力，在多个领域开展更加深入的合作。在演讲中，他深情回顾了中方援建奥罗特医院的历史，并对 20 年来中国医疗队为厄特民众带来的福祉表示感谢。

随后，由经商处王利培参赞讲话。王参赞在介绍中厄双方合作所取得的成就

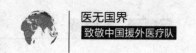
时，展示了一张援厄第 1 批医疗队与伊萨亚斯总统合影的珍贵图片，正值中国派遣援厄医疗队 20 周年之际，这些图片分外具有纪念意义。

此后，孔子学院及各中资公司代表分别进行发言，对各自与厄方合作开展的项目及未来的规划愿景进行了详细的介绍，并对"一带一路"倡议的施行建言献策。最后，由杨子刚大使及哈格斯部长对大会进行了总结发言。

走进厄立特里亚——China Today 系列展览

中国援厄里特里亚第 11 批医疗队王晓甫　吴树彪　康永生等

　　中国援厄立特里亚第 11 批医疗队一行 18 人，来到这个遥远而又陌生的国度后，很快发现了一个现象：厄特人对中国的印象是静止的，是片面的。这是因为他们没有渠道、没有机会、没有途径去真实地了解中国，感受中国。

　　在刘剑波队长倡议下，全体队员利用手头现有的手机及电脑影像资料，耗费 24 小时，经过紧张的选题、搜集资料、整理、加工，在我们到达厄立特里亚的第 6 天，举办了第一次小型的展览——China Today。

　　这次展览让厄特人，尤其是阿斯马拉的朋友们，透过我们去看中国、了解中国、感受中国，最后爱上中国。展览是小型的，却没有想到会有那么大的轰动效应。

　　我们入住的帝国酒店虽然条件简陋，却是厄特名列前茅的酒店之一，这里宾客络绎不绝。他们看到我们的小型展览后纷纷驻足观看，纷纷称赞。他们竖起大拇指："中国的发展真的让人震惊，中国的医学发展让人羡慕。"

　　酒店大堂经理伊萨娜是一个热心的厄特女士，她帮助我们布置了这个小型的展览，并且提了一些诚恳的建议。忙到深夜，她很害羞地对刘剑波队长说："我知道你们是来自中国的医学专家，是一个了不起的团队。不知道能不能帮个忙，我 13 岁

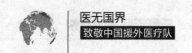
的表妹患了关节肿痛、发热的毛病，已经 3 年多了，不知道能不能得到你们的帮助？"

于是，夜里 11 点钟，我们接待了这个深夜到访的特殊病人，并立即组织骨关节外科、肾病风湿科、影像科、针灸推拿科等多学科专家会诊，指导其调整用药方案，建议其进一步完善检查，指导其饮食及运动习惯。

粽香飘万里，文化亲体验

中国援赞比亚第 17 批医疗队　李书伟

今年的"六一"儿童节恰逢中国的端午节，在"双节"来临之际，中国水电集团赞比亚有限公司、赞比亚大学孔子学院和中国援赞医疗队购买一些生活及学习用品，慰问赞比亚 Kabwata 孤儿院的儿童，并一起庆祝中国传统节日——端午节，使他们感受中国文化的魅力，加深中赞之间的友谊。

当天上午 9 点半，我们一行人驱车来到 Kabwata 孤儿院，Kabwata 孤儿院院长 Angela Miyanda 女士在院门口迎接我们。这是一个很大的院落，绿树成荫，花簇锦绣，花草在阳光下争芳斗艳，几排错落有致的砖瓦房坐落在宽敞的院子里。活动会场设在孤儿院宽阔的草坪上，会场披红挂绿，布置得井井有条。赞比亚国家电视台和赞比亚时代周刊的记者，中国新华社赞比亚分社等媒体单位也早早到场了。

Kabwata 孤儿院自成立至今已有 10 年，长期居住的孤儿有 70 人，最小的刚出生 1 个月，最大的已有 22 岁。这里是孩子们生活的港湾，为孩子们提供食物、正规的教育、医疗保险、安全保护等。10 年来，有 10 名儿童由于患上艾滋病或其他疾病而死亡，有 4 人已经大学毕业开始工作，有 4 人正在大学学习，18 人正在上中学，26 名儿童正在接受小学教育。

捐赠仪式结束后，我们集中到餐厅。首先，由孔子学院的代表介绍了端午节和粽子的由来，现场教孩子们学习"你好、谢谢、儿童节快乐、端午节快乐"四句简单的汉语，孩子们学得很快。接着，我给孩子们讲解了一些健康知识，并对孩子们

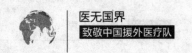

现场提出的健康问题给予解答，孩子们热情高涨。活动结束后，孩子们和妈妈们依依不舍地把我们送到门口。

这次活动既传播了中国文化，又加深了中赞友谊。中国援赞比亚第 17 批医疗队作为名副其实的"民间大使"，受到了赞比亚官方和新闻媒体的高度评价。

中赞文化的交融，赞中友谊的篇章

中国援赞比亚第 17 批医疗队　郑德根

令我们 28 名中国援赞比亚第 17 批医疗队队员惊喜的是，在马年春节来临的时候，我们刚到赞比亚就赶上了赞比亚中国春节庙会，还来不及缓解辗转 3 天、万里飞越的疲惫及适应与家乡骤然不同的环境，就在一片喜悦和新奇中梳理好了思绪，做好了"一见钟情"的准备。

2014 年 1 月 25 日上午，庙会开始前 1 小时全体医疗队员就赶到了庙会现场——赞比亚首都卢萨卡 Downtown CBD 的 Levy 商场的广场。我们的主要任务是进行现场医疗保健服务，当然还要在这特别的时候以一种特别的方式宣传介绍自己，展现风貌，在赞比亚闪亮登场，这是李润民队长计划、组织和一再叮嘱大家的事情。对全体医疗队员来说，好好地见识一下异国的中国春节庙会无疑也是大家共同的想法。

蓝天白云下绿地和丛林中的卢萨卡，一切都是那样安静舒缓，悠然自得。

但中国庙会现场却是另一番景象：舞台高筑，彩旗飘飘，人头攒动，欢声笑语。鲜花和彩带把广场装扮得五颜六色，舞台前白色的椅子成排成行，广场的一侧有几个供我国大使会见赞方高层和其他国家外交使节的帐篷，而广场一角的空地上则排布着数十家当地中国商家的大棚商铺，当然少不了各式中国小吃和中式快餐的摊位。在广场上赶会的各色人中，华人已经是比肩接踵了，黑皮肤的赞比亚人也可以说是成群结队，来自欧洲的朋友也随处可见。人们或稳坐在舞台前的座位上，或站立与朋友聊天，或游走于人群和广场不同的区域观览。这几乎是一个传统中国春

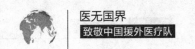

节庙会典型的场面，只不过不同国籍和肤色的参与者使之显得特别而已。已经浓妆艳抹和全套行头在身的演员们惹人注目，舞龙和舞狮的赞比亚演员好像已经按捺不住兴奋，在空地上舞了起来，人们立刻被飞舞的长龙和彩狮点燃了激情。

医疗队在会场一侧摆下了几张桌椅组成工作区，队旗在风中飘扬，桌上摆满了介绍中国的英文杂志和册子。几名医疗队员身着印有中国国旗、国徽和中国医疗队标志的白大褂在桌后值守，身旁并肩坐着来自当地医院的赞比亚医护人员。两国医者之间的交流同时展开。

上午 9 时许，赞比亚首任总统卡翁达在赞比亚国政要的簇拥和搀扶下来到了现场，一同前来的还有赞比亚现任总统第一夫人卡塞芭。卡翁达已是 90 岁高龄了，但精神饱满，他不时向观众招手，显得兴致有加；第一夫人雍容华贵。中华人民共和国驻赞比亚国大使周欲晓和夫人、前总统卡翁达和现任总统第一夫人等在一片欢呼声中于舞台前的前排沙发中就座。

庙会在高昂欢快的音乐和清脆的鞭炮声中开始。接着是奏两国国歌，周大使和赞比亚第一夫人先后热情洋溢地致辞。第一夫人饶有兴致地为龙狮点睛，舞台上马上龙飞狮舞、欢天喜地！

舞台表演当然是庙会的重头戏。在非洲巡回表演的深圳福田艺术团的专业演员的精彩节目使全场激动，掌声阵阵；而在赞使馆人员、中资机构员工和华人华侨的各色表演也并不逊色，赞比亚当地舞蹈表演穿插其间，每次都是掌声和喝彩声响彻天空。更难得的是，很多中国的节目是由身着中国表演服装的赞比亚人表演的，歌曲、舞蹈和脱口秀等不一而足，赞比亚人表演的舞龙舞狮同样把人们的情绪推向高潮，那种喜悦、吉祥和强劲挥洒的激情，不正是喜迎和畅想来年龙腾狮跃的红火的春节庙会要淋漓尽致表达的吗？从这一点说，这里的春节庙会与国内并无二致！值得一提的是，庙会上中赞的文化显得迥然不同但又和谐交融。中方的节目喜庆、优雅和韵味十足，而赞方的表演原始、激烈而又动人心弦；刚欣赏完中国舞蹈、时装秀、魔术和古筝演奏的《十面埋伏》，马上就领略赞比亚舞蹈中那强劲急促的鼓声和原始直接的舞动，那鼓声好像可以敲动人们的心脏，那舞蹈中美女们高频率的全身颤动让人感到原始情感直接而奔放的宣泄……

一天的春节庙会在绚烂的烟火绽放中结束，相会的朋友在兴奋和回味中告别。

中国驻赞比亚大使馆经商参处的柴参赞来到医疗队员中间，鼓励大家再接再厉，在喝彩声中柴参赞高兴地与队员们合影留念。医疗队员和与他们一天都待在一起的赞比亚医护人员合影话别，他们已经从陌生人变成了朋友。李队长把庙会纪念品——一对可爱的布艺奔马送给了他们，年轻的护士姑娘们高兴得欢呼雀跃。

在医疗队闪亮登场后，接着队员们将信心百倍地奔赴赞比亚全国各地，到达自己的岗位，在赞比亚这块热土上展示自己，展现中国。春节庙会是一段美好的经历，一段值得回味的记忆。医疗队有了一个美好的亮相，然而这只是开始，只是以后书写光荣和辉煌篇章的起始！

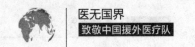
中国功夫在赞比亚

中国援赞比亚第 17 批医疗队　李书伟

　　一年一度的赞比亚华人春节庙会于 2014 年 1 月 25 日在赞比亚首都卢萨卡举行，我们医疗队接到大使馆的通知负责医疗急救工作。

　　早上 8 点半，我们在队长的带领下，分乘 3 辆车到达会场。会场内人头攒动，座无虚席，据说有上万人参加庙会。9 点左右，人群一阵骚动，人们纷纷翘首远望，原来今天赞比亚第一任总统，被称为"赞比亚国父"的卡翁达前总统和现任总统第一夫人来到会场，他们的到来使今天的活动规格提高了一个档次。参加庙会的还有中国驻赞比亚大使馆的全体人员、各国驻赞使节和友好人士、当地华人以及中国驻赞比亚机构的负责人。

　　9 点半左右，会议正式开始，中国驻赞比亚周欲晓大使、赞比亚第一夫人分别致辞。随后中国深圳福田乐团表演了歌舞及二胡、琵琶演奏，演员们精彩的演出引起了中外嘉宾的热烈鼓掌。最激动人心的是随后的中国功夫及魔术表演。来自霍元甲故乡的武术学校的演员现场表演了中国武术，博大精深的中国传统文化让赞比亚观众和各国来宾赞许不已，尤其是卡翁达前总统更是不顾 90 岁高龄突然站起，颤颤巍巍地走到演出台前与演员拥抱，赞比亚第一夫人也跑步到演出台前与演员拥抱，然后面对观众伸出大拇指表示对中国武术的赞赏。更有一个在国际上获奖的武术演员跳下演出台，近距离为观众表演，使演出达到了高潮。

　　精彩的演出使很多赞比亚观众忘记了午餐时间，一直到下午 6 点左右演出才结束。很多赞比亚观众纷纷要求和我们的演员合影留念。随后又有烟花燃放，使庙会圆满结束。大家恋恋不舍地离开会场，很多赞比亚人及其他外国人看到我们都伸出大拇指表示称赞。

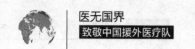

昨晚的赞比亚中秋歌会您来了吗？

《非洲华侨周报》　申倩文　杜莉莎

9月15日晚，2016年赞比亚第二届中秋歌会在卢萨卡正式举行，中国驻赞比亚大使杨优明及其夫人耿海凌、政务参赞陈世杰、在赞侨社代表及在赞华人华侨逾500人出席观赏。歌会以"中国梦·团圆梦"为主题，当地华人华侨踊跃参赛，纷纷上台献艺。经过激烈的角逐，最终第18批中国援赞医疗队以一首《大爱无疆》摘得合唱组的桂冠，同属医疗队的高长辉凭借《一壶老酒》获得独唱组的冠军。

比赛以一首《让我们荡起双桨》拉开序幕，随后《歌唱祖国》《走向复兴》《我的祖国》等一曲曲脍炙人口的红歌抒发了海外游子对祖国母亲日渐富强的颂扬之情；《明天会更好》则展现了华侨对拼搏未来的美好憧憬；《北京北京》等流行歌曲则洋溢着鲜活的青春气息。

除了在赞华人的踊跃参演，当地群众的参与热情也很高。由赞比亚中文国际学校带来的舞蹈《小苹果》、中国武术协会展现的表演唱《没有共产党就没有新中国》及赞比亚大学孔子学院演绎的歌曲《我们的田野》博得了满堂彩。

歌会间歇之际，赞比亚大学孔子学院的本地学生对记者说，他们为演唱《我们的田野》这首中文歌曲，苦练了数月之久，对于演出的效果颇为满意。他们说，本次歌会的曲目旋律优美、歌手表现甚佳，十分值得观赏，这是他们第一次参加中秋歌会，希望以后还能有机会参加演出。此外，他们还对中国传统文化展现出了浓厚的兴趣。

中国驻赞比亚大使杨优明为歌会独唱冠军、中国援赞第 18 批医疗队高长辉颁奖，赞比亚华侨华人总会张键会长为歌会合唱冠军、中国援赞第 18 批医疗队颁奖。

杨优明大使在歌会上送出寄语，他表示，较去年而言，今年观赏歌会的人数明显增多，这表明了大家对歌会的支持和对中国传统文化的热爱，希望大家再接再厉，将中秋歌会打造成弘扬中国文化、连接海外华人的重要品牌。

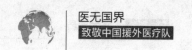

举办中华传统医学知识讲座

中国援埃塞俄比亚第 19 批医疗队

2017 年 5 月 23 日，中国驻埃塞俄比亚使馆妇女小组举办中华传统医学知识讲座，邀请我援埃第 19 批医疗队队员介绍传统中医文化。来自巴基斯坦、古巴、孟加拉国、印度、韩国、捷克、葡萄牙、突尼斯等国的大使夫人，美国、英国、新西兰、加拿大、纳米比亚、安哥拉等国的外交官及其夫人，埃塞航空公司高管等 30 多名外宾，以及我馆部分女外交官和其配偶出席。

大使夫人陈晓爽在致辞中表示，中华传统医学博大精深、源远流长、体系独特，凝聚了千百年来中国先贤的思想与智慧，是认识和品读中国文化的重要窗口，愿与大家进行交流，相互学习和借鉴，加深彼此的了解和友谊。

我援埃医疗队中医针灸科乔敏医师讲解了中医发展的历史脉络和基本理念，重点介绍了穴位、经络理论，外方嘉宾积极提问并大胆体验针灸，纷纷赞叹中医的独特与神奇，钦佩中华悠久文明在医学领域取得的伟大成就。现场氛围友好热烈、生动活泼，被嘉宾称赞为一次难得的体验之旅。活动中，我馆播放了"'一带一路'国际合作高峰论坛"北京城市宣传片，亚的斯亚贝巴大学孔子学院教师还表演了茶道、太极扇、埙等中国传统艺术。来宾纷纷感谢中国驻埃使馆举办内容丰富多彩的活动，表示对中国传统文化有了更加全面的了解和认识，收获颇丰。

传承优秀文化，讲好中国故事

中国援赞比亚第 19 批医疗队 齐祖宏 于小普

　　中国援赞比亚第 19 批医疗队自组建伊始，就把传承优秀文化、讲好中国故事作为团队建设的一项重要任务。到赞比亚工作以后，全体队员从我做起，从自身做起，让中国优秀文化走进生活，不仅传承了中国理念，树立了良好形象，也塑造了精神风貌，提高了综合素养，在团队建设中发挥了积极作用。

　　传承中国理念，履行援外职责

　　刚到赞比亚伊始，人生地不熟，队员要生活，安全要保障，通讯要联络，工作千头万绪，加之初入赞比亚对当地工作和生活、民族习惯、办事效率等方面均不熟悉，万事开头难！为了开好局走对路，援赞第 19 批医疗队按照"真、实、亲、诚"的对非理念，举起中国医疗队的旗帜，践行"不畏艰苦、甘于奉献、救死扶伤、大爱无疆"的精神，勇于开拓进取，找使馆、拜参赞、访老乡，诚心请教，摸清了真实情况，找出了工作方法，避开了矛盾焦点，开始了新的工作和生活。我们先后组织了端午节联欢活动，把握了"六一"义诊机遇，参加了利维·姆瓦纳瓦萨医院二期工程开工仪式和大使馆举办的王勇国务委员访赞招待会，树立了援赞第 19 批医疗队的形象，赢得了各方的认可和支持。同时明确了"打响中国援赞比亚第 19 批医疗队品牌，不辜负祖国和家乡人民期望"的目标，确立了 6 条工作原则和 10 项工作任务。引用郑板桥写的《竹石》——"咬定青山不放松，立根原在破岩中。千磨万击还坚劲，任尔东西南北风"，激励全体队员在困难面前，履职尽责，不辱使命。

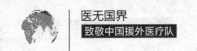

万里援赞真吾事，履职誓言不敢忘。在欧阳道冰参赞的指导下，大家依靠集体的力量，发挥团队的优势，主动协调，积极沟通，邀请赞比亚卫生部、卫生从业者协会对队员进行了岗前培训，和赞比亚卫生部人力资源与发展部职员一起披星戴月，先后把队员安全送达4家援助医院，并与院长们进行全面沟通交流，开创了良好的工作局面。队员们用题为《关山初度尘未洗，策马扬鞭自奋蹄》的美篇记录了这段难以忘却的日子。

传播优秀文化，当好民间使者

为了弘扬中国优秀体育项目，强健队员身体，援赞第19批医疗队组建培训期间，就把八段锦和太极拳作为课间操，让队员们坚持锻炼。到达赞比亚之后，在医疗队驻地继续组织队员们每周一、三、五晚上练习八段锦，每周二、四晚上练习太极拳，不仅强身健体，还能让全体队员缓解一天的工作疲劳。同时，医疗队积极参与大使馆、中国商会和华侨华人总会组织的社会活动，主动将八段锦、太极拳等宣传推介出去，并先后组织队员在商会趣味运动会、医疗队与山西建工集团联谊运动会、云南歌舞艺术团慰问演出晚会上表演八段锦和太极拳，赢得了中国驻赞大使馆、经参处、中资机构和华侨华人的一致喝彩。

在赞比亚工作的日子里，队员们从来没有忘记自己不仅是援赞医疗队员，也是传播中国优秀文化的使者。援赞第19批医疗队将中国南阳烙画作为外事礼物赠送给赞方友人，并向他们讲解烙画制作的工艺，宣扬烙画作为非物质文化遗产的艺术价值。队员们也纷纷为中华文化的传播贡献力量，秦彦、杨扬、崔东方将中国传统优秀文化工艺品纸扇、屏风、旗袍、纱巾等介绍给赞方友人；于小普利用所学的中医药知识，主动向赞方友人讲述了中医药保健、食疗养生、功法养生等中医药文化；李义、刘金岭、王贵罗、白新学、彭程、裴飞舟等把中国医学发展的先进理念及器械药品向赞方医院同仁演示宣传；李金生、李毅、宋道正、杜申钊、张沛重等在工作的空闲时间，经常给赞方医生讲解中国的悠久历史文化和中国当代发展的速度，并通过手机检索相关图片展示给他们，担当起中国文化的传播者。

弘扬中医文化，造福赞方人民

中医药是中华瑰宝。宣传推介中医药，让赞比亚患者接受、认可中医药，从而加深中赞医药卫生领域的交流合作，也是建立文化传播的有益渠道。援赞医疗队员在发挥专业特长诊治疾病的同时，也在做中医药文化传播的使者。

队长齐祖宏用亲身的经历向赞比亚友人推介中医整体的诊疗观念和个性化辨证施治的理念。针对疾病的发展变化及环境相关因素，向赞方同仁阐述了中医药因人、因时、因地制宜的治疗方法，并将中医药治疗艾滋病的成效向赞比亚医药卫生部门推介宣传。

队员于小普是河南"邵氏针灸"流派学术思想继承人之一，他凭借中医针灸推拿技术，在为赞比亚人民健康服务的同时，也展示了中医的神奇与奥妙。

队员安向荣到利文斯敦中央医院工作后，发现95%的不孕症是因慢性盆腔炎引起输卵管梗阻所致。由于当地医疗设备及药品短缺，安向荣就采用中医穴位注射疗法，用导尿管进行子宫输卵管通液治疗，取得了良好的效果。

发扬民族文化，欢度传统佳节

欢度中国传统节日也是让赞比亚人认识和了解中国传统特色文化的一种有效途径。

五月初五端午节，是医疗队抵赞后度过的第一个传统节日。在有限条件下，队员们自己动手包粽子，煮茶叶蛋，讲述传统民谣，追忆屈原的故事。队员们通过微信号发给赞比亚友人，邀请他们来共同欢度中国传统佳节。

八月中秋佳节来临之际，医疗队举办了精彩的传统娱乐活动，并将河南省卫计委慰问队员的月饼赠送给赞方卫生部职员、医院院长和同事，向他们介绍中秋节阖家欢乐、亲人团圆的文化内涵，让他们认识中国医生远离家乡援助赞比亚的浓浓情意。在赞比亚华侨华人总会承办的"欢歌迎国庆，团圆贺中秋"晚会上，医疗队表演了八段锦和太极拳，刘军、刘喆的爽口相声也在晚会上亮相表演，给观众们留下了深刻的印象。

在新春佳节来临之际，医疗队于2月14日晚在驻地举办了欢度春节联欢会。大使馆经参处欧阳道冰参赞、张诣奇秘书，华侨华人总会，河南国际、山西建工集团等，以及非洲华侨周报的媒体记者应邀出席并参加了联欢会。欧阳道冰参赞亲自书写"爱无疆洒汗水心血赞比亚，甘奉献展医术医德好形象"新春对联，28名队员也踊跃参加，写了许多精美的对联。杨优明大使春节期间到医疗队慰问队员，观赏对联展，并与队支委在对联前合影留念。队员和家属同台演出，大家贴对联，放烟花，吃饺子，歌唱传统歌谣，表演民族舞蹈，共同欢庆农历新年。《非洲华侨周报》和《医药卫生报》等媒体纷纷报道了中国医疗队在赞比亚过新年的情况，在赞比亚

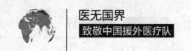

产生了很好的影响。

在 2018 年元宵佳节之际，医疗队举办了庆元宵文艺晚会，队员们选取上百条谜语，挂起了红灯笼，猜着谜语，吃着汤圆，讲述着中国故事，来庆祝中国传统节日。三八妇女节，在大使夫人耿海凌女士牵头举办的赞比亚中国妇女联合会庆"三八"招待会上，医疗队的金花们身着旗袍参加招待会，展示了中国优秀服装文化的魅力，赞比亚的女士们纷纷与她们合影留念。

汉语在这里火了

中国援埃塞俄比亚医疗队

为了传播中国文化，让埃塞医疗界的朋友更多地了解中国、热爱中国，我决定让我们队的翻译王亚聪同志为当地医院的医生和护士们讲授汉语。

在之前我和院长沃德沃森和 CEO 阿拉姆尤讨论时，两位院领导非常支持，他们表示要尽快组织全院医护人员进行学习。当医院告知全院医生和护士医疗队准备开办汉语课堂时，他们都很兴奋，期待着这一天。5 月 11 日上午，汉语课堂开讲了！

第一课，我们邀请了院长沃德沃森主持，他讲述了他在中国培训的情况，表示很感谢中国政府、感谢中国医疗队给医院的帮助，同时鼓励埃方医护人员好好学习汉语。提露内丝 – 北京医院的医生护士们只有极少数到过中国培训，他们都非常渴望到中国去领略一下大国的风采和文化，也都非常羡慕中国的发展，看他们学习起来多认真！

讲课历时两个半小时，课后学员们围着亚聪老师问这问那，意犹未尽。我告诉他们，我们会进行系列讲座，希望亚聪老师的讲课能够让大部分学员在今后四个月内达到汉语入门水平，以助于提露内丝 – 北京医院的医生和护士们将来到中国培训。课余，我现场表演了中国书法，学员们踊跃参加，并感受到了中国书法和文字的奥妙与魅力！

第一课结束了，我也陷入了思考：随着中国经济发展，中国走向世界的步伐也

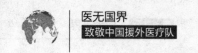
在加快，作为中国援外医疗队，怎样在国外工作期间，尽可能扩大中国的影响，当好"民间大使"。除了技术上"传帮带"外，开设汉语课堂不能不说是一个好办法。愿我们的汉语课堂越办越好！愿中华文化传播到世界每个角落！愿我们伟大的祖国更加繁荣昌盛，早日实现"中国梦"！

非洲——我的第二故乡

中国援埃塞俄比亚第 18 批医疗队　王新义

　　趁周日休息，我们医疗队有幸邀请到了中国驻非盟使团公使参赞苟皓东先生来到驻地，通过一个掠影式的简单讲座，为我们打开了非洲的又一扇窗户。

　　苟皓东先生老家在河南信阳，和我是老乡，远在异国他乡，见到老乡，更是亲切。他曾在伊朗、厄立特里亚、利比里亚、波什瓦拉等国家长期工作，阅历丰富，并任中国驻非盟使团第二任大使，非常热爱非洲。苟皓东先生平易近人，没有一丝架子，讲座中他像一个长辈一样，谆谆教导，把自己在非洲的心得体会、在非洲的正能量无私地分享给了我们。他曾说过："心灵和身体，永远有一个在路上，我们既然来到了非洲，就要全身心了解这片土地以及土生土长的非洲人，只有融入非洲，才能不苦恼，才能享受在非洲的生活。"

　　就像苟皓东先生说的"我在非洲工作时间最长，每次都选择来非洲，是因为我爱非洲"，我虽然在非洲的生活不到两个月，但我深深地感受到了苟大使的非洲情结，也深刻地体会了非洲华人的那句名言：不到非洲怕非洲，到了非洲爱非洲，离开非洲想非洲。从内心上说，虽然还没有离开非洲，但是我已经有点害怕明年就要离开非洲了，总感觉一年时间太过短暂，我原本报名来非洲工作是准备要工作两年呢。有一次开会时，队长说道："如果我们工作做得比较好，大使馆、参赞处会建议国家卫计委延长我们半年工作时间，有没有人报名？"我第一个举手说我要申请延长，真的太喜欢非洲了，非洲就像我的第二故乡。来到非洲，浓浓的咖啡香味，

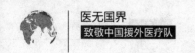
不冷不热的天气，蓝天白云，郁郁葱葱的远山，走到大街上听到的一句句"China, very good!"，让我们来到非洲，来到埃塞，没有一种远在异国他乡的感觉，像是去探访老家，有浓浓的家乡味道。

像苟大使一样，我们来到了非洲，就要用心去体会非洲，爱非洲，享受非洲的生活和工作，把非洲当作我们的第二故乡吧！

难忘的接见

中国援赞比亚第 6 批医疗队　席长清

1988 年 9 月，我被任命为河南赴赞比亚第 6 批医疗队副队长，到赞比亚共和国卢安夏市汤姆森医院工作，该点共 9 名队员。

1989 年底，有消息说国家卫生部顾英奇副部长将率团来慰问视察，全队上下立即欢欣鼓舞起来，离开祖国和亲人已经一年多了，无论谁都在日夜思念着。

不久后的一天，中国驻赞使馆来电话通知，让我立即赶往卢萨卡中国使馆经参处去接卫生部视察团，我火速起程，到后即见到顾部长、中卫公司林经理、翻译王金雪，还有河南省外事办张振东主任，全是亲人、熟人，我心情十分激动。顾部长决定先到汤姆森医院。次日一早我们就一起往回赶，大约上午 10 点才到。顾部长等先视察了我们工作医院的条件和环境，又看了我们的驻地、生活区，还看了我们种的菜、喂的鸡、养的猪，看后十分高兴，不断称赞。到 11 点半，由我们队自己的厨师做了两桌丰盛可口、具有民族风味的饭菜让部长等人用餐，部长等人吃得津津有味。饭后合了影以后，部长放弃休息时间让我做工作报告。我重点谈了两点：一是工作量极大。该院没有一个医生，全靠中国医疗队，白天工作，晚上值班，内、外、妇、儿，一夜下来平均要出诊十多次。我们住宿又集中在一个院内，晚上护士一来叫诊，狗就乱叫，把全院人都吵醒了，一晚上反复十多次，以致我们疲劳不堪，但我们无怨无悔，照常工作。二是该国经济不景气，物价上涨厉害，以至于国家规定的生活费不够用，我们只好自己种菜、养鸡养猪来补贴，但同志们依然兢

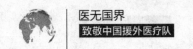

兢业业，乐呵呵地为祖国的荣誉和尊严而努力奋斗。我十分高兴地说："比如我们今天吃的菜是自己种的，肉是自己养的，蛋是自己下的！"当时部长和大家一起哈哈大笑了起来，有个队员补充喊道："对，是队长自己下的！"我才意识到自己说顺了嘴，也不好意思地笑了起来。

最后，部长做了指示，他动情地说："从你们的表现中，我感觉到了第三世界的朋友们称赞我们中国医疗队的专家们'经久耐用、物美价廉'的真正含义了。"他鼓励我们要发扬传统，努力工作，争取做出更大的成绩，也要求我们要更加紧密地团结在一起，认真学习业务和英语，注意身体。

后来听使馆的司机说，部长离开后，在车上与随队人员感慨地说："我们国家在外面共48个医疗队点，如果都能像卢安夏这个点一样，搞得这样生动活泼，团结一致，那该多好啊！人的一生中回忆这么高兴的两年，该是多么有意义啊！"

后来，无论何时，回想起这一幕，都十分自豪、十分欣慰，感觉在国外工作这两年十分有意义。

令人难忘的一次会面

中国援赞比亚第 17 批医疗队 吴志红

6 月 19 日这一天，是一个平凡而又特殊的日子。对于我们援赞比亚第 17 批医疗队的队员们来说，是一个终生难忘的日子：我们国家的李源潮副主席要在我国驻赞比亚大使馆接见我们。李源潮副主席在中赞建交 50 周年之际，要于 6 月 18 日到 6 月 21 日对赞比亚进行国事访问。当我们得知这一消息后，大家都激动不已，5 个月来单调而孤独的援外生活以及对祖国亲人的思念之苦，顿时消除了许多。国家领导人接见我们，这是多么大的荣誉啊，兴奋、期待……

6 月 19 日下午，队员们穿上整齐的队服，精神抖擞地来到了我国驻赞比亚大使馆，同时等候接见的还有驻赞比亚的华人华侨及中资企业、孔子学院、援赞比亚军事医疗组的代表。但我们医疗队的阵容最强大，除了一名队员因工作走不开，其他十四名在首都的队员全部到位。在赞的华人多达数万人，在这有限的机会里，我们能享受到如此待遇，作为一名医疗队员，我心里感到无比自豪。

下午 5 点 30 分，李源潮副主席及陪同人员准时到达大使馆。在热烈的掌声中，领导们迈着矫健的步伐来到了礼堂。和蔼可亲的李副主席跟同志们一一亲切握手问候，然后同大家合影留念。周欲晓大使风趣地告诉我们，李副主席这次出访受到了"特殊"待遇：乘坐商业航班经埃塞俄比亚转机来到赞比亚，在宾馆住普通的套间，真正践行了中央的八项规定，既教育了我们，也影响了赞比亚政府。李副主席到赞比亚受到 19 响礼炮的最高礼仪欢迎，虽然访问赞比亚才一天时间，但所取得的成

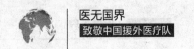
果非常圆满，签署了八项合作协议，真可谓是硕果累累。紧接着，在热烈的掌声和无比的期盼中我们迎来了李副主席的讲话……

李副主席首先对在赞的华人们进行问候，令我们没想到的是，问候的第一支队伍就是援外医疗的同志们，这让我们感到很激动。李副主席介绍了到赞以后受到的赞国最高级别的盛情接待，以及和赞国总统 Sata 的会谈，他说会谈极其愉快和成功，在史无前例的友好气氛中，解决了多年来一直想解决但未能解决的一些难题。李副主席还用他那真诚朴实的语言告诉我们，非洲这些国家是我们的老朋友，我们的好兄弟。"吃水不忘挖井人"，中国人民不会忘记历史上非洲人民给予我们的支持，我们也一定会无私地帮助非洲人民。其中我印象最深的一句话是：中国是一个大国，我们要有大国的胸怀，要放下身段，弯下腰来主动和小国合作，让小国挺直腰杆，双方只有在平等、互惠、双赢的基础上合作，才能走得更远。说得太好了！最后，李副主席还寄予了我们三点希望：要胸怀祖国、热爱非洲、对国家负责任。

历时半个小时的精彩演讲，掌声此起彼伏，经久不息，太受鼓舞了！"我们要有大国的胸怀"，这让我联想到了作为一名医疗队员，在平时的工作中，经常会遇到赞比亚同事不合作的情况，总觉得很委屈。现在想想，那算得了什么，我们要有大国的胸怀，不去计较那些小事，那只是"成长中的烦恼"。我们肩负着祖国的重任，在这里的一言一行都代表着我们的国家，要对我们的国家负责。既然来到了这里，我们就要热爱这片土地，热爱这里的人民，尽我们的最大努力来帮助他们，救死扶伤，不辱使命，让祖国放心，圆满完成我们的援外医疗任务，给祖国交上一份满意的答卷！

突然觉得我的思想升华了，在援外医疗的舞台上，我不仅仅是一名普通的医生，只因这一次令人难忘的接见……

我在赞比亚看到的中国医疗队

中国驻赞比亚大使馆　戴　严

对外援助是新中国成立后国家的一项重要政策，早在 1963 年周恩来总理就指出，中国要对若干新独立的国家进行援助，不附带任何条件和特权。中国是这么说的，也是这么做的，援外医疗队就是其中一个项目。

上世纪 90 年代前半叶，我在中国驻赞比亚大使馆工作，接触过中国医疗队的医生，对这些为增进中非友谊的"友好使者"的艰辛和奉献深有感受。

当时，我国在赞比亚有两支医疗队。一支是中国政府 1978 年开始从河南省派遣的医疗队，当时共有两个点，分别在中央省省会卡布韦总医院和铜带省卢安夏市汤姆森医院。迄今，河南省已派出医疗队 14 批，近 400 人次，分布地点已扩展到卢萨卡、卡布韦、恩多拉、利文斯敦、基特韦和卢安夏的医院。另一支由中国人民解放军派出，在卢萨卡赞比亚三军总医院麦那索科医院工作。自 1984 年以来，已派出 12 批共 172 名军事医疗人员。

1992 年 1 月 3 日早晨，中国驻赞比亚大使杨增业夫妇、经济参赞王治业等从大使馆出发前往卡布韦，慰问专家组和医疗队，祝贺新年和迎接新春佳节，我也随行。11 点多，我们来到医疗队驻地，趁医疗队员中午回来午餐、休息这段时间，和大家见面。

午餐前，大使、参赞向大家简要介绍了国际、非洲和驻在国形势以及使馆当时的工作等。医疗队负责同志也介绍了他们的工作、生活情况和面对的问题。午餐

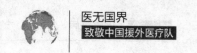

后，我们还参观了他们的生活区。

中国医生选择远离祖国、家乡和亲人，到异国他乡为中赞友谊而工作，颇为自豪和骄傲。在实践中，他们"学到了在国内所学不到的一些东西，也遇到了在国内不大可能遇到的问题"。有位外科医生在午餐时对我说，有的病人急需做手术，在技术上不存在困难，但由于麻醉药供不应求而不能实施手术。中国医生本可大显身手，但不得不眼睁睁地目睹病人死去，内心非常难过。他还加了一句：在现实生活中总不可能让病人"刮骨疗毒"啊！

在医疗队里流传着三句话，说"黑人看病到医院，印巴人看病来驻地，白人看病把中国医生请到家里去"。这表明赞比亚社会中仍存在着种族差异。中国医生坚持救死扶伤，对黑人、印巴人和白人一视同仁，谁生病都要认真对待。不管是上班时间还是下班时间，不管是白天还是黑夜，他们都十分繁忙。他们下班后，还抽出时间在驻地院子里种点菜，他们种的菜长得很好，不仅可以改善伙食，还能提供蔬菜给周围黑人朋友，在当地颇有名气。为改善赞方医疗条件，我国政府还适时向对方赠送一些医疗器械和药品等。

1月23日，政务参赞徐次农夫妇、经济参赞王治业等来到铜带省卢安夏汤姆森医院慰问中国医疗队，我再次随行。由于路途比较远，中午过后才到达目的地。该地区蕴藏以铜为主的多金属矿物，是世界闻名的铜带的一部分，矿区自西北向东南断续延伸。因工矿业发达，形成了恩多拉、基特韦、穆富里拉、钦戈拉和齐拉里邦布韦等组成的工矿城镇群，卢安夏也是其中的一个。我们到达后因大家还没下班，医疗队的两位同志陪同我们参观了铜矿区的人工湖、俱乐部和高尔夫球场等。

晚餐后开会，龚队长和两位参赞都发表了讲话，内容与在卡布韦的会议大同小异。会后还举行了有其他团组参加的舞会。与卡布韦比，这个医疗点生活环境更差，条件更加艰苦。医疗队驻地紧挨着医院，邻近医院的太平间和火化场。生活用水极不方便，洗涤用水竟存放在浴盆内，饮用水限量供应，分配使用。舞会还没结束，就有人来到驻地请医生连夜去抢救一位难产的黑人妇女，两位妇产科医生立即出发，她们的身影匆匆消失在夜幕中。由于这里条件太差，医疗队曾一度考虑撤掉这个点，但是当地民众不赞成，甚至还举行示威游行要求保留中国医疗队。据了解，这个点一直坚持至今，17年过去了，不知条件是否有所改善。

在首都卢萨卡，离总统府所在独立大道不远处，有上世纪80年代初由中国人民解放军根据两国政府间的协议无偿援建的赞比亚三军总医院麦纳索科医院，我军从 1984 年开始派出医疗队，这是我军派驻国外的唯一的军医组。1993 年至 1995 年期间，是由济南军区组建第 5 批援赞医疗队。中国军医的工作能力和敬业精神给赞方的医疗人员和就诊患者留下了深刻印象，他们的高度责任感和奉献精神为中赞的"友谊之桥"做出了贡献。在赞比亚的乔马市，有位 1968 年前来创业的华侨周老先生，他的孙女患病被误诊，非常危险。当时他把孩子送到军医组，经过抢救，孩子的性命保住了，并很快恢复健康。这件事在当地产生了非常良好的影响。

1964 年 4 月，中国政府应邀向阿尔及利亚派出医疗队，拉开了中国向非洲国家派遣医疗队的序幕。中国医生技术娴熟、责任心强、埋头工作、精益求精、不畏艰苦，受到了热烈称赞。他们不愧为"救死扶伤的白衣天使"和"增进中非友谊的友好使者"。

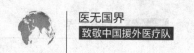

中国援赞比亚第 19 批医疗队获
赞比亚政府荣誉勋章

《医药卫生报》记者 史 尧 通讯员 苏桂显

2018 年 5 月 14 日，中国援赞比亚第 19 批医疗队在卢萨卡受到赞比亚政府表彰。赞比亚卫生部授予医疗队和全体队员荣誉证书和"医疗合作"勋章，以表彰他们为赞比亚医疗卫生事业做出的卓越贡献。

勋章授予仪式在中国驻赞比亚大使馆经济商务参赞处举行。赞比亚卫生部官员、中国驻赞比亚大使馆代表、中国援赞比亚第 19 批医疗队、第 21 批援赞比亚军医组在卢萨卡的全体成员和中国商会代表等出席了仪式。

赞比亚卫生部部长齐塔卢·奇卢菲亚对中国援赞比亚第 19 批医疗队一年来的勤勉工作表示赞扬和感谢。他说，28 名医疗队员分布在赞比亚的 4 家医院，他们对赞比亚卫生系统做出了卓越贡献。

齐塔卢·奇卢菲亚说，中国自 1978 年开始向赞比亚派遣医疗队，40 年来，中国和赞比亚在卫生领域建立了良好的合作关系。在赞比亚卫生系统的基础设施和人员能力建设方面，中国的援助发挥了重要作用，赞比亚政府对此表示感谢。

中国驻赞比亚大使馆临时代办陈世杰向获得荣誉的中国援赞比亚第 19 批医疗队表示祝贺。他说，今年是中国援赞医疗队成立 40 周年，共有 19 批医疗队的医生以高尚的医德、精湛的医术赢得了赞比亚人民的赞许。

陈世杰表示，中国援赞比亚第 19 批医疗队在赞比亚工作期间，为赞比亚带来了高水平的临床医疗技术。医疗队还通过临床带教、学术讲座和专家互访等形式，为赞比亚培训了一批高水平的医务人员，传播了先进的医药理念和中国传统诊疗方法。此外，他们还主动承担社会责任，积极参加公益活动，为当地社区和企业举行义诊、巡诊 24 场，诊疗当地居民 1000 余人次，赢得了当地政府和社会各界的好评和尊重。

中国援赞比亚第 19 批医疗队队长齐祖宏表示，一年来，医疗队秉持"真、实、亲、诚"的理念，发扬救死扶伤的国际人道主义精神，与赞比亚医务人员共同守护患者生命，促进中国、赞比亚医疗合作与交流。截至 4 月底，医疗队共诊治门诊患者 15275 人次，手术 726 人次，抢救危重患者 392 人次，培训当地医务人员 352 人次，开展新技术、新业务 30 项次，并主动参与社会公益活动，赴边远山区和孤儿院等地开展义诊活动。

中国援赞比亚第 19 批医疗队于 2017 年 5 月 16 日抵达赞比亚，28 名队员由南阳市卫生计生委选派，分别来自南阳市中心医院、南阳市第一人民医院、南阳市第二人民医院、南阳市中医院、南阳南石医院、南阳医学高等专科学校第一附属医院等单位，涵盖心血管内科、神经内科、中医针灸科、放射科、麻醉科等 15 个专科。

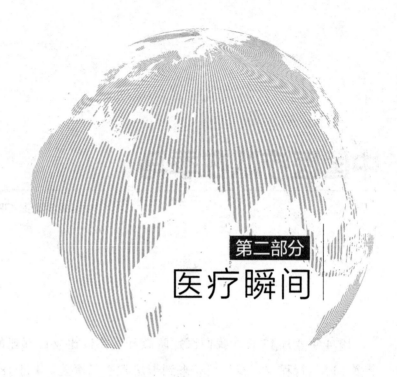

第二部分
医疗瞬间

>> **题记**

医者，仁术也，仁者爱人。征战在与死神较量的特殊战场上，特别是在艾滋病等传染病高发的国度，生死有时只在一瞬间。多少次惊心动魄的抢救，以大义担当道义，用生命挽救生命。在医疗队员的心中，作为一名医者的大爱已逾越国界、超越生死！

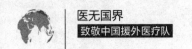

中国医疗队在季马

中国援埃塞俄比亚第 1 批医疗队　周文英

　　1974 年 4 月 12 日，我们医疗队离开埃塞俄比亚首都亚的斯亚贝巴，驱车 6
个多小时，行程 400 多公里，来到卡法省季马医院。4 月 18 日晚，我们医疗队
和卡法省卫生局长、医院院长开座谈会，共商中国医疗队下步如何开展工作。我
记得当时那位院长说了一句很不友好的话："你们医疗队要多用中医、少用西
医……"意思是你们西医还不如我们……当时我们认为他们对我们中国的医疗队
还不太了解。

　　后来，有一次在使馆的支持下，在全体队员的共同努力下，我们为一位久
治不愈的患者进行了高难度的手术，为她取出了一重 20 多公斤的卵巢巨大肿瘤。
术后，我们轮班昼夜护理，给病人送吃送喝送药品，每个队员也都检查了血型，
随时准备为病人献血。后来这位病人很快康复并走上工作岗位，这一事例轰动
了全院。

　　赛拉西皇帝知道这件事后，专门叫医疗队派人给他表哥老因穆录治疗坐骨神经
痛。当时我和翻译王宝章乘飞机到首都亚的斯亚贝巴，去皇宫给病人扎针。经细心
治疗后病人很快痊愈，老因穆录十分感激，随即在 6 月 5 日下午在皇家电台向全国
广播了《中国医疗队的事迹》，第二天又在《阿穆哈拉报》上大篇幅登出《中国医
疗队在季马》并配有照片的报道。在报道中，病人号召全国患有顽疾者到季马来找
中国医生。

没过多久，来自埃塞俄比亚全国各地的患者都赶到了季马，每天要求扎针的就有一百多人，因为当天治疗不完，后来只有采用挂号预约的方式，有的病人提前一周才能排上号。鉴于这种情况，我国政府又从国内增派了两位针灸医师过来，紧张的情况才算稍稍缓解。

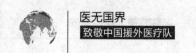

埃塞俄比亚医疗工作一瞥

中国援埃塞俄比亚第 9 批医疗队　梁建红

我们第 9 批医疗队一行 13 人是 1996 年 8 月 20 日飞抵埃塞俄比亚的。我们与第 8 批医疗队进行了简单的交接后，就和当地那兹雷特市的医务人员共同投入到紧张的工作中去了。

当地医院设备奇缺，应医疗队员的要求，卫生部给当地医院捐赠了心电图机、B 超等仪器。医院里连眼科手术中用的酒精灯也没有。我们就用铁片卷成铁箍，用纱布做灯芯，用墨水瓶代酒精灯瓶。在这样的条件下，一个个白内障病人重见了光明。曾有一个病人提了一篮鸡蛋跪在曹晓燕队长面前说："请收下吧，太谢谢您了！"

还有一个夜晚，我和儿科的王秋英主任一起去医院找值班的妇产科大夫张梅，老远就听到病房里病人的喊叫声，我们闻声赶过去，原来张梅正在为一位产妇接生，孩子的脚和腿都出来了，可是上身和头却卡在了里面。张大夫使劲抓住孩子的身子往外拔，不好拔，上产钳，还是不奏效，她只好用一只脚蹬在产床上，两手一起拉产钳，时间一分一秒过去了，张大夫的脸上冒出了豆大的汗珠，我们也为她捏了一把汗。足足 20 分钟，孩子终于出来了，可是却窒息了，身子软绵绵的。出于职业的本能，王主任赶紧接过孩子，使劲打脚底儿，孩子还是不哭，她赶紧用注射器将孩子嘴巴里的羊水吸出来，在小嘴上盖上纱布，就开始口对口人工呼吸了。可好长时间孩子都不哭，我觉得孩子被救活的希望不大，但是又过了一大会儿，奇迹出现了，孩子竟然会哭了，皮肤也慢慢变红了。埃塞护士惊奇地伸出大拇指说："中国医生了不起！"恐惧担心的母亲也感激地看着我们笑了。

这样的事屡见不鲜，羊水溅到脸上、血液溅到眼里、缝针扎破手指、疟疾横行、艾滋病泛滥……大家没有说什么，仍默默地工作在自己的岗位上。我们一致认为，出了国门，我们代表的不仅是我们自己，还代表着河南，代表着我们伟大的中国！

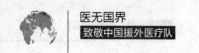

我在埃塞俄比亚为人整形

中国援埃塞俄比亚第 15 批医疗队　王　剑

　　埃塞俄比亚位于非洲的东北部，首都亚的斯亚贝巴是非盟和联合国经济援非部门所在地。埃塞俄比亚以农牧业为主，国家贫穷，医疗资源非常匮乏且集中在首都，公立医院少，医生少，以致病人往往需要排很长的队来等待手术，像黑狮子医院这样全国最大的医院也会不时出现没有 X 光片的情况。

　　中国援外医疗队已经有 30 多年的历史了，援非是我国对外工作的重要环节。我们医院的老主任怀仁林就是中国援助埃塞俄比亚第 3 批医疗队队员，近年来连续 3 批医疗队都有援埃医疗队队员，如第 13 批的李正斌、第 14 批的李淑敏，我是第 15 批医疗队队员，同时还有援助厄立特里亚医疗队的张英杰、郑英斌，可以说我们医院对国家的援外工作做出了积极的努力。

　　来到埃塞俄比亚，我被分配到 YEKATIT 12 医院工作，这个医院也是首都的著名医院，隶属于黑狮子医院（黑狮子医院当时没有整形外科）。这里的烧伤 - 唇腭裂专科是挪威人帮助建立的，也是挪威的护士实习基地。加上亚的斯亚贝巴大学有很多的印度教师，与印度有很多的联系，这里的整形外科医生大都有在挪威和印度学习的经历，也有挪威或美国的医生来这里短期工作、学习，对外交流频繁。

　　埃塞俄比亚医学生的培养是按照欧美的标准进行的，实行英语教学。拿整形外科医生的培养来讲，需要六年的大学学习，毕业后至少四年的普外科经历，有机会的话再加上三年的专科培训（半年在印度、半年在挪威的专科学习，两年在

YEKATIT 12 医院的学习），才能成为真正的整形外科医生，他们的理论知识还是非常扎实的，受尊重程度也远远高于我们国内。埃塞俄比亚的各种医疗器械、药品和设备主要依靠国外的援助，有的国家提供资金，有的国家直接提供药品及医疗设备。由资金不足带来的弊端也很明显，拿我所在的 YEKATIT 12 医院整形科来讲，消毒灭菌设备是日本的，手术用鞋是挪威的，电动取皮机和轧皮机是美国的，经常因为医疗用品供给不足而影响手术。

刚到时，别人对我不了解，加上自己的英语水平有限，医院主要让我干些助手的工作。工作一段时间后，他们认识到了我的水平才安排我坐门诊，收病人。收治的病人来自全国各地，病种多种多样，巨大的肿瘤、严重的唇腭裂、严重的烧伤晚期瘢痕挛缩，还有许多的疑难病例，医学美容病人很少。这里医生很少，病人对医生是绝对的信任，不需太多的解释。医疗资源的匮乏与国外援助物资的高端化也显得不太适应，清一色的带针缝合线、电动取皮机、轧皮机、颌面动力系统，在我国的很多医院也并不是都能达到的。我尽量根据自己的特点来开展工作，除一般的整形手术外，还做了一些大面积烧伤病人的植皮、唇腭裂手术和耳部整形手术。没有扩张器，我就对常规的术式进行改进，取得了很好的疗效。我还和队友联合开展了一些颌面肿瘤的手术。我的工作能力很快得到了当地医护人员的认可和好评。

外科医生总是到下午两三点才下班，没有班车了，我就坐 mini bus 回家，做饭。没有猪肉，没有豆腐，也没有咸菜……我用了很长一段时间才适应了这种饮食习惯。了解当地的风土人情，与队友、同事建立良好的关系，保持健康的心态，帮助我战胜了寂寞。

埃塞俄比亚的中国人很多，但大部分是工程技术人员和商人，中国人在这里的医疗行业的影响还是很有限的。为加大援非力度，完成胡锦涛总书记对非洲国家的承诺，今年已经在亚的斯亚贝巴郊区完成了北京－提露内丝医院的奠基仪式，预计两年内将有一个现代化的中国医院出现在埃塞的首都，中国的影响力将进一步增强。我们也将克服各种困难，圆满完成援助埃塞俄比亚的任务。

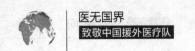

神经外科医生的特殊礼物

中国援埃塞俄比亚第 16 批医疗队　张秀珍

　　7 月 22 日，中国援埃塞俄比亚第 16 批医疗队神经外科医生胡文忠在显微镜下经鼻蝶窦入路成功切除巨大垂体腺瘤，这是我国援外医疗队成立以来首例以该入路切除垂体瘤的病例，填补了神经外科专业在援外医疗史上的空白。

　　来自河南大学淮河医院的神经外科医生胡文忠今年 2 月来到埃塞俄比亚执行援外医疗任务，一直在首都亚的斯亚贝巴最大的医院——黑狮子医院工作。由于英语基础好，他 6 月份便被安排在专家门诊。病人 Ashenafi Jiro，男性，32 岁，以"头痛进行性加重半年，视物模糊、视野缺损 1 个月"为主诉就诊于专家门诊。头颅 MRI 示鞍区有一大小为 44.1mm×22.5mm 的巨大垂体腺瘤。像这种病人如果不及时手术，肿瘤会长期压迫视交叉导致永久性失明，病情刻不容缓，胡文忠马上指示住院医师安排病人住院，同时积极术前准备择期手术。尽管黑狮子医院是当地最大的医院，但由于显微镜等硬件限制，手术被安排在韩国医院进行。22 日上午 11 点，手术正式开始，胡文忠沉着冷静地在显微镜下操作，切开、分离、去骨、取瘤……一个半小时过去了，手术顺利结束，手术室内一片欢呼。一同上台手术的 Hargos 医生迫不及待地说："胡医生，下周我们会为您再安排一台垂体瘤手术的！谢谢！非常感谢！"

　　果然，7 月 27 日他们又安排了垂体瘤手术病人。上午 9 时，第二例经鼻蝶窦入路垂体瘤切除术正式开始，两个小时后手术成功结束，当地医生竖起双手大拇指说："中国神经外科医生，真棒！"目前首例病人已经顺利出院，第二例病人术后恢复良好。

据胡文忠医生介绍，垂体瘤是颅内常见肿瘤之一，经鼻蝶窦入路垂体瘤切除术属于大手术，由于解剖定位难、垂体内分泌功能复杂及周围满布血管和神经等原因，目前在国内的省级医院尚未完全普及；在非洲大陆，由于援助医院条件艰苦等原因，往届中国医疗队尚未开展此项手术；此次手术的成功实施得益于国家的强盛、医疗队的和谐及个人的努力。

最后，他说："尽管身处异国他乡，但我时刻关注祖国，马上就要到"八一"建军节了，将这份特殊贺礼献给建军节，愿钢铁长城永保祖国母亲繁荣昌盛；同时也将这份特殊的礼物送给"八一"节生日的儿子，祝他生日快乐，健康成长！"

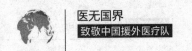

无意间填补一项空白

中国援埃塞俄比亚第 17 批医疗队　于　龙

　　坐落在埃塞俄比亚首都亚的斯亚贝巴的北京医院是中国援建的医院，我是医疗队里第一位超声医生。当地的超声同行 Nebeyu 经验不足。一天，他做的病人肝脏上有一个直径 1 厘米的血管瘤，他却没有看到。在他准备让病人起来的时候，我说"让我做一下"，他不乐意地说道："我已经做好了，没有问题。"在他不屑的眼神中我拿起探头，把血管瘤清晰地显示在屏幕上，他这才不好意思地说了声"对不起"。此后，Nebeyu 慢慢相信了我。一个月后，他已经完全把我当作他的老师和朋友了。

　　虽然科里的同事接受了我，但是让临床医生们相信我的诊断又是件难事。当地有家黑狮子医院，是埃塞最好的医院，所有病人和医生都相信它，我做过的病人有好几例被转到黑狮子医院复诊。直到去年 7 月中旬的一天，一个 9 岁男孩的到来彻底改变了他们对我和中国医生的看法。这个孩子在黑狮子医院被诊断为肝脏肿瘤，因为没钱来到了北京医院。当地医生带着他来做检查，经过反复地检查、询问病史，我确定这个孩子不是肿瘤，只不过是肝脓肿而已。当我把这个结论告诉当地临床医生的时候，他们笑了，说："黑狮子医院已经确定，你肯定是错的。"我告诉他们最好的验证办法就是穿刺，抽出来看看是什么。他们很迷茫，不知道还有这种方法。我找了医疗队的涂云飞医生进行穿刺，结果一针见脓。当我们把这一针管脓液摆在当地医生们面前的时候，他们全部目瞪口呆了。我和涂医生继续对脓肿进行抽吸，一共吸出500多毫升脓液。穿刺结束时，现场爆发出热烈的掌声。后来我们了解到，我们无意间填补了埃塞超声领域的一项空白，之前超声医生从来没有进行过引导穿刺。这个孩子一周后痊愈。临走时，他的家人紧紧拉住我的手道谢。从此之后，当地的临床医生相信了我的诊断，我和队友们又配合开展了肝囊肿、肾囊肿、卵巢囊肿等疾病的超声引导下穿刺抽液、引流。

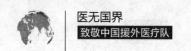
提露内丝 – 北京医院颌面外科纪事

中国援埃塞俄比亚第 18 批医疗队　王希乾

　　中国援埃塞俄比亚医疗队自 1973 年到今天已经有 43 年的历史，历经 18 批医疗队。相对于国内，埃塞的医疗条件比较落后，医疗器械也相对简单，但是一批批医疗队队员并没有因为条件有限而故步自封，都积极发挥主观能动性，克服客观条件的不足，在埃塞开展了很多当地医院之前都没有开展过的手术，填补了一项项业务空白。

　　应埃塞卫生部的要求，第 18 批医疗队增加了颌面外科的援建任务。因医疗队之前没有颌面外科专业的医生，当地医院也没有颌面外科这个专业，提露内斯 – 北京之前除了治疗一些简单的颌面软组织外伤，基本没有开展过颌面外科的手术。通过与提露内斯 – 北京医院外科主任 Alabjew 交谈，我们了解到埃塞俄比亚全国目前只有一位颌面外科医生，然而埃塞人口已超过 9000 万，颌面外科的病人需要手术基本上要排到 3 年以后！

　　医院基本上每天都有颌面外伤的病人，每周都有颌骨骨折的病人，还有一些其他颌面部肿瘤、畸形等病患前来就诊，因没有颌面外科专业，大部分病人都无法得到及时的诊治。我们在熟悉医院的环境，了解目前现有的医疗条件后发现，要开展相关的手术还缺乏一些手术器材，而后我们与国内联系，通过朋友于 7 月 10 日获得了一些开展相关手术基本的器械、器材。7 月 11 日和 12 日，我们分别进行了一台颌骨骨折复位固定的手术。当手术中患者的骨折复位牙齿咬合关系恢复后，同台手术的当地麻醉医生及护士都感到非常神奇，连呼"China magic!"。其实这些手术都是颌面外科最普通、最常见的手术。术后 Doctor Alabjew 跟我们说："非常感谢中国第 18 批医疗队能派来颌面外科医生，埃塞俄比亚国内太缺颌面外科医生了，现在我们医院有了颌面外科医生，我们可以帮助很多当地的病人。虽然我们原来没有颌面外科专业，缺乏相关的专业设备和器械，但是我们可以与仅有一名颌面外科医生的黑狮子国家医院联系，需要的时候可以向他们求助，借用一些设备和器械，开展更多的颌面外科手术，为更多的患者解除病痛。"

通过一批批医疗队队员的努力，医疗队在埃塞俄比亚填补了很多当地医疗业务的空白，我们相信以后还会填补更多的空白，更加全面、更加优质地为埃塞病人提供医疗保障。

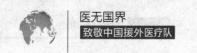

是中国医疗队救了我

中国援埃塞俄比亚第 19 批医疗队　刘瑞敏

2017 年 3 月 4 日（周六休息日）凌晨 1 点左右，一阵急促的电话铃声响起，惊醒了熟睡中的中国援埃塞俄比亚第 19 批医疗队的麻醉科医师赵巍。

他急忙穿好衣服，跑到手术室。原来是医院的一位医生在急诊行剖宫产手术的过程中，产妇突然出现心跳、呼吸骤停，当时值班的医生立即实施 CPR（心肺复苏术），15 分钟后，产妇呼吸、心跳恢复。但是该产妇病情极不稳定：意识丧失，双侧瞳孔中等度散大，对光反射消失，呼吸急促，心率每分钟 140 多次。了解病人情况后，赵巍医生立即报告医疗队队长张晓阳，张队长急忙起床赶到手术室。经简单了解病史及检查病人之后，考虑产妇存在严重脑水肿、脑疝现象，病情危重，张队长立即组织医疗队神经内科、心内科、妇产科的医生到场进行抢救。

经快速输入甘露醇，静推呋塞米、激素等药物，改善脑水肿，加强呼吸支持及控制心率等，抢救持续了两个多小时，凌晨 3 点多，产妇病情稍稳定，没有进一步恶化，在张队长的指示下被送到 ICU 继续治疗。当时产妇靠呼吸机控制呼吸，并处于昏迷状态。张队长告诉值班医生，产妇病情如有变化随时和他联系，并组织医疗队队员在周末休息的情况下每日到病房查看该病人，指导治疗。经过 3 天的积极监护和有效治疗，病人于第四天转入普通病房，于 2017 年 3 月 12 日顺利康复出院。

当看到中国医生对埃塞病人如此负责任，又具有这么精湛的医术和抢救水平，埃塞当地医务人员无不竖起大拇指称赞中国医生。他们告诉产妇（产妇只听懂当地的阿姆哈拉语，不懂英语）"是中国医生救了你"，产妇及其家属脸上都露出了感激的笑容。

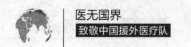

啃下这块"硬骨头"

中国援厄立特里亚第 1 批医疗队　徐中一

1999 年初春的一个下午，电话铃骤然响起，讲话人是哈利贝特医院（中国援厄医疗队的工作点）外科值班医生。他用急促而紧张的声音说医院有一颈部和胸部子弹贯通伤病人，突然发生伤口大出血、咯血和呕血、失血性休克，请求医疗队的徐中一医生立即到医院参加抢救。徐大夫接到通知后立即驱车奔赴医院。当时病人已经躺在手术台上，头颈部及手术台旁血迹斑斑，病人面目全非，并不时有鲜血从口腔涌出，时刻有窒息的危险。

病情如此凶险的病人，俨然是给外科医生下了一道无声的命令。简单询问病情后，徐医生几乎用命令的口气果断地向护士布置了各项抢救措施。经过 30 分钟的抢救后，病人的病情稍趋稳定。检查伤情，见子弹紧贴颈部环状软骨左缘进入，至左肩胛骨穿出。口腔和背部伤口同时出血，且出血量如此之大，徐医生断定是颈部大血管损伤，食管穿孔，需要手术治疗，但他知道这个手术是一块"硬骨头"。

2 时 10 分，静脉复合麻醉成功后，由我胸外科徐中一医生主刀，厄方医院外科主任当第一助手准备施行手术治疗。手术尚未开始，对如何做手术切口即已发生了分歧。厄方医生认为应选弹道走行方向做切口，但做此切口需切断颈部大血管、锁骨，切开肩部及胸部，损伤太大，解剖复杂，难以找到出血部位。因此徐医生主张沿左胸锁乳突肌做斜切口，必要时沿锁骨向左后方延长，这样易于显露食管上段，且距出血部位近，便于快速止血。说服对方后徐医生立即开始手术，并很快发现上段食道穿孔处，继续向深处探查，发现有陈旧性凝血块，即认定出血点在此，手术成功在望。当清理凝血块时，突然间动脉血喷射而出。徐医生眼明手快，立即用左手食指压住出血点，但此时左手食指已动弹不得，稍有松动，即有血液喷出，多次试用血管钳钳夹止血，均告失败，豆大的汗珠从徐医生额头滚落。稍停片刻，他沉着地将切口沿锁骨向左延伸，解剖颈内静脉、颈总动脉。经过多次努力，终于控制了来势凶猛的动脉出血，但当他缝合结扎出血血管时，则因血管钳距骨骼太近而无法实施，仔细探查，见出血的动脉为左椎动脉，动脉的近心端缩至骨缝内无法缝合，经咬除部分颈椎棘突后，缝合止血成功，手术室内响起一片欢呼声。继而徐医生又修补了破裂的食道。

3 时 50 分，来势凶猛的大出血被制服了，徐医生面部的汗水也随之消失了，患者又获得了新生。

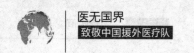
填补 16 项空白

中国援厄立特里亚第 4 批医疗队　展鹏远

　　2005 年 1 月我受医院指派并自愿参加中国援厄立特里亚第 4 批医疗队，告别妻子和年幼的女儿以及年迈的父母，远赴非洲。厄立特里亚位于红海之滨，地广人稀，国土的 2/3 是山地，另外 1/3 是寸草不生的沙漠，可耕种土地很少，物资短缺，饮水紧缺。中国政府为他们援建了大量的小型水库和机井，建造了大量的封闭式的城市供水系统，并援建了该国规模最大、最漂亮的花园式医院——中厄共建厄立特里亚国家内外科最终转诊医院——奥罗特医院。

　　我一个人被分到了奥罗特医院外科。刚到医院的时候，该院仅能做前列腺切除、阑尾手术、开腹胆囊切除术、乙状结肠切除术、甲状腺瘤切除术等普通手术，复杂一点的手术都需要转到国外去治疗。每年因为转诊病人到国外，就花费了很多外汇，这对于一个经济完全靠援助、外汇异常紧缺的小国家来说是个很大的负担，因此我刚到医院报到，当地卫生部长和医院院长就问我能不能减少向国外转诊的数量，因为我对自己的业务水平很有自信，当时就答应他们尽量不转病人。为了迅速在当地打开局面，经过调查，我决定从当地常见而当地医生从不敢做、视作禁区的甲状腺功能亢进症——简称"甲亢"入手。于是我安排了一台手术，当手术前准备完成即将把病人送进手术室时，却被当地外科主任停掉了，理由是病人的 T_3 水平不正常，不能手术。我据理力争，和他进行辩论，终于说服了他，使他知道了甲亢的手术适应证，他同意我做手术了，但他心里还是将信将疑，当我顺利完成手术，病人顺利康复出院时，他才真的服了，从此不再对我的工作进行刁难和干预了，而且开始虚心向我请教，要知道他可是美国留学回国的，一向高傲，看不起中国医生。我随后又担起了内科会诊、急诊科会诊、儿童医院会诊甚至妇产科医院会诊的任务，迅速在医院树立了自己的威信，先后开展了胃癌根治术、贲门癌根治术、肝切除术、门脉高压断流术、胰头癌及壶腹癌根治术（胰十二指肠切除术）、直肠癌根治术、甲亢手术、肺叶切除术、高位食管癌根治颈吻合术；还根据当地多发乙状结肠扭转而病人大多营养不良的具体情况，独创了乙状结肠悬吊固定术式，该术式大大减小了手术风险，避免了腹腔污染，缩短了手术时间，减小了手术难度，当地医生极为赞扬。经过半年多的不懈努力，我终于使当地外科医生了解了我的水平，逐渐在厄立特里亚树立了外科权威地位。由于国情不同，在厄立特里亚做手术，是没有任何人愿意为你当助手的，因为他们认为，当助手的就不是医生，而是医助，这有损他们的名声。因此，大多数时候，手术都是医生带一名当地护士做，即使我做 Whipple 手术时，台上也就两个护士给我帮忙，其中一名护士还是器械护士，在手术台上全靠自己，没有人可以商量，一切都要自己做决定。而且，非洲人民擅长歌舞，在做手术时台上的护士经常唱歌跳舞，对手术也有一定程度的干扰，在这种情况下开展一些大的手术，其困难程度可想而知。厄立特里亚全国都没有脂肪乳、氨基酸、白蛋白等营养药品，即使在这种风险极大的条件下，我积极为病人解除痛苦，开展大手术、新业务、为国争光、为单位争光的决心也没有受到影响。不过，这也很好地锻炼了我。我在熟悉手术室工作环境的时候，无意中发现了几套闲置的电视腹腔镜系统，都是援助来的，有德国援助的，有意大利援助的，有美国援助的，其中也有中国援助的两套腹腔镜，但机器都是崭新的，从未使用过，因为他们不知道是什么机器，如何使用，由于长期闲置，有些机器的设备已经不全了。于是我就在几套机器中挑拣了两套能用的部件，亲手一个零件一个零件地组装了两套腹腔镜手术系统，还教当地护士如何清洗、保养、调整机器。又经过近 3 个月不断的催促才搞到了二氧化碳，其中所付出的艰辛一言难尽。足足准备了半年多，终于具备了手术的条件，于是我开展了厄立特里亚也是东北非洲第一例电视腹腔镜胆囊切除术，用时 30 分钟，几乎没有出血，手术非常成功，当即赢得了全场喝彩及长时间的热烈掌声，受到了当地医院院长、外科主任及卫生部长的热烈祝贺，也受到了我国经参处参赞的表扬，在当地医疗界引起了轰动。厄立特里亚唯一的一所医学

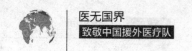

院校——卫生技术学校校庆时还把腹腔镜拉去展示，作为现代医学进步的标志。这台仪器也被拉到国庆博览会上展示，受到总统的好评和赞扬。我还把腹腔镜技术认真地传授给当地医生，但是他们的惰性很大，即使他们很想学腹腔镜技术，很多时候我还是要一个人带一个护士做腹腔镜手术。由于当地护士爱动，很难拿稳镜子，我只好自己用胳膊夹着镜子，两只手操作，就这样也没有影响手术的质量。援外的两年时间里，我加班加点地工作成了家常便饭，两年来共诊治门诊病人4410人次，住院病人2100人次，共完成了外科手术1921台，急诊720人次，会诊403人次，抢救危重病人140人次，培训当地医务人员13人次。

厄国独立不久，医学十分落后，我国在那里派驻的医疗队也才开始没几批，我先后在该国首次开展了胃癌根治术、肝叶切除术、小肠内排列术、胰十二指肠切除术、贲门癌根治术、高位胆管癌手术、食道癌上中下段手术、肺叶切除术、PPH手术、腹部去脂术、腹腔镜胆囊切除术及胸腔镜肺大疱切除术等，填补了该国医疗史上16项空白，树立了中国医疗队的权威。在我们就要结束两年的援外工作时，在厄立特里亚举办的欢送会上，奥罗特医院的院长激动地说："由于中国医疗队的努力工作，奥罗特医院终于成为名副其实的国家内外科最终转诊医院，医院的水平得到了极大的提高，拯救了很多人的生命，为很多病人解除了痛苦。"

为了患者

中国援厄立特里亚第 4 批医疗队　刘海泉

　　到达厄立特里亚后，我被分配到奥罗特医院放射科工作，奥罗特医院是一所中国援建的医院，能在这里工作我感到很自豪。在放射科，我的任务是 CT 诊断。厄立特里亚全国只有两台 CT，一台正常，另一台因故障不能工作。因此，尽管机器显得有点落后，他们对这台正常 CT 十分重视。刚刚上班，总觉得在各方面有点不适应，希望能够观摩一段时间才开始正式工作。但是由于诊断大夫缺乏，不得不仓促"迎战"，一上班就进入正常工作状态。第一周，在与非洲同行的合作中发生了几件有趣的事情。

　　第一件事情发生在对一位患者行肝脏 CT 扫描时。当所设定层面扫描结束后，我发现肝脏没有扫完，就让当班技术员加扫几片。对方倒也配合，马上走到扫描架旁，移动扫描床的位置，而后回到操作台。我对这一系列的做法感到很纳闷：他这是干什么呢？接下来的操作让我明白了他这样做的目的：再做一个定位片，在第二个定位像上重新定位。当时我想，第一个定位像已绰绰有余，仅仅加扫几片，怎么又做一个定位像呢？凭感觉，我认为这一定是个多余的步骤。但是，由于机型不同，我又不熟悉扫描操作技术，没有马上提出自己的意见。怎样才能找到证据说服对方呢？有了！我看到旁边放了一本该机器的操作指南，就翻开这本书，寻找相关章节。当翻到加扫的操作程序时，我进行了认真仔细的阅读，并发现了加扫可在原来的定位片上进行的叙述。这时我感到十分兴奋，就拿着相关资料对技术员说："加扫没必要重新做定位像，那样既浪费时间，增加曝光次数，减少了球管的使用寿命。"对方感到很惊奇，似乎还有点不太相信。又一个患者出现了需要加扫的情况，当班技术员又要去重做定位像。我说："等等，我们按照操作指南上的方法试试。"我拿着操作指南，翻到相应章节，与对方按照书上的步骤一步一步输入。我当时就像一个期望完成游戏后得到一块糖果的孩子一样，心情急迫而又略带忐忑。终于，操作成功了！对方十分兴奋，竖起大拇指对我说："Great!"我想他心中一定在说："噢！原来可以这样。"

刚上班，我就发现当地技术员行腰椎 CT 检查时不是重建腰椎局部而是重建整个腹部，与国内的做法不一样。我就给对方说，这样效果不好，能不能进行局部重建时只重建腰椎附近的结构，他们就问我怎么操作，我想说操作不是我的事，但又觉得那纯粹是自己找气生，因为他们也都是刚刚接触 CT，操作经验毕竟不多，怪他们也没用，但我也不能甘心仅仅说说而已，我仍然认为机器一定有这个功能。没人可请教，我只好再查 CT 操作指南。功夫不负有心人，我终于找到了局部重建的操作方法，就让技术员按照指南上的步骤一步一步操作，经过努力，终于取得了预期的效果。此时，正赶上放射科主任来到 CT 室，我就对他说我和两位优秀的技术员进行了腰椎扫描局部重建的探索和尝试，取得了成功。看到这种情况，放射科主任也十分高兴。我接着说，这种局部重建出来的图像要优于全部重建后再进行局部放大的图像，前者的空间分辨率要高于后者，以后我们就按这种方法行腰椎检查。两位技术员兴奋地说："OK，OK，very good!"主任高兴地说："This is a great success."房间里充满了欢乐的气氛。

一天上午，一个当地卫生部的官员因为鼻塞、头痛，在放射科主任的陪同下，到奥罗特医院行鼻窦 CT 检查。做了一个轴位扫描后，放射科主任让我发一个报告。我看过图像后，觉得鼻甲黏膜显示得不很满意。我仔细想了想，建议做一个鼻窦冠状扫描。于是就对技术员说，让患者趴在扫描床上，然后垫高下巴，如此这般，进行冠状扫描。也不知是我没说清，还是他没理解，他走过去仅仅让患者俯卧，就要开始扫描。我一看，忙说不行不行，这样与刚才的扫描没多大区别，这不是冠状扫描。对方却执拗地说："Next time, next time."我说："不行，不行。"说着，我就推开机房的房门，叫对方走近扫描架，给他示范怎样摆好体位，然后又告诉他怎么定位。扫描图像出来后，我就开始解释："轴位和冠状扫描都是 CT 检查鼻窦的常用位置，他们各有优劣势，互为补充，有些医院把二者都作为常规位置，但是就鼻腔检查而言，冠状扫描有明显的优越性。冠状位扫描鼻甲显示结果令人十分满意，这位先生左侧鼻甲黏膜明显较对侧增厚，因此，慢性鼻炎的诊断是可以成立的。""Great"和"Beautiful"的赞扬声和欢笑声充满了CT室，这声音中隐含着欣赏和敬意，我感到十分自豪。

当然，以上这些都是一些十分简单的事情。但是，能用自己的知识为厄特人民服务，为非洲人民服务，能与同行进行交流，我觉得是十分有意义的事情。同时，我也认为，简单和复杂、大事和小事没有绝对的界限，关键是一个习惯，一种意识。学会留意身边的事情，并且利用身边的条件，动脑筋想办法，解决好简单的问题，也是一门学问。

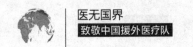

与死神赛跑

中国援厄立特里亚第 5 批医疗队　欧阳荣

　　78 岁的安格松老人出院了，他拉着我的手说："谢谢中国医生，感谢中国政府，感谢中国人民。"

　　半个多月前，老人因前列腺肥大住院做手术，术后因当地护士的操作失误，老人不得不做了二次手术。术后老人的血红蛋白仅 6.8g/L，白蛋白仅 1.7g/L。术后第三天，老人又出现了应激性溃疡并发症，呕吐大量的咖啡样胃内容物和排出大量的柏油样便，情况危在旦夕。

　　看到这种情况，我及时向医疗队汇报，医疗队立即组织队里内、外科专家会诊。可是因为当地和医疗队都没有必要的药品，大家一筹莫展。这时我从一个当地医生那里听到当地的一家药房可能有一种相关的药品时，叫病人家属从药房买来药物，及时用上，并根据病人情况打破常规，调整饮食。慢慢地病人全身情况好转了，但因全身情况差、年老愈合能力差和当地医院换药没有消毒药品（当地医院换药仅用生理盐水擦拭）等各种因素，伤口又感染化脓了。我亲自给老人换药，可每到伤口情况好转，交给当地护士换药没几天，伤口情况又会恶化起来。老人也许也感觉到了，他坚决拒绝当地医护人员给他换药，一定要等我来，才让打开伤口换药。就这样，不管工作多忙多累，或者是节假日，我都按时去给老人换药，老人伤口的脓渐渐少了、没了，伤口渐渐愈合，可以出院了。

　　当地医务人员简直不敢相信，老人就这样自己走出了病房，走出了中国援建的厄特奥罗特医院。

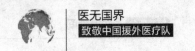

拯救脑积水患者

中国援厄立特里亚第 6 批医疗队　李庆堂

　　2009 年 1 月中国援厄立特里亚第 6 批医疗队来到厄特，我作为一名神经外科副主任医师满怀对非洲人民的关爱，肩负祖国人民赋予的重任，来到奥罗特医院，填补了该院神经外科的空白，从此也开始了艰苦而紧张的工作。

　　奥罗特医院还包含一个儿童医院，也是当地最好的一家综合性医院。刚到医院我就发现当地的脑积水病例特别多，包括先天性脑积水、交通性脑积水和其他原因所致的非交通性脑积水等。绝大多数脑积水病人都需要行 V-P 分流手术，也就是脑室 - 腹腔分流手术。此种手术用的分流管昂贵，术后分流管长久留在体内，存在分流管堵塞、感染等潜在并发症，需永久随诊和观察，在国内很多医生为此都感到困惑。由于这些原因，此种手术以前厄特基本是空白，多数病人因脑积水引起急性脑疝而死亡。由于此种手术的空白，很多当地的医护人员对脑积水疾病认识较浅，他们认为是绝症，刚开始遇到脑积水病人时，他们说没有手术设备和 V-P 分流管等，很多病人都放弃手术而死亡了。

　　但在 2009 年 3 月中旬，突然有一个急性先天性脑积水病人，年龄 4 个月，头颅中等大，昏迷，频繁呕吐，如果不急诊行脑积水 V-P 分流手术，病人马上就会死亡。在紧急之下，我通知了手术室和医院的相关领导，他们给我送来了 V-P 分流管一根，病人在全麻下开始了手术。当时神经外科包内还缺乏一个重要的手术器械——通条，我就用金属吸引器管来代替。由于病人是小孩，所以通过头部、颈下部、腹部三处切口便将分流管顺利放进了腹腔，手术非常成功。8个小时后病人从复苏室转入病房，第二天病人清醒。7天后刀口痊愈拆线，恢复良好，无任何并发症发生。

脑积水手术有如此好的治疗效果传开后，在此病人出院后的第二周，我们又收住了两例脑积水病人，同时医院也为我提供了两根美国产的中压抗虹吸 V-P 分流管，我在外科教研室找来了一根粗不锈钢丝，两端同时加工，自制了一根手术通条，消毒，决定周一和周三手术时用。周一的手术非常成功，有自制的通条使手术切口缩减到最少的两个，即头部和腹部各一切口。周三的手术刚开始，当地的医生和实习学生、古巴医生、意大利医生好多都来参观我的 V-P 分流手术，我想这是展现我们中国医生实力的好机会，我的手术从开始到结束，每一步骤，每一操作都非常认真细致，我一边操作一边回答他们提出的问题。我深深感到，今天不是在做手术，而是在做中国医疗专家技术的表演，要让祖国赋予我们的重任得到非洲人民的承认和第三国医生的赞同。手术非常成功，刀口还是最少的两处，头部一处和腹部一处。手术结束后，他们都连口称赞。

在一周多时间内，我成功地完成了 3 例脑积水手术。然后是医院职工的亲朋好友前来做脑积水手术，在短短的 1 个月内就做了 9 例。院方也源源不断地为我提供昂贵的 V-P 分流管和器材，后来此类病例绝大多数得到了治疗，恢复良好。在短短的一年内，我完成此种手术 20 多例，填补了该项技术的空白，深受医疗界同仁和患者高度赞扬。

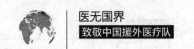
显微手术创奇迹

中国援厄立特里亚第 7 批医疗队　樊　斌

　　10 月 24 日，厄特首府中国援建的奥罗特医院手术室内灯火通明，中国援厄特医疗队队长、神经外科樊斌主任医师在队友的配合下，在手术显微镜下紧张工作了 9 个小时，为一名 15 岁厄特女孩成功施行了第四脑室肿瘤摘除术。

　　第四脑室肿瘤由于与生命中枢——脑干关系密切，手术中一旦造成邻近重要的血管、神经损伤，轻者神经麻痹导致瘫痪，重者术后难以生存，故该手术一直是神经外科专业治疗的难点之一。

　　神经外科显微手术除要求术者必须经过严格的显微操作训练，具有良好的显微操作技术外，也要求术者具有良好的心态，处险不惊。由于术中在显微镜下应用特殊的显微器械，发挥显微镜良好的深度照明、数倍放大的作用，手术具有精细、准确、创伤小等特点，对切除深部肿瘤及减少重要脑功能区的术中损伤具有重要意义。与常规手术相比可明显提高肿瘤的全切率，改善术后患者的生存质量。

　　在抵厄开展医疗援助工作半年后，樊斌队长带领队友克服了神经显微手术器械设备短缺的困难。他们收集散落的各种显微手术器械，对一些精密器械，细心指导手术室护士正确清洗保护。他们自己动手将奥罗特医院废弃多年的两台同型号的手术显微镜拼作一台，克服种种困难，为以后开展显微神经外科手术创造了基本条件。他们针对该例病人慎重周密准备，仔细大胆施术，利用这台陈旧、简陋的手术显微镜开展了厄特有史以来具有真正意义的首例高难度神经外科显微手术。

术后第二天，厄特卫生部医政处博哈尼处长等亲临奥罗特医院向樊斌队长表示祝贺，并安排电视台记者进行专门的采访报道。目前，患者一切正常，恢复良好。

该例手术的成功实施在厄立特里亚国家卫生部引起了震动。中国神经外科大夫的辛勤付出赢得了厄特医疗界的一致称赞，也为祖国赢得了荣誉。

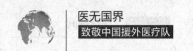

"母鸡打鸣" 的故事

中国援厄里特里亚第 9 批医疗队　孙来广

　　年近半百的米娜，不知不觉中感到咽部有点异物感，开始没在意，几个月之后，异物感越来越强烈，吃饭发音都受到了影响，说话的声调越来越直，越来越怪，就像公鸡打鸣一样。同事开玩笑地说，你这个"老母鸡"什么时候学会了这个技能，说话像公鸡打鸣。听到这话，米娜内心深处痛苦至极，多次到医院就诊，医生检查后直摇头：肿块长在软腭上，基底宽，血管丰富，就像一簇蚯蚓团块，死死地扎根在那里。随着时间的推移，团块越来越大，睡眠不能平卧，一平卧团块因重力作用下垂，堵塞气道，不能呼吸；而吃饭只能喝点汤水，就像口中含了一块肉，咽不下去，吐不出来，多少医院多少医生看过后都建议到外国医治，可对于米娜来说，日常生活都尚显拮据，出国治病，无异于痴人说梦。米娜是一位执着的病人，几年来，她始终认为，上帝会眷顾她，会有那么一天，有医生能解除她的痛苦，所以只要一听说有中国医生坐诊，她就赶过去就诊，但因为厄特特殊的医疗情况，设备简陋，药品极度匮乏，做这样的手术风险极大，所以医生们看了后都直摇头。

　　2015 年 8 月 17 日，米娜听说又有一批中国医疗队来到厄特，她再次拾起信心，翻山越岭，经过一周的徒步跋涉，来到了首都阿斯马拉。奥罗特医院是中国援建，是厄特规模最大的设备最全的医院，她对这里是再熟悉不过了，不知有多少次，她满怀希望而来，又伤心落泪而去。这一天，正值我援厄特队口腔科专家杨志国大夫坐诊，接诊护士见米娜又来，也满怀同情之心，向杨志国大夫做了详细介绍。杨志国大夫一看病人表情痛苦，眼中带泪，口中似含宝珠，不能闭口，双腮膨隆，声细如鸡鸣，发音困难，让其张口查看，见双齿不能闭合，一大块暗红色的肉团呈现在眼前，深不见底，因长期不能刷牙，一股口臭味迎面袭来，杨大夫不禁扭头打了个喷嚏，但职业的责任，医者的仁心大爱，让杨大夫定了定神，仔细地做起了检查。这应该是一个良性的腺性肿瘤，由于拖延的时间太长，已错过了最佳治疗期，手术风险极大，从医10余年从未见过如此大的肿瘤，杨大夫决心一搏。与麻醉科主任联系会诊后，他们拒绝手术，原因很简单，他们对这个病人早就了解，谁也不愿冒此风险，仍建议到国外治疗。杨大夫无可奈何，告知了患者会诊的结果，病人双眼含泪，迟迟不肯离开会诊室。

第二天，病人一大早就又排到了杨大夫门诊的最前端，原来她并没有走，而是在医院的走廊里度过了艰难的一夜，因为她从杨大夫的表情中读懂了杨大夫有能力解决她的病痛，只是其他科室不愿意配合。病人再次来到了杨大夫的面前，泪眼汪汪，鸡打鸣似地诉说着谁也听不懂的语言，双手不停地打着手势比画着。不知是谁说的，肢体语言全世界都是相通的，这一点不假，杨大夫读懂了病人的心思，怜悯之心油然而生，救死扶伤是医生的天职，风险再大，也不能看着病人消耗等死。杨大夫把情况向医疗队做了汇报，大家了解后达成一致，决定全医疗队为患者保驾护航。

重症医学科专家郭卫东、郭连军，麻醉专家巩继平，心血管专家雷大洲等纷纷上阵，了解了病人基本情况后，手术就在门诊手术室开始了。为了尽可能保证安全，避免病人因大出血造成误吸窒息，按照手术前制定的方案，局麻下，先用针线缝合结扎肿瘤基底部。由于肿瘤大，操作空间狭小，该院又无深部照明设备，队员就拿出平时用的强光手电，杨大夫灵巧的双手在缝隙中游走。这真是一双妙手，不到20分钟，肿瘤基底部被缝合了三分之二，按照手术方案，留院观察一天，视肿瘤的变化情况再决定下一步操作。第二天查房，见肿瘤头部变暗红色坏死，表面轻度溃烂渗血，如大家所料。继续局麻，按计划止血，小心翼翼地切除肿瘤，电凝器不工作，就用电炉丝烧灼止血，一点一声嗞啦声，一点一股白烟起，就这样经过1个多小时的努力，肿瘤被完全切除，没有大出血，没有出现大的意外。当把如鸭蛋大的肿瘤拿给病人看时，她已喜极而泣，用沙哑的声音讲了声"谢谢中国医生"。

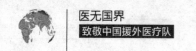

紧张的急诊二线班

中国援厄立特里亚第 9 批医疗队员　梁位流

本周是我的急诊二线班，在家里待命。周六上午 8 点半，手机响了，急诊一线医生 Marharweii 突然打来电话说，有一个急性阑尾炎病人需要急诊手术。我本来计划轧面条，准备上午的饭，接到通知后赶紧放下手中的活儿，急忙做好去医院的准备。不一会儿，哈利贝特医院的救护车前来接我，汽车风驰电掣般地驶往医院，直达急诊科。我首先看望了病人，系一男性，35 岁，右下腹部疼痛已经 3 天，伴有发热，我做了详细的体检，发现病人右下腹部有明显的压痛和反跳痛，身上滚烫滚烫的。查血常规，白细胞及中性粒细胞均较高。急性阑尾炎诊断明确，可以手术，于是立即下达急诊手术的指令。上午 10 点半，一切准备就绪，病人被推到手术室，首先开始行全身麻醉，麻醉满意后直接手术，但一打开腹腔，发现为盲肠后位阑尾，并且局部粘连成团，此为一个较困难的手术，考验我的时候到了。因为这是我到厄特后单独做的第一例急诊手术，我镇静了一下，慢慢地解剖着盲肠，打开盲肠外侧的腹膜，钝性分离，终于在盲肠后面找到阑尾，发现阑尾尖端肿大、坏死，阑尾较长，约 12 厘米，于是游离阑尾后，结扎，荷包包埋，一切顺利。最后手术顺利结束。

刚下手术台，已是下午 1 点，准备回驻地吃饭，急诊科又打来电话，说又有一个骨盆骨折病人，需要中国医生前去会诊。我一路小跑到达急诊科，发现一个年龄大约 70 岁的老年男性，系车祸致骨盆骨折。查看病人，血压有下降趋势，并且排尿困难，尿管插不进去，膀胱高度充盈，病人异常烦躁。我首先试试插尿管，由于骨折，真的插不进去，我考虑可能是尿道断裂，怎么办？这种病人在我们国内是要泌尿外科医生处理的，但是这里没有泌尿外科医生，又不能见死不救呀！看着家属焦急的面容及当地医务人员期待的目光，我大胆地在手术室给病人做了尿道会师手术，尿液出来了，但血压有所下降，马上建立静脉通道，加快输液，同时通知医务人员到中心血库取血。病人生命体征平稳后，将其转到重症监护室。患者家属及医护人员纷纷对我竖起了大拇指。

我终于松了一口气，一看时间，已是下午2点半，脱衣服时，发现内衣已经湿透。虽然很累，但很有成就感，真正达到了我援非的目的，实现了我的人生价值。下午3点，我拖着疲惫的身体回到了医疗队的驻地。

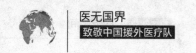

直升机上的生命重生

中国援厄立特里亚第 9 批医疗队队长　孙来广

　　一阵急促的电话声打破了凌晨寂静的夜空。中国矿业集团职工因酒精中毒，意识模糊，大小便失禁，生命垂危，急切希望得到医疗队的援助——中矿项目总经理曹二涛在电话中向孙来广队长做了简要的病情汇报。

　　病人在哪里？别急，病人在距此 300 公里之外的采矿工地。开车去，离开医疗队驻地阿斯马拉，全是盘山公路，路况极差！高山峻岭，陡坡，"肘子"弯比比皆是。况且现在仍处于雨季，如遇泥石流和山上滚石坠落，随时有生命危险，怎么办？时间就是生命！报大使馆救助，大使馆得到消息后，立即启动应急预案，照会厄方外交部，请求援助。经过短暂的协调，一架直升机被指定在距离医疗队最近的地方等待医疗队员乘机前去救治。重症医学专家郭卫东和陆寿良主任医师扛上抢救病人的急救箱，乘车风驰电掣般地奔赴停机坪。黎明的寒意加上飞机螺旋桨卷起的巨大气流，冻得二人直打哆嗦。人们常说，阿斯马拉这座云中之城，一年四季如春，大家来的时候都是单衣薄裤，哪会想到会是这样！不是寒冬，胜似寒冬！飞机在巨大的轰鸣声中起飞，我们向天空挥手，愿我的战友能一切顺利并凯旋。大约不到 1 个小时，他们就到了目的地。荒山野岭之中，有一块不大的平地，20 多间简易的板房就是我们中国工人的家。没有网络，手机也没有信号，打个电话，要乘车跑到 15 公里外的一个山冈上。郭卫东和陆寿良等队员来到平卧在地铺上的病人身边，看到病人口吐白沫，四肢抽搐，不省人事。从呕吐物以及多年的临床经验判断，病人是酒精中毒，但病人已年近 50 岁，又无其他辅助检查资料佐证，很难判断是否还有其他并发症，转运病人风险极大。不转走吧，当地条件太差，没有抢救病人需要的设备与药品；转吧，途中随时有极大的生命危险。郭主任边做临时简单处理边想：同是中国同胞，医者仁心，应当竭尽全力。他当机立断，此地不宜久留。为了争取时间，他建议尽快乘机转到厄特最大最好的医院——中国援建的奥罗特医院。病人在队员们的护送下，被抬上了飞机。飞机刚离开地面，病人突然面色铁青，郭主任判断病人心跳、呼吸骤停，他立刻为病人实施心肺复苏、胸外心脏按压、口对口人工呼吸等急救措施。15 分钟后病人心跳、呼吸恢复，面色转红润，抢救成功。

飞机降落在阿斯马拉国际机场，救护车已经在停机坪等候。病人很快被转运至奥罗特医院。郭卫东和陆寿良两位大夫始终守在病人身边，中国的病人陪同人员不懂英语，没法沟通，郭卫东大夫就当起了临时翻译的角色。病人呕吐了，郭卫东和陆寿良大夫就把病人的头转向一侧，保证病人气道通畅，预防窒息。病人的呕吐物溅到了两位大夫的身上，他们也顾不上擦洗。郭大夫用英语和当地医院急诊科的大夫沟通得知：纳洛酮这里没有！高渗葡萄糖液体这里没有！保肝药物这里没有！洗胃机这里没有！一个一个的信息，让两位中国专家紧缩眉头。病人呕吐物呈血性并且合并严重的吸入性肺炎，需要应用抗生素，需要应用激素，需要应用抑酸剂，当地的大夫点头赞同。郭大夫给厄特的急诊大夫说，病人出现急性呼吸衰竭，需要加大吸氧浓度，建议将鼻导管吸氧改为储氧面罩吸氧，并随时做好紧急气管插管、呼吸机辅助呼吸的准备；并且需要抓紧时间转到 ICU 继续抢救。当地大夫立刻按照中国大夫的诊疗意见准备着。突然病人面色青紫，全身抽搐，呼吸停止，心电监护显示病人心室颤动。陆大夫说："病人危险！"郭大夫立即冲到病床前，在病人心前区猛捶两拳，即刻心电监护显示病人恢复窦性心律。这个时候，当地的大夫也冲到了病床前，郭大夫简要介绍了刚才病人发生的病情变化。和 ICU 联系后，郭大夫和陆大夫一起推着病人的抢救床沿着之字形的斜坡艰难地转运。他们一边要密切观察病人的情况，一边还得吃力地推着陡坡上的抢救床。在这种高原环境下，稍微活动一下，人都喘半天气，何况这样紧张地抢救和转运病人！到达 ICU 后，他们发现仅有的两台呼吸机已经被占用。如果病人的血氧饱和度继续下降，气管插管和呼吸机辅助呼吸是必需要采取的急救措施，没有呼吸机病人只能等待死神的降临！怎么办？为了提高病人的血氧饱和度，他们告诉当地的医护人员，病人需要翻身叩背，促进

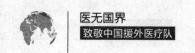

痰液引流。为了尽快遏制病人病情的继续恶化，两位大夫守在病人身边，亲自为病人翻身叩背，不时为病人擦洗从口中流出的污秽的痰液和呕吐物……

经过近一个白天的抢救，病人苏醒，转危为安。病人生命体征稳定，自感头晕，四肢活动正常。当我们把他被抢救的经过告诉他时，他热泪盈眶，拉着郭主任和陆主任的手，激动地说："郭主任、陆主任，等我出院了，我一定请你们喝酒。"大家异口同声地叫道："啊？你还要喝酒？！"

深夜，与死神赛跑

中国援厄立特里亚第 11 批医疗队　何艳新

　　我是中国援厄立特里亚第 11 批医疗队员、郑州大学第二附属医院普外科医师。2017 年 11 月的一天，夜间 11 点，我在驻地正准备休息，突然接到受援医院 Orotta 医院电话：有一急腹症患者急需诊治，请速到医院。

　　来到医院后，急诊医生告诉我，病人间断腹痛半年，再次发作 12 小时。半年来腹痛反复发作，但因医疗条件差，老人都忍过去了。此次起病时腹痛厉害，可症状逐渐减轻了，家人并未在意，直至后来老人出现了意识淡漠、尿失禁，家人才觉得问题严重，将老人急送当地医院进行彩超检查，医生考虑是慢性胆囊炎急性发作，他们才来到 Orotta 医院。

　　这是位 81 岁的老年女性患者，检查发现其血压偏低，心率快，呼吸急促。查体：消瘦，淡漠，巩膜黄染。上腹轻压痛，胆囊点压痛不明显。血白细胞升高。外院彩超示胆囊增大并结石，胆总管及肝内外胆管明显增宽。由于当时已是深夜，医生和家属都建议像以前一样保守治疗。

　　听完介绍后，我立即判断，这个老人绝非急性胆囊炎，而应该是"急性梗阻性化脓性胆管炎"。此病是一种十分凶险的疾病，稍有贻误，病人就可能出现感染性休克，继而多器官功能衰竭，死亡率极高。目前只有立即急诊手术，切开胆总管置管引流才能挽救患者生命。

　　由于语言沟通上的障碍，家属对手术的态度十分不积极，而急诊医生也考虑病

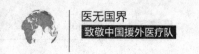

人仅仅是胆囊炎，目前疼痛也已缓解，半夜手术十分讨人嫌，不愿意大半夜打扰手术室护士、麻醉师一干人等，所以对手术的态度也很消极。

此时，我知道要与死神赛跑了。于是急忙拿出手机，查了一些必要的专业词汇后，再次反复向急诊医生详细分析诊断理由，但急诊医生仍然半信半疑。好在他知道这个病的严重性，最后终于被说服了。

有了急诊医生的帮助，又做通了家属工作，我和急诊医生一起到手术室，催促麻醉师和护士紧急准备，否则耽搁时间越长，死神就离病人越近。但此时巡回护士又告诉我们一个不幸的消息：手术必需的、引流用的 T 形管被护士长收起来了。我当机立断，决定尽快联系护士长，边手术，边找引流管。

20 分钟后，手术终于开始了。我打开腹腔，一步步探查，在摸到胆总管下端时，触手坚硬，确定是结石无疑。我的诊断正确无误！

正如我所料，切开胆总管后，大量黄褐色的脓液立即自切口溢出。这时，只要切除胆囊，取出结石，放置 T 形管后就可结束手术。此时，巡回护士又告诉我们两个不巧的消息：一是护士长联系不上，无法得到 T 形管；二是因为这样的急诊手术很少见到，所以急诊手术包里也未准备取石所需器械。

听到这两个消息，我只好硬着头皮，用中弯钳替代取石钳，一块一块，取出了所能触及的所有结石。但巡回护士又找了半个小时，仍未见到 T 形管。我只好剪了一段胃管塞进去充当引流管，结束了手术。

术后第 2 天，病人清醒，神志恢复清楚。医疗队刘剑波队长亲自带领队员查看病人，讨论并安排术后相关治疗方案和注意事项。

术后 24 天，病人切口已拆线，饮食如常人，恢复非常满意。行胆道造影，也无结石残余和胆道狭窄。家属和同事都为病人的预后由衷地感到开心。

不久后的一天深夜，在医疗队的驻地楼下，突然响起了汽车发动机的轰鸣声和杂乱的脚步声，紧接着我的房间就出现了一阵急匆匆的敲门声。

打开房门，只见我工作的 Orotta 医院的实习医生 Abeil 和几个当地人站在门口，他带着恳求的神情对我说："有一个小伙子被人用刀刺伤了，非常严重，需要立即手术，请帮帮我们吧！"听到此话，我毫不迟疑，顺手披了件外衣，就跟随他和司机驱车向医院奔去。

到达医院急诊科病房，只见一个二十多岁的男性病人满脸痛苦地躺在病床上，不停地呻吟，肚子上还插着一把水果刀，大片鲜血浸透了衣服。他的旁边站着一位高个子男子，自称是他的哥哥，一直在拉着他的手，不停地用当地语言安慰着他。

我向病人的哥哥简单了解了事情的始末，原来病人是在咖啡馆喝茶时和别人发生了口角被捅伤的。

情况紧急，我迅速带上无菌手套，开始探查创口。果然不出所料，顺着刀口，我的手指轻松地进入了腹腔，加上病人脉率快、口干等脱水表现，我判断病人腹腔内肯定还在持续出血。时间就是生命，我决定马上进行急诊手术，并急忙安排实习医生联系手术室开始准备。

进入手术室前，病人的哥哥握着我的手不停地恳求道："请你一定要帮助他！"我用手拍拍他的肩膀以示安慰。

打开腹腔，只见有大量积血和血块堆积在里面，快速清理积血只是第一步。然后我在血肉模糊的腹腔里反复寻找，终于发现了出血部位。只见小肠系膜上有一长约2cm的破口，破口边缘可见数条断裂的血管波动性地出血——这可是动脉出血啊！真是要命！所幸的是，经过仔细检查每一寸小肠、结肠等其他脏器，发现并无损伤。

走出手术室，一直在外等候的病人的哥哥立即迎上前来，在胸前不断画着十字，深深弯腰，虔诚地向我表示感谢。

其实，这次经历只是我们在此日常工作中的平常事件。厄立特里亚的病人非常多，急诊出诊也是家常便饭。但无论什么时刻，包括正在吃饭、睡觉，或者在外，只要一个电话，中国医疗队员总是随叫随到，认真对待。

中国援厄医疗队的敬业精神和高超医术赢得了当地医护人员及人民的肯定和信任，中国援厄医疗队也成了当地人民健康和人身安全保障的、名副其实的"保护神"！

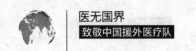

挽救患者脱离生死边缘

中国援厄立特里亚第 11 批医疗队 吴树彪等

抢救车祸重伤患儿

2017 年 10 月 13 日上午，中国援厄立特里亚第 11 批医疗队驻奥罗特医院神经外科的夏熙双副主任医师和毕成红主治医师刚查完房，便接到急诊科电话，要求马上去会诊。两人火速奔往急诊科后发现，一名 11 岁女孩陷入重度昏迷，头颅及胸部血肉模糊，右耳道不断溢血。经询问病史得知，该女孩因车祸导致重型开放性颅脑损伤并胸部损伤。体检发现，患儿双侧瞳孔不对称，对光反射消失，左胸部有湿啰音，头颅 CT 多处损伤。诊断为急性重型开放性颅脑损伤。

患儿病情极其危重，命悬一线，家属悲痛欲绝，如果不尽快行开颅手术，一朵含苞待放的生命之花可能会随时凋零。在告知病情并经家属同意后，两位医生毅然决定于急诊下行手术治疗。在医疗队员、麻醉科主治医师吴树彪的积极配合下，患儿于上午 11：30 被送入手术室。

由于厄立特里亚医疗条件极为落后，神经外科最基本的手术器械和设备如显微镜、电钻等均不具备，开颅手术只能靠手摇钻和线锯条，止血使用的明胶海绵也靠中国援助。经过克服各种困难，历时 2 个小时，手术成功完成，患儿安返重症监护病房。

手术成功了，但患儿并没有脱离危险期。队员们每天密切关注患儿恢复状况，及时处理各种并发症。术后第 1 天，患儿四肢可动；术后第 2 天，患儿清醒，可简

146

单交流，正确回答问题。每天都有新惊喜，每天都绽放出新希望。功夫不负有心人，术后第 6 天，患儿神志清楚，言清语利，成功转回神经外科病房，并可挥手致意；术后第 13 天，患儿已可下床活动；术后第 24 天，患儿恢复良好，顺利出院。

从会诊和术前准备，到手术和整个麻醉过程，医疗队的医师和麻醉师们争分夺秒，将厄特患儿当作自己的亲人，在简陋的条件下，保证了患儿术中生命体征平稳和手术的顺利进行，用实际行动践行了"不畏艰险，甘于奉献，救死扶伤，大爱无疆"的援非精神。

由于某些原因，厄立特里亚国内没有自己的神经外科医师，神经外科患者完全由中国医疗队员诊治，目前担任该专业援助的是来自郑州大学第二附属医院的夏熙双副主任医师和鹤壁市人民医院的毕成红主治医师。平时，两位队员不仅在神经外科成人和小儿门诊坐诊，还要承担手术和急诊任务，非常辛苦。上班近两个月，门诊量已达到 230 人次。

他们在平凡的岗位上用朴实、执着播撒着爱心和友谊，多次受到家属的好评，厄特卫生部及中国驻厄经参处、大使馆也特别给予了他们高度评价。

又一台惊心动魄的手术

2017 年 12 月 11 日至 12 月 16 日，中国援厄立特里亚第 11 批医疗队到厄立特里亚东北部、红海之滨的港口城市马萨瓦执行为期近一周的巡诊任务。马萨瓦医院是北红海省最大的综合性医院，受国内经济多年不景气的影响，技术水平严重落后，医疗人才流失严重，医疗设备陈旧，院内建筑残破，与近在咫尺景色宜人、清澈见底的红海极不相称。

应患者要求，14 日上午我们医疗队做了马萨瓦医院两年以来第一例外科手术，也是自 1958 年马萨瓦医院建院以来第一例"耻骨上经膀胱前列腺摘除术"。患者 66 岁（后来得知是索马里难民），因前列腺增生伴尿潴留，需行外科手术治疗。术前队友刘畅副主任医师、王晓甫主治医师及助手杜国明副主任医师充分了解了手术室的仪器和手术条件后认为，因为没有前列腺电切镜，只能采取国内已经淘汰多年的前列腺摘除术。

麻醉前我和郑州市骨科医院麻醉科李仁科主治医师到手术室检查麻醉设备和仪器。医院没有中心供氧，老式的氧气筒一点氧气也没有了，不得不重新换了一筒。麻醉机是有资格陈列到博物馆的 Drager 808，氧气换好后，手控机器正常。待到要试机控时，怎样都找不到电源。经手术室护士介绍才知道，这是一台气控麻醉机，只有通过空气压缩机才能做全麻。监护仪是别人捐赠的日本货，检测后发现还能正常使用。喉镜是传统的老喉镜，没有电池，后来到集市上也没有买到。考虑做腰硬联合麻醉，但只有单独的腰麻穿刺针和硬膜外穿刺针，腰硬联合穿刺包更不要想了，看来一点式打不成了，只能打多年前的两点式腰硬联合麻醉了。麻醉药品奇缺，只有利多卡因、布比卡因、吗啡、安定、麻黄碱、阿托品等这些最基本的药物。由于马萨瓦医院两年来没有开展外科手术，麻醉科没有自己的麻醉科医生，麻醉只能由我俩做。

消毒，没有消毒巾可铺，硬膜外穿刺时没有玻璃注射器，只能靠普通注射器测试负压。置管时意外地发现硬膜外导管竟然是弹簧管，但遗憾的是长度只有国内长度的一半。腰麻穿刺并注药顺利。

麻醉平面调整好后，消毒、铺巾、切皮，手术有条不紊地进行着。探查前列腺时，由于位置较深，患者出现了不适症状，只好从硬膜外导管给予 5mL 利多卡因，没想到血压从 112/75mmHg 降到 78/52mmHg，急给予麻黄碱 15mg 后逐渐恢复正常。为了消除患者的紧张情绪，减少术中的牵拉刺激，静脉分次给予吗啡 3mg 和安定 5mg，患者 2 分钟后入睡，心率突然降至 47 次 / 分，马上给予阿托品 0.4mg，方逐渐恢复正常，我们悬着的心总算回归到了胸腔。

哪承想，一波未平一波又起。摘除前列腺后准备止血时，手术室内突然一片漆黑，停电了！大家担心的事情还是不幸地发生了，更不幸的是手术室内没有备用电源，也没有发电机。由于监护仪长时间没有使用，蓄电池功能严重下降，只坚持了 5 分钟就没电了。患者还在熟睡中，由于嘴唇皮肤较黑，不能靠观察嘴唇颜色评估血氧饱和度；手术室没有棉签，也不能通过在鼻翼贴棉絮观察是否存在呼吸以及呼吸幅度大小，我只好一只手扣面罩，间断地从鼻翼感受呼吸的有无和幅度，另一只手间断地测量血压。而队友李仁科用两只手机代替无影灯给术野照明。停电时间 40 分钟左右，我俩各司其职，分工明确，保证着麻醉安全和手术的正常进行。等到来电的时候，手术基本上接近尾声，而我俩的后背早已经湿透又快暖干了。

由于患者是索马里人，英语表达能力较差，语言沟通存在明显障碍，打麻醉和手术期间患者一直处于紧张状态。手术结束后，患者清醒良好，安返病房。这台手术如果是在国内就是再普通不过的椎管内麻醉管理，但在这里因为种种原因却变得险象环生，令人胆战心惊，唏嘘不已。

　　手术虽然结束了，但整个麻醉过程依然历历在目，记忆犹新，值得深思。一，麻醉医生是守护生命的幕后天使，是保障手术安全的最后一道防线，麻醉医生有义务维持术中患者生命体征平稳，也有职责让患者充分享受到"舒适医疗"；二，由于中西方文化存在差异，语言交流存在障碍，有必要选拔外语优秀的医生执行援非医疗任务，以便患者能够更顺畅地得到诊治；三，入厄4个月以来，经历的麻醉有几十例，发现当地患者对麻醉药物比较敏感，麻醉药量比国内病人用得少，除了当地患者体质较差、手术时间较短等因素以外，可能用药还存在种族差异，因此应该重视这些因素，以便保证患者能够术中"充分睡眠"、术后平稳清醒。

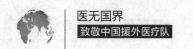
高位颈椎损伤会诊记

中国援厄立特里亚第 11 批医疗队　王晓甫等

　　Wunarbili 是一个 19 岁的女孩子，车祸外伤后 8 小时，被送至奥罗特医院，神经外科专家夏熙双等为患者安排 CT、MRI 等检查后明确诊断为"颈椎骨折""硬膜外血肿"，高位截瘫的风险较大，请示领队刘剑波教授，刘剑波教授立即为该患者组织奥罗特医院、哈利贝特医院中方专家会诊。

　　会诊组成员由郑州大学第二附属医院刘剑波教授、神经外科夏熙双副教授、泌尿外科王晓甫主治医师、影像医学郭都主治医师、郑州市骨科医院康永生副主任医师、河南中医药大学王庆波教授、南阳市中医院秦超主治医师组成。

　　刘剑波教授等会诊专家通过仔细询问病史，详细进行体格检查，反复阅读 X 线片及 CT、MRI 等影像学检查结果，得出会诊结论：C2 ~ C5 颈椎骨折，颈椎稳定性受损，患者虽然幸运，尚未丧失运动能力，但高位截瘫甚至危及生命的风险较大。受制于厄特的医疗装备水平，结合患者目前的疾病情况，首选以保守治疗为主的综合治疗措施：专用颈托固定、硬板床静卧 4 ~ 6 周、适当枕垫应用恢复颈椎生理弯曲、对远期并发症如颈椎病或颈痛等可酌情给予针灸治疗。

　　刘剑波队长和王晓甫、康永生等医师通过多方协调，为患者免费定制了专用颈托，并驱车 10 余公里赶赴患者所在的教会学校上门诊疗，避免了患者因为不合理搬动或错误动作可能导致的截瘫等风险。刘剑波教授、康永生医师、夏熙双教授等亲自为患者安装颈托，制作专用枕垫，指导颈椎骨折患者的合理搬运方法。

　　基督教会学校校长 Yahana 女士和学校的老师们对以刘剑波教授带队的中国援厄立特里亚第 11 批医疗队专家组表示热烈的欢迎和诚挚的感谢，他们带领医疗队参观教会学校的教室和学习生活。孩子们用歌声和祝福表达了对医疗队的感谢。学校的老师们邀请医疗队一行到家中做客，用咖啡和 busareh（一种油炸的类似糖果的当地小食品）再次表达对刘剑波教授等中国医疗专家的感谢之情。

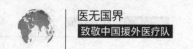
筋骨针技术在厄特大放异彩

中国援厄立特里亚第 11 批医疗队

　　47 岁的苏让·奥阿卜杜是厄立特里亚首都阿斯马拉哈利贝特医院的一名牙医，在当地小有名气，但是近一年苏让工作时深感力不从心，因为他的右肩患上了严重的肩周炎，夜晚疼痛难忍不说，关键是右侧胳膊只能上举到乳头水平，这样很多牙科的操作做起来都很吃力。苏让做过药物治疗、理疗等，没有任何效果。

　　一个月前哈利贝特医院来了几位做学术交流的美国专家，为他精心做了手术治疗，仍然未见改善。苏让抱着一线希望到阿斯马拉理疗中心求治于中国援非医疗队，医疗队的针灸专家王庆波教授认真检查后，决定应用从国内带来的筋骨针治疗。王教授让苏让坐在凳子上，暴露右肩，选取肩周肌肉粘连处的四个穴位，消毒后，快速进针松解，仅仅两分钟后操作结束。苏让惊奇地发现，自己的肩关节可以上举到头顶，关节的疼痛也基本消失。他欣喜万分，连连说："Good! good! Acupuncture is marvelous！"

　　筋骨针是在祖国医学九针中的长针、大针等基础上发展起来的一种针具，它的直径介于毫针和针刀之间，可以起到针刀一样的松解和剥离作用，但是却不需要麻醉和专门的无菌室，同时这种疗法简单易学，所以被列为中国国家中医药管理局基层中医药适宜技术之一。中国援厄立特里亚第 11 批医疗队到达非洲后，刘剑波队长领导队员们精心筛选了每个专业的多种新技术，传授给非洲的同行们。筋骨针技术由于以上的鲜明特点，非常适合在医疗条件较差、医生水平不高的非洲推广。

王庆波教授为阿斯马拉理疗中心的针灸医生进行了多次手把手的传授，Berhane、Amelea 等几位医生很快掌握了基本操作手法。

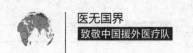
在马萨瓦开展内容丰富的巡诊活动

中国援厄立特里亚第 11 批医疗队　苏晨皓　郭都　康永生等

12 月 11 日至 16 日，中国援厄立特里亚第 11 批医疗队在刘剑波队长带领下，在险峻曲折的山川、沙漠上驱车近 3 个小时，远赴距首都阿斯马拉 110 公里的海滨城市马萨瓦，开展为期一周的巡诊活动。

在马萨瓦医院期间，医疗队不仅从事门诊、查房等日常工作，而且还举办了学术讲座、多学科会诊、疑难病例讨论、手术示教、援非成果图片展等活动，并向医院捐赠了药品和器械，受到当地政府、院方及民众的高度赞扬。

马萨瓦是厄立特里亚国北红海省首府，人口约 4 万，气候干旱炎热，气温常年在 30℃以上，可高达 50 ~ 60℃。当地居民主要从事农业、渔业和畜牧业生产，生产和生活条件极其艰苦，医疗资源极度匮乏。马萨瓦医院坐落于美丽的红海之滨，是马萨瓦市最大的综合医院，有职工约 130 人，但有资质的医师仅有 7 人。床位 100 张左右，医疗设施、装备水平及医疗技术落后，主体建筑年久失修，设备陈旧，药品奇缺，医护人员严重不足，多个科室常年处于瘫痪状态，远远不能满足当地民众的就医需求。巡诊出发前，刘剑波队长等制订了周密的巡诊计划及应急预案，妥善安排准备工作，同时请院方提前向当地居民发布公告并做好患者预约工作，厄特卫生部也给予了大力的支持和协助。

第 11 批医疗队甫一抵达，便立即开始了诊疗工作。马萨瓦医院院长刚刚致完欢迎辞，医疗队员们就在院长办公室同该院各科室业务骨干一起，展开了疑难病例的讨论，并提出了很多建设性的意见和建议，给该院同行留下了很好的第一印象。

随后，根据专业的不同，医疗队员们分散到不同的科室，分别开展门诊、查房、读片、针灸等日常诊疗工作。

在门诊，慕名而来的患者挤满了候诊的走廊甚至院落，而且，医院没有分诊机制，甚至连内、外科门诊都不区分，坐诊的中国医生需要面对众多不同诉求的患者，他们耐心细致地问诊、查体，凭借扎实的功底，对各种各样的疾病进行诊断和处理。由于患者众多，工作量大，本该中午12点就结束的工作常常要拖延至下午一两点，中国医生精湛的医术和敬业的精神，受到了当地医生的钦佩和赞赏。

在住院部，由刘剑波教授亲自带队查房。由于当地疾病谱与国内迥异，以感染性疾病居多，且药品器械和检验检查手段极度欠缺，连最基本的血常规检查都没有开展，给诊治工作带来了极大不便。然而，这并没有难倒刘队长和各位医疗队员，他们凭借丰富的经验，通过全面的采集病史、系统的查体，尽力对每位患者做出最准确的诊断和最合理的处置，对复杂危重的患者，队长刘剑波教授还积极组织多学科会诊。

刘剑波教授还亲自上阵，利用极其有限的医疗条件，为患者进行胸腔穿刺引流等诊疗操作，使医护人员和患者家属十分感动。

在日常诊疗工作之余，医疗队还设置展板，利用照片资料，向当地民众展示医疗队的工作成果和精神风貌。

外科王晓甫、刘畅、杜国明医师和麻醉科吴树彪、李仁科医师等协作奋战，在已停用很久的手术室内自行修复设备，开展了该院自1958年建院以来第一例"耻骨上经膀胱前列腺摘除术"，并在术中突然停电、利用手机照明的情况下，顺利完成了手术。

麻醉科李仁科、心内科任红杰和肾病风湿科苏晨皓等3位队员还分别根据自己的专业特长，为医生带来了急性心肺复苏、糖尿病防治和高血压病治疗的精彩专题讲座，并进行了现场互动和交流。

为解决当地医院药品和器械不足等困难，医疗队还为马萨瓦医院捐赠了共17种、200余件药品和器械，马萨瓦市卫生局长亲自出席了捐赠仪式并表示感谢。

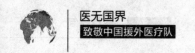

　　短短几天时间，医疗队的巡诊工作取得了丰硕的成果。其中，门诊诊治病人500余人次，多次组织疑难病例讨论和多学科会诊，举办学术讲座3个，成功实施手术1台。

　　中国医疗队精湛的医术和无私奉献的精神也深深感动了院方。巡诊结束后，医院院长和职工还专门举行了答谢会，对医疗队员们辛勤的劳动表示由衷的感谢。

在远离地面三万英尺的高空，有我们守护你

中国援厄立特里亚第 11 批医疗队　任红杰

2018 年 3 月 24 日，凌晨 1：00，在地中海南岸，埃及边境上空，三万英尺高空，埃及航空 MS833 次航班离开北京 6 个小时，正在以每小时 950 公里的速度飞往埃及开罗。突然，飞机上响起中英文广播求援：一名乘客突发晕厥，请问本次航班上有没有医生，我们需要您的帮助！请您速到机舱尾端的医务室。

幸运的是，结束探亲休假的中国援厄立特里亚第 11 批医疗队刘剑波等一行 12 人刚好就在这个航班上。正在睡眠中的呼吸与重症医学专业刘剑波教授被求助广播惊醒，他没有犹豫，立即唤醒数名专家，即刻赶赴飞机的急救室，在患者座位旁一边采集病史、做体格检查，一边组织紧急会诊并商定诊疗方案。

这位患者是中国同胞，一名 65 岁的老年女性，既往有高血压病史 10 余年，长期服用降压药物治疗，血压控制在 120/90mmHg 左右；患心绞痛 3 年，自备硝酸甘油等扩张冠状动脉药物缓解症状。患者因晕机不适及恐惧、去厕所不便等原因，6 个小时未进食水。因晕机、机舱封闭、温度较高等因素，于半个小时前感觉胸闷、头晕，自服硝酸甘油，量不详。约 5 分钟前头晕加重，乏力，出冷汗。查体：神志尚清，精神差，急性病容。面色苍白，少量出汗，四肢末端温度稍低。头颅及颈部查体无异常，胸部无畸形，双肺呼吸音清。心率 100 次 / 分，律齐，各瓣膜听诊区

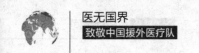

未闻及病理性杂音。腹部、四肢及神经系统无异常。限于设备条件，未行心电图检查。测血糖 4.6mmol/L。

呼吸与危重症专业刘剑波教授、河南中医药大学心内科任红杰医师、郑州大学第二附属医院麻醉科吴树彪医师、泌尿外科王晓甫医师快速总结病史，分析查体阳性体征及辅助检验结果。虽然飞机上医疗设备匮乏，药品不全，但援厄医疗队的医生还是凭借丰富的临床经验、过硬的专业素质，迅速得出会诊结论：患者低血压状态导致的短暂性脑供血不足，急性冠脉事件的可能性较小。

我们立即为患者制定了治疗方案：患者取双下肢抬高的平卧位，快速补充血容量。由于飞机上没有输液条件。医疗队为其制定口服补液方案：经口服径路补充糖盐水 500 ～ 1000mL，根据血压、心率变化，尿量及一般状况改善情况决定进一步的诊疗方案。同时，给予患者心理安慰，持续低流量吸氧，调整医疗舱温度至合适的体感温度，密切监测患者生命体征变化。

时间一分一秒地过去了，飞机在距离地面 3 万英尺的高空飞驰，我们拉着患者的手，用一句句鼓励的话语，帮助患者远离紧张焦躁的情绪；用一勺勺糖盐水，帮助患者一点点地改善病情。

半个小时后，患者在我们的治疗和看护中很快好转，意识清楚，言语清晰，返回自己的座位上等待飞机降落，队友们也纷纷走过来对患者表示关心和呵护，我们也长长地出了一口气。虽然旅途劳顿，不能睡眠，但看到患者病情稳定，避免了低血容量性休克的风险，我们觉得苦点累点，真的很值得。

患者的爱人拉着医疗队队员的手，动情地说："我和老伴从北京出发，去看望远在埃及开罗工作的女儿和女婿一家，没想到碰到了这么惊险的事情。多亏你们援非医疗队的及时救援，你们有担当、技术又高，真是出门遇贵人啊，太感谢你们啦！"医疗队队长刘剑波教授拍了拍老者的肩膀："大叔，我们都是中国人，我们做了医生应该做的事情，您客气啦！请您放心，我们会一直陪着您和您的爱人，直到飞机安全降落。"这位年逾花甲的老人顿时泪流满面。

埃及航空 M833 次航班的机长及乘务人员对以刘剑波教授为队长的中国援厄医疗队竖起了大拇指，称赞道："China Medica Team，great！"

医疗队成员对机舱内医疗急救设备的摆放、常用药品的准备提出了一些合理化的建议，机组工作人员认真听取并详细登记，表示会向公司上报后为乘客提供更好的航空服务。

在此,中国援厄立特里亚第 11 批医疗队提醒乘坐长途航班的老年乘客,出行前一定要根据自己的身体状况量力而行,随身备好常用药品和食品,注意按时补充水分和能量,遵医嘱使用药物。也衷心祝愿出门在外的朋友们平安健康。

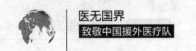

1岁半小患者的信任

中国援厄立特里亚第 11 批医疗队　刘　畅　何艳新

中国援厄立特里亚第 11 批医疗队抵达厄立特里亚开展工作以来，在刘剑波队长的带领下，继承和发扬了历任援厄医疗队的光荣传统，以饱满的工作热情和奉献精神，续写着中国援非医疗的新篇章。

11 月下旬，一个 1 岁半名叫 Okubai 的小女孩，被母亲发现左上腹有一肿块，遂来厄立特里亚最大的医疗中心——Orotta 医院就诊。CT 检查诊断：左肾母细胞瘤。针对 Okubai 的病情，鉴于 Orotta 医院整体医疗技术水平，当地医生都建议她到国外诊治。可对于 Okubai 贫穷的家庭而言，日常生活都异常拮据，出国治病无异于天方夜谭。这时 Orotta 医院大外科主任约瑟夫想起了中国医疗队的专家，马上带着 CT 片和患儿家属一起到 24 号诊室找到我，请求中国医疗队给予诊治。

由于患儿年龄小，肿瘤已达盆腔，分期晚，手术风险极大。看着患儿母亲期待的眼神，我立即把患儿病情向医疗队刘剑波队长做了汇报。刘队长高度重视，组织全队讨论，反复会诊并制定详细诊治方案，与当地医生及患儿家属沟通交流后决定放手一搏，全力手术医治患儿。12 月 4 日，我和在 Orotta 医院工作的郑州大学第二附属医院普外科专家何艳新、麻醉专家吴树彪一起成功实施了手术。

围手术期间患儿生命体征极不稳定，作为从事重症监护几十年的省内知名专家，刘队长亲临 ICU 指导患儿救治。目前患儿已度过危险的围手术期，开始流质饮食，病情趋于稳定。面对中国医疗队的精心救治，家属十分感激，见到中国医生就用提格雷尼亚语说"耶撼耶哩（感谢感激）"。术后第三天，针对可怜又极其幸运的小 Okubai，医疗队再次送来厚爱（营养品、玩具等），患儿母亲非常激动，喃喃自语："真主保佑，感谢中国医生！"

随着援非医疗的持续进行，中国援厄立特里亚第 11 批医疗队全体队员在刘剑波队长带领下以忘我奉献的精神忠实履行了自己的使命，充分展示了中国的大国风范，将友谊和大爱永久地播撒在厄立特里亚的土地上。

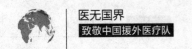

无影灯下播撒大爱

中国援厄立特里亚第 11 批医疗队　王晓甫　刘　畅　吴树彪　李仁科　杜国明

2017 年 12 月 13 日，中国援厄特医疗队在马萨瓦医院巡诊的第 3 天。在队长刘剑波统一指挥下，经过严格筛选病人、选择手术适应证、排查手术禁忌证、队员们自行修复多年未用的必需设备后，医疗队决定进行马萨瓦医院自 1958 年建院以来的首例"耻骨上经膀胱前列腺摘除术"。

手术医师、郑州大学第二附属医院王晓甫及鹤壁人民医院刘畅和杜国明，麻醉医师郑州大学第二附属医院吴树彪和郑州市骨科医院李仁科，奋战 1 个半小时，克服了设备陈旧、设施不足、缺药停电等困难，最终在术中突然停电、手机照明下成功完成手术，播撒了中国医疗队对厄特人民的大爱，使传统手术绽放光彩。

术前，麻醉师吴树彪、李仁科再次为患者进行详细的体格检查，核对麻醉用药的品名、规格和生产日期，并顺利实施腰硬联合麻醉。

手术开始了，医师王晓甫、刘畅和杜国明为患者消毒铺巾后，按照标准手术流程，切开皮肤、打开膀胱腔等，顺利地完整摘除了重达 90g 的前列腺，耗时仅约 35 分钟。

正当厄方观摩的医护人员为中国医疗队教科书式的手术表演惊呼时，无影灯突然熄了，手术室中顿时陷入一片黑暗……停电了！当问有没有备用电源或者发电机时，回答是"NO"；当问有没有手电筒、头灯之类的照明用具时，回答也是"NO"。

内行人都知道，前列腺摘除后腺窝出血、渗血相当迅猛，此时的手术正处于关键时刻！

　　王晓甫、刘畅和杜国明医师不愧是具有多年临床经验的医师，他们沉着冷静、处变不惊，依靠触觉，迅速以纱布块填塞前列腺腺窝，进行压迫止血。

　　停电后，心电、呼吸监护设备等也停止了工作。麻醉师吴树彪一手触摸患者脉搏，一手通过触及鼻孔感知患者的呼吸情况；麻醉师李仁科通过与患者进行简单的对话，判定其神志情况，并进行心理安慰。麻醉团队迅速收集手术室内的4部手机，打开手电模式提供光亮，充作无影灯照明；吸引器停止工作了，大家用大量的纱布块蘸血保持术野清晰。在微弱的光线下，他们快速、准确地辨认出膀胱前列腺交界创缘，取出填塞纱布，避开输尿管口，迅速进行缝合止血。

　　此时，新的问题一个接着一个，步步惊心曲折——手术室库房内竟然找不到可用的三腔气囊尿管，他们迅速决定增加膀胱造瘘以形成有效的膀胱冲洗回路；没有管径合适的引流管，他们就以加工过的吸引器管代替。最后终于完整切除腺体，术野也得到了满意止血。

　　大家终于松了一口气，以为可以结束手术了，但就在关闭切口前的一个重要环节——清点手术纱布的时候，发现少了两块。再数一遍，仍然如此。大家都很确定，体腔内是不可能残留的。但真心令人崩溃的是，黑灯瞎火的哪里找去？好在我们运气不错，在停电40分钟后，居然来电了。眼尖的器械护士惊呼道："Here it is！"原来是停电时，看不清位置，纱布被压在器械台的肾形弯盘下了。最终经过关闭膀胱腔，冲洗测漏，逐层关闭体壁各层，接引流装置，包扎，指导术后管理，我们顺利送患者抵达病房。

　　手术顺利完成了，马萨瓦医院的医护人员不由地对医疗队员们竖起了大拇指，不停地赞叹。

　　当地医生 Sermenson 称赞道："中国医疗队在这样简陋的条件下，因地制宜、迎难而上、守护生命，同时不忘带教和传承，改变了我们的一些诊疗理念和操作习惯，既是我们的老师也是我们的朋友。你们的技艺使我们叹服，真是我们学习的榜样。虽然你们的巡诊工作很快就要结束了，但你们的精神值得我们永远传承下去。"

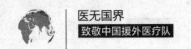

中厄医生联袂救死扶伤

中国援厄立特里亚第 11 批医疗队　夏熙双　毕成红

中国援厄立特里亚第 11 批医疗队抵达厄立特里亚开展工作已近五个月，在刘剑波队长的带领下，发扬了历任援厄医疗队的优良传统，牢记初心、甘于奉献，开创了多项援厄特医疗队工作生活方面的先河，续写着中国援非医疗的辉煌。

2018 年 1 月 16 日中午 12 点半，中国援厄立特里亚医疗队 Orotta 医院，神经外科夏熙双主任医师还在神经外科门诊加班工作着，ICU 的厄特住院医师 Abiye 急急忙忙来到门诊请求急会诊，两人立即前往 ICU 会诊。患者是一名年轻男性，昏迷，略躁动，头皮裂伤已清创缝合，右眼睑及右肩部皮下青紫淤血。询问病史得知，该患者因车祸致重型开放性颅脑损伤并胸部损伤三天。体检：双侧瞳孔不等大，右 d=4.5mm，左 d=3.0mm，对光反射消失；右肩部皮下青紫淤血，右锁骨远端异常活动。头颅 CT：脑挫裂伤、右额颞骨粉碎凹陷骨折、脑中线偏移。诊断为急性重型开放性颅脑损伤、脑疝形成。

患者病情极其危重，濒临死亡边缘，家属悲痛万分，如不尽快行开颅手术，患者随时可能死亡。告知家属患者病情的严重性后，家属表示理解并同意手术，夏熙双主任医师毅然决定急诊手术抢救，指示积极术前准备，争分夺秒救治患者。

夏熙双医师立即将情况向医疗队刘剑波队长汇报。刘队长极为重视，组织医疗队医生和当地医生讨论、会诊并制定详细救治方案，在与患者家属沟通交流后决定放手一搏、全力救治患者。

厄立特里亚医疗条件极为落后，神经外科最基本的手术器械和设备如显微镜、电钻等均不具备，开颅手术只能靠手摇钻和线锯条，止血使用的明胶海绵也靠中国援助。在经过充分沟通和准备后，1月16日下午5点，夏熙双主任医师和医疗队员毕成红主治医师，以及 Orotta 医院的 Medhanie、Abiye 医生共同努力，一起成功为患者实施了手术。经过克服各种困难，历时3个多小时，成功完成手术，患者安返重症监护病房。

术后患者生命体征不稳定，作为从事重症监护工作几十年的国内著名专家，刘剑波教授亲临 ICU 指导患者救治。目前患者病情较前有极大改善。患者家属和当地医生对中国医疗队的无私奉献表达了崇高的敬意。

随着援非医疗工作的持续进行，中国援厄立特里亚第 11 批医疗队不断以忘我奉献的精神忠实履行着自己的使命，展示着中国的大国风范，用实际行动践行了"不畏艰险，甘于奉献，救死扶伤，大爱无疆"的援非精神，将友谊和大爱播撒在厄立特里亚的大地上。

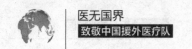
为百岁老人动手术

中国援厄立特里亚第 11 批医疗队　刘剑波

近日，中国援厄立特里亚第 11 批医疗队为一名百岁老人成功进行了心肺复苏和神经外科手术。

2018 年 6 月 25 日，在厄立特里亚奥罗特医院工作的医疗队员、神经外科医师毕成红收住了一例被诊断为"慢性硬膜下血肿"的百岁老年患者，并决定于 2018 年 6 月 27 日实施钻孔外引流术清除血肿。

开始实施麻醉后，来自古巴的麻醉师常规给予患者静脉麻醉药物。由于药物注入速度过快，患者突然出现呼吸、心跳减慢及停止。在此紧急时刻，古巴麻醉师迅速向中国医疗队员、麻醉科吴树彪医师求助，同时毕成红医师也立即参与抢救，实施心肺复苏术。经过应用强心剂、呼吸兴奋剂和升压补液等措施抢救，历时 5 分半钟，终于使患者心跳、呼吸开始恢复，复苏成功。

随后，毕成红医师在吴树彪医师的密切配合下，立即为患者实施手术，历时 25 分钟，以最快的速度成功完成手术。患者很快清醒，无不良反应。

经过几天的密切观察，如今患者病情已经恢复，瘫痪的肢体也已正常。

中国"珠宝"——针灸在赞比亚闪光

中国援赞比亚第5批医疗队 王宗学

针灸是中国医学宝库的一颗明珠，几十年来它为中华民族的繁衍昌盛起着重要的作用，而在赞比亚也深受广大人民群众的喜爱。两年多的时间里，我在赞比亚用针灸治疗各种病近百种、患者5000多例，其中疼痛1300余例，有效率达94%以上，效果常令人惊叹。一名妇女产后腰、髋、腹股沟疼痛剧烈，服用药物未能缓解，十分痛苦。我采用耳穴贴压加体针治疗以后，疼痛缓解，数次治疗后痊愈，患者及其家属无不称奇，说"中国的针灸真神奇啊"。

脑性瘫痪也是当地常见病，除脑梗死、脑出血外，脑性疟疾后遗瘫痪者也甚多。我接诊300多例，针灸治疗后，其中有显著效果者占30%，总有效率达90%以上。

有一名患者叫卡百萨，偏瘫失语，给予一个月的针灸治疗后，其语言清楚，生活也可以自理了。另有一位28岁的患者叫毛约，四肢瘫痪，针灸10次后竟奇迹般地站了起来，一个月后他恢复了健康，他狂呼"Acupuncture，good"。

在赞比亚，我用针灸治疗许多疑难病症都收到了良好的效果。一位中学生饮酒过度导致视神经萎缩，濒临失明，针灸13次后，他高兴地说："我能看清报纸了，针灸使我重见光明了。"

针灸的治疗范围很广，对减肥、戒烟、矫正胎位都有显著效果。一次，一位妇人抱着婴儿突然跪在诊所桌前，我为之一惊，不知发生了什么事，我的助手卡本鲍告诉我，该女子原来胎位不正，通过你一针就为她矫正了胎位，后因过期妊娠，你又给她扎了一针，当晚产一男婴，今日出院特来感谢。

针灸治病之广泛、疗效之迅速，博得了赞比亚人民的赞扬，《赞比亚时报》及《赞比亚邮报》都先后进行过报道；电台也多次进行录音专访，并在赞比亚全国多次播放。

冒险出诊，救死扶伤

中国援赞比亚第 6 批医疗队　耿增旺

1990 年 10 月 1 日那天，我们援赞比亚第 6 批医疗队卡布韦点留守队员，正在欢度国庆，改善生活。上午 11 点左右，电话铃响个不停，接电话的王翻译神色失常，急促地告诉我说："经参处刘秘书来电话，铁路组的运货车大约一个小时前在赞比亚西北部距扎伊尔（今为刚果民主共和国）边畔不远的公路上出了车祸，一个队员头部受重伤，昏迷不醒，现在正送往赞比亚西北部的一个小医院，要我们赶快出诊到那里协助抢救，这是大使馆的命令，准备一下快出发，时间就是生命！"

这下我们过国庆节的气氛全变了。经查地图，我们了解到这个医院所在地距卡布韦有 300 多公里，其中有三分之一的路段在扎伊尔境内。那是一段荒芜的森林区，抢劫汽车、行人财物案件时有发生，前些日子，中国专家组的汽车就在那里被抢劫了。当地司机有些害怕，不愿意出车，我们说服他救治中国专家组生命要紧，他看着我们坚决要去，也只好同意了开车前往。这样我和姚长有医师分头做准备，带了些药品和路上吃的东西就急忙开车出诊了。一路时速都在一百多公里以上，到了赞比亚与扎伊尔交界外检查站说明情况以后，我们决定冒险穿过扎伊尔境内路段，虽然不安全，但可以节省时间，这样伤员的生命就能多一点希望。

下午 4 点多我们才赶到医院，经检查伤员，诊断为重度颅脑损伤，需要及时用药控制病情发展。经过两天的抢救和观察，伤员的病情转危为安。经大使馆领导同

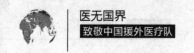

意，伤员继续留院治疗，我们于 10 月 3 日下午回到卡布韦驻地，向大使馆汇报了病人病情及抢救情况，大使馆经参处领导对我们的工作表示满意，并表扬我们冒险出诊发扬人道主义精神。

难忘的一次抢救

中国援赞比亚第 8、第 13 批医疗队　严瑞珍

　　我是 1992 年赴赞比亚工作的，记得刚上班的第一天晚上 8 点左右，队员们都在客厅看电视，突然听到一阵阵警笛声由远而近至我队住地大门口戛然而止，两名黑人男子急匆匆闯进住地找耳鼻喉科医生出急诊。

　　我和队长还有其他几位同志一同火速来到医院，只见手术室里，一个两岁左右的黑人儿童躺在手术台上，麻醉师和值班护士已守候在那里。我快速检查、询问病人病史后得知，孩子是在吃鱼时不慎将鱼骨吸入气管的，曾先后跑几家医院诊治，都因不能手术退了出来，得知卡布韦总医院有中国专家后，特跑来求治。因为孩子是个黑人，看不清口唇是否青紫，只见鼻翼剧烈煽动着，三凹征极度明显，说明其呼吸困难，极度缺氧，生命垂危，需要立即手术。这边立即给孩子输氧，那边嘱咐护士准备器械，可得到的回答是，手术室没有器械。孩子情况危急，没有器械无法将异物取出。情急之下，我飞快地跑到耳鼻喉门诊翻找器械，好不容易找到了一把钳子，可缺螺丝，不咬合，小儿侧开喉镜没有灯泡，我一下子急得满头大汗。孩子的家属围在手术室外焦急地盼望着，其外婆和妈妈忍不住冲进手术室，跪在我面前乞求着。因为没有器械，值班医生和护士都建议转到首都医院，可我心里清楚，这儿离首都医院 150 多公里，走到半路人就会死亡，何况还没有车送。咱是代表祖国来的，连这都处理不了，岂不给祖国丢脸，给中国医生丢脸？说什么也得把孩子给抢救过来！从手术室到门诊，我前后跑了四五趟，把各种器械零件相互拼凑，临时

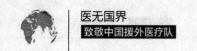

制成了钳子和喉镜，队长帮着摁接触不良的电源，别的医生帮着固定孩子的头。我跪在地上开始手术，喉镜伸进口内，由于接触不良灭了，反复用胶布固定了几次，大家都急得捏把汗。时间一分一秒地过去了，孩子缺氧越来越严重，我稳着劲儿，在灯泡闪亮的一刹那间，发现喉内有白色异物，迅速用钳子取出。一个1.5cm长短的鱼骨片从孩子的声门内被取出来了，孩子得救了。孩子的家属纷纷跪在地上向我们叩头，手术室的黑人医务人员则把手放在唇上，欢呼起来，然后伸出大拇指说："中国医生真了不起！"

中国大夫救了我们一家

中国援赞比亚第 13、14 医疗队　仵民宪

　　2006 年 12 月 3 日，赞比亚最大的报纸——《赞比亚时报》，在周末版头版头条报道了我成功切除腹部重达 20 公斤巨大肿瘤的事例，并附有巨大照片，还在第六版做了专题评论，在当地引起了不小的影响。

　　病人是一个名叫格兰黛丝、年仅 23 岁的女性，5 个月前因生产住院。在行剖宫产手术时，当地妇产科大夫发现病人腹部有一拳头大的肿瘤，遂请值班的乌克兰大夫会诊。乌克兰大夫的意见是只做剖宫产，肿瘤待手术 3 个月以后再说。病人遵其所言，3 个月后如期来院。没想到此时病人腹部隆起，比足月妊娠还大，行走已非常吃力，不得不用手托扶着。面对如此巨大的肿瘤，乌克兰大夫让我发表意见。我说肿瘤虽大，但尚有一定的活动度，可以手术探查。乌克兰大夫说手术风险太大，不如先做活检，如果是恶性，就放弃手术。这实际上是推托病人，因为肿瘤生长如此之快，十有八九是恶性。

　　1 个月后，病人带着病检报告来了，报告为恶性肿瘤。这次病人住在我管的病床上。乌克兰大夫说该病人没有必要手术，要么转到首都赞比亚大学教学医院。但病人和家属要求做手术，并说没钱，拒绝去首都，坚持要在当地做，还对我说通过前两次的接触，她们对乌克兰大夫不信任，非让我做不可。我说肿瘤是恶性的，可能切不掉，手术风险很大，甚至会死在手术台上。但病人和家属说只要有一线希望，她们都愿冒这个风险，因为如果不做，病人也只有等待死亡。

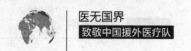

看到病人和家属对我如此信任，我决定尽我全力为病人做好手术，因为这关系到中国大夫的声誉。

11月30日，在做了较充分的准备后，我给病人做剖腹探查。手术中肿瘤血管很丰富，出血较多。打开腹腔，我发现肿瘤为实质性，很硬，来自腹壁，对腹腔脏器侵犯不多，于是较顺利地切除了肿瘤。肿瘤重达20公斤，手术输血400毫升。

当天晚上我去病房看望病人时，病人已完全苏醒过来，精神状况很好，就像刚生完孩子的孕妇一样如释重负，脸上带着喜悦。她的母亲一见到我就给我跪了下来，万分感激地说："非常感谢仵大夫。感谢中国政府派来的好大夫，挽救了我女儿的生命，也救了我们一家。要不然，我会失去女儿，孩子会没有妈妈。"她的弟弟说，中国的医学这么先进，问我他怎么才能去中国学习医学。

3天后，《赞比亚时报》报道了此事。不少人见了我就伸出大拇指称赞。格兰黛丝也一下子成了新闻人物，很多人到病房来看望她。她的母亲逢人就说，是中国大夫救了她女儿，也救了她一家。每次查房见到我都要跪下来感谢一番。两周后病人痊愈出院。后来得知，出院后母女俩又去了当地广播电台，在电台上做了广播报道。

通力合作，抢救病人

中国援赞比亚第 15 批医疗队　范解放

2009 年 8 月的一天，早晨 7 点 40 分，我刚到手术室，就听到护士 Banda 喊我："快，范医生，抢救病人！"我一看原来是一个剖宫产术后大出血的病人，从凌晨 3 点做完手术一直到现在，病人持续阴道出血，现在已经处于休克状态，面色苍白，血压测不到，脉搏也触摸不到，呼吸急促。我和另外一个麻醉师冯雷在没有用任何诱导剂的情况下，给病人插上气管插管，接上呼吸机，用上监护仪，开通两条静脉通路，把血输上，加速加压给液体及代血浆，病人当时的血压是 50/30mmHg。做手术的是来自印度的老大夫，病人持续阴道出血，她坚持观察，让给缩宫素。我一方面联系血库，让他们抓紧时间再备 3 个单位的血；另一方面和护士长商量赶紧请中国妇产科医生王大夫过来会诊！

很快王大夫就过来了，正好一个乌克兰的大夫 Irona 也赶到了。她们进入手术室后，马上决定开腹探查，开腹后发现子宫已经完全没有收缩功能，于是果断决定行子宫次全切除术，以挽救病人的生命。

手术在紧张地进行，我们一方面加压给血给液体，一方面调整病人的全身状况。地塞米松 10mg，碳酸氢钠 20mL，葡萄糖酸钙 10mL……一切都在紧张有序地进行，慢慢地病人的血压开始上升，60、65、70……时间在一分一秒地过去，病人的生命体征也逐渐平稳。但是当子宫切除后，我们发现残端持续渗血，有 DIC 的征象。我们一方面加快输血，另一方面给病人保暖，输入氢化可的松、维生素 K，出

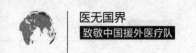

血终于止住了，病人的血压恢复到了 90/50mmHg，脉搏也变得有力，并且开始睁眼，这时候我们悬着的心才放到肚里了。

然后我们开始小心地给一些氯胺酮来维持麻醉，并且小剂量地输入多巴胺，病人也开始有尿了。这时候已经 9 点半了。手术结束后我们顺利地拔出气管插管，病人生命体征平稳。病人的生命终于被挽救回来了。

手术室的工作人员看到我们中国大夫这种通力合作抢救病人的精神，都竖起大拇指称赞："中国大夫，好样的。有你们中国大夫在，再危重的病人我们也不担心了。"

是的，中国大夫扬名赞比亚，这只是其中的一件小事。中国大夫工作守时，技术高超，并且努力刻苦，积极向上，这是得到公认的。

在基特韦中心医院，有 6 名中国大夫。儿科的姜主任，年龄已届五十，刚到这里，英语不是很好，但是学习十分刻苦，每天都用小本本记录英语单词，就连吃饭、睡觉的时候也在背记单词，那种学习态度真的让人感动。还有麻醉科的冯大夫，为了尽快适应工作，每天晚上都到科室去，有工作帮着干，没有工作就跟护士学习英语，深得科室人员的喜爱。另外还有外科的程大夫和邓大夫，每天工作早出晚归。

因为我们深深知道，我们的一言一行都代表着我们的国家，我们应该用自己的行动来赢得赞比亚人民对我们祖国的尊重。

和科室主任的争执

中国援赞比亚第 17 批医疗队　王玉红

近日，在赞比亚基特韦中心医院外科发生了因为一例手术而让葛波涌医师和科室主任 Mulenga 发生争执的事情。

事情是这样的：3 个月前医院急诊收治了一位右侧前臂机械伤的患者，创口大，污染严重，有许多异物残留，右侧尺骨粉碎性骨折伴尺神经损伤。科室主任 Mulenga 及首诊医师都建议从上臂做截肢手术。葛波涌医师是二线急诊班，查看患者后，发现患者是一位年仅 26 岁的男青年，右侧伤肢如果截肢对医生来说自然是省事，但是对患者是多么的无情，对家庭和社会也是一种负担；再说，患者的伤口是新鲜的，手指末梢循环还可以。综合考虑，葛波涌医师不建议截肢治疗。科室主任比较任性，就开始和葛波涌医师争执，说了许多不截肢的风险，如出血多、感染风险大、手术时间长、异物取不干净、骨折难以愈合、需要多次手术、住院时间长等。当然他说的也是很有道理，但是没有站在患者的角度考虑。葛波涌医师据理力争，说风险是有许多，但是患者年轻，保住肢体对患者的生活意义重大，哪怕有一点希望，我们作为医生也应该为患者考虑。如果患者是你，你愿意截肢吗？科室主任说当然不愿意。最终科室主任说那你自己去处理吧，我不管了，然后一走了之。

葛波涌医师带着年轻的当地医师在手术室为患者做"清创引流、异物取出、神经探查、止血包扎、骨折石膏外固定术"，手术持续了 3 个多小时。患者安全返回病房。

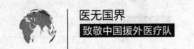

在以后的日子里，葛波涌医师每日查看患者，指导用药预防感染，带领年轻医师亲自为患者换药并观察创面愈合情况。两个月后又为患者进行了"尺神经损伤探查吻合术"。患者每周到门诊复查，目前患者右前臂及右手功能恢复良好。患者及其家属都非常感激葛波涌医师，每次见到他都会双手合十虔诚地放在胸前向他鞠躬表达谢意，并用葛波涌医师教的还不是十分熟练的汉语说"您好""谢谢"。

葛波涌医师每次看到患者及其家属欢乐的笑脸，也会有一种成就感。他为自己的坚持和跟主任的争执而自豪！虽然承担了许多责任，付出了许多辛苦，但是没有辜负习近平主席提出的"不畏艰苦、甘于奉献、救死扶伤、大爱无疆"的援外医疗队精神！

胆大心细创奇迹，外国同行竖拇指

中国援赞比亚第 17 批医疗队　孟　康

在赞比亚同行的赞扬声中，我结束一台高风险的复杂手术，成功为患者切除了巨大的上颌肿瘤，赞比亚同行纷纷向我竖起大拇指！

这位上颌骨肿瘤患者是一名 46 岁的赞比亚当地人，她患上颌骨肿瘤已经两年了。一年前首次到恩多拉中心医院就诊，因为当时瘤体已经较大，当地医生考虑手术风险，给予姑息治疗，患者为此反复就诊，但都没有得到很好的治疗。近段时间来，由于肿瘤生长迅速，患者进食都受到影响，而且患者重度贫血。科室主任和其他医生见此病人直摇头，最后，所有医生的目光都集中在我身上，等待答案。

我来恩多拉中心医院工作已经 3 个月了，医院的条件我已经很清楚了，没有CT，就连口腔科常用的颌骨 X 线片都拍不好，手术室条件更让人恼火，手术中用到的吸引器、电刀经常不能正常工作，就连血管钳也常常夹不住血管，我在这里每次手术前都要反复提醒自己如何处理这些可能出现的情况。今天面对这样的病人，说心里话，我真不想做这个手术。但是看到病人期待的目光，我仔细检查后，凭多年的临床经验判断可能的手术范围及风险，最后还是决定做这个手术。

首先考虑患者贫血的问题，已经没有时间靠药物治疗贫血了，必须提前一天输血；经口腔、鼻腔插管麻醉已经不可能了，需要与麻醉科会诊协商，术前行气管切开；再就是如何加快手术进度，缩短手术时间，减少术中出血。

接着是实施手术，手术开始前手术室已经聚集了不少医生和在此学习的大学

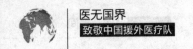
生。按照计划，气管切开麻醉顺利，手术开始，我一步一步有条不紊地切开、止血、逐渐暴露，然后快速用三把骨刀将肿瘤和部分上颌骨一并切下。手术过程中电刀和吸引器依然是时好时坏，又一次给手术带来很大不便，经过进一步处理，很快结束了手术，患者生命体征平稳，手术室里响起了掌声。看到同行灿烂的笑容以及竖起的大拇指，我心里不由地感到自豪，因为我让赞比亚医生见识了中国医生的责任心和技术，为国家、为医疗队争得了荣誉。

事实上，来这里之后，经常会遇到国内不可能遇到的病人和困难的医疗环境。就在这个病例之后不久，我再次成功为一个面颊部患巨大肿瘤（直径 6 厘米）的 62 岁女性患者进行了手术切除并同时进行了邻位肌皮瓣修复术。这位患者就诊时肿瘤呈结节状，已经浸润皮肤，部分皮肤表面破溃，当地医生束手无策。而我的手术不仅完整地保留了患者的腮腺导管和面神经，并且采用邻位肌皮瓣对术后面部巨大组织缺损进行了修复，术后患者一期愈合。

能用自己的知识和技术护佑赞比亚人民的生命，同时传播医疗技术，巩固中赞友谊，我乐在其中。

沉着应对，化险为夷

中国援赞比亚第 17 批医疗队　葛波涌

近日，在赞比亚基特韦中心医院手术室发生因一例剖宫产手术而让主治医师王玉红既紧张而又欣慰的事情。

事情是这样的：医院妇产科急诊收治了一位 16 岁的妊娠高血压综合征患者。患者重度子痫前期，血压高达 220/130mmHg，并且胎儿窘迫。主治医师王玉红是二线急诊班，查看患者后，果断决定行剖宫产手术。

王玉红医师带着年轻的当地黑人医师在手术室为患者做"急诊剖宫产手术"，术中患者突然大出血，子宫不收缩。在这缺医少药的赞比亚，只有缩宫素，当时给予持续按摩子宫及缩宫素 60 单位后，患者子宫时而收缩，时而收缩不良，血压已经下降到 70/50mmHg，简单而又风险小的办法就是做子宫切除术，但是考虑患者太年轻，刚刚 16 岁，并且为第一胎，以后还要继续生育，在赞比亚生孩子是女人的人生大事，失去了子宫，也许就失去了家庭和幸福，王玉红医师决定先给患者行双侧子宫动脉上行支结扎及 B-Lynch 缝合术观察，同时向血库申请血液为患者输血。观察一段时间后发现患者子宫出血明显好转，王玉红医师决定关腹后将患者转入ICU。由于当地的 ICU 跟国内的普通病房无明显区别，王玉红医师一直担心患者术后会再次大出血，所以术后一直看护患者 6 个小时，直到患者生命体征平稳，阴道无明显出血后才回去休息。这时，王玉红大夫才想到自己已经几个小时没有吃饭喝水了。虽然手术时间长，也很累，但是她心里很高兴，为保住了一个子宫而欣慰。

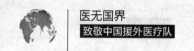

　　以后的日子里，王玉红医师每日查看患者阴道出血情况，指导用药预防感染、纠正贫血、查看子宫复原情况，等等。患者每周到门诊复查，目前恢复良好。患者及其家属都非常感激王玉红医师，每次见到她都会双手合十虔诚地放在胸前鞠躬表达谢意。

赞比亚部落首领转危为安

中国援赞比亚第 17 批医疗队　喻朋辉

在赞比亚首都卢萨卡援建医院工作的第二个周一，我正在透视室检查病人，突然 CT 室主任 Ugene 急急忙忙地跑了过来，告诉我有一个病人病情复杂，请求会诊，我见主任这么着急，二话没说就赶紧跟他跑进了 CT 室。

见到的这位病人已经腹部疼痛 4 天了，最近几小时腹部疼痛突然加重，但是因病情复杂，临床一直找不到病因，无法采取有效的处理措施。由于长时间的疼痛，病人很快就要休克，病情非常危急，而且这个病人是当地的部落首领，有着极高的威望，因此医院各科室都非常重视，召集各相关科室的国内外专家进行会诊（医院有很多的外国援助专家），并进行了腹部 B 超、X 线摄片、化验等相关检查，可是一切检查没有发现异常问题，病人病情仍然难以确诊，大家意见不一。眼见着病人在床上疼得打滚，大家急得一身汗，却无从下手。

这时，有个主任建议做个 CT 进一步检查，于是病人被推进了 CT 室进行了急诊 CT 扫描。CT 室主任 Ugene 和埃及、俄罗斯等国的专家会诊了 CT 片，可结果依然是没有发现异常。就在大家一筹莫展的时候，他们想到了刚刚到达医院的中国医疗队，于是请我帮忙会诊一下病人的 CT 扫描图像。

我知道既然这么多人都确诊不了，肯定是不典型病例，但既然他们把这一任务交给了我们中国医疗队，我就一定要想办法去帮助他们找到病因，实现我们救死扶伤、大爱无疆的承诺。

我根据病人的病史，先推测出几种可能性诊断，然后仔细观察病人的每一张CT片图像，肝脏正常、脾脏正常、胰腺正常、阑尾正常……似乎一切都没有问题，但我坚信，病人疼痛如此剧烈，一定会有问题，既然所有脏器没有异常，那么病人的疼痛会不会是腹膜的炎性反应呢？想到这里我首先想到的是消化道穿孔，因为病人有腹部疼痛病史，可能是消化道溃疡后引起的穿孔，于是我将图像进行薄层重建，又仔细地观察了一遍图像，寻找穿孔的证据。突然上腹部两个小黑点出现在我的眼前，我的思路豁然开朗，CT上出现的小黑点就是游离气体，肠道外出现气体就是胃肠道穿孔的有力证据。所有问题迎刃而解。我赶紧将我的诊断告诉会诊主任，我的诊断得到了大家的一致支持，于是病人被紧急推进了手术室。两个小时后从手术室传来喜讯，病人十二指肠球部穿孔得到了修补，病人转危为安。

故事已经结束，但小黑点的故事引起了我很多的思考。一个渺小的小黑点的发现却救活了一个鲜活的生命，工作中的细致对我们是多么的重要，更重要的是小黑点被我们中国医生发现了，这更代表着我们中国医疗队技术水平的高度。

挑战自我创奇迹，挽救生命赢掌声

中国援赞比亚第 17 批医疗队　高项羽

"一波三折"的气管异物取出术

近日，赞比亚大学教学医院（UTH）儿科手术室上演了分秒必争、生死时速的惊心一幕，生死博弈过程可谓一波三折、惊心动魄。至今忆起我仍心有余悸，久久不能平静！

星期四早晨，和往常一样，我早早来到 UTH 儿科手术室，查看手术通知单，准备器械、药品，开始一天的麻醉工作。上午 10 点，在神经外科手术过程中，俄籍耳鼻喉医生 Dliuba 通知有一急诊手术：气管异物取出。我赶紧停掉手头工作和其他择期手术，开始了急诊手术的准备。患儿：女，年龄 8 个月，初步诊断为气管异物。患儿入室时清醒，哭闹，呼吸困难，血氧饱和度在 90%，"三凹征"很明显。情况甚是危急，医生紧急给予监护，面罩吸氧，手控辅助呼吸。

UTH 虽然是赞比亚全国医疗条件最好、技术力量最雄厚的医院，但对于气管异物这类特殊手术，麻醉常规所需器械和药品是缺乏的。没有国内常备的纤支镜、高频通气设备、七氟烷、瑞芬太尼和右美托咪定。有丙泊酚，印度产的，但质量实在不敢恭维，过敏率 70%，我已经碰到过几次严重的丙泊酚过敏事件了，现在已基本不敢使用，目前能用的唯有氟烷。氟烷，20 世纪 50 年代世界范围内广泛使用的一种麻醉剂，直到现在还在一些不发达国家使用，赞比亚是其中之一。中国在 20 世

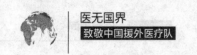
纪 80 年代前也应用较多。由于其严重的肝损害作用，发达国家目前则仅作为动物手术麻醉剂使用。

常规氟烷吸入全麻。在耳鼻喉医生置入硬质支气管镜寻找气管异物的过程中，血氧饱和度逐渐下降，心率快速上升。加快通气频率，给予地塞米松，症状不见好转。手术医生继续寻找，无果。此时血氧饱和度瞬间降至 60%，心率快速下降，180、160、140、120、100、90、80 次 / 分，赶紧给予阿托品、氢化可的松反复静推，无效！1 分钟不到，心跳、呼吸骤停。紧急退出气管镜行气管插管，常规心肺复苏，间断给予肾上腺素 2 次，约 10 分钟后，心率恢复至 220 次 / 分（入室时 180次 / 分），又 15 分钟后自主呼吸恢复，心率呼吸趋于平稳。患儿从死亡的边缘被拉了回来！1 个小时后，带管送入 ICU。ICU 医生拟待患儿病情稳定后再次行胸部 X线检查，进一步明确诊断。

星期四、星期五接连两次 X 线复查结果显示一切正常，但患儿呼吸困难的症状并没有改善，呼吸机辅助呼吸。对于这样的情况，患儿父母感到绝望，甚是悲伤！星期六早晨再次复查，X 线显示右侧支气管异物，乌兹别克斯坦籍耳鼻喉教授Sudonuo 遂决定紧急手术！

时间就是生命，接到 Sudonuo 教授的通知，我即刻赶往医院。由于有了上次患儿术中呼吸、心跳骤停的经历，这一次我做了更加周密和充分的准备。在麻醉助手Sompwe 的帮助下，麻醉平稳，患儿生命体征保持稳定。Sudonuo 教授也很给力，2分钟不到就找到了气管异物：一个黄豆大小、泥沙状的东西。"手术很成功，又一个小生命得救了，谢谢你，高医生！"Sudonuo 教授感慨地说道。

一波三折，惊心动魄，在手术室与疾病博弈的过程中我们赢了！作为一名中国援赞比亚医疗队队员、一名普通的麻醉医生，我由衷地感到骄傲和自豪！

抢救"熊猫血"合并重度贫血患者

赞比亚地处非洲中南部地区，属热带高山草原气候。黑人占大多数，所以有着较独特的疾病谱。在 UTH 从事麻醉工作，经常可以碰到妊娠合并疟疾等热带病的剖宫产患者，而黑人中流行一种镰状细胞贫血（sickle cell anemia，SCA）病，在国内很罕见。近日一例 RhD（－）血型合并重度镰状红细胞贫血患者，生命垂危，经过大家的共同努力抢救成功，母子平安！

Friday Mwanza，27 岁，黑人，第 7 胎，RhD（－）血型，妊娠合并重度镰状红细胞贫血，孕 34 周。患者既往孕 6 次，因为特殊血型 RhD（－），发生胎儿溶血，其中 3 次胎儿娩出后自然死亡，3 次胎死宫内自然流产。此次是第 7 次怀孕，是一个"珍贵儿"，患者夫妇极其渴望拥有一个孩子，所以此次怀孕显得弥足珍贵！患者实验室检查，血红蛋白 60g/L，属于重度贫血。双侧巩膜严重黄染，考虑镰状红细胞溶血比较重。静息状态下轻度呼吸困难，情况甚是危急。产科医生基于患者特殊的情况决定即刻实施剖宫产术。

镰状细胞贫血是一种常染色体显性遗传血红蛋白病。临床表现为慢性溶血性贫血、易感染和再发性疼痛危象以致慢性局部缺血导致器官组织损害。也是严重危害母子健康的疾病，胎儿死亡率达 5%，孕妇死亡率达 4.62%。目前尚未明确患病个体遗传基因的构成变化，故病因治疗无意义。治疗目的在于预防缺氧、脱水、感染等对症治疗。

令人抓狂的是患者的特殊血型——RhD（－）血型。该患者需要大量输血，由于稀有血型，血库只有 1 个单位的 RhD（－）全血，对患者来说是杯水车薪，远远不够。但对于 RhD（－）这一特殊的血型，有 1 个单位已经是万幸了！2007 年 7 月，江苏省的一名 RhD（－）血型产妇遭遇胎死腹中、产后大出血的险情，在当地媒体向"Rh 阴性血爱心俱乐部"成员发出紧急求救信号后，其得到救助并转危为安。RhD（－）血型是非常稀有的血型，仅占 ABO 血型者的不到 1%，RhD（－）血又被称为"熊猫血"。母子 Rh 血型不合的妊娠，有可能发生死胎、早产和新生儿溶血症。这个患者孕 7 次，其中 3 次自然流产，3 次新生儿溶血死亡，情况极其糟糕！

特殊的病史、罕见的疾病和罕见的血型，这一切对患者来说真是雪上加霜！麻醉科、产科、新生儿科齐动员，大家精心准备，齐力协作，在蛛网膜下腔麻醉下为患者实施了剖宫产术，手术很成功，母子平安！

通过这次抢救我也接触了在国内罕见的病例，增进了知识，开阔了视野，受益匪浅，感觉学无止境。

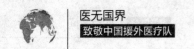
挑战高难度麻醉病例

8月29日，是一个令人难忘的日子，在这天，援赞比亚医疗队在 UTH 成功处理了一例高难度麻醉病例，采用安定半清醒状态下明视插管法为 75 岁高龄患者实施了巨大甲状腺瘤切除术，如此高难度的麻醉病例在 UTH 尚属首次。

一个星期前，UTH 收住了一位特殊的患者 Jean Slikwila，女，75 岁，因"发现颈前区肿块进行性增大30年，呼吸并吞咽困难6月余"入院。由于没有路费，一直没有上医院进行治疗（赞比亚实行免费医疗）。近半年来患者平卧时呼吸困难并吞咽困难，严重影响正常的工作和生活。在东部省医院，由于高龄并颈部肿块巨大，考虑麻醉困难，医院拒绝手术，遂转入 UTH。

如此特殊的病例对麻醉医生和手术医生来说，都是一个严峻的挑战。术前常规影像学检查提示甲状腺双侧叶占位性病变，12cm×10cm×8cm 大小，气管、食管受压移位明显，气管轻度狭窄。诊断为结节性甲状腺肿，拟全麻下行甲状腺次全切除术。患者高龄，颈部肿块巨大，且甲状腺手术极易出血（血库血液经常供应不上），麻醉的难度、手术的风险是可想而知的，稍有失误就有可能导致麻醉和手术失败，危及患者生命。手术医生介绍，这是 UTH 目前为止收的高龄且甲状腺肿块最大的病例，非常罕见。

3天前埃及手术医生 Hanna 教授请我会诊，评估患者一般情况，看能否手术。UTH 虽然是赞比亚教学医院，设备和技术全国一流，但条件还是不能与国内相比。麻醉科没有纤支镜，麻醉药物奇缺，甚至没有表面麻醉必备的麻醉喷壶。血库血液紧张，经常因缺血而暂停手术。后来几个麻醉同行也看了这个病例，直摇头。科主任建议我：风险太大，还是别做了。患者最好用纤支镜，在清醒状态下插管全麻，备充足的血液，但这一切条件都不具备。我也很犹豫，高龄，气管插管困难，术中大出血，稍有处置不当，患者就会当场死在手术台上。但不做手术也不行，患者随时有呼吸道梗阻甚至窒息死亡的危险，且进食困难，进行性消耗。看着患者期盼和求生的目光，仔细评估了气管插管条件后我不再犹豫，建议完善相关术前检查，并至少备2U血。

常规监测患者生命体征，18G 静脉留置针两路液体维持，核对好血液随时备用。没有丁卡因，没有表麻喷壶，无法经环甲膜穿刺，没有纤支镜，只好经注射器口腔喷射利多卡因，用吸痰管经鼻腔往咽喉部喷射利多卡因。患者取右侧卧位，静注芬太尼 $20\mu g$，然后缓慢静推异丙酚 50mg 至病人眼睑反射消失，保留患者自主呼吸，置入口咽通气管，面罩给氧并辅以 1MAC 氟烷维持。二氧化碳呼吸曲线上观察潮气量满意，认为给氧通气没问题。经喉镜探查可见声门，气管严重左侧移位，让助手快速给予司可林 100mg，同时顺利置入 7.0 号气管导管。手术室顿时响起了热烈的掌声（太多的医生、护士及麻醉同行围观），这时我悬着的心才暂且放了下来。

手术也是惊心动魄，甲状腺瘤表面布满怒张的静脉血管，虽然 Hanna 教授仔细分离止血，但是渗血比较多，预料中的事还是发生了：突然大出血。血压从 110/60mmHg 瞬间降至 50/30mmHg，急给予肾上腺素升压（没有升压药），晶体和血液快速输注也没能阻挡血压下降的趋势。很快血压测不到了，但心率 90 次 / 分，$SpO_2$100%，再次给予肾上腺素静推并静脉维持，血压逐渐上升，那边 Hanna 教授也止住了血管出血。紧急通知血库配了另外 2U 血，输注后患者生命体征逐渐平稳。甲状腺瘤切除后请耳鼻喉医生给予气管切开。术毕患者清醒，自主呼吸恢复，带管安全送入 ICU。至此，我才发现洗手衣已经湿透。

历经 4 小时，手术顺利完成。主刀 Hanna 教授紧握着我的手，再次表示感谢，满是赞许。看到手术医生由衷的感谢和麻醉同行真诚的赞许，作为一名中国援赞医疗队队员的自豪感顿时油然而生！

成功完成这样罕见病例的麻醉，挽救了患者的生命，是一次重大的自我挑战，为医疗队赢得了荣誉，也延续了中赞人民的伟大友谊。

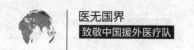

展示技能，赢得尊重

中国援赞比亚第 17 批医疗队　樊建朝

　　不知不觉在赞比亚基特韦中心医院上班已经半月有余，我们 4 名队员都已经适应了当地紧张而又忙碌的工作状态，作为一名放射专业队员，一天至少 30 多份的 X 光诊断报告便是我每天的工作。

　　2 月 25 日，我像往常一样上班后坐在专家办公室里等待科室技术人员送来片子、书写报告，已经 9 点多了仍然没有动静。走出办公室，只见走廊里和待诊室里坐满了病人，安静地等待检查，而放射科接待室里却空无一人，我觉得非常奇怪，就到技师办公室里去问，一名技术人员告诉我洗片机坏了，有关人员正在维修，不能工作。

　　该医院的放射科现在还是以普放为主，摄影胶片主要在暗室用自动洗片机来处理，这里总共有 3 台美国生产的自动洗片机，其中一台因长久失修而报废，另外两台机器当中洗片速度快的一台作为日常使用，速度慢一点的一台放置在角落里备用。今天，速度快的那台洗片机程序发生故障，需要等待专门工程师前来维修换件，而由于赞比亚审批程序比较烦琐，一般情况下，等工程师过来检查、维修、换件，往往需要一个月或数个月不等。在等待维修的这段时间里，科室人员将使用备用机器来完成相应的工作。

　　然而不巧的是，备用洗片机竟然也出现了故障，首先是机械安装原因造成电源不工作，后又出现不走片和卡片的故障。等我进入暗室，该放射科主任和几个科室人员正在那里着手摆弄，但收效甚微。我在国内日常工作中也学过一些这方面的知识，于是让其他人员拿过来相应工具，对相关部件进行拆卸，中间特别叮嘱他们拆卸过程的一些注意事项，尽管如此，由于拆卸人员的动作不合常规，造成了干燥发热管折断的现象。看着大家一筹莫展，我安慰大家不要着急，让科室人员拿来手术刀片作为工具，认真处理相关故障配件，将折断的加热管小心复位与固定，正确安装相关配件，逐步通电试验，直至全部安装完毕，机器恢复正常运转。这时候暗室工作间一片欢腾，主任和科室人员都对我竖起了大拇指："Dr Fan, you are a really engineer !"

在这里，作为援外放射医疗队员，我的主要任务是搞好放射诊断，而设备维修并不是我分内的工作。这次我参与并指导了放射科仪器的维修，在尽量短的时间内解决了问题，使得科室工作能够继续顺利开展，让赞比亚人认识到中国专家除了具有高水平的诊断技术以外还兼有其他专业技能。

这次机器故障的成功解决既增加了他们对我的了解和信任，也为加强相互之间的沟通起到了一定作用。

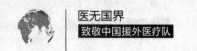

小手术也可以为国争光

中国援赞比亚第 17 批医疗队　樊金鹏

　　近日，在赞比亚基特韦中心医院外科发生了因为一例小手术而让病人及其家属以及医院领导和科室同事交口称赞中国援外医生葛波涌的事情。

　　事情是这样的：近日在医院急诊室有一位右侧小腿异物的 13 岁男性患儿。值班的当地外科 Irenda 大夫先给予局麻下手术，但是半个多小时过去了也没找到异物。没有办法，只好把二线的俄罗斯大夫叫来帮忙。俄罗斯的 Ivan 大夫是一位 60 岁左右的老头，经验丰富，也很自信。他来了以后把手术切口扩大，反复寻找，一边寻找，一边给当地医生讲解，时间一分一秒地过去了，患儿因是局麻而惊恐不安，开始了哭闹。两个多小时过去了，两位医生也是满头大汗，异物好像是在跟他们捉迷藏，无论如何就是找不到、取不出。无奈情况下，急诊科的护士说可以请中国的葛波涌大夫帮忙。

　　葛波涌大夫是吉特韦医疗点的点长，也是一位经验丰富的骨科和急诊外科出身的大夫，在国内急诊科也会经常碰到体表异物患者。他接到电话后急忙赶到医院急诊科，了解病史及看了 X 线片后，葛波涌大夫让先给患儿切口包扎，然后，为了安抚患儿及家属情绪，也为了更好的无菌手术条件，葛波涌医师带患儿去手术室，结合 X 线片确定异物的大体位置，用两枚克氏针十字交叉固定体表，C 臂 X 光机下定位异物所在象限，对异物所在位置做到心中有数。只见他戴上无菌手套，消毒、铺巾、打开切开、分开肌肉、止血钳探寻并直接取出异物，整个过程酣畅淋漓、一气呵成。不到 2 分钟，围观和学习的医生、护士还没有弄明白怎么回事，葛波涌大夫就把一枚大约 3cm 长的钢针取出。等大家反应过来，手术室响起了阵阵掌声。大家都对葛波涌大夫竖起了大拇指！

　　当地医生及俄罗斯大夫也给了葛波涌大夫热情的拥抱。手术虽小，但也彰显了中国医生的技术和智慧！

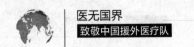

尽显中国技艺

中国援赞比亚第 18 批医疗队

2016 年 9 月 13 日，赞比亚大学教学医院（University Teaching Hospital，UTH）的手术室里，中国医疗队神经外科专家周辉教授正专心致志地目视显微镜里的组织结构，小心翼翼地分离、钳夹、电凝、刮除……步骤清晰，双手灵巧，还不时地为手术台的赞比亚同道和观摩的医生讲解每一个环节、操作要领和注意事项。

"肿瘤被全部切除，正常垂体组织保护良好，减压效果明显，无脑脊液渗漏，鞍区止血过程顺利"，周辉教授脸上露出满意的微笑，并让一同在台上的赞比亚国内神经外科"一把刀"奇科亚主任通过显微镜观看瘤体切除后的创面。"非常彻底！非常干净！"，主任伸出双手大拇指连连称赞。患者在中国医疗队麻醉医生李新锋的麻醉看护下很快恢复了意识，被安全送回病房，可参加手术的人们却依然兴奋度不减，纷纷围着周教授求知若渴地请教有关手术的技巧和操作。这是 UTH神经外科开展的第一台神经外科显微手术，赞比亚国家电视台到现场进行了采访和报道。

显微外科手术是神经外科精准医疗的一项关键技术，借助手术显微镜，手术医生可以在微观的视野里辨别病变周围的组织结构、重要的血管神经以及病变的边界范围，达到切除更彻底、手术更安全的效果。

该例手术的对象是一个 52 岁的男性患者，以"双眼视力下降半年"为主诉收住院，经 CT 及 MRI 检查确诊为"垂体腺瘤"，该患者也是副院长兼神经外科主任奇科亚的老朋友。两个月前检查出该疾病，因该院神经外科尚未开展神经外科显微手术，患者曾准备去印度接受手术治疗，恰好这时 UTH 新引进的一台蔡司神经外科手术显微镜安装到位，了解到有精通此项技术的中国医疗队专家周辉在这里工作，患者对中国医疗队专家负责手术又很信任，于是决定留在赞比亚国内进行手术治疗。患者入院后，周辉教授同奇科亚主任及其同事一起到病房床旁询问患者病史，并详细查体，了解患者视力受损情况及有无内分泌受影响情况。综合患者临床症状、影像学资料及实验室内分泌检查结果，判断为"垂体腺瘤（无功能性）"。肿瘤瘤体较大，自蝶鞍内向颅内生长，瘤体实质性成分大部分位于蝶鞍内，鞍上部分大多为囊变，根据此特点，决定采用经鼻蝶入路切除肿瘤。因为这是 UTH 的首例显微神经外科手术，为了保证手术能够顺利完成，并培养赞比亚当地人才，周辉教授制订了详细的手术方案，结合显微操作技术的理论、技巧和进展，对赞比亚医生进行了培训和指导。

　　UTH 是赞比亚全国最大的一所国家级综合性医院，这所医院的医疗技术代表赞比亚当前医疗的最高水平。中国援赞比亚第 18 批医疗队有神经外科、骨科、麻醉科、儿科、医学影像科的专家共五人在这里工作。

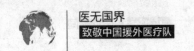

危急时刻显身手，中国医生誉赞国

中国援赞比亚第 18 批医疗队

在赞比亚的利维·姆瓦纳瓦萨医院的重症监护室里，中国援赞比亚第 18 批医疗队心内科王正斌副教授娴熟地调试好仪器的各项技术参数，双手握持放在患者胸前的心脏除颤仪手柄并按下电钮放电。随着患者身体的剧烈颤动，放在床头的心电监护仪显示，患者紊乱的心律一下子恢复正常，站在周围的赞比亚医生、学生和护士纷纷竖起大拇指直呼："神奇！中国医生太了不起了，厉害！"

2016 年 9 月 21 日上午 9 时，中国医疗队工作的赞比亚利维·姆瓦纳瓦萨医院的内科病房收治了一例患者，中年女性，心悸、头晕，心率 204 次 / 分，不能站立行走，病情危重。医疗队张洋医生为患者做心脏彩超，排除了器质性心脏病变；王晓孟医生为患者做心电图，显示患者为阵发性室上性心动过速。奇贝卡医生急忙请来医疗队的王正斌医生查看患者，参与抢救治疗。王教授到床旁仔细询问病史并查看患者，了解患者已间断心悸 4 年余，症状发作越来越频繁，近一周来每天均有发作，此次发作已有数小时，持续无缓解。根据病史、症状、体征及超声、心电图检查，诊断为严重心律失常（阵发性室上性心动过速）。患者心室率极快，既往无心电图检查结果，不能排除预激综合征，因此应用洋地黄、β 受体阻滞药、维拉帕米等有加速旁道前传诱发室颤的风险。医院无普罗帕酮和胺碘酮针剂，只有胺碘酮口服制剂，但后者半衰期很长，起效很慢，患者目前症状严重，王教授指示立即行直流电复律治疗。奇贝卡医生表示病区无电复律设备，全院只重症监护室有唯一的一台，在此之前，该院从未进行过电复律治疗。赞比亚医生对电复律治疗充满疑虑，迟迟做不出治疗的决定。

上午 12 时，患者的病情进一步恶化，心电监护提示为快速型心律失常，个别 QRS 波群开始出现增宽，心室率 205 次 / 分，血压 75/58mmHg，全身湿冷，意识模糊，出现了心源性休克，必须立即行电复律治疗。王教授急患者所急，为了说服赞比亚医生，他直接找到奇鲁巴副院长汇报患者的情况和电复律治疗的可行性以及必要性，在征得其同意后，协调将患者转入重症监护室。考虑到患者无既往心电图等检查资料，不能确定其窦房结功能是否正常，赞方无临时及永久起搏设备和技术，因此电复律有一定风险。虽然王教授详细介绍了电复律的使用方法和步骤，但赞方医生拒绝操作。他立即请示医疗队苟建军队长，苟队长指示：患者恶性快速型心律失常伴血流动力学障碍，心源性休克，是电复律适应证，指示立即为患者施行直流电复律，以挽救患者生命。王教授立即开始电复律准备，但赞方无电极片，除颤仪监护导联不能和皮肤很好地接触，除颤仪不能识别 QRS 波群，因此不能放电。王教授和奇贝卡医生沟通后决定土法上马，要来盐水和纱布，用刀片把盐水浸湿的纱布切成小块，放在患者皮肤和监护电极之间，用胶布固定，除颤仪上清晰地显示出了心电波形。王教授亲自操作，将两个电极板分别置于心底部和心尖部，200J 同时放电后，心电监护马上显示患者心律转为窦性正常心律，收缩压上升至 86mmHg，意识恢复。

在患者住院的时间里，王教授每天都要到病房查看两次，提出用药方案，指导赞比亚医生的治疗。经过 5 天的观察，患者自我感觉良好，痊愈出院。

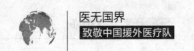

中国医生的国际范儿——中赞开展第一例远程疑难病例会诊

中国援赞比亚第 18 批医疗队

9 月 22 日上午 8 点，在赞比亚的利维·姆瓦纳瓦萨医院的中赞远程医疗会诊中心内，各路记者的相机"啪啪啪"照个不停，有《华侨周报》的，也有赞比亚当地的其他知名媒体。中国援赞比亚第 18 批医疗队队长、郑州大学第一附属医院副院长苟建军，利维·姆瓦纳瓦萨医院院长约翰·卡钦巴、副院长克拉伦斯·克鲁巴就坐在赞方的专家队伍中。在这里，中赞医疗专家正在为赞比亚的一个疑难杂症病例进行联合会诊。

病人名叫凯瑟琳·坦博，女性，54 岁，高血压病史 5 年，主要症状是全身乏力，步行 500 米就很困难，甚至躺在床上连翻身的力气都没有，体检和仪器检查只有剑突处压痛和少量心包积液。近几年病情反反复复，并且逐渐加重，诊断不明确，治疗不见效果，用病人的话说就是有点生不如死的感觉，严重影响日常生活和工作。

远程会诊系统连接着郑州大学第一附属医院的专家和利维·姆瓦纳瓦萨医院的专家。克拉伦斯·克鲁巴首先汇报了病人的病情和检查情况，请中国专家提出诊断意见和下一步的检查治疗方案。郑州大学第一附属医院心内科陶海龙、赵晓燕教授，风湿免疫科刘升云教授，感染性疾病科孙冉博士，现场通过视频对病人进行了详细的问诊和指导检查，并根据病人的症状、体征和辅助检查结果，从专业理论、临床经验、鉴别诊断等方面，分别对病人的病情做了认真的分析、判断和讨论，集中意见为可疑结缔组织疾病，需排除结核和其他炎性疾病，指出进一步明确疾病诊断的检查检验项目。

在将近两个小时的会诊交流中，郑州大学第一附属医院的专家不仅显示出渊博的理论知识、丰富的临床经验和严谨的逻辑思维能力，也充分展示了郑州大学第一附属医院专家的国际范儿，个个专家全程英文讲解，沟通流畅，医疗队队员王正斌、张二伟、高强、张洋、王晓孟在赞方现场参与交流互动，整场会诊完全不存在语言沟通方面的障碍。这是郑州大学第一附属医院近些年来注重国际学术交流，广纳博士贤才，致力于打造国际一流医院所取得的优异成绩。会诊结束后约翰·卡钦巴院长及在场的医院同行对这种远程会诊的形式非常满意并表现出浓厚的兴趣。

中赞远程医疗会诊中心是由郑州大学第一附属医院捐赠设备、中国援赞比亚第18批医疗队于今年7月在赞比亚利维·姆瓦纳瓦萨医院建立的，通过该中心可实现与郑州大学第一附属医院的远程疑难病例会诊、手术指导、学术交流和专业人员培训等。会诊过程中，系统双屏显示赞方和中方会诊现场，图像完美，语音清晰，病历资料传输顺畅，功能和性能良好。

中国医疗队队长苟建军表示，今后医疗队计划每月组织两次这种形式的会诊和交流，相信这种互联网＋的信息化优势将助力医疗援外工作再上一个新台阶，更好地造福赞比亚人民。

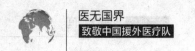

"裴非洲"援赞行医获赞许

《医药卫生报》记者　文晓欢　通讯员　杜辉宇

裴飞舟是南阳市中心医院的一名骨科医生。2017年5月16日，他和中国援赞比亚第19批医疗队其他27名队员一起，来到赞比亚首都卢萨卡，成为一名援非医生。

大概因为谐音的缘故，裴飞舟常被称作和写成"裴非洲"。对此，他自己也坦言："注定我一定要与这遥远、美丽、广阔的非洲大陆有次约会。"

在赞比亚，裴飞舟工作的医院是利维·姆瓦纳瓦萨医院，是一所中国援建医院。到医院见过骨科主任后，骨科主任就邀请他一起去查房。对于每一个骨折患者，裴飞舟都会详细询问是采取手术还是保守治疗，是选择钢板还是髓内钉，是普通钢板还是锁定钢板，是一般髓内钉还是锁定髓内钉。每当裴飞舟给出建议后，骨科主任都会伸出拇指连声说"Good！good！"。"初考"过关，级别更高的"考试"随之而来。

有一次，裴飞舟在付费病房遇到了一位28岁的患者。这位患者因右股骨骨折刚刚接受了髓内钉固定手术，骨科主任向裴飞舟展示了术后的X线片，并让裴飞舟进行点评。

X线片显示为股骨远端、近端双骨折，近端骨折复位、髓内钉及锁定螺钉位置都还可以，但是股骨远端复位欠佳，向外旋转成角。于是，裴飞舟提醒骨科主任注意预防术后骨折不愈合或者内固定断裂。

随后的门诊复查，患者一直诉说右大腿下端外侧疼痛，复查X线片显示骨折线仍存在，股骨远端仍向外成角，裴飞舟就建议患者使用拐杖，预防意外发生。但是很不幸，在去年11月中旬，患者右大腿下端疼痛加重难忍，拍片显示骨折近端的骨折线仍存在，右股骨下端骨折及髓内钉远端断裂。综合考虑后，裴飞舟建议再次手术，取出断钉，采用锁定钢板固定，同时大量植骨。

再次手术时，术中先清理骨痂，显露断端，牵引后使骨折端分离，取下远端锁定螺钉后顺利取出髓内钉尾端，复位，放置钢板。因为髓内钉近端还存在于股骨髓腔内，拧入螺钉时尽量避开髓内钉，然后在断端周围大量植骨。术后第二天复查的X线片显示，股骨远端向外成角问题已得到纠正，钢板及螺钉位置令人满意。拔出引流管后，裴飞舟就开始教患者如何在无痛条件下进行股四头肌收缩及膝关节屈伸功能锻炼，术后第三天患者出院时已经能很好地进行锻炼了。

听到患者拉住裴飞舟的手连声说道："Dr Pei，thank you！"该院骨科主任对裴飞舟投来赞许的眼光。至此，裴飞舟明白了，在技艺切磋中，自己获得了非洲同仁的认可。

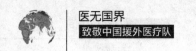

守卫健康，保驾护航

中国援赞比亚第 20 批医疗队　朱继红　苗　红　王高峰

2018 年 6 月 16 日清晨，中国援赞比亚第 20 批医疗队队长姜宏卫接到驻赞大使馆一位领导的电话，刚从国内过来的一位中资机构工作人员突然前胸后背疼，不敢活动，需要紧急医治。此时恰逢周末卢萨卡各大公立医院基本无医生可看，于是姜队长迅速组织首都医疗队驻地的相关专家心内科朱继红大夫、放射科苗红大夫、针灸科王高峰大夫进行会诊。

患者是一位三十岁左右的女性，前天刚从北京飞过来，今天凌晨一点多左肩后背突然疼痛，左手臂麻，伴随前胸隐隐作痛，不敢翻身，颈部和左肩活动明显受限。三位大夫分别进行了详细的问诊和专科查体，一致得出初步诊断：属于颈肩背部肌肉软组织的急性损伤，排除心血管等内科病变。三位大夫一边安慰患者，一边由王大夫给予针灸处理。王大夫先在患者右手腕处扎了一针解决左肩急性疼痛的穴位，同时引导患者慢慢活动颈部和左肩，很快患部疼痛减轻，活动范围加大，原来只能稍微活动的左手臂已经可以举过头顶，患者连称"神奇！"接着王大夫又给患者做了局部的走罐和温热理疗。二十分钟后，患者在床上翻身坐起已经比较自如。

患者连声道谢，说本来特别担心，还以为刚出国就得了心脏病，赞比亚这边又缺医少药，害怕得不知该怎么办，幸好有医疗队各位专家在，及时解除了自己的病痛。

异域他乡展绝技，缓解疼痛获盛誉

中国援赞比亚第 20 批医疗队　姜宏卫　苏鸿年

2018 年 6 月 27 日上午 10 点，赞比亚首都卢萨卡援赞比亚第 20 批医疗队驻地。队长姜宏卫电话通知大家紧急会诊。

有一位河南老乡膝关节疼痛难忍，不能活动，曾到卢萨卡多家医院、诊所求医，无明显改善，只好求助医疗队。姜宏卫队长开通了医疗绿色通道，组织了骨科闫德明医师，疼痛科苏鸿年医师，针灸科王高峰医师会诊。患者左膝间歇性疼痛 10 天，加重 1 天。查体：表情痛苦，左膝关节活动受限。左侧膝关节明显肿胀、皮温较对侧高。左膝内外关节缝压痛，左膝双髌上囊压痛，左膝内外膝眼压痛，左膝股四头肌止点压痛。初步诊断为左膝骨性膝关节炎。

在姜宏卫队长的指示下，众人克服医药短缺、治疗室条件简陋的困难，把队员从国内自带自用的药品贡献出来用于患者。经疼痛科苏鸿年医师行左膝关节内外关节缝、双髌上囊、内外膝眼、股四头肌止点痛点阻滞。三分钟后，患者疼痛缓解。

苏鸿年医师利用丰富的临床经验，急患者所急，发挥疼痛科的优势，为在万里之外的赞比亚华人解除了病痛，使他们感受到祖国的温暖，展现了援赞医师的精湛医术。

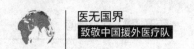

僵痛多日困扰，针灸一朝见效

中国援赞比亚第 20 批医疗队　王高峰

　　2018 年 6 月 9 日，中国援赞比亚第 20 批医疗队进入驻地不到一周，生活刚刚就绪，医务室迎来了第一位患者——来赞比亚十多年经营旅行社的鄢女士。

　　鄢女士右侧颈肩僵硬、疼痛已经一个多月，按"落枕"做过红外线理疗，贴过膏药，还接受过多次按摩，但仍感觉难受。经过详细的问诊和查体，我了解到鄢女士因平时工作用电脑比较多，而且近期傍晚游泳比较频繁，就跟她解释：长期久坐，项背部和右侧颈肩易形成肌肉软组织的慢性劳损，近期赞比亚进入干冷季，傍晚气温较低，游泳时不免会受凉，这两方面是造成她右侧颈肩疼痛迁延不愈的主要因素，用之前那些方法可能当时会有所缓解，但是疗效不够彻底，建议她接受针灸治疗。鄢女士之前从未做过针灸，有些害怕，我安慰她针灸只是有点酸胀麻的感觉，绝大多数人都可以承受。看她不怎么抵触，我就先在她左侧养老穴（可缓解右侧颈肩痛）扎了一针，她表示确实没什么害怕的，于是接着又在其右侧颈肩几个穴位和痛点扎了五针，同时给她用上频谱仪加热，留针半小时。取针后，让她活动脖子，比之前活动范围大了些，疼痛也有所减轻。

　　考虑到鄢女士整个胸背部僵硬，取针后我又给她后背做了游走罐，进行大范围的经络疏通。结束后，她高兴地说明显轻松了许多。临走我又建议她，平时在电脑前工作一段时间要注意起身活动，防止长期劳损，最终发展成颈椎病；游泳前要做好热身，结束后注意保暖；如果近期还有不适，再做一两次治疗就可以彻底治愈。

鄢女士表示谢意后愉快地离开了。

第二天，当再次问及鄢女士的情况时，她高兴地回答："好多了，脖子不僵硬了，针灸挺管用的，一针解决多日的困扰！"

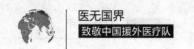
同胞国外施工遭电击，中国医疗队伸出援手

《医药卫生报》记者　史　尧　　通讯员　朱继红　闫德明　吴云光

　　近日，中国援赞比亚第 20 批医疗队队长姜宏卫接到驻赞比亚中国水利水电第十一工程局有限公司彭总经理的求助电话，该公司的一名工人在工地施工时不慎遭到 6000 伏高压电电击，当场昏迷，随后被紧急送至当地一家医院进行抢救。经过救治，这个工人暂时脱离了生命危险，但仍出现右上肢及双足严重损伤、双足肿胀伴双足底巨大水疱。因当地医院条件有限，患者陷入了巨大的恐惧和焦虑之中。

　　中国水利水电第十一工程局有限公司希望中国医疗队能前去进行会诊，提出指导性的治疗建议。"同胞远离家乡，躺在异国他乡的病床上，中国医疗队就是他们健康的守护者，就是他们的亲人和依靠。在同胞最需要我们的时候，我们不伸出援手怎么对得起祖国寄予我们的厚望和赋予我们的神圣使命？"姜宏卫立即联系大使馆经济商务参赞处参赞，详细汇报情况。与此同时，姜宏卫紧急组织医疗会诊小组，由骨外科大夫闫德明、心血管内科大夫朱继红及普外科大夫吴云光参加，处于待命状态。

　　很快，中国大使馆经济商务参赞处同意了医疗会诊小组去当地医院为同胞会诊。处于待命状态的医疗小组立即出发，仅用二十分钟便到达了医院。三位大夫到达病房后，详细询问了患者的病史，并仔细地为患者做了体格检查，然后对患者的病情进行了评估，提出了合理的治疗措施和建议，同时也对患者的饮食及注意事项进行了指导并安慰了患者。

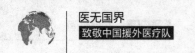
中国援赞比亚第 20 批医疗队开展冠状动脉造影术

《医药卫生报》记者　史　尧　　通讯员　苏桂显

近日，中国援赞比亚第 20 批医疗队心内介入团队在赞比亚大学教学医院（UTH）导管室顺利完成该院第一台冠状动脉造影术。

61 岁的爱德华先生既往有高血压病病史及吸烟史，10 余年前开始出现活动耐量明显下降，还出现过几次发作性胸痛，按心肌梗死进行过药物治疗。入院前两天，爱德华以缺血性心肌病、心肌梗死从恩多拉中央医院转至 UTH。心脏彩超结果显示：大心脏（左心室舒张末期直径达 80 余毫米，左心室射血分数 22.3%），手术难度及术中风险（心衰加重、恶性心律失常等）明显增大。

经过缜密的术前准备工作，由心脏内科副主任医师宁雕主刀，朱继红、黄可医生为助手，在导管室护士及技师的紧密配合下，以娴熟高超的技术顺利完成冠状动脉造影。造影显示，爱德华仅有轻度的冠状动脉粥样硬化。被摘去了"冠心病、缺血性心肌病"的帽子，爱德华如释重负，十分高兴。

今年 6 月，中国援赞比亚第 20 批医疗队队员去 UTH 报到时，院长奇鲁巴听说心脏内科专家宁雕能做冠状动脉介入手术，非常高兴。他热切希望在未来的一年里，中国医疗队能协助该院把 UTH 的冠状动脉介入手术开展起来。中国医疗队队长姜宏卫对此高度重视，根据 UTH 的实际情况及医疗队的技术力量，迅速组建以宁雕为主、7 名临床工作经验丰富医生组成的冠状动脉介入团队。

因 UTH 既往没有做冠状动脉介入手术的经验，中国医疗队多次与院长奇鲁巴、影像科及导管室相关负责人联系，先后 3 次带领团队来到导管室，与导管室护士沟通，了解、检查、筛查冠状动脉介入手术相关器材。当发现导管室冠状动脉造影及介入治疗器材严重短缺时，宁雕特意列了一份冠状动脉介入相关器材表，交给导管室负责人，要求他们及早申请购买。随后，宁雕又多次与心脏组负责人查恩萨沟通有关冠状动脉造影事宜，并每日参加心脏组查房，以筛选出合适的患者。

经过 1 个多月的精心准备，爱德华成为 UTH 有史以来第一例冠状动脉造影患者。术后次日查房时，爱德华状态不错，不停地对中国医疗队队员们竖大拇指。

UTH 首例冠状动脉造影术的成功开展意义重大，为其今后的冠状动脉介入诊疗积累了宝贵经验。之后，中国医疗队将培养 UTH 本院的介入人员，造福赞比亚人民。

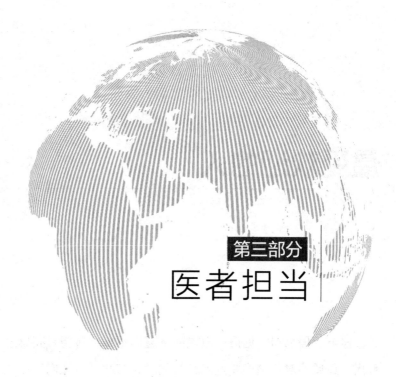

第三部分

医者担当

>> **题记** | 　　沧海横流，方显英雄本色。援外医疗队员远离祖国和亲人，奔赴陌生的国度，无惧艰苦的生活条件、简陋的工作环境、复杂的社会局势，守护着异国他乡人民的安康。一袭白衣，几许责任，几许担当。

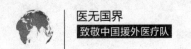

最受欢迎的人

河南省卫生健康委员会

　　停电、停水司空见惯，电视网络通信不畅，遥望月亮思念家乡，结核病、疟疾肆虐，还要面对艾滋病职业暴露的危险，与此同时他们还在填补一项项医疗技术空白……这就是河南省承派的援非医疗队队员的工作、生活现状，他们用实际行动践行不畏艰险、甘于奉献、救死扶伤、大爱无疆的医疗队精神。

　　河南省自承派援外医疗任务 44 年来，已先后派出 51 批 1035 名队员，这些队员无愧于国家的重托，无愧于河南人民的期望，以精湛的医术和高尚的医德，全心全意地为受援国群众解除病患，救死扶伤，圆满地完成了任务，赢得了当地政府和人民的高度赞扬。大家克服重重困难，充分发扬习近平总书记所说的"不畏艰苦，甘于奉献，救死扶伤，大爱无疆"的中国医疗队精神，他们的事迹可歌可泣，有的队员甚至为此付出了生命。大家所从事的事业、所做的工作，看似平凡，实则蕴含着崇高的精神、高尚的品德。他们为国家出了力，为河南争了光。

　　"1975 年 8 月 11 日，在为中国救灾医疗队去加木戈法省做准备工作途中，不幸以身殉职。"刻着这句话的墓碑，立在埃塞俄比亚首都亚的斯亚贝巴西南 355 公里的季马市近郊。墓碑后面，是中国首批援埃塞俄比亚医疗队队长梅庚年的坟茔。

　　这一天，梅庚年在为中国救灾医疗队去加木戈法省做准备工作途中发生车祸，以身殉职，年仅 51 岁。梅庚年去世的消息，震惊了埃塞俄比亚和中国。

　　在梅庚年去世后的 42 年间，当地居民泽乌迪一家两代人坚持为梅庚年守墓。

这源于他们对这位"中国白求恩"及中国援埃塞俄比亚医疗队的感恩和缅怀。梅庚年的事迹不仅温暖着当地人，更感召着一批批中国援外医疗队队员。

8 次与艾滋病"擦身而过"，12 次受到疟疾威胁，4 次遭遇车祸……这些足以致命的危险，却是三门峡市中心医院普外科医生仵民宪的亲身经历。

"我不入地狱，谁入地狱"是仵民宪对生命考验的直接回复！10 年间，他先后 5 次参加援外医疗队，分赴埃塞俄比亚、厄立特里亚、赞比亚。仵民宪对自己的"非洲 10 年"有着特殊的解释，这 10 年也成为他与众不同的人生刻度。

2014 年 8 月，埃博拉病毒肆虐西非；同期，李润民的母亲被确诊为食管癌；几乎同时，他收到国内通知，配合所在国防控埃博拉疫情……李润民选择留在赞比亚。疫情稳定后，李润民回到家，那时母亲病得已经很厉害了。孝顺的李润民回家后，陪伴母亲度过了人生中的最后几天。

时任中国援赞比亚第 12、13、14、15 批医疗队队长李彦伟，在赞比亚执行援外医疗任务近 9 年，2011 年 9 月，就在他结束第四个任期即将回国之际，国内传来了妻子罹患胰腺癌的消息。就是在这个时候，赞比亚大学著名非洲语言学家卡绍基教授患蝶骨嵴巨大脑膜瘤需要手术，当地卫生部找到李彦伟，想知道中国专家能否完成这一艰巨任务，要知道这样的手术在赞比亚从来没有做过，即使在发达国家，此类手术也有很大的难度。李队长认真地研究病情，做好充分的准备，经过 6 个多小时的手术，成功地为卡绍基教授切除了巨大脑膜瘤。李队长因此受到赞比亚国家电视台专访并播出，获得了赞比亚社会的普遍好评。

像这样的动人故事，在非洲大地上还有很多很多。

援非医疗队员在异国他乡舍身忘我、救死扶伤的同时，还为非洲三国填补了一项项技术空白。350 万人口的厄立特里亚，只有 30 多名执业医生，大医院的医疗条件还不如中国的县级医院。这是仵民宪初到厄立特里亚时的印象。

在缺医少药的国家，一个普通手术都需要患者等很长时间。因此，中国医疗队的队员们经常加班加点，中午在手术室吃点儿便饭，晚上有急诊时经常忙到后半夜。

中国援赞比亚第 16 批医疗队有一位中国医生在跟赞比亚的同事配合手术时，不小心扎破手指。化验后，患者是艾滋病病毒抗体阳性。该队员连服 1 个月的艾滋病预防药物后，暴瘦几十斤，后来还发生了二次感染。

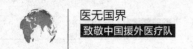

这样的坚守，也结下了累累硕果。数字显示，河南援外医疗队累计诊疗 652 万余人次，开展各类手术 4.4 万余例，培养当地医务人员 7500 余名，开展新业务、新技术 1300 多项，负责受援国政府首脑、非盟政要、友好人士、第三国使节的健康服务，承担国际急救会诊任务，为中国驻受援国外交人员和中资公司员工提供健康体检和医疗服务……队员们通过任务清单中的这些项目，充分发挥桥梁纽带作用，树立了良好的中国形象。

2015 年 11 月，中国援赞比亚医疗队被中国驻赞比亚大使馆授予首届"大使友谊奖"，这是援赞比亚中资机构中唯一获此殊荣的集体。仵民宪被授予赞比亚"五一"劳动奖，成为获此奖项唯一的外国人，是赞比亚政府首次将这一荣誉授给中国医生。

2017 年 5 月，赞比亚卫生部为援赞比亚医疗队颁发荣誉证书，赞比亚劳动部为援赞比亚医疗队和每位队员授予五一劳动奖章，这是中国援赞比亚医疗队近 40 年来首次登上赞比亚五一劳动奖章的领奖台。

在国家卫生和计划生育委员会（现国家卫生健康委员会）的安排部署下，河南省卫生和计划生育委员会（现河南省卫生健康委员会）以援外医疗队为依托，2015 年 7 月，对口支援的埃塞俄比亚提露内丝 – 北京医院项目——中国中医中心正式揭牌开诊。同年，圆满完成赴厄立特里亚"光明行"活动，成功实施 303 台手术。中国驻厄立特里亚大使馆两次致函国家卫生计生委、河南省政府，给予表扬和感谢。2016 年 1 月，中方启动援埃塞俄比亚"中国创伤治疗中心"和"中国妇幼健康中心"项目；在推进援外医疗创新项目的同时，结合受援医院的实际情况，于 2016 年 7 月建成"中赞远程医疗会诊中心"，启动"中埃远程病理会诊中心"项目；2017 年 1 月启动援赞比亚"中赞腔镜中心"项目。

援外医疗工作近半个世纪以来，河南医生秉承"守护生命、大爱无疆"的宗旨，不仅受到受援国及当地百姓的认可，还推动了非洲卫生事业发展，为中非友谊做出了贡献，被称为"白衣使者"和"最受欢迎的人"。

让中国传统医学的"奇葩"在异国绽放

——洛阳正骨医院鲍铁周先进事迹

1998 年圣诞节前夕，在厄立特里亚首都阿斯马拉理疗中心，一位牧师打扮的中年男子站在一位中国医生面前低头弯腰，嘴里不知在嘀咕着什么，旁边一位当地医生解释说，这是当地人致谢的最高礼节。

这名中年男子叫开勒，是克仑（距离首都 90 公里处的一座城市）大教堂的一位牧师，身患腰痛病多年，被西欧国家的医院诊断为腰椎间盘突出，建议手术治疗。一天下午，他听几位教徒聚在一起议论：首都医院来了位中国医生，治病不吃药，不打针，用手一摸，病就好了。开勒半信半疑，就扮作普通病人专程赶到了首都医院。经中国医生诊治数周后，他的腰腿痛竟奇迹般地消失了。病愈后，开勒讲明了自己的身份，亲手制作了一张有数十名教徒签名的圣诞贺卡，送到首都医院以示感激，这就出现了上述的一幕。

这位中国医生名叫鲍铁周，是来自中国河南省洛阳正骨医院的一位中医骨伤推拿、针灸医生。他是 1997 年根据中、厄两国政府协议由河南省卫生厅（现河南省卫生健康委员会）党组派遣的首批来到位于亚非之角厄立特里亚的医疗队的一员。3 年多来，鲍铁周运用中医传统疗法——平乐治筋手法和针灸为该国无数颈肩腰腿痛患者解除了病痛，深受当地人民的爱戴。

针灸和推拿是援外医疗队扩大影响、做好援外医疗工作的拳头专业，在世界各国都享有盛誉。中国医生抵厄后，利用娴熟的推拿、针灸手法治愈了许多西医、西药无法治愈的疾病，填补了厄医学史上的多项空白。鲍铁周与针灸、推拿方面的其他医生一起运用中国传统的针刺、艾灸、推拿、点穴、手法复位等多种疗法治愈了许多疑难杂症。这些独具特色、效果神奇的中国传统疗法，使他们所在的诊室每日都门庭若市。当地理疗科的医生纷纷向他们拜师学艺。为了缓解床位紧张的难题，厄卫生部又专门投资成立了阿斯马拉理疗中心，中国传统医学再次在异国的土地上声威大振。

1997年9月30日晚，刚到厄立特里亚半个月的中国援厄医疗队全体队员，正在厄首都帝国饭店参加中国驻厄大使馆举行的中华人民共和国建国48周年的庆祝活动，突然接到中国驻厄大使馆通知，为厄立特里亚总统伊萨亚斯先生治病。

厄立特里亚总统伊萨亚斯身患腰椎间盘突出症，于1997年9月在美国接受手术治疗，术后腰腿痛症状不减，严重影响工作和生活。医疗队抵厄后，厄卫生部邀请中国专家进行会诊。中国驻厄大使馆对此事十分重视，成立了"总统治疗专家组"。大家经过会诊，最后决定先行保守治疗，用中国传统疗法——以平乐治筋手法为主，结合针灸、牵引、药物治疗。期间，厄总统曾邀请沙特阿拉伯和西欧国家的有关专家会诊，他们一致认为，应二次手术，否则后果不堪设想。但总统相信中国医生，不愿做二次手术。首诊时，总统躺在床上，腰痛、右下肢疼痛难忍，不能下床行走。经用点穴、按摩、针灸、角度牵引和药物治疗后，症状有所缓解，但下肢仍疼痛，不能下床行走。再次详查病情后，鲍铁周决定试用平乐治筋手法治疗。治疗时，由于该手法会刺激到脊神经根，总统非常疼痛，但鲍铁周并不慌乱，手法由轻到重，循序渐进，这时，他完全忘记床上的病人是一位国家领导人，当总统喊道"我痛得要发疯了"时，在场的总统侍卫长和卫生部长都紧张地冒出了汗，双眼瞪着鲍铁周。"OK"，随着鲍铁周的话语，侍卫长和卫生部长紧张的心都松了下来。鲍铁周此刻也疲惫地松了一口气，低头一看，白衬衣都湿了。经过认真、细致的治疗，总统的病况一天天好起来。之后，专家组根据总统病情及时调整治疗方案，由原来的每日两次，到每日一次，再到后来的每周两次，经过三年的治疗，专家组医生利用自己丰富的医学知识和中国特有的针灸按摩治疗技术，基本上治愈了总统的顽疾。为了表示感谢，总统设家宴宴请了全体医疗队队员到他家做客。之后多次邀请医疗队队员作为贵宾参加厄立特里亚一些重要的庆祝活动。病愈后，总统专程赶到医疗队驻地看望全体医疗队队员，并给每位队员送来了有自己签名的圣诞贺卡。

2000 年 12 月 30 日晚，厄总统在国宴厅举行盛宴，并专门为每位医生赠送了由自己设计的、上面刻有每位医生名字的装饰钟表和有总统签名的皮衣一件。他说："没有任何一个国家的医疗队对厄立特里亚的贡献能与中国医疗队相比"。

1998 年上半年，厄立特里亚与埃塞俄比亚交战，战事升级，我国驻厄人员接到上级通知，除我国驻厄使馆极少数人员留守外，其余人员全部撤离。6 月初的一天凌晨，医疗队全体人员和我方部分工作人员一起搭乘一渔船，涉红海准备驶向对岸的沙特阿拉伯（由于机场被炸，航班已全部停飞），途中遇到七级海风，加上船小人多，船颠簸得非常厉害，船上绝大多数人都呕吐不止，有的甚至把胆汁都吐了出来。原计划 20 个小时的行程，变得遥遥无期。过了一天一夜后，人们放眼望去，四面仍是水茫茫，不见对岸的影子，甚至连一艘船都看不见。船上原准备的食物和水只够使用 20 个小时，剩余的就是打捞的海鱼，在阳光的直射下发出难闻的腥味。渔船上的工作人员把剩下的大米放在一口大锅里，用一锅水煮开，谁饿了就去盛一碗，再加上几粒米屑。一艘小小的渔船，在七级海风中上下颠簸不停，船上的通信工具和地面失去了联系，众人的恐惧感陡然涌了上来。历经 52 个小时后，渔船终于到达了沙特阿拉伯，因虚弱、饥渴而晕倒的几名人员被抬下船，经抢救后慢慢恢复正常，但海上所经历的遭遇却深深地留在了每个人的脑海里。

经红海漂流到沙特阿拉伯后，队员们取道卡拉奇回国，当飞机在北京国际机场降落时，从机舱内爆发出阵阵热烈的掌声，大家都眼含热泪。历经生死劫难，更深深体会到祖国的温暖和与家人相聚的巨大幸福。然而不久，接上级通知，厄埃战事已告一段落，厄方邀请我医疗队员再次赴厄，当时鲍铁周心里也曾十分矛盾，祖国和亲人的温暖和安全感，与红海漂流时的痛苦和在厄遭受空袭时的恐惧形成鲜明的对比，但一想到返回炮火纷飞的厄国事关两国大局，涉及国家利益，再加上心里仍时刻牵挂着那些渴望给予治疗、救助的厄国患者，他毅然接受了二次赴厄的邀请。7 月底，鲍铁周和其他三名队员作为先遣队，再次踏上了赴厄的旅途。当飞机在法兰克福降落时，他们未来得及浏览异国风情，在大显示屏上就看到厄方与苏丹又在边境发生交火。情况紧急，容不得多想，一天后，他们登上了飞往厄特的航班。果不其然，到厄后，虽然没有大的战事，但空袭接连不断，中间历经数次战事，但鲍铁周始终与其他队友一道坚守在一线岗位，赢得了厄国人民的钦佩和赞扬。

在厄工作的三年多来，鲍铁周曾先后诊治了无数颈肩腰腿痛病人，解除了患者的病痛，加深了与当地人们的友谊。一位将军，患颈椎病、肩周炎多年，曾数年服用西药，效果不明显。后经鲍铁周用平乐治筋手法和展筋丹按揉，配合角度牵引、理疗后治愈。病愈后，他与鲍铁周成了朋友，每次外出回来后，他都尽可能到理疗中心看望鲍铁周。当听说鲍铁周准备回中国时，这位将军专程从外地赶回来，并置礼品以表示友谊之情。同科室的一位来自意大利米兰的理疗医生与鲍铁周是好朋友，二人互相学习，共同进步，交流文化，他很想到中国学习中医手法，并诚邀鲍铁周到米兰开诊所行医。三年多来，无数病人在鲍铁周精湛医术的治疗下得以康复。当地电台、电视台曾对鲍铁周做过数次专题报道。厄卫生部长对医疗队队长说："鲍医生是一位好医生，一位著名的医生。"

党旗在心中飘扬

——记"突出贡献奖"获得者陈红旗

1997年9月16日，作为首批受中国卫生部指派的援厄立特里亚医疗队的13名队员之一的陈红旗，随医疗队到达厄立特里亚首都阿斯马拉。

当时的厄立特里亚全国300多万人，只有34名医生，医疗条件非常落后，相当于中国五六十年代的医疗水平。

在中国医疗队到达厄立特里亚之前，他们国内没有神经外科，连最基本的手术都不能做。中国医疗队不仅给他们带了必要的先进设备，而且带去了先进的医疗技术。不过，医疗队起初并未受到完全的信任。

该国国内有个在德国待了8年的外科主任，起初对中国医生颇有些不以为然。1998年春节，一个外伤病人被送进医院，病人昏迷不醒。那位医生判断病人的昏迷是颅底骨折所致，属于脑外科疾病。陈红旗在检查完病人以后，认为其病不属脑外科，他昏迷的原因不是颅底骨折，而是胸部外伤。虽然病人口吐鲜血，但他吐出的是泡沫样的血痰，说明肺部有损伤，而颅底骨折口腔流出来的是鲜血。陈红旗把自己的想法给厄国那位医生讲了后，那位医生拍着胸脯说："我就是胸外科医生。"接着这位医生又问陈红旗这个病人该怎么处理。陈红旗建议把病人立刻推到手术室，插一个胸腔壁式引流管。这位医生终于认可了陈红旗的诊断，病人很快被推进了手术室。

陈红旗精湛的医术赢得了当地医生的尊重，病人也随之慕名而来。最多的时

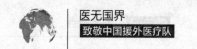

候，陈红旗每天要连续工作 18 个小时，在厄的四年里，陈红旗已习惯了这种高负荷的劳动。

有一个不到 30 岁的病人叫塞姆，因为头上长了一个很大的瘤子，有两斤多重，走路的时候需要用一只手托着，生活非常困难。各国医疗队去了以后，都不敢做这个手术。陈红旗在对病人认真检查后，决定给他做手术。手术时，医院门口人山人海，当地人都怀着好奇和紧张的心情在那儿守着，手术很顺利。后来，陈红旗收到了参加塞姆婚礼的请帖。按照当地的习俗，婚礼上新郎坐在左边，新娘坐在右边，坐好后，仪式不结束不能离开那个位置。看到"救命恩人"到来，他们破例到路口迎接陈红旗，而且第一句话就是："父亲你好。"当地人信奉上帝，在他们看来，"父亲"是一种仅次于"主"的对待最崇敬的人的一种称呼。

中国医生高超的医术也引起了该国高层的重视，一项重要的任务落在了陈红旗的肩上。9 月 27 日晚上，大使馆举行国庆招待会，大家全都在做准备，突然接到大使馆的电话，通知说厄方卫生部部长要找神经外科大夫。

当时中国援厄的这批医疗队中神经外科医生只有陈红旗一人。不一会儿，来了一辆巡洋舰吉普车，车子开到了卫生部，到了部里，部长说，他的一个很好的朋友得了病，想请陈红旗看看。上车走了一段路后，部长介绍说这个朋友不是一般的朋友，是厄立特里亚总统。到了总统官邸，经过详细了解以后，陈红旗才知道总统在美国做了腰椎间盘突出的手术，部位是腰五骶一，在美国做的是小型的切口，术后第七天开始感觉不好。

凭着长期的工作经验，陈红旗马上意识到这是一起术后并发症，椎间隙感染，并引起水肿反应，病人如果得不到很好的治疗，会造成下肢瘫痪，甚至造成大小便障碍。由于事关重大，陈红旗马上向大使馆做了汇报，中国方面非常重视，立即成立了由四名中国医生和一名翻译组成的"总统治疗专家组"，迅速制定了治疗方案，为总统进行了针对性治疗。经过综合治疗后，病情很快好转，总统的疼痛很快减轻，大概两个星期后，总统主动提出来要接见中国医疗队，并破例举行了家宴来迎接医疗队和中国驻厄大使。

总统病情的好转，使陈红旗和中国医疗队扬名，每逢节日或重大庆祝活动，伊萨亚斯总统都邀请中国医生作嘉宾，中厄两国关系进入一个非常融洽的时期。可接下来发生的一件事，却让陈红旗承受了巨大的压力。

　　11月的一天，陈红旗突然接到通知，让他和队里的翻译做好准备，随总统外出检查。到了机场才知道，总统要去沙特阿拉伯做核磁共振检查。在沙特做完了检查，对方医生提出总统不能走，要立刻开刀做手术，否则总统的下肢将瘫痪。这时厄国部长用求助的目光看着陈红旗："陈大夫，您是什么意见？"陈红旗当即表示，无须手术。回到驻地，部长就找到他，问不做手术的理由。陈红旗判断这个阴影是做椎间盘手术后留下的一个囊腔，不是二次突出的椎间盘组织。部长说："明天大伙见见面吧。"所谓见面就是各谈各的观点，不手术得辩出不手术的理由。按常理，辩论之前一般都要翻很多医学资料，而他们去时一张纸也没带，身边什么医学资料也没有，自己又不懂英语，对于第二天能不能说服那些沙特同行，陈红旗心里没有十分的把握。

　　但是到了第二天，部长来告诉他们，不用见面了，准备出发。陈红旗当即心中一惊，说："好的，怎么又不辨论了？"后来才得知，通过互联网，厄方已将所有总统病情资料传到了美国，美国专家会诊的意见和陈红旗的意见完全一致。经过陈红旗和同事们的精心治疗，总统的病情明显好转。

　　正在总统即将痊愈的时候，战争的阴云笼罩了厄立特里亚。1998年6月，厄立特里亚与埃塞俄比亚两国开始了旷日持久的战争。战争初始，中国医疗队工作所在地离机场只有几百米，埃塞俄比亚战机俯冲时，机枪不断扫射，机场上空高炮响成一片。恶劣的处境下，军人出身的陈红旗一边指挥人员回到房内，一边不断地安慰大家。被轰炸后，中方接到通知，女队员先行撤退，在陈红旗的要求下，经过经商处领导批准，陈红旗护送女队员到达指定安全地点。安排好她们的一切，当晚他又回到了驻地。陈红旗吃完饭，散步时观看机场灯光，说："机场灯光明亮，今晚可以睡个好觉。"话未落音，队长通知召开紧急会议，会上传达了使馆通知精神，要求各国驻厄使馆、专家组、公司必须于第二天早上8点以前撤离阿斯马拉，否则因飞机轰炸而造成的后果自负，这也是埃塞俄比亚的最后通牒。经过几个小时的忙碌，凌晨1点左右大家赶到玛萨瓦。去玛萨瓦的路全都是山路，公路等级又低，大家心都悬到了嗓子眼儿。一路上，陈红旗一直用手握着汽车手刹。

　　6月4日，在使馆的统一安排下，全体医疗队队员搭乘一艘渔业专家组的渔船踏上了回国的路。撤退到大海上后，原计划20个小时到达沙特阿拉伯的行程，却走了整整52个小时，船小浪大，颠簸严重，食物和水严重缺乏，与陆地失去联系，

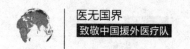

众人随时随地都面临着生命危险。在此危险关口，陈红旗始终牢记自己是一名共产党员，必须在关键时刻起到一个共产党员的模范带头作用，鼓励、安慰大家。

1998年6月30日，中国医疗队全部撤回了国内，然而仅事隔一个月，陈红旗和另外四名队友再次踏上了厄立特里亚的国土。

他在做通了家人的思想工作后，很快和队长唐克德、翻译叶和平、队员鲍铁周等人重返厄立特里亚。驻地冷清得令人心惊，平时热闹的小区变得人烟稀少。因他们是各国来厄立特里亚工作人员中第一批到达的，厄卫生部部长很快接见了他们，总统也招待了他们，他们继续负责给总统治病。大批脑外科伤员从厄立特里亚全国各地转到他们所在的哈利贝特首都医院，手术病人排队排了三月有余，门诊病人时间就更长。绝大部分病人颅内、髓内残留弹片且有周围神经损伤。厄国既没有CT机，也没有MRI仪，只有X光机，弹片、异物常常在X光下才能取出。有一次，在对一名病人实施取弹手术时，打开病人的硬脑膜后，多方探查却未见子弹的影子。重新观片，追问病史，查伤口只见入口未见出口，没有错，但就是没有探查到子弹的影子，紧张之下，陈红旗顿时全身冒汗。他冷静下来后，用X光机探查，原部位的子弹确实不在，无奈的情况下令机师往上寻找，在腰椎的地方终于看到了。难道原来的片子拍错了？可按弹道方向的规律不应在腰一处。20名医务工作者，包括厄立特里亚的医生、护士，还有意大利的医生，都不知道为什么会是这样。凭着冷静的分析，陈红旗判断不能再延长切口，子弹有可能在椎管内。他令护士把手术床前部抬高，不一会儿，子弹在腰椎管内出现了。当时整个手术室一片笑声，在场的人都伸出了大拇指。这样的事情还很多，在一没CT机、MRI仪，二无神经外科常用手术设备的情况下，中国医生在厄立特里亚创造了该国神经外科手术史上的20多项"第一例"。在厄立特里亚和埃塞俄比亚交火最激烈时，厄大批伤员从战场上下来，无论是内科医生还是外科医生，都全力投入救治。飞机轰炸不断，大使馆多次通报情况，女队员已撤回国内，留守人员也离开驻地搬入了认为比较安全的成套公司（经贸部），随时做好撤退准备，包括进入厄的山区。因埃塞俄比亚军队离厄首都阿斯马拉只有六七十公里，大批伤员从前线下来，医院的院内、走道上都住满了伤员。伤员们每人一块塑料垫、一条军毯，别的什么都没有了，悲惨的情景叫人终生难忘。陈红旗需要做的手术一台接一台，有时手术做到第二天早上6点。到了第三天，做他平常不吃力的咬骨好像都有些力不从心。厄卫生部部长给陈红旗配了三名医生，一名管伤员的初步处理，一名配合他做脑部手术，另一名配合他做脊髓手术。危险时刻都在身边，但他的心中只有一个信念，自己是一名中国医生，是一名共产党员。

1999 年 10 月 18 日，中国卫生部援外办对陈红旗的工作进行了通报表扬。

2000 年 4 月，厄电视台以"中国医疗队在厄立特里亚"为题目进行专题报道，专题片热情赞扬了我国医疗队对厄国医疗事业和厄国人民的身体健康所做出的巨大贡献。

在厄立特里亚工作的四年时间里，陈红旗和他的队友们以精湛的医疗技术、良好的医德医风和无私奉献的精神与厄立特里亚人民建立了深厚的友谊，同时也展示了中国医生的风采。陈红旗也获得了由厄立特里亚政府颁发的"突出贡献奖"。

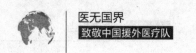

光明使者王绪保

中国援厄立特里亚第 2 批医疗队

1986 年 9 月，大学毕业的王绪保来到河南省南阳市眼科医院，成为一名眼科医生。从踏上工作岗位的那天起，他就激励自己："要用医术和爱心拯救更多失明者。"

王绪保常说："眼睛视力的高低只是量的差别，而有无光感却是质的不同，面对将要失明的病人，我们要想尽一切办法挽救，哪怕只有一点点光感，对他们来说，也是非常宝贵的。"而要做到这一切，就需要过硬的技术做保证。

2001 年 1 月，凭着精湛的技术和良好的医德，王绪保成为中国援厄立特里亚医疗队的一名眼科医生，肩负着祖国人民和组织的重托，开始了两年的援外医疗生涯。

由于厄立特里亚是一个非英语国家，大多数病人尤其是老年病人不会讲英语，而医疗文件均要用英语完成，语言不通不仅会影响与病人的沟通，还会降低医疗质量。因此，他利用业余时间刻苦学习英语、学习当地语言，很快，他不仅能顺利完成各种医疗文件，还可以与同事、病人进行日常交谈。这样，一下子缩短了与病人的距离，也赢得了当地同事的赞扬。

作为中国医生，他明白祖国的荣誉高于一切。牢记中国医生的职责，同时他也充分尊重当地人的风俗习惯，尊重他们的人格。病人中不乏又脏又臭者，而眼科检查又离病人很近，几乎面贴面，有的病人身上散发出来的异味熏得人透不过气来，可他从不嫌脏，从不叫苦，总要给每位病人耐心细致地检查，恰当地处理。门诊总有看不完的病人，常常下班时间到了，车也来了，却不能离开，直到送走最后一位病人。他克服了常人难以想象的困难，创造性地开展工作，充分展示了中国医生精湛的医术和高尚的医德。

在厄立特里亚两年的时间里，生活是艰苦的，但收获却是丰硕的。两年来，他累计诊治1万余人次，完成各类手术800余例，成功地使700余例因白内障失明的病人复明。两年的援外工作中，王绪保获得了很多荣誉，深受当地人民的爱戴。

有一天，他在海边散步，一位中年人快步向他走来，紧紧握住他的手说："王医生，谢谢你，我的眼睛现在看得很清楚！"原来这是一位经他手术治疗后康复的病人。

还有一次在街头，一位复诊的老人忽然出现在他面前。老人上前弯下腰拉住他的手不住地亲吻，口中喃喃有词。助手告诉他，老人在说："谢谢，中国医生！"从老人的眼神中，他读出了深深的谢意。

这样的场景，他这两年中不知遇到了多少次，虽然他有时候忘记了以前的病人，但病人们却忘不了为他们解除眼疾，使他们重见光明的中国医生。

2001年7月的一天，中国驻厄里特里亚大使馆的一位秘书来到医疗队，点名要见眼科王医生，称赞他是友谊的使者、中国医生的传奇。厄卫生部部长两次接见了王绪保，对他的工作给予了高度评价。

在援外工作结束后的欢送会上，厄医院的院长依依不舍地说："王医生强烈的事业心和对工作、对病人高度负责的精神，给我们留下了深刻的印象，深深地感动着医院的每位职工和病人，所有人都喜欢王医生。王医生的工作是杰出的，他为厄立特里亚眼科事业做出很大贡献。"

由于王绪保在援外医疗工作中取得的突出成绩，2003年他被中国卫生部授予"全国援外医疗先进个人"称号。

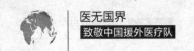
情系非洲，血洒红海
——唐秀荣同志因公殉职一周年祭

中国援厄立特里亚第 2 批医疗队　仵民宪

2001 年 12 月 4 日，对在厄立特里亚工作的中国医疗队来说是灾难的一天。当天，由厄方司机驾驶的车辆在为医疗队办事的途中，不幸发生交通事故。坐在副驾驶位上的医疗队翻译唐秀荣同志伤势严重，当场昏迷；石学队长面部严重受伤，有多发性骨折；许青山主任受了轻伤。闻讯赶来的医疗队员们迅速投入了积极的抢救。在大使馆和经商处的领导下，抢救小组立即成立，并积极同驻厄周边国家的我医疗队取得联系。当晚，中国援也门医疗队的神经外科专家程主任急速乘机赶到。当地医务人员也积极配合抢救。厄卫生部部长和哈利贝特医院院长到医院亲自看望和部署抢救。次日，厄总统伊萨亚斯得知后赶到医院看望伤员，并指示要不惜一切代价抢救伤员。但唐秀荣同志终因伤势过重，于 12 月 6 日 7 时 30 分永远地离开了我们。

噩耗传来，我在厄工作人员和当地群众自发地以各种方式前来吊唁和哀悼。许多相识和不相识的病人、群众也纷纷流泪，默默祈祷。

唐秀荣同志原是河南中医学院（现河南中医药大学）的英语老师。1993 年她曾作为翻译随中国援外医疗队在非洲的赞比亚工作过两年。她以出色的工作赢得了同事和当地人民的称赞。她非常同情非洲人民，回国后仍时时怀念非洲大陆这块饱受饥饿、战乱、疾病和贫困摧残的大地，多次要求重返非洲工作。2001 年 1 月，她终于实现了自己多年的愿望，随第 2 批援厄医疗队来到非洲红海之滨——厄立特里亚。

厄立特里亚是新独立的国家，也是世界上最穷困的国家之一。多年的战争、饥荒使当地人民饱受沧桑和苦难。这里的医疗卫生条件极差，药品和医疗器械奇缺。全国三四百万人口，只有 30 多名合格医生。医院人满为患，需要手术的病人常常要等几个月甚至几年，许多病人因得不到及时救治而死亡。唐秀荣对此深为忧虑，她经常和队长讨论如何使病人早日手术，早日康复。她积极配合队长的工作，始终笑容可掬地对待每一位病人，树立了中国医疗队的良好形象。有一位 14 岁的男孩，患颈胸段脊髓巨大肿瘤，不能坐站和行走。经石队长两次手术后，在扶助下可以下床活动。但身体软弱无力，仍需针灸等康复治疗。家里为了给他治病已一无所有。就在事故发生的前几天，唐秀荣还拿出 100 元钱让他买营养品，并和他合影留念，鼓励他树立生活的信心和勇气。当听说唐秀荣不幸遇难的消息后，他流下了悲痛的泪水。他对中国医生说："Ms Tang always smiles." 后来得知，接受唐秀荣经济救助的贫困病人还有好几位。

对外工作是医疗队的一项重要内容。援外医疗的目的之一就是为我国的外交服务。所以，外事工作直接关系到医疗队乃至国家的形象。在我国驻厄使馆举行的欢送老队员、迎接新队员的宴会上，厄总统和卫生部部长亲自参加。唐秀荣以她娴熟的英语和优美大方的礼节出色地完成了翻译任务，给厄国领导人留下了深刻的印象。在以后的数次外事活动中，在与厄国各层人士和第三国人员的交往中，唐秀荣协助队长完成了一次次外事活动，树立了发展中中国的良好形象。她与总统夫人、几位部长夫人和阿斯马拉市长夫人建立了良好的交往关系。她们不时在节假日来医疗队驻地看望医疗队员，还请女队员到她们家里做客、到饭店吃饭。有一年中秋节前夕，医疗队计划在使馆宴请厄方上层人士和各医院领导，唐秀荣建议大家亲手制作中国食品，一方面可以节省开支，另一方面可以更好地增进友谊。她从中国公司请来厨师做指导，全体队员共同参加。从策划、采购到制作等一道道工序，在唐秀荣的主持下顺利完成。当一道道由队员亲手制作的色香味俱全的中国菜肴端到餐桌上时，厄方领导感到非常惊讶和满意，宴请达到了预期的目的。唐秀荣不计较个人的得失，出力献物，将自己的礼物以队里的名义送给客人，加深了中厄人民之间的了解和友谊。厄方中上层人士都是国家独立和解放的功臣，不少人战斗负伤，因得

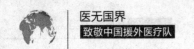

不到及时的救治而落下了后遗症，长期忍受疼痛的折磨。厄新闻部部长患多年的颈椎病，久治不愈。唐秀荣推荐他用中国的针灸和按摩治疗，效果良好，他称赞中国医生和针灸的神妙。利比亚驻厄代办患心脏病，唐秀荣多次领他到医疗队驻地，请内科秦历杰副主任医师诊治，对方非常感激，扩大了医疗队的影响，也为中国赢得了声誉。

2001年12月11日是唐秀荣同志的葬礼。伊萨亚斯总统和十几位部长亲自到医院灵堂吊唁，向唐秀荣的遗体做最后的告别。总统在留言簿上写道："今天是最让人悲痛的一天。"首都各医院的医务人员和上千名群众自发地为唐秀荣送行，许多人泪流满面。在去火化场地的路上，警车开道，笛声长鸣。沿路群众排成长龙般的队伍，肃穆伫立，垂泪相送。数百名群众在火化场地目睹了焚化升华这一神圣的时刻。厄国电台、电视台和报纸都做了专题报道。这样的葬礼在厄立特里亚历史上是前所未有的，也是最高礼别的葬礼。火化以后，还不断有厄方上层人士和群众到我国驻厄使馆和医疗队驻地慰问。

2002年唐家璇外长访问厄立特里亚。在与总统的会谈中，总统两次提到医疗队和唐秀荣，对她的不幸遇难表示歉意和慰问，对她的事迹给予高度的评价。

黄河起舞，红海扬波，中厄友谊，牢不可破；

生于黄河，归于红海，您的英名，永不埋没。

用医术托起一道友谊的彩虹

——访中国援厄立特里亚第 4 批医疗队队长牛卫兵

《工人日报》记者　莫继勋

　　近日，我们在洛轴总医院牛卫兵书记的办公室，采访了这位 2005 年 1 月至 2007 年 1 月援厄立特里亚第 4 批医疗队队长。说起他的援外经历，53 岁的牛书记非常激动，他对在厄立特里亚的工作和生活仍记忆犹新。

　　厄立特里亚是位于东非的小国，人口仅有三四百万，由于连年的战乱，国家在卫生事业上几乎没有投入，缺医少药的状况非常严重。当时，全国仅有注册医师 33 人。中国及其他一些国家都派出医疗队予以援助。在这些国家中，只有我国选派的医疗队是无私援助的，并且每年还提供约 20 万元的药品。因此，中国人在当地老百姓中享有很好的口碑。特别值得一提的是，在 2002 年，我国为厄资助了 8000 万，在首都阿斯马拉建成了一所拥有 200 张床位的综合医院——奥罗特医院。但是，由于种种原因，床位利用率不足三分之一，外科仅开设了 35 张床，在该国排名第三位。

　　出国前，河南省国际合作处处长对牛卫兵说："你们出国，代表着中国的形象，争取把奥罗特医院做强、做大，扩大中国在当地的影响。"队长牛卫兵深感肩上担子的沉重，经反复斟酌，决定组建一支人员精干、技术全面的医疗队。由脑外科、普外科、泌尿科、放射科、骨科、麻醉科和新生儿内科 8 个专业的医师组成了队伍。

　　"现在看来，当初派人的思路是正确的。"牛卫兵平静地说。牛卫兵接着说："我们一进入厄国奥罗特医院后，情况确实令人吃惊，偌大的医院，仅有 6 名医生，只能开展简单的普外手术。我立即决定调查设备，完善设施，调查结果共有 5 台腹腔镜、3 台膀胱镜、2 套开颅包。由于常年没人管理，部件到处乱放，专用导线竟然被剪断当电线使用……"大家经过整理、装配、修复，终于拼装出几套完整的设备，短短几天后，医疗队便开展了腹腔镜胆囊切除术、膀胱镜冷刀技术及开颅手术等。当第一例腹腔镜胆囊切除术成功时，病房里响起了热烈的掌声。前来观看的厄卫生部部长、医院院长及埃及、印度等国的医生交口称赞，伸出大拇指说"中国医生了不起"。随后，各种高难度手术在牛卫兵的带领下相继开展，如"胰十二指肠切除、甲亢的次全切除及膀胱镜的冷刀技术和脑膜膨出手术等"，填补了厄国的 16 项技术空白。两年中，这支医疗队伍中的援外医生还写了 4 篇医学论文，发表在非洲的医学刊物上，在当地的医疗界引起了很大的轰动。

谈到兴致处，牛卫兵高兴地说："由于大家的努力，次年下半年，我们进驻的奥罗特医院被该国卫生部批准为国家级最高转诊医院。外科床位也由原来的 30 张一跃升到了 105 张。奥罗特医院也成为该国综合规模最大的医院。院长卜哈尼激动地说：'中国医疗队是最优秀的医疗队，是中国医疗队把奥罗特医院从普通水平推到了国家最高级别'"。

播种是收获的因，收获是播种的果。播下真善美的种子，收获的是阳光、雨露和友谊。最让牛卫兵难忘的是厄立特里亚总统尼莎亚斯特别设家宴宴请大使和牛卫兵队长，总统夫人亲自抄勺学做中国菜，款待来自中国的客人。

这是一支技术过硬、素质优良的队伍，两年来，他们不怕疲劳，不畏艰难，兢兢业业、任劳任怨、一丝不苟地奋战在异国他乡的土地上，为解除东非人民的疾患，用坚韧的肩膀撑起了一片圣洁的天空，用无私奉献的精神传递着中厄两国人民之间的深情厚谊。

由于这所医院没有神经外科医师，所有这类神经外科病人都由牛卫兵来医治，工作异常繁重。基本每三天就有两次急诊脑外病人就诊。在这种情况下，他不负使命，以身作则。在他的心目中，病人就是命令，只要病人需要，他都第一个走到救治现场，他高尚的医德得到了当地百姓的尊重，他带的一班队伍受到当地百姓的拥戴，被东非人民誉为"上帝的使者，生命的守护神"。

中国驻厄大使馆也经常和这支医疗队伍进行联系。在中国大使馆的安排下，牛卫兵先后给南非大使、沙特大使、荷兰大使及联合国官员和厄国许多部长看过病，他精湛的医术赢得了广泛赞誉。

美国使馆的一名女律师戴安娜因车祸导致重度颅脑损伤，厄卫生部部长沙林非常重视，美国使馆人员却执意提出急诊转到欧洲去治疗。牛卫兵队长本着对病人高度负责的态度，仔细检查了病人后，凭借丰富的经验，提出了尽快手术的综合治疗方案，他晓之以利害，并一再说明，病人长途转院会出现危险。最后，美方同意了牛卫兵的救治方案。经立即抢救，病人脱离了危险，转危为安，14 天后痊愈出院，未留下任何后遗症。出院当天，美方大使特别向中国大使表示对牛卫兵大夫的深深谢意。

两年来，牛卫兵带领的援厄医疗队不仅服务了当地百姓，而且也为我国的外交工作做出了贡献，原外交部部长李肇星在访问厄立特里亚期间，专门接见了医疗队全体人员，对他们的工作给予了高度评价。

我国和厄立特里亚有着深厚的传统友谊，在帮助厄立特里亚的经济建设中，在第 4 批援厄医疗队进驻期间，有 9 个单位的数百名中国人在厄立特里亚工作，由于当地气候炎热、流行性传染病较为多发及工伤危险等，协助中资公司做好援外的配合是牛卫兵带领的医疗队的又一项工作。

有一次，四川路桥工地十几名工人持续高烧不退，生命垂危。接到通知后，牛队长二话不说，带上药品和 2 名队员连夜赶往工地，经过三天三夜紧张的救治，工人们全部康复。中建公司的 8 名员工因误食毒蘑菇中毒，吐泻不止，重度脱水，牛卫兵带领队员驱车 4 小时赶到工地，就地救治，最终使他们全部脱险。江苏国际工地发生事故，6 名中国劳工受伤，其中一名伤势严重，医疗队赶到后先简单进行处理，后全部带回条件较好的厄立特里亚首都医院。当晚，全体队员参加抢救工作，使所有伤员得到及时治疗，无一人死亡。

良好的医术和素质，奠定了他们优秀的团队精神，他们承载着中国人民对厄立特里亚人民的友谊，圆满地完成了援外任务。两年的时间是那样的漫长，而又那样的短暂，据不完全统计，医疗队共接诊病人 6 万余例，手术 1800 多例，急诊 700 余例，治愈率达 95% 以上，在厄立特里亚人民心中，树立起了中国医生崇高的形象。

2008 年 12 月，牛卫兵接到上级通知，让他到北京参加全国援外医疗工作总结大会，这是他一生最大的荣誉。会上，中共中央政治局常委、国务院副总理李克强、卫生部部长陈竺接见了他，并合影留念。这是他一生都难忘的时刻，在那幸福的时刻，牛卫兵的心情久久不能平静……

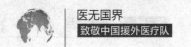
赴非洲工作报告

中国援厄立特里亚第 4 批医疗队　展鹏远

转眼间已从赞比亚回国 10 年有余，我是 2005 年经医院推荐参加中国援厄立特里亚第 4 批医疗队的，当时经过短暂的外语培训，就奔赴到了遥远的非洲，进行为期 2 年的跨国"帮扶"。

我们到了厄立特里亚以后，很快就克服生活上的种种不便，适应了当地的医疗环境，并了解到，当地全国总共有 64 名医生——即所谓的"doctor"，其他的都是医助和护士，但是这些少量的医生都是在欧美国家留学后回去的，他们从心里都有一股子傲慢，崇拜欧美，看不起中国医生。因此，我们刚到厄立特里亚的奥罗特医院时，该院的外科主任就百般刁难，不支持我们的工作。但是，我是有信心的，这种信心是建立在多年的临床工作经验基础上的，是建立在对世界外科医疗状况的了解基础上的，也是建立在我们医院对我的长期培养和我们医院严格的管理制度基础上的。为尽快扭转在厄立特里亚的这种不利状况，早日打开工作局面，我决定从他们不敢做的手术入手，尽快树立威信。因此，我先从当地发病率最高的甲亢手术入手，打破了当地甲亢手术的惯例。当地治疗甲亢必须要等到 T3、T4 都正常了才敢做手术，而国内甲亢手术是不以 T3、T4 为手术指征的。经过与当地外科主任的激烈辩论，他终于做出了让步，同意我按自己的方案治疗。在病人术后顺利如期出院后，那位外科主任终于相信了我，从此对我的工作大力支持。我先后在该国首次开展了胃癌根治术、肝叶切除术、小肠内排列术、胰十二指肠切除术、贲门癌根治术、高位胆管癌手术、食管癌上中下段手术、肺叶切除术、PPH 手术（吻合器痔上黏膜环切术）、腹部去脂术、腹腔镜及胸腔镜手术等 16 项手术，都填补了该国医疗史上的空白。根据当地居民营养状况差的情况，我还首创了乙状结肠排列固定术，治疗当地常见的单纯乙状结肠扭转，降低了手术的风险，缩短了手术时间，获得了良好的疗效。这些手术项目的开展，丰富了该国外科治疗的内容和范围，特别是在第一例腹腔镜手术成功结束的一刹那，全场——包括我和该国的卫生部部长、奥罗特医院的院长、外科主任都纷纷鼓掌祝贺，因为这标志着厄立特里亚终于可以开展微创手术了，标志着他们国家的医疗水平有了极大提高。我之所以高兴鼓掌，是因为腹腔镜设备是我从仓库中捡到的，在五台崭新的机器中拼凑出了一台能够使用的，为搞到医用二氧化碳我又足足跑了三个月，一个零件一个零件地组装，还要教当地护士清洗、保养、调整机器，其中所付出的艰辛一言难尽。经过我半年多的不懈努力，终于使当地外科医生信服了我，逐渐在厄立特里亚树立了外科权威地位。由于国情的不同，在厄立特里亚做手术，是没有任何人愿意为你当助手的，因为他们认为当助手的不是 "doctor"，而是医助，这有损他们的名声。因此，大多数时候，手术都是带一名当地护士做，即使我做 Whipple 手术（胰腺十二指肠切除术）时，台上也只有两个护士给我帮忙，其中一名护士还是器械护士。厄立特里亚全国都没有脂肪乳、氨基酸、白蛋白等营养药品，即使在这种风险极大的条件下，也没有影响我开展大手术、新业务和为国争光的决心。我们医院对我长期的教育，使我懂得医者父母心，使我懂得医生的最高目标是以自己最大的能力解除病人的痛苦，而不能过多考虑自己个人的得失和劳累，因此，我在工作中不怕苦、不怕累、胆大心细、急病人所急、想病人所想。两年来我加班加点工作成了家常便饭，共诊治门诊病人 4410 人次、住院病人 2100 人次，共完成外科手术 1921 台、急诊 720 人次、会诊 403 人次，抢救危重病人 140 人次，培训当地医务人员 13 人次。

当我们就要结束两年的援外工作，在厄立特里亚举办的欢送会上，奥罗特医院的院长激动地说："由于中国医疗队的努力工作，奥罗特医院终于成为名副其实的国家内、外科最终转诊医院，使医院的水平得到了极大的提高。"

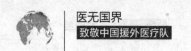

有一种骄傲在我心

——访我校援厄立特里亚第 5 批医疗队队员王玉安

《新乡医学院学报》记者　王　晴

　　2009 年 1 月 25 日晚，是中国传统春节的除夕夜，声声鞭炮点燃着节日的气氛。在新郑国际机场的大厅里，有一群人正在紧张地等待着，今晚他们分别了两年的亲人就要从非洲回家了。"回家"，两年内这个词已经说不清在王玉安心中闪现过多少次，但每次他都努力把这种渴望按下去、埋起来。"来了，来了"，大厅中等待的人们骚动起来。王玉安远远地看到了自己的亲人，急切地跑了起来，一时无语泪先流。

　　从 2007 年 1 月 15 日，王玉安作为中国援厄立特里亚第 5 批医疗队队员抵达厄立特里亚首都阿斯马拉，到厄立特里亚政府设宴欢送中国医疗队归国，整整两年时间。700 多个日日夜夜，他们时刻铭记国家的嘱托，克服种种困难，出色地完成了任务，受到当地政府和国家卫生部的嘉奖。谈及在外工作最深的感受时，他不假思索地说："我是中国人，我很骄傲！正是这种中国人的骄傲、中国人的责任给了我工作最大的动力和支持。"

所有中国人的名字"China"

　　医疗队刚到厄立特里亚首都阿斯马拉后有几天短暂的休整，队员们上街熟悉当地文化、民俗等。有一次，王玉安刚进到一家小商店就看到店主冲过来，紧紧地握住他的手，微笑着说"China"。后来王玉安才了解到，这名男子以前生命垂危时，是中国医生救了他。他一见到中国人，就要握手表示感谢。在之后的生活中，王玉安处处感受到了当地居民对中国人的这种友好，他们见到中国人都会微笑着说"China"，而这种友爱是中厄两国人民在长期的交往中建立起来的。

我省1997年起向厄立特里亚派送医疗队，我国的医生为厄立特里亚卫生事业的发展做出了不可磨灭的贡献，受到了当地人民的认可和好评。现在队员享受到的礼遇和尊荣都是前队员们努力的结果，每一支医疗队、每一名队员都身负重任，要让这种传统延续下去，就如当地人看到每一个中国人都叫作"China"一样，每一个中国人都代表着中国。

写给中国医生的感谢信

援厄立特里亚第5批医疗队的18人被分在阿斯马拉5家医院工作，王玉安负责的工作除了做好中厄医护人员之间的翻译外，还要负责医疗队很多对外工作和队员们的饮食起居等杂事。一开始医疗队工作开展得并非想象中的那么顺利，甚至有些医生受到了"冷遇"。王玉安想，要想打开工作局面，不仅要我们的医生克服情绪，熟悉和接受当地的医疗习惯，展现我们的医技，还要加强对外联系，让外界了解和熟悉我们中国医疗队。王玉安开始拜访厄立特里亚卫生部长等各级官员，耐心地介绍我国医疗队的情况，加强联谊活动等，这些沟通和交流有效地促进了我国医疗队全面展开工作。

同时，为了加强我们的医生和厄立特里亚医护人员的沟通，打通语言关，王玉安利用晚上业余时间给队员上英语辅导课，每次分专题进行练习，三个多月下来，我们的医生和当地医生可以进行一般性对话，再也不用靠手势和语气去猜了。

几个月过去了，我国医疗队的医生在各个科室的医疗活动中开始发挥重要作用，尤其是在脑外科方面开展了很多工作，帮助厄立医院培养了专业人才，也树立了中国医疗队良好的形象。

2007年圣诞节前夕，一位英籍厄侨回到阿斯马拉，刚一出机场就感到头晕，随后被送到奥罗特医院。当时是一位厄立特里亚医生为其诊治，说是脑内出血，建议回英国治疗。由于病情加重，2008年1月14日，他又被送进了奥罗特医院。医疗

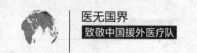

队的张学慧医生根据病情判断是脑内血肿，建议手术。1月18日，经过手术后，患者病情明显好转，非常感激，写感谢信刊登在厄立特里亚唯一的提格雷尼亚（该民族占厄立特里亚人口半数以上）语的报纸《哈达斯报》上，赞扬了张学慧医生的及时诊断和手术水平，在当地引起了积极反响。

2008年7月，为表彰中国医疗队杰出的工作，尤其是为厄立特里亚基层群众和党政高层官员提供的优质服务，厄立特里亚执政党人阵党中央通过厄卫生部向我国医疗队赠送陆地巡洋舰吉普车一辆，以解决医疗队交通工具紧张的问题，并保证燃油供应，这项奖励在我国援厄医疗队和各国援厄专家项目中是首例，极大地振奋了队员们的工作热情。

神奇的中国针灸

2008年10月12日至10月15日，医疗队在驻厄使馆经商处的组织下，携带价值2万余元人民币的药品驱车300公里前往厄立特里亚加什巴卡省奥伽罗地区义诊。由于当地战乱不断，随时都有遭遇火箭弹、地雷的危险，糟糕的路况也让汽车随时可能爆胎，可没有一名医生退缩。医疗队每天早上从驻地要开车1个多小时到达义诊地点，克服35℃以上的高温和简陋的卫生条件，为来自奥伽罗周边数十平方公里的患者诊治。多数患者从凌晨4点开始在诊所前排队，地方政府派遣了警察和士兵维持秩序。有一名患者是拄着拐杖来的，医生查看其病情后建议用针灸治疗，见效快还不占用很多医药资源。一根根银针扎下再拔去，病人自己就可以行走了，回家时竟把拐杖忘在了诊所。很多当地的百姓和医生都是第一次接触到中国的中医疗法，不禁感叹中国针灸的神奇。

义诊结束后，医疗队将剩余药品捐赠给当地医疗单位，加什巴卡省的省长卡塞·格布雷希维特和我国驻厄大使舒展出席了捐赠仪式。当地各族群众自发组织起来，载歌载舞，向舒展大使敬献了五谷束，表达最真挚的敬意。

奏响中国的国歌

2008年8月8日，第29届北京奥运会开幕，举世瞩目。王玉安早早组织队员赶到厄立特里亚唯一一家五星级宾馆，在那里，中国驻厄大使馆租了一个大厅和卫星收视设备供所有在厄工作的中国人观看奥运会开幕式，同时邀请的还有厄方政要和其他国家的驻厄大使及参赞。当中华人民共和国国歌奏响，五星红旗飘扬时，所有队员都流泪了，说不清是激动的泪水，还是由此引发的思乡之情。在场的厄立特里亚朋友看到现代文明与中国古代文化交织的开幕式时，惊讶地张大嘴巴，这是中国举办的奥运会开幕式吗，太了不起了！而当中国"神舟七号"飞船飞天时，他们更是感慨中国科技的领先和国力的强大。用他们的话说，看看中国这几批医疗队装备的变化就可以看出中国的发展有多快！我们队员心中更是写满了自豪！

快要回国了，队员在心里开始数日子了。有一天，不知是谁在门口挂了块板，上面写着离回家还有"100天"，从那天起归国正式进入了倒计时。王玉安说，队员们只要一聊起家的话题就会被叫停，因为这是不能碰触的思念；只要一聊起来家乡的变化，就会充满无限神往；只要一聊起河南的烩面，嘴边的食物马上就食之无味了……只有在离开了家、离开了国，才知道家和国的重量。

王玉安说在厄工作的日子里，虽然大家来自不同的城市、不同的单位，但都有个共同的心愿——祝愿我们中国变得更强大！

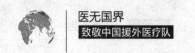
一张特殊的名片

——记中国援厄立特里亚第 6 批医疗队队员张进跃

张进跃，河南省漯河市第三人民医院核磁共振室的主治医师，2009 年 1 月加入中国援厄立特里亚第 6 批医疗队来到非洲。他工作表现突出，成为这批队员中唯一一个被厄立特里亚国家医院任命为科室主任的中国医疗队队员，这种情况在我国援外史上非常少见。中国驻厄大使李连生接见了张进跃，对他的工作给予充分肯定和高度赞扬，同时还号召全体队员向张进跃学习。

初抵非洲　迎接挑战

厄立特里亚位于非洲的东北部，平均海拔 2500 米左右，属高原国家，自然条件恶劣，很多地方是不毛之地，严重缺水制约着这个国家的发展。"很多困难你不来是很难想象到的，这就是非洲"，张进跃说。

到达厄立特里亚后，张进跃被分派到这个国家最好的医院——森宝医院，该院的影像科拥有厄立特里亚唯一的一台核磁共振（MRI）设备，是全国仅有的两台中的一台。张进跃是中国政府应厄立特里亚卫生部要求，第一个正式派驻到该院的中国大夫。起初他忐忑不安，不知道自己能否胜任工作，经过一番思想斗争，最终接受了任务并且树立了坚决完成任务的决心和信心。

尽心尽力　投入工作

厄立特里亚的官方语言是英语，要干好工作，不仅专业技术要过硬，而且还要学好英语。为了能够更快、更好地适应和开展工作，张进跃在英语方面做出了很大努力，刚上班前一个多月就整整瘦了三公斤。凭着精湛的医术，三个月后全国各大医院都知道了森宝医院有一个搞核磁共振（MRI）的中国医生。

厄立特里亚独立日国庆期间，各大医院都组织了宴请，感谢中国医疗队的无私帮助。宴会期间，大家互相介绍，虽然大部分人都不认识张进跃，但一提到是核磁共振医生时，他们马上就会说："你一定是 Dr Zhang（张医生），经常见到你的报告，却没见过你本人，你的报告非常棒。"

技术过硬　勇挑重担

2009 年 8 月 25 日，森宝医院院长伯罕尼突然把张进跃叫到他的办公室，郑重地说："首先我代表医院感谢你为我们所做的工作，你是一位非常优秀的医生，工作非常出色，你的诊断报告在厄立特里亚是一张名片，它不但是你的名片也是我们医院的名片。我们需要你进一步的帮助，经研究决定聘任你为我们医院影像科的主任，管理 X 光机、CT 机和 MRI 仪，另外还希望你能给我们医院培养两个年轻人，不知道你愿不愿意帮助我们？"因为张进跃之前没有一点心理准备，而且此事责任重大，他说："请允许我仔细考虑，我需要和我们队长商量后再给你们答复。"

回到驻地后，张进跃把情况向队长做了汇报，队长听后非常高兴，他说："这说明你的工作已经做出成绩并且得到了厄立特里亚国家医院的充分肯定，你要勇敢地接过这个担子，并且把它做好。"晚上，张进跃躺在床上辗转难眠，那一张张因贫穷、疾病而渴求帮助的非洲患者的面孔在脑海中不停地闪现，又梦到出国时面对国旗做出的庄严宣誓："坚决不辱使命，圆满完成任务。"那分明是非洲人民无声的呼唤……责任、使命让张进跃没有时间再犹豫了，九月初，张进跃接受了厄方的请求。张跃进在距离祖国万里之遥的非洲不懈地努力着，他用自己的实际行动，践行着一个中国医生在非洲大陆上的神圣使命。

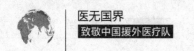

行在非洲

中国援厄立特里亚第 6 批医疗队　刘营杰

　　来到厄立特里亚参加援外医疗工作已经一年了，总想对脚下的路发表一点感想。在国内，见惯了喧嚣都市里的霓虹灯，见惯了街市的车水马龙和行人的步履匆匆，初来到非洲，恍若隔世。我仿佛又回到了童年的乡间小路。在这条路上，我在寻找着生命的真谛。

　　我们每天上班的路是从厄立特里亚的首都阿斯马拉市的森堡小区开始的。早晨 7 点 40 分，乘班车沿着市区不太平整的公路，经过十多分钟的颠簸，来到医疗队的第一站——位于市郊的哈利贝特医院，开始一天的工作。哈利贝特医院是厄立特里亚最大的一所平民化医院，收费低廉，病人最多。厄立特里亚唯一的骨科就设在这里，每天全国各地大批的骨科病人都向这里转诊。我作为一名骨科医师，在国内应对从容，在这里却力不从心，面临缺少骨折固定材料、纱布、绷带的尴尬。门诊挤满了一天前就来排队等候的病人，大批陈旧性骨折畸形愈合和骨髓炎的病人得不到治疗，许多开放性骨折病人辗转数天，沿着山路才来到这里，伤口已经化脓。

　　一位瑞士国际内固定协会（AO）的专家来这里巡回手术，见到一名已经等候手术 3 天的开放性骨折病人后，他批评哈利贝特医院的骨科主任塞米尔为什么不及时手术，基层医师为什么不及时转诊。塞米尔主任只能苦笑不语。厄立特里亚全国只有 2 名正规骨科医生，每年要做上千台手术，加上交通落后，谈何容易。据了解，省会城市金达医院仅有 1 名外科医师兼院长，他于 2009 年夏天因肩关节骨折住院，后由我为他手术后治愈。当时金达医院近于瘫痪。我们使用的钢板、螺钉、钢针都是重复使用的，内固定材料从康复后的病人体内取出后，经过消毒后用在下一个等候手术的病人身上。

中午时分，我们来到医院食堂领取午饭——每人两个黑面包。我们总企盼今天的面包不要发霉，好歹可以配一些自己带的榨菜凑合一顿。饭后，查完急诊，在办公室小憩一会，下午 3 点 10 分，下班时间到了，希望今日的班车能如期而至。卫生部经费短缺，每逢月末班车就会停运。我们只能在烈日或风雨中求救医疗队派车，把我们从这个偏远的医院接回去。后来，我们几名队员尝试了回家的各种途径。乘公交车需要先入市区，换乘两次，耗时 2 ~ 3 个小时；沿公路原路返回，耗时一个半小时。最终我们朝着住处的方向探寻了一条小径，要穿越田野、村庄、贫民区，耗时 40 分钟，成为我们的最佳选择，也成为我们了解厄立特里亚风情的窗口。

下班之后，沿着这条小径，要翻越一个小山，经过两座教堂。站在山头上，炙热的阳光和着微风的清凉，听着基督徒们抑扬的颂歌，看着当地的学生虔诚地亲吻着教堂围墙的石头，尽管他们的校服已经破旧不堪，尽管他们可能腹中空空，脸上却总洋溢着和厄立特里亚阳光一样灿烂的笑容。在一所中学门口，常见到迟到的学生垂头丧气地正接受老师的责备，而另几名淘气的学生为逃避责罚，却在搭人梯，翻越围墙，同时也不忘和我们这几个老外做鬼脸、打招呼。最热情的要数路边的小学生，不仅"China! China!"不绝于口，而且一定要和你握握手，表示友好。

下了山坡又一番景象。山坡和一条马路之间是一个贫民区，村落坑洼不平的街道两边是参差不齐的平房或窝棚，送水车卷起的灰尘充斥着街道，大眼睛的美丽少女自豪地从自家的水桶里舀一瓢清水，大方地蹲在门口洗脸、洗脚。也常见到满脸泥垢、衣衫褴褛的儿童背着破旧的塑料袋挨家乞讨，袋子里装的是讨来的英吉拉（埃塞俄比亚的传统主食，一种由苔麸发酵制成的大摊饼）和剩面包。他们多是埃、厄边界战争带来的孤儿，遇到我们也不失时机地讨得 1 纳克法（厄立特里亚货币）。

穿过贫民区后，前方是一条马路。最佳的时节是雨季，路边总是点缀着 3 ~ 5 家兜售仙人果的小贩，橘红色的果肉、诱人的果香让我们也驻足品尝，尽管有时仙人果的毛刺沾得满手、满口都是，惹得一脸狼狈相。旱季时，行走至此，我们常会买上一串香蕉，大家一起分享，消除酷暑带来的困乏。

马路的西边是一片田野。我们的驻地就在前方。旱季，沿着干涸的排水渠，走

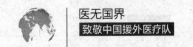

过田边，荒凉的田野中点缀着几点青绿，矮矮的菜苗在烈日下苦苦挣扎，路边丛生的荆棘顽强地向我们摇曳着带刺的干果，瘦骨嶙峋的山羊懒洋洋地嚼着仙人掌。八月，雨季到来，一夜之间，遍地青绿，田间忙碌着牵耕牛的农民，野草疯狂地和刚刚没过脚面的大麦比着生长，不知名的水鸟在田间洼地的积水中觅食，不知从何而生的小鱼和蝌蚪也在排水渠里游弋。远处世博公园里飘扬着丰收的欢庆鼓乐。路边的马齿苋、苋菜成为我们中午的盘中餐，只要雨季未结束，路边的野菜就取之不尽、用之不竭。雨后的清凉驱走一身的疲惫，我们也为当地丰收而感到欣慰。

在这个非洲最年轻的国度，我们作为援外医疗队的队员所走的路，注定是一条不平凡的路。有的队员牺牲在逶迤的路途中，长眠他乡；有的队员忍受着病痛的折磨，仍不负使命；有的队员父母身故，身在他乡而忠孝不能两全。行走于异国，他乡的路总会有未知和坎坷，总担心自己是否走错了路而惊慌失措。如今，我们在路途中学会了从容，在纷繁中学会了淡定。目标就在前方，坎坷的途中也有风景。

出完急诊，行于星光中，我常会驻足欣赏银河的浩瀚，慨叹四季星移斗转的神奇。闲暇行于街市，常遇到一些陌生人亲切地和我打招呼，甚至有些人能准确地叫出我的名字，我会一脸惊诧。原来他们是我治愈的病人。遇上厄立特里亚的儿童，他们最喜欢"China！China！"地欢呼。China是我们共同的名字，黑头发、黄皮肤是我们的名片。我胸前戴的中厄两国国旗的徽标被当地儿童诠释为两个朋友在握手。第二届中非合作论坛后，又有20名青年志愿者和3名农业专家先后来到这个国度，也踏上了这条援非之路。2010年2月初，卫生部部长陈竺、党组书记张茅在《健康报》上对中国援外医疗队发出了新春慰问信，贺词让我热泪盈眶。从1963年至今，中国援外医疗队用40多年延续不断的坚持，用汗水、泪水甚至生命实践了医者对职业和人类生命的神圣承诺，更用爱浇铸起友谊的桥梁，向非洲乃至全世界展示了"爱和平、负责任"的大国形象。在这条援外路上，虽然有太多的坎坷，但我们注定辉煌。

爱的奉献与真挚的感谢

中国援厄立特里亚第 9 批医疗队　张亚楠　郭卫东

中国援厄立特里亚第 9 批医疗队在该国首都阿斯马拉从事医疗援助工作已经 1 个多月了。他们精湛的医疗技术和高尚的医德医风得到当地人民的肯定和赞扬。

其中中国神奇的针灸技术更是得到人们的认可。来自河南省许昌市中医院的张亚楠医生在中国援建的奥罗特医院门诊理疗科工作。他的诊疗人次在医疗队里是最多的。每天早上七点半他就来到医院，做好门诊的准备工作。他每天要给 50 ~ 60 名门诊病人进行针灸，其中有大约一半的病人是脑瘫患儿。因为他技术高、治疗效果好，来找他复诊的病人很多。张亚楠总是加班加点，不让慕名而来的病人再跑第二趟。汗水湿透了他的工作服，每天下班他都腰酸背痛得直不起来腰，他笑着说："我也需要针灸一下，治治我的腰痛了。"

他辛勤的劳动不仅得到了病人的赞扬，当地的慈善组织也知道了他的高超医术和高尚的医德。在 2015 年 8 月 8 日上午，阿斯马拉慈善组织在当地 ABC 幼儿园举行慈善活动，邀请张亚楠和欧罗特医院的针灸科主任出席。当地的报纸、电视台报到了该活动。当地慈善组织代表脑瘫患儿和家属给张亚楠颁发了感谢信和荣誉证书。

张亚楠获奖后表示荣誉属于养育他的伟大祖国，属于整个医疗队，他将继续努力工作，将"不畏艰苦，甘于奉献，救死扶伤，大爱无疆"的援外医疗队精神发扬光大。

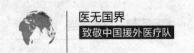

冯雨，我为你自豪

中国援厄立特里亚第 9 批医疗队　孙来广

2015 年，中国卫生和计划生育委员会组织非洲 "光明行" 活动项目，我省在只有 3 个非洲援助地的情况下，拔得头筹，花落厄立特里亚。知道了这个消息，河南省新乡市中心医院眼科主治医师冯雨按捺不住内心的激动，对我说："孙院长，我盼望的这一天，真的到来了。" 在郑州援外培训期间，凌晨的灯光下，深夜的教室内，外教的身旁，总能看到冯雨的身影。"语言不过关，无法交流，怎能为受援国厄立特里亚人民做好医疗服务工作呢。" 这是冯雨时常挂在嘴边的话。

冯雨自费购买动物眼，在科室的无影灯旁、显微镜下，超声乳化的操作步骤练习了不知多少遍。有了科主任的支持、外邀专家的指导，再加上自己的感悟，已经让他基本掌握了手术的操作技巧。

为了让 "光明行" 活动能够顺利在厄立特里亚开展，前期准备的工作量很大，计划手术量 300 例，术前筛选 600 例，32 个大型货运箱，近 600 万人民币的设备、耗材（建一个中等规模的眼科医院已绰绰有余）的安置，大使馆牵头，医疗队协助，报关、通关、准备、清点，与受援国协调，安装设备，调试参数，与厄立特里亚卫生部联系、宣传、预备病人、术前筛查病人等大量的工作，让冯雨这么一个阳光的小伙子，累的腰都弯了，脸也晒黑了。但为了心中的事业，为了中心医院眼科的发展和未来，冯雨从未吐露过半句怨言。

八月下旬，期待已久的中国援厄立特里亚 "光明行" 活动专家组终于到达了该国的首都阿斯马拉，随后很快工作就按计划有条不紊地进行着。高度的责任感和敬业精神、虚心的请教和真诚的协助深深感动着两位国家级眼科专家。他们在确保病人安全的情况下，把越来越多的操作技巧手把手教给了冯雨。9月1日在专家的指导下冯雨开始独立操作，9月2日是一个非常值得记住的日子，这一天冯雨开始独立完成超声乳化白内障手术，1例、2例、3例……手法越来越熟练。术后电话中，冯雨按捺不住内心的激动："孙院长，我已经独立开展超乳手术了！"用带教专家的话说，"冯医生基础理论扎实，基本操作熟练，悟性高，只要能够减少紧张情绪并多加实践操作，独立开展超乳手术是水到渠成的事情。"有道是有耕耘就有收获，冯雨收获了技术，更获得了自信。

　　厄立特里亚首都阿斯马拉地处高原，紫外线强度大，属于白内障多发地区，虽然"光明行"活动即将结束，专家组就要走了，但大量的病人还在等着被医治，本地的医生也需要带教。虽然冯雨的眼睛熬红了，身体也消瘦了许多，但是他的内心是滚烫的，因为他知道这片土地需要他，这里的患者需要他！

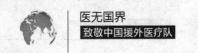
这就是我们来这里的原因

中国援厄立特里亚医疗队

下午上街买菜，突然感觉有人在后面拉扯我的衣服，心想有小偷。转头一看，只见一高一矮两个当地人站在我的后面，还一个劲冲我笑。我正在疑惑间，高个子指挥着矮个子掀起了上衣，只见那肚皮上赫然有两个新的伤疤，很明显那个长的伤疤是手术切口留下的，而另一个伤疤在肚脐左侧，长约 4cm，这是刀伤所致。"Remember me？"矮个子放下衣服问。"I know the scars, and they remind me of you guys."我笑着说。俩兄弟高兴地和我握手撞肩（厄立特里亚特有的问候方式）问好。回忆一点一点带我回到了一个月前。

一个月前，大约凌晨 2 点，中国援厄立特里亚医疗队驻地外，黑夜的寂静被一阵汽车发动机的轰鸣声打破。紧接着，杂乱的脚步声在医疗队的楼道里响起，伴随着焦急的敲门声，我从睡梦中被惊醒。披着外套，轻轻走近门口，从门上的猫眼洞蒙眬看见两个人，一个是老头，手里拿着手电，四处乱晃。另一个是年轻人，一脸着急，我认出是奥罗特医院的实习医生 Abeil。我打开门，Abeil 焦急地拉着我说："Dr He, we have a emergent patient, he needs operation."我看了看手机上的时间是 2 点 10 分，想到明天才是我的 call 班，不免有点愠怒："It's not my duty today, I remember it's Dr ×'s duty." "I know. But we can't reach him, and a patient has been stabbed by someone with a knife, he really needs operation, please help us！" Abeil 一脸为难地说。事已至此，我也不好多说，迅速换了外出的衣服就跟随司机和 Abeil 向

246

医院赶去。

这里需要交代一下，在厄立特里亚医院里急诊值班留守的都是实习医生。真正的外科医生都是在家里等电话，实习医生能处理病人最好，处理不了的才打电话给真正的医生，对于真正的医生来讲这种值班制度叫"24 小时 on call"，我们私下里称之为"call 班"。call 班平均要做 3 ~ 5 台手术，一整天都别想闲着，手术经常做到第二天凌晨。

到达医院急诊科病房，见到一个二十多岁的男性病人痛苦地躺在床上，肚子上插着一把水果刀，旁边站着一个高个子，自称是病人的哥哥，拉着病人的手，不停在用当地语言安慰着他。我跟他哥哥简单了解了事故的始末：小伙子在酒吧喝酒，因为吵架发生肢体冲突，被对方用水果刀刺入腹部，行凶者一看闯了祸，撒腿逃了，路人打电话联系了小伙子的家人才将他送到医院。

了解了事情的经过，给患者做了简单的体检后，我需要做出一个抉择：是否要剖开病人的肚子进行探查。原则上如果刀子没有刺透腹壁进入腹腔，可以把这种情况当作一个简单的外伤处理，清洗创口，缝合即可。可如果刀子进入了腹腔，就有可能损伤腹腔内的肠道、血管等，无论是肠道损伤引起的腹膜炎还是出血引起的休克都是致命的，这种情况则需要剖腹探查。与病人及其家属简单沟通后，我带上无菌手套，拔掉扎在患者肚子上的水果刀，探查创口的深度，很不幸的是，我的手指很轻松地进入了腹腔……结合病人脉率快和脱水样表现，考虑存在腹腔内出血，我急忙安排实习医生联系手术室，准备急诊手术。

进入手术室的时候，病人的哥哥握着我的手，说他弟弟的性命在我的手里了，请我一定要帮助他。我知道他的心情，心理压力也大了几分，但我还是用手拍拍他的肩膀以示安慰："Don't worry！No problem！"

经过一系列紧张的准备后，手术开始了。打开腹腔，可见大量积血和血块，我快速清理积血，找到了出血点——小肠系膜上有一个长约 2cm 的破口，破口边缘可见数条断裂的血管波动性地出血，这是动脉出血。我急忙用纱布压住出血点，叫麻醉师先输血，同时缝扎出血部位，确切止血。在确定没有其他的出血部位后，我仔细检查每一寸小肠、结肠等其他腹腔脏器，所幸并无损伤，于是冲洗关闭切口。等手术结束，患者在输了两袋血后，心率、血压逐渐趋于平稳，被送入恢复室观察。

走出手术室后，实习医生对患者家属说手术顺利，患者的哥哥在胸前画着十

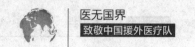

字，深深弯腰向我表示感谢。事后我问实习医生为什么不找当地的医生，他说联系不到值班医生很着急，联系别的医生也都接不通电话，因为以前跟我上过两次急诊手术，知道中国医生很友好，一定会帮他的。看 Abeil 狡黠地咧嘴笑，想到一路上有惊无险且结局良好，我也心情大好，说："That is why we are here."

手术后我查过两次房，知道患者恢复良好，就没有继续跟踪随访。眨眼一个月过去了，我早已忘了还有这么个患者，没想到竟然在这样的场合与他不期而遇，我们闲聊几句，便挥手告别，弟弟高高举起大拇指："China! Very good! Thank you."

他在异国申请入党

中国援厄立特里亚第 11 批医疗队

　　王庆波是河南中医药大学第一附属医院针灸科副主任医师、科副主任，2017 年 3 月份成为中国援厄立特里亚第 11 批医疗队队员，并被任命为医疗队纪律委员。2017 年 8 月 27 日王庆波随医疗队抵达厄立特里亚首都阿斯马拉，被分配到阿斯马拉理疗中心。

　　王庆波一直牢记光荣使命，严格要求自己，克服援助国厄立特里亚水、电、网等条件上的困难，努力做好各项工作，同时，他还积极要求进步，于 2017 年 9 月递交了入党申请书。

　　在医疗工作中，他发挥个人专长和中医传统疗法的优势，每天针灸治疗患者均在三十余人次，并指导和带教当地医生和学生开展新技术。他开展的筋骨针新技术、放血疗法等，受到非洲医生和患者的广泛好评。在阿斯马拉理疗中心，王庆波为当地口腔医生苏让·奥阿卜度应用筋骨针治疗肩周炎，效果显著，河南中医药大学第一附属医院官网对此做了《筋骨针技术在厄立特里亚大放异彩》的报道。他还为厄立特里亚卫生部部长、教育部部长等做过针灸治疗，获得了高度赞扬。

　　王庆波还多次随队巡诊，为当地人们提供了优质服务，并培训当地医生，扩大了针灸影响力。同时，他还为在厄立特里亚工作的中国人提供了健康服务和医疗保障，多次为同胞们针灸治疗、解除病痛，并数次收到表扬信。比如，王庆波为驻厄立特里亚使馆人员治疗肩周炎，解除了病痛；为厄立特里亚中资公司黄先生治疗

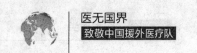

颈椎病，使其痊愈，河南中医药大学第一附属医院官网为此做了《〈万里之遥的温暖〉———封来自非洲的感谢信》的报道。

王庆波作为纪律委员，负责医疗队的安全和纪律工作，到达非洲伊始，即制定《第11批援厄医疗队安全和纪律管理条例》，在队长的领导下，定期监督、检查各项安全工作，积极了解队员的思想动向，保障医疗队各种安全，防止违纪现象发生。

在生活上，厄立特里亚条件艰苦，生活环境与国内相比有极大的差距，经常缺水停电，网速极慢，物资极度贫乏，但他没有被困难吓倒。大家在刘剑波队长的带领下，召开支委、队委及全体队员会议，共同商讨、解决大家遇到的各种棘手问题，大家的思想认识得到了统一，共同行动，保证了基本的生活需求。

在学习上，王庆波认真学习十九大"新时代中国特色社会主义思想"，主动加强专业及英语的学习，提高教学和工作能力，与全体队员一道参加每周的业务学习和对外交流活动。他也做了"针灸基础"的讲座，个人的业务和其他综合能力得到了很大提高。

王庆波时时谨记习总书记提出的中国医疗队精神，坚决完成国家交给的任务，在对外交往中做到有礼有节，严格遵守外事纪律，遵守受援国的法律法规，与所在医院同行建立深厚友谊，积极向厄立特里亚友人介绍中国的国情、风土人情、社会制度等。同时，他还向国内介绍厄立特里亚基本情况，做好和平使者工作。

当他们正要回国时

——记中国援赞比亚第 5 批医疗队抢救危重病人的事迹

中国援赞比亚党部大楼组的张凤藻总工程师于 1984 年被派往赞比亚工作，1986 年 10 月初两年援外工作期满，月底回国的飞机票已经买好。不想，正在此时，他的溃疡病又犯了，连续几次上消化道出血、休克，病情危急。

张凤藻发病的日子正好是个星期六，党部大楼组的 130 名同志的心都系在他的身上。晚上十点半，使馆参赞给我援赞比亚医疗队打去紧急电话，要求医疗队马上收治张凤藻。周末的夜晚，医疗队的同志有的在看电影，有的已入睡。接到电话后，全体同志立即集中起来，进行抢救的准备，并成立了抢救小组。

第二天凌晨一点半，张凤藻被军医组护送到医疗队，医护人员立即在队长王书钧的带领下诊断治疗他。从医疗队的技术条件来看，处理溃疡病上消化道大出血、休克的病人不成问题，但当时的医院条件极差，药物缺乏，连消毒用的碘酒、酒精都没有，手术室没有氧气，找一个胃肠减压管都困难。于是，他们先用保守疗法止血，并派内科孙同和大夫特护。

6 个小时过去了，他的病情突然恶化，又出现两次柏油样便，面色苍白，脉搏增快，血压下降，种种迹象表明，必须马上手术方可挽救病人的生命。不具备手术条件，大家分头去找药品、找器械。外科大夫韩中文为找一根胃管用于胃肠减压，跑遍了各科室。在使馆经参处的帮助下，党部大楼组及时送来了所缺的东西。手术马上就要开始了，但血源还没有，在这紧急时刻，队长王书钧第一个献出了自己的

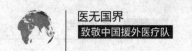

血。在他的影响下，翻译陈皓磊和阎乃清同志及在血库值班的印度籍德赛也做好了献血准备，党部大楼组的五位同志每人也献出了 300 毫升血。

下午三点手术开始，主刀韩中文打开病人腹腔，切开胃，发现胃小弯处有一 1.5 厘米 ×2 厘米溃疡，正溢血不止。因病灶大，决定做胃大部分切除术及胃肠吻合术。这样的大手术，这里以前是很少做的。手术中，同志们的血不断流入张总工程师的血管。经过两个小时，手术顺利完成。手术后的护理也很重要，医疗队派牛正先大夫参加护理工作，他晚上守在张凤藻的身旁，白天照样查房。张凤藻术前就有尿失禁，术后未恢复，肠道残存的柏油样便也不断排出，被单、床单被弄脏，刘俊英大夫每天要换两三次，并自己清洗，从无怨言。术后胃肠功能恢复后，张凤藻开始进食，由流食到半流食，炊事员王金河每天要做七八次饭，可他从不嫌麻烦，张凤藻想吃什么他就做什么。经过全体同志的努力，张凤藻 20 天后便痊愈出院了。

党部大楼组的同志们赞扬医疗队发扬救死扶伤的人道主义精神，从"死神"手中夺回了张凤藻的生命。张凤藻总工程师出院时说："是医疗队给了我第二次生命！"

"异物专家"的由来

中国援赞比亚第 11 批医疗队　云夏来

2000 年 4 月的一天，是我远渡重洋来到赞比亚，在赞比亚大学教学医院工作的第一个手术日。那天，有一台出了点麻烦的手术，恰巧让我碰上了。赞比亚高薪聘请的外籍专家（科主任），正在做全身麻醉下外耳道深部异物取出术，他费了九牛二虎之力也没能将异物成功取出。作为耳鼻喉科权威的他，当场很武断地说："这个病人要换一种手术方式，把乳突打开后，才能取出异物。"

我听了后很吃惊，因为医生治病应该把功能保持或恢复放在首位。开放乳突取异物，虽然达到了取出异物的目的，却会使患者丧失大部分听力，这无异于饮鸩止渴，得不偿失。我觉得这种手术方式不妥，可是我初来乍到，人生地不熟，就对主任指手画脚不太合适，心里直犯嘀咕。一个念头电火石般一闪：我是医生，一名援赞的中国医生，我还是共产党员，到哪都要牢记为人民服务的根本宗旨。强烈的使命感和责任心使我摒弃杂念，向外籍专家提出了"我能试一试吗？"的要求。经他同意后，我便着手为患者做检查，看到患者的外耳道水肿充血较严重，经赞方医生同意用肾上腺素止血消肿，再次检查发现：异物是个圆珠状物，已有 1/3 嵌入鼓膜。然后，我使用从国内带来的取异物手术器械，很顺利地将异物取出。在场的赞方医生、观摩手术的学生们都报以热烈的掌声，并高呼："中国医生万岁！"护士小姐抑制不住激动的心情和我拥抱庆贺，外籍专家也友好地伸出他的手和我紧紧地握在了一起。

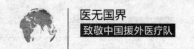

　　"中国医生真了不起！"一时间，赞比亚大学来了一个年轻的异物专家的消息不胫而走，连边远地区需要取出异物的病人也都往教学医院送，点名要找中国医生。因为一个小小的异物，使我受到了当地群众的赞佩，为中国医生赢得了荣誉。当时真的很激动，但事后想想，我觉得也没有什么值得夸耀的，我只是做了一个医生应该做的事。

我们永远是好兄弟

中国援赞比亚第 13 批医疗队　孔西建

　　2006 年 9 月 28 日，是赞比亚总统大选的日子。当时我受河南省卫生厅国际合作处及医院的派遣，正在执行中国援赞比亚第 13 批医疗队的工作。就在赞比亚总统大选的前几天，受国外反华势力的挑唆，部分不明真相的赞比亚人到当地中国企业员工的驻地滋事，砸毁汽车，殴打中方员工，围攻中资机构人员驻地，致使中国员工被困。赞比亚警察鸣枪后，滋事分子还不停止破坏活动。在万般无奈的情况下，赞比亚警察开枪射击，打伤 5 名滋事分子，住进了据我 60 公里的一家医院。当时由于几位医生治疗意见不统一，这家医院的院长邀请我去会诊。当时的形势非常糟糕，再加上少数别有用心的打砸抢分子煽动部分群众闹事，说是中国人开枪打伤了他们，气氛异常紧张。中国人的商店关门，中国人不敢出门，在赞比亚的中国人的安全受到了极大的威胁……

　　为了中赞人民友谊的长久永存，为了戳穿国外反华势力的挑拨，中国驻赞大使馆和中国援赞医疗队让我在保证安全的前提下，尽力完成这次特殊的会诊抢救任务。当时，许多好心的朋友劝我，外边很乱，他们对中国人的误会正在升级，即使不去，领导也不会怪罪……这时，我的耳边响起了河南省洛阳正骨医院院长和卫生厅领导的谆谆教诲："出去后，不管怎么样，记住一定要为中国人争光！"想到此，不由分说，我穿上白大衣，驱车 60 公里来到了出事城市基特韦城边，果然遇到了上百人正在游行示威，拦住了去路。他们在马路上一边燃烧轮胎，一边大喊大叫，

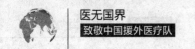

当时状况非常混乱。我说我是中国医疗队的医生，是来救助伤员朋友的，他们虽没对我动粗，但还是不肯让路。就在这时，突然有一个人高喊："He is Dr Kong, he is our close friend."然后他带几个人把拦路的人驱开，让我通过，可是到现在我也不知道这个救我的人是谁。经过会诊，确定合理的治疗方案后，我们奋力抢救，一周后，5名伤员病情基本稳定，无一人死亡。说实话，去抢救之前，我刚得了疟疾，因高烧正在输液。这些伤员看着我带病还跑那么远给他们看病，十分感动，敌意也取消了。

几天后，这些伤员及其家属给我送来了几斤苹果，其中一个伤员很后悔地对我说："孔大夫，你对我们这么好，我们真的对不起中国朋友。请你转告中国朋友，我们永远是好兄弟！"

中国医生，我们将永远感激您

中国援赞比亚第 14 批医疗队　叶林平

赞比亚是一个美丽的国家，但也是一个艾滋病肆虐的国家。2007 年 5 月，我作为中国援外医疗队队员来到了这里。在两年的援外工作中，我和同事们一起，本着救死扶伤的人道主义精神，冒着随时可能感染艾滋病的风险，抢救了一个又一个艾滋病患者，受到了当地人民的尊重和赞扬。

记得有一次，我像往常一样，早晨来到妇产科病区查房，护士一见到我就说："叶医生，一位从基层医院转诊过来的患者，因流产而感染，病情危重，随时可能会死亡，你快去看看吧！"我快步来到患者的床前，原来是一名艾滋病合并感染流产、急性化脓性腹膜炎、急性肺炎的患者。这名患者已高热数日，呼吸困难、咳嗽、咯痰，更严重的是她腹腔内积有大量脓液，极度虚弱。虽然在基层医院已清宫并治疗数日，但腹腔内脓液未清除，病情越来越严重。根据病情，患者需立即手术，可患者体质实在太差，术中随时可能出现心搏骤停。患者用求救的眼光望着我，患者家属也拉着我的手，连声说："救救她吧！她还有三个孩子呀！"我的心一阵阵发紧，医生的使命感让我必须去冒这个风险。于是一张急诊会诊单送到了手术室，请值班的一位乌克兰的麻醉师一起商讨术中麻醉事宜。麻醉师看罢，连连摇头，说："病情太重了，我不能麻醉，否则会死在手术台上。""我知道，但做手术她还有好转的希望，不做手术她几乎无生存的可能。"我着急地对麻醉师说。"我还是不能麻醉这个病人。"麻醉师坚持着。最后请来了院长，他同样担心患者不能耐受

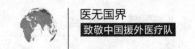

手术，建议继续观察，待病情好转后再考虑手术，并对我的工作态度表示感谢。

夜晚我辗转反侧，难以入眠，患者那求救的眼神和痛苦的表情总是浮现在我的眼前。最后，中国医生的使命感、责任感和多年的诊疗经验使我做出了决定：我要争取尽快手术，解除她的痛苦。

第二天，患者的病情更加严重。我找到了麻醉科的负责人 Mulonda 麻醉师，向他讲明了患者的病情和事情缘由。他问我："病情如此严重，又是艾滋病患者，院长已同意暂时观察，你为何要冒这个风险呢？"我坚定地说，"我作为一名医生，一名中国医生，哪怕患者只有一线希望，我也要付出百倍努力去抢救。况且对这名患者来说，多观察一天，死亡的危险就增加一分。"这位赞比亚当地的麻醉师深深地为我的精神所感动，表示愿意和我一起努力去救治他的同胞。我们一起制定了周密的麻醉和手术方案，并做了充分的准备工作。1 个小时后，患者被接到了手术室。静脉推药，气管插管，很快麻醉成功。我这边消毒、铺巾，打开腹腔，顿时一股脓液由切口处喷出，刺鼻的恶臭弥漫整个手术间，让人一阵阵恶心，我的胃开始翻江倒海，强忍着才没有吐出来。我仔细地清除腹腔内脓液，轻轻地分离着粘连，从肝间隙、脾间隙、肠间隙、盆腔处涌出一股股脓液，总共有 4000 毫升之多。然后我开始冲洗腹腔，仔细探查，切除感染严重的输卵管，去除脓苔，放置引流管，总共用了 50 分钟完成手术。术后患者生命体征平稳。我和麻醉师同时竖起了大拇指。

术后第二天，患者的高热就逐渐退去。但我知道，要保证彻底治愈，引流管是否通畅是关键，我每天坚持亲自为患者换药，冲洗引流管，调整治疗方案，患者的病情一天天好转。15 天后，患者完全康复出院。临走时，她依依不舍，连声说："谢谢你！中国医生，我们将永远感激您！"

中国医生，以精湛的医疗技术和高度负责的工作精神，赢得了非洲人民的尊敬！

使　命

中国援赞比亚第 17 批医疗队　吴志红

　　我为什么要来援外？这是这几天我一直在思考的问题。离结束援外医疗任务的日子只剩下四个多月的时间了，可是此时此刻我的心情却异常复杂。

　　当家人告诉我父亲因病情的发展再次住进医院，需要再次进行化疗时，我坐不住了。父亲已近八十岁，上次的化疗已经让老人家的身体吃不消了，再次化疗能行吗？我担心、着急，想回家，想一下子飞到他身边，照顾他、陪伴他。然而，当我打通电话，刚想询问他的病情，父亲却说："孩子，你在那儿要照顾好自己，我挺好的，别操我的心。"听着这几句熟悉的话语，此时的我早已泪流满面。这让我想起了我来赞比亚前的情景……

　　父亲的病是在我参加援外培训时确诊的，当时离培训结束只剩下一个月的时间了。我当时就犹豫了，我还去援外吗？不去，培训已结束，厅里要重新选人已经来不及。去吧，父亲生病，以后面临着漫长的治疗，我不能在身边照顾他，不能尽作女儿的孝道，怕留下终身遗憾。当我试探着把我的顾虑告诉父亲时，我说："爸爸，我不想去了，我在家陪您吧！"谁知父亲听后，一脸严肃地说："那怎么行，国家第一！"国家第一，这让我想起了当初报名征求他的意见时，他听后激动地说："援非是件光荣的事，我支持你！"我还记得每当他跟邻居说起我要去援非时，满脸的兴奋和自豪感。看到父亲如此坚决的态度，我即使有太多的不忍和不舍，也必须义无反顾。

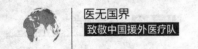

　　现在离援外任务结束只剩下四个多月时间了，父亲的病情再次加重，我该怎么办？如果说当初我选择援非，是因为我倦怠了繁忙的工作，想出国开阔一下视野，丰富一下自己的人生阅历的话，那么此时此刻，我有一百个、一千个理由，可以放下这儿的一切，回家去。可是，现在，我不能！我们医疗队一共28个队员，每个队员家里都或多或少地有着这样那样的困难。回过头来看看，几个队员的父母曾突发急病，当他们赶回去的时候，父母已与他们阴阳两隔，留下了终身遗憾，然而他们擦干眼泪，回来继续工作；我们工作的赞比亚，艾滋病高发，尽管工作中特别小心，个别队员还是发生了职业暴露，给队员的身心带来了巨大压力。怎么办？回家？没有！咬牙坚持！除了艾滋病，其他的传染病也无时无刻不在威胁着我们。还有几名队员被传染了疟疾。作为一名女队员，那得需要多么坚强的意志力啊！还有我们的玉红小妹，她撇下一双牙牙学语的双胞胎女儿，毅然来到了赞比亚，一干就是两年，就连一年一次的探亲，她都没有回去。她不想家吗？不想女儿吗？不是！她是怕回家见到女儿后再也舍不得分开，怕自己真的来不了，完成不了援外任务了。我们的队长，当他得知老母亲患了重病后，内心所承受的那种痛苦和煎熬，我们都看在眼里，以至于戒了数年的烟，又抽了起来。他完全可以回去，可是，他也没有。

　　这么多人都有千万个理由可以回去，都没有，为什么？因为我们来到了这里，代表的不是自己，我们代表着国家，在执行一项特殊的任务，我们不仅仅是医生，我们还是民间外交官，在执行着一项光荣而伟大的外交任务。我们肩负着国家的重任和使命，我们的一切言行都代表着国家，我们不是为了一己私利，不是简单的医生医治患者，而是为了国家更远大的目标和利益！

　　我似乎明白了我为什么来援外，我为什么要坚持。因为我肩负着一项光荣而伟大的国家使命！

难忘非洲经历，感恩一路有你

中国援厄立特里亚第 6 批医疗队、中国援赞比亚第 17 批医疗队　李凤仙

时间指向 2018 年 5 月，转眼间已从赞比亚回国两年有余。刚从赞比亚回到医院，宣传科就找到我想让我写些援外感想。说实话，那时是真不想写，甚至不愿去回忆。现在两年过去了，恰逢河南省援外 45 周年资料收集。

其实，我可以说的上是老"援外"了，2009 年 1 月至 2011 年 1 月，我在厄立特里亚进行为期两年的援外工作。尽管条件艰苦，可我与队友们克服种种困难，圆满完成了援外任务，收获了非洲人民的深情厚谊，也懂得援外医疗队在我国对外交流中起到的无可替代的作用。由于表现突出，我被评为优秀医疗队员，回国上班一年，我又一次报名参加援外医疗队，赴赞比亚开展援外工作。

虽然有过援外经历，对非洲的艰苦条件做好了充分的思想准备，可当我和队友冒雨驱车 400 余公里，历经 10 个多小时赶到我们所要工作生活的城市恩都拉时，仍百感交集。雨在不停地下，下车看到的驻地是满目苍凉，院子里杂草丛生，透过破碎的窗户看到屋内一片狼藉，蟑螂到处爬，院子里面蚂蚁山数不胜数。天渐渐黑了下来，雨似乎没有停的意思，拿着钥匙进屋一看，无水无电。队友们冻得直打哆嗦，实在难以入住，打电话给队长，在队长的协调下，60 公里外驻基特韦的队员赶来了，以前留下的老队员赶来了，并把我们接到他们所开的中国旅馆，至此，已是晚上 10 点多。感谢队长的协调，感谢老队员的帮助，感谢队友的相互鼓励。经过队友和当地医院共同努力修整清理，半个月后我们终于顺利入住驻地。

　　赞比亚蚊虫多，疟疾发病率高，去之前卫生厅给我们做了相关培训，也配备了相应的药品及蚊帐。到了赞比亚才体会到疟疾发病率到底有多高，我们队五名队员两年期间无一幸免，发病两到三次不等，轻则吃一个疗程的药就好，我最厉害的一次是用药五个疗程才好。说到那次患疟疾，再次要感谢当地医院的主任和医护人员。那天早上我感觉不舒服，仍然坚持去上班，在交班时突然感觉到头疼头晕。主任看到我表情痛苦难以坚持，急忙吩咐年轻医生扶我到病床上为我量体温、测血压、抽血化验、送标本、取结果等，每项工作都安排妥当。当明确是疟疾后，他又取来了药品。最令我感动的是他知道中国医生不喝冷水，不知道跑到了哪里给我找来了热水，因为我知道病房是没有热水的。吃完药，他又让人送我回驻地，并经常派人前去探望病情。还有我的队友们，下班先到我的住处看望慰问，几个小伙子还轮流为我做饭，也就是那次感染比较重，当地医院的药吃了三个疗程，依然不见效，主任甚至建议我回国治疗。队长听说后专程从首都带着药品前来慰问，又经过两个疗程的治疗，历时一个多月，终得康复。

　　作为子女，最难受的莫过于当年迈的父母需要时却不能在身边服侍。记得那是2015年4月，我休假回国探亲，距返回赞比亚还有一周时间，带年迈的父母去体检。母亲既往有糖尿病大约五年，父亲有高血压但都能遵医嘱服药，控制良好。哪知道体检却发现母亲卵巢有肿块，多方妇科专家建议尽早手术切除。待办好一切住院手续，离出发还有三天时间，不管怎样，紧赶慢赶在我出发前一天顺利完成了手术。是留下看护母亲还是按时返赞，我的内心十分纠结，一边是刚下手术台的母亲，一边是祖国的援外工作。正在我犹豫不决时，丈夫看出了我心思，一句"放心吧，我这半个儿子也不是白当的，医院离我单位近，我会尽全力照顾好的。"刚手术过躺在病床上的母亲，也虚弱地说："没事，放心去吧，那边的工作需要你。"年近八十的老父亲也说："手术已经做过了，你那边工作要紧。"正在河南大学上研究生的儿子也表态："妈妈放心吧，我也会抽时间来照顾姥姥。"就这样，在母亲手术第二天后，我毅然踏上了归程。坐上飞机那一刻，我的泪水禁不住滴落。作为当医生的女儿，此时此刻最应该守护在母亲身边，这也是作为患者的母亲最需要我的时候。而我只能愧疚地说："对不起，妈妈，女儿在远方愿您老人家早日康复。"好在如今通信方便，在赞工作之余，我会经常打电话询问母亲身体的恢复情况。在家人们的细心照料下，母亲得以顺利康复。在此，我要感谢我的家人。

　　在各位亲人的支持下，我圆满地完成了援外任务，由于表现出色被评为优秀共产党员。

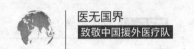

平凡的岗位，不平凡的业绩

中国援埃塞俄比亚第 12 批医疗队　李　辛

前不久，中国驻埃塞俄比亚大使馆为中国援埃塞俄比亚第 12 批医疗队队员宋德新同志提供了大使特别基金的资助，以表彰他在救助埃塞俄比亚人民任务中特别是在埃塞俄比亚政府的卫生保健事业中所发挥的重要作用，以及由此给两国外交关系所带来的积极的、正面的影响。这在历届中国援埃塞俄比亚医疗队乃至驻埃塞俄比亚中资机构中尚属首例。

宋德新同志能获此殊荣，和他的辛勤工作及所取得的成绩是分不开的。他是河南省焦作市中医院副院长、针灸科医生，2002 年 11 月受中国卫生部及河南省卫生厅委派赴埃塞俄比亚执行医疗援助任务。宋德新在埃塞俄比亚最大的综合性医院——首都亚的斯亚贝巴的黑狮子医院针灸科工作，并负责首都亚的斯亚贝巴医疗点的工作。埃塞俄比亚地处高原，昼夜温差大，面瘫、中风、颈肩腰腿痛患者本来就很多，加之中国传统医学手法对此类病症独特、神奇的疗效，方圆数百公里的患者纷纷慕名而来。这虽然加大了每天的工作量，但在他看来却是向广大埃塞俄比亚人民展示祖国传统医学神奇魅力的大好时机。在平时医院繁忙的工作之余，他不顾身体的疲惫，努力学习语言，加强与外界的沟通和联系，并带领整个首都医疗点的同志一道，克服了语言交流、工作和生活上的种种困难，卓有成效地进行着工作。放射专业医生开展的介入放射学技术填补了埃塞俄比亚国内的空白；口腔专业医生为大学牙科中心培养了一批专业人才；麻醉专业医生向当地医生介绍并传授了我国的麻醉新技术。宋德新医生所在的针灸科在短时间内为许多患者和本院职工治愈了面瘫、面肌痉挛、半身不遂、痿证、颈肩腰腿痛等，受到了医院同仁、患者和社会各界的充分认可，很快打开了首都亚的斯亚贝巴医疗点的工作局面。特别是在去年10月，他和放射专业李辛医生的论文双双被第24届非洲医学年会录用，两人还被选为了大会发言人。他们的精彩发言和现场解答引起了与会专家、学者的广泛关注和一致好评。他们的论文向非洲医学界展示了中国医生的风采，使中国中医针灸、推拿在埃塞俄比亚名声大振，对中国先进的医疗技术在非洲传播及中非人民的友谊发挥了积极作用。包括《健康报》在内的国内多家媒体以《河南医生登上非洲医学讲坛》为题对该事件进行了报道。

为了中埃人民的友谊，为了积极配合使馆的外交工作，宋德新还经常不顾劳累，利用业余时间应邀上门为埃塞俄比亚政府官员治病。他秉持着高度的责任心和使命感，凭借精湛的技术和多年积累的临床经验，通过针灸、按摩、点穴等中国传统医学手法，化解了一个个困扰埃塞俄比亚政府官员多年（通常是经多方医治无效）的疑难杂症，在埃塞俄比亚政界引起了较大的反响，为中国医疗队、为祖国赢得了荣誉。经他诊治的埃塞俄比亚政府官员有埃塞俄比亚国家联邦议会议长及其夫人、首都亚的斯亚贝巴市市长及其夫人、外交部部长及其夫人、埃塞俄比亚国家通讯社社长、埃塞俄比亚国家新闻局局长、国防部总后司令等。宋德新不仅为他们解除了病痛，还成了他们家中的常客，逢年过节或他们的子女过生日时，都会邀请他前去做客。他们的子女更是把他当成了可以信赖的好朋友，几天不见就要念叨起来。有一次宋医生身体不适，外交部部长夫妇数次打电话询问病情，并要登门看望。

血浓于水，在中国驻埃塞俄比亚俄比亚大使馆、援埃机构和公司的中国工作人员，上至领导，下到普通员工，无论谁有病需要帮助，不论多晚，他都随叫随到，热情诊治，一丝不苟。而当他拖着疲惫的身躯治疗结束回来时，经常已是晚上11点左右了。现在，在驻埃塞俄比亚中国使馆、数十家援埃机构和公司的中国工作人员，一提起宋医生几乎是人人皆知。大家无不为他精湛的医疗技术而叹服，更为他高尚的医德和无私的奉献精神而深深感动。

一年多来，宋德新医生利用业余时间为埃塞俄比亚政府官员、驻埃塞俄比亚中国使馆、援埃机构和公司的中国工作人员出诊达600余人次。他脸晒黑了、人累瘦

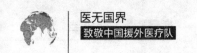

了，但从无怨言。衣带渐宽终不悔，为伊消得人憔悴。他觉得，能为中埃友谊和我国的外交事业以及自己的同胞们尽点力，再苦再累也值得。

宋德新医生的工作多次受到中国驻埃塞俄比亚大使馆和经赞处领导的表彰。来埃访问的中国中医药代表团团长、国家中医药管理局房书亭副局长也深深为宋德新能将祖国传统医学在埃塞俄比亚开创出如此良好的局面而感到振奋和鼓舞，称赞他为中医争了光，扩大了中国传统医学在世界的影响。在中非合作论坛第二届部长级会议在埃塞俄比亚召开期间，外交部部长李肇星对他在平凡岗位上取得如此不平凡的成绩，给予了充分肯定和高度评价。面对这些荣誉，宋德新医生却谦虚地说："解除患者痛苦是一个医生分内的事。"这质朴的话语反映了一个中国医生、一个共产党员的高尚情操。

天使在非洲

—— 中国援埃塞俄比亚第 13 批医疗队沈恒援非纪实

对绝大多数人来说，古老神秘的非洲，耳畔呼啸而过的战火，难捱的高原反应，这样的场景也许只会停留在电视纪录片的镜头中。然而，对河南省安阳市人民医院神经外科医生沈恒来说，却是切身体会过的。两年的援非医疗经历，让他成为闻名遐迩的飞翔在非洲上空的天使。

精湛医术——博得称赞

沈恒所在的黑狮子医院是埃塞俄比亚最大的公立医院，但是工作环境和设备条件还不如国内的一个县级医院。手术室器械残次不全，作为技术含量较高的神经外科，连基本的器械都没有，助手只有一个轮转实习医生，很难想象如何在这样的条件下去开展工作。

抵达埃塞俄比亚不久，在住房、吃饭甚至饮水等问题尚未得到妥善解决的情况下，沈恒努力克服高原反应，积极开展医疗工作，"小米加步枪"为一名婴儿做了在美国人看来相当于头部连体婴儿、需两个医疗小组才能拿下来的重达四斤的脑膨出切除手术，愈后良好，赢得了埃塞俄比亚及国外同行的敬重和赞扬。在极端困难的条件下，沈恒逐渐开展了神经外科的各种手术。有一名患者的前颅窝被巨大的脑膜瘤占满，多国专家会诊认为须做两期手术，而沈恒仅经一次双开窗便将其完整切

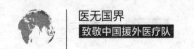

除，更使同行们啧啧称奇。

2005 年春节期间，祖国人民正沉浸在欢度春节的喜庆气氛里，远在万里之外的援埃医疗队队员沈恒仍坚持在工作岗位上，置个人安危于不顾，任子弹在窗外呼啸而过，依然平心静气、全神贯注地抢救着伤员，得到埃方医院的高度赞扬。在抢救一个被步枪打中前额，子弹头留在颅内，伴发烧和轻度昏迷的患儿时，美国和古巴医生认为子弹头在颅内右侧，在埃塞俄比亚没有立体定向器械的条件下是不可能手术的。沈恒根据医院仅有条件，有条件要上，没有条件创造条件也要上，反复拍 X 线片，结合临床症状确定子弹头在颅内左侧，并制定了从后面入路的手术方案，还自制了固定取出器，最终顺利地取出了子弹头。术后，沈恒得到外国同行的祝贺及患者家属的感谢，树立起了中国医生良好的形象。

义无反顾——与生命抢时间

埃塞俄比亚的政局在非洲还算比较稳定，但恐怖的阴影时时都在，街上时常见到荷枪实弹的士兵走过，该国大选后曾发生几十起恐怖爆炸，首都亚的斯亚贝巴最多一天发生八次爆炸，沈恒所在的医院也曾炸响过两次。在动乱最严重的那段时间，也只有中国医生照常做手术、参加抢救伤员，为此受到埃方医院的高度评价。

除了恐怖的战争危险之外，沈恒还时刻面临着艾滋病的"觊觎"，其危险程度可想而知。在埃塞俄比亚，患者的血液情况属个人隐私，如患者不同意，医生无权将血液送去化验，手术中如果出现了意外情况，医生根本无法得知自己手下的患者是否是艾滋病患者。另外，在埃塞俄比亚做手术基本上是原始的手工操作，助手往往是生手甚至是学生，两年来沈恒的手在术中刺划伤达八次。当年白求恩就是因为手术中不慎割伤了手指感染上病毒而牺牲的，这在沈恒心理上埋下了挥之不去的阴影，有时觉得精神就在恐惧和希望之间煎熬。但沈恒一旦看到患者企盼的眼神，仿佛真的回到了白求恩的年代——条件异常艰苦，但又不得不上，否则就得看着患者死亡。他觉得必须信守对国家的承诺，履行外科医生的神圣职责，把这些经历看作对自己的一种磨炼。

"一方面尽量采取防护措施，一方面服用抗艾滋病的药物，回国前一定认真去做一次检查，如果真检查出感染上了艾滋病，我就留在这里工作，直到倒下。"沈恒斩钉截铁地说出心里话。

人道援助——发扬国际主义精神

援外医疗是中国外交工作的重要组成部分，对维护世界和平、提高中国在国际上的地位具有重要意义。沈恒用日志的方式记录下在非洲的历史时刻，直到现在，当时的情景还时常在他心中激起层层涟漪。

2005年3月3日晚上10点多，劳累了一天的沈恒突然接到通知，首都亚的斯亚贝巴市市长患颈部疼痛已有三天，西药效果不佳，要求中国医生为其诊治。沈恒带上必要的药械和其他工作人员驱车一同前往市长的家中，经过仔细询问病史、详细的体格检查后，基本得出诊断：他患有颈淋巴结炎，是呼吸道感染所致。沈恒对症给他退热治疗，配合必要的消炎药物，等他的病情基本稳定后才离开。经过三天的治疗，市长痊愈。一个念头在沈恒的心中盘旋：能在埃塞俄比亚做一些工作，能为中埃友谊、中国在埃塞俄比亚的经济贸易做出贡献而感到无比自豪和骄傲。

2005年3月11日上午，沈恒应邀给葡萄牙驻埃大使诊治疾病。患者骶尾部像锥子扎一样阵发性疼痛，两下肢串痛，双踝关节以下及足趾皮肤感觉迟钝，已有近三年时间。患者之前在本国做过腰椎X线片、CT等检查，但是诊断不明，经常使用各种止痛药物，效果不佳，虽然暂时缓解疼痛，但是反复发作，长期不愈，严重影响睡眠及工作，痛苦不堪。沈恒和中医医生徐爱民应邀一同给葡萄牙大使会诊，经过详细追问病史，认真检查体格，仔细阅读X线片和CT片，诊断其为马尾综合征，并制定了综合治疗方案，同时应用针灸技术为其治疗一个疗程，使大使多年来的病痛得到基本治愈。

2005年6月11日下午6点多，沈恒突然接到中国驻埃塞俄比亚大使馆的通知，得知埃塞俄比亚联邦院议长因大选过度劳累导致发烧、咽喉疼痛、咳嗽、吐黄痰、全身不适。通过了解，议长曾在中国留学，精通汉语，喜欢中国文化和中国医药，认为中国人非常友好。经过仔细询问病史和详细体检，沈恒诊断其为上呼吸道感染，给他带了双黄连口服液、六神丸、复方甘草口服液等中成药。议长听到沈恒对病情的分析和对药物作用原理的解释后，当即打开药瓶，按照说明服了药。大使馆的领导对医疗队为中国外交工作做出的贡献表示感谢。

2006 年 4 月，我国人大领导访问埃塞俄比亚，沈恒接到一个重要的任务，为访问团做医疗保健。他心情既兴奋又紧张，觉得责任重大。兴奋的是，作为一个医生为我们国家领导在非洲访问期间的身体健康保驾护航，是一件光荣的任务，他由衷感到高兴。同时，又感到责任重大。埃塞俄比亚被称为"非洲屋脊"，含氧量低，昼夜温差较大，胃肠道传染病、疟疾流行。根据客观实际情况，沈恒和医疗队做好了充分的思想和物资准备。17 日清晨 7 点多，沈恒突然接到宾馆的电话，代表团有一名工作人员心悸、出冷汗、恶心伴有乏力。沈恒立即准备各种物品前去诊治，通过一番检查和了解病史，考虑其为冠心病，必须到医院做心电图等检查。可是，距离飞机起飞的时间仅剩两个小时。他们当即一边安慰患者，一边采取口服速效救心丸、地奥心血康，以及氧立得吸氧等措施。约一个小时后，患者的症状得以缓解。因为该同志肩负重要任务，必须随团访问，沈恒就嘱咐她服药方法和注意事项，特别叮咛随团其他同志到了他国务必给她做必要的检查。待飞机起飞时，沈恒顿时感到轻松了许多。但是，他心里还在想着那位同志的病情……

援埃的两年中，沈恒共实施各类手术 600 余台，成功抢救危重患者 50 余人次，培训和带教埃方医务人员 40 余人次。他把一腔热血献给非洲人民，同时也得到了埃塞俄比亚人民的信任和尊重，为祖国赢得了荣誉，也为中国的"白衣天使"争了光。

巨大的成就与挑战

——记录中国医生孙双华

记者　里亚·特卡斯特

　　我国最大的街道宝丽路是亚的斯亚贝巴最繁华的一条街道，特别是在闹市区，街道两旁更加拥挤，我匆忙地去采访我要约见的一个人，他就是中国医生孙双华。我在宝丽路的歌特城市中心下了出租车，急忙冲进歌特城市中心的大楼电梯，当我到达五楼的时候已是上气不接下气。我这样做是想准时达到，不让我要见的中国专家失望，我们约见的时间是晚上 7 点。当我走到五楼的咖啡厅时，我以记者的眼光看了看周围，看到墙上标有风云标记的时钟，上面显示时间是 6 点 50 分，我感到很满意。这时我看到一个中等个子、亚洲皮肤的年轻人微笑着向我走过来，我们彼此猜测对方便是要约见的人。果然是他。他说他 6 点已经到达，他真是一个很守时间的人。

　　孙双华医生递给了我菜单，我点了苏打水和咖啡，我们互相很尊重，采访就这样开始了，我说我很感谢他能接受我的采访。中国医生孙双华是两年前来到埃塞俄比亚的，他非常尊重埃塞俄比亚及埃塞俄比亚人民，他是来自中国的志愿者，一名神经外科专家，也是我所了解的这些年来最有影响力的中国医生之一。他的英语说得很好，出乎我的意料。在我的职业生涯中，我遇到的中国人能说好英语的很少很少。埃塞俄比亚有 7600 万人口，神经外科医生缺乏，在黑狮子医院有四位，他是第五位，其他两位是实习医生。

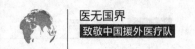

他是一位优秀的医生，在埃塞俄比亚很有名气，他也热爱我们的国家，他说埃塞俄比亚是他的第二故乡，的确如此，他早已把我们的国家当成自己的故乡了。他和生活在一起的埃塞俄比亚人互相帮助、互相爱护，这种融洽给其他国家来这里的人们做出了一个好的典范。我观察到，我们的国家正处在发展的过程中，我也目击了很多好的开端，和中国政府合作，我们的国家得到了很多好的技术和人力资源方面的支持，这显示出我们两个国家兄弟般的情谊，从孙医生的身上就可以体现出来。

我们继续交谈，他告诉我神经外科手术必须仔细和精细，这样才能在手术后尽量减少后遗症。在我的国家埃塞俄比亚有许多患者必须由专门的神经外科医生来治疗和诊断，但是这样具有专业技术的神经外科医生很缺乏，孙医生也认为这是一个很棘手的问题。因此，他在黑狮子医院工作期间非常努力、忘我，他放弃了很多节日和假日，为我国的患者服务。在黑狮子医院，他做了500余例手术，其中有些是复杂而大的手术，尤其是脑部肿瘤手术，这是他在黑狮子医院碰到的印象很深的手术。

有一位30岁的男性患者，长了一个复杂的巨大脑部肿瘤，需要手术治疗，病情恶化，患者无法忍受，虽然他看了其他医生，但没有得到有效的诊治。这个患者在孙医生这里做了手术，手术做了7个多小时，在黑狮子医院是第一次做这样大难度的手术。手术很危险，如果不成功的话患者会偏瘫甚至死亡。手术最终很顺利，孙医生与同事合作取得了很大的成功，患者恢复很快，回家后身体很健康，这是孙医生努力的结果。

孙医生还同我谈到了他的童年时代。1966年，他出生在中国的河南省，在早期的学生时代，他就知道了非洲，那里的人们有着黑色的皮肤，但是他没有想到他能够穿过大洋来到非洲。我问到了他的家庭，他告诉我他有一个12岁的女儿，一个很幸福的家庭。我问到他的家庭是否了解埃塞俄比亚，他告诉我他的妻子和女儿曾来到埃塞俄比亚度假并且游玩过一些地方，那段时间他感到很幸福。我又问他离开家庭的感受，他说他很想念他的家庭，但是在埃塞俄比亚有很好的同事，与埃塞俄比亚人民和患者建立了很好的友谊，在这里就像在家里的感觉。但是，我能够看出来，远离了家乡和家庭会使他有精神上的压力，并且艾滋病、寂寞、压抑对他来说是巨大的挑战。

时间过得真快，30分钟过去了，我看了看我的采访本，害怕漏掉什么内容，于是我问他除了做手术以外还会做什么，在空闲时间会做什么。我了解到亚的斯亚贝巴的各大医院都邀请他去做手术，他也经常被我国邀请参加一些学术会议，还要给年轻的医生做讲座，所以在空闲的时间里要忙着准备英文材料，他说他没有时间和他的中国同伴玩耍。他不但工作努力，还关心我国神经外科的发展，在我们要结束采访的时候，我问他你对这个专业在埃塞俄比亚的发展有什么建议，他认为埃塞俄比亚患者很多，年轻的医生锻炼的机会很多，但是神经外科医生的数量却使他感到不安，现有的神经外科医生的责任重大，他们应该为这个领域的发展努力工作，按照他说的，最近在我国开展的神经外科培训项目是一个好的开端，应该在将来得到促进。我也知道孙医生为这个培训做出了巨大的贡献，我们国家最大的亚的斯大学欲意聘任他为客座教授。他说在埃塞俄比亚有些设备和仪器很陈旧，在给患者治疗中会带来损害，这是应该注意的。

我很感谢他能够接受我的访谈，我们结束了谈话，在走下楼梯的时候，我们仍然边走边谈。孙医生说到，埃塞俄比亚是一个美丽的国家，他把这里当作自己的第二故乡，按照当前形势发展下去的话，毫无疑问这里将来会有一个美好的未来。我也希望如此，在得知他将要完成自己两年的工作回到中国后，我真的希望他以后能经常来这里看看，看看我们的国家将来的变化。在我们分开时，我让他教我中国话"谢谢"怎么说，我学说了一句"谢谢"。我再一次谢谢孙医生，谢谢中国，谢谢这位中埃友谊的使者。

（注：这是一篇由埃塞俄比亚记者采访的文章译文，于2008年12月25日发表在埃塞俄比亚《哈雷塔》报纸上。）

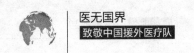

我在阿达玛医院"现场办公"

中国援埃塞俄比亚第 15 批医疗队　张战利

阿达玛医院是埃塞俄比亚最大的州——奥罗米亚州的州立医院，相当于我们的省级医院，位于距首都亚的斯亚贝巴以东 100 公里的纳兹瑞特市。

患者来自方圆 500 公里左右，甚至邻近的州，所以医院的工作量很大。我工作的放射科接待患者平均每天约 120 人次（包括少部分超声检查患者），而科里医生包括我只有三位，写 X 线片报告的只有我一个。刚到放射科工作时，科里安排我在超声检查室的办公室工作（条件所限），有专人送来片子，写完报告后再由专人拿走送到照相室发给患者。常常我早已写完报告但无人来取，或片子已洗好但无人来送，浪费了很多时间，积压了很多等待拿检查结果的患者的片子，而有些患者还要当天返回几百里远的家中。因此，我主动把已写好报告的片子送到照相室，把技师们已冲洗、烘干好的片子再拿到办公室去写。这样节省了患者的等待时间，使患者得以及时治疗。但我的举动使科里的医生大为不解，他们经常说"No，no，no，Dr Zhang."因为这里的医院分工明确，如送、拿片子的工作是由所谓的"下人"去干的，不是"高高在上"的医生们所干的活，就像让埃塞俄比亚的男人去干家务活一样，简直不可思议。但在中国医疗队医生们的心中，工作没有贵贱之分，为埃塞俄比亚人民服务，为中埃友谊做贡献是我们的最高宗旨。就这样半年多已经过去了，虽然科里的医生还时常善意地劝阻我的做法，但我常说："没关系！"通过与科室同事们的日常交流中，已经深深感受到他们对我工作的敬佩，对中国医疗队工作的赞扬，对伟大中国的尊敬。

最近几个月，为了更好地和科室的同事们"融为一体"，加深友谊，也为了更好地为患者服务、缩短患者的等待时间，我索性到照相室"现场办公"。闻着刺鼻的气味，冒着被传染呼吸道疾病的风险，帮助同事们从烘干箱里拿出片子，从洗片架上摘片子、对片子，然后就在照相室里对着室内的光线写报告，给患者发报告。我"现场办公"的效应，使放射科的工作效率大大提高，节省了患者等待的时间，基本上让每个患者等待拿 X 线检查报告的时间只需半小时左右，已超过了国内标准。由于我的"现场办公"能够及时处理患者，过去在照相室里患者拥挤的现象得以缓解，同事们和患者发生口角的事也少了许多，照相室里的空气也得以改善。也由于我的存在，同事们对患者的服务态度也明显改善。我的"现场办公"是一线工作，工作中接触到了更多的患者，并经常用当地语言向他们打招呼，使他们觉得中国医生可亲、可爱、可以信赖，他们的话语及眼神中也流露出对中国人民的友好情感。由于我的"现场办公"干了许多分外的工作，达到了多赢的效果，科里的同事们经常称赞我工作干得非常好，并常说喜欢我，喜欢中国医疗队，要给中国政府写信表扬我。我想他们对中国医生由衷的敬佩是来自许许多多中国医疗队队员们的不懈努力和辛勤工作，也包括我们在阿达玛医院工作的其他几位医疗队员，他们也都在一线工作，冒着被各种疾病感染的风险，忠实地履行着职责。

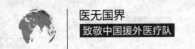
微笑·埃塞俄比亚

中国援埃塞俄比亚第 15 批医疗队　秦　彦

走进位于亚的斯亚贝巴大学附近的亚的斯亚贝巴大学附属牙科健康培训中心，你会看到盛开的鲜花，看到就诊患者和家属满意的微笑，而这之后是中国医生忙碌的身影。与患者和医院的工作人员提及中国医生，所有人都会竖起大拇指。

在这里工作的口腔内科专家是河南省卫生厅组派的援外医疗专家——河南省新乡医学院第二附属医院的张军主任。张主任于 2007 年月 1 月 19 日随援埃塞俄比亚第 14 批医疗队踏上埃塞俄比亚这片土地，后由于工作表现突出，获得留任资格，与 2009 年 2 月 11 日开始了第 15 批工作的历程。

三年来，张军主任一直铭记着党和国家的重托，不辱使命，在艰苦的环境中，克服重重困难，为埃塞俄比亚人民解除病痛，让他们笑得更灿烂。由于医院的工作环境不尽人意，缺乏必需的设备，许多治疗药品和牙科材料要靠国外的援助，很多治疗都在等待中取消，最佳的医治时机也就这样错过了。刚开始，由于条件的限制，张主任只能做一些简单的工作，如拔牙、龋齿充填。没过多久，张主任觉得不能就这样等下去靠别人，情况既然如此，只有发挥主观能动性，充分利用现有材料，自己动手打开工作局面。他自制了一些治疗器械，如将针灸针制成光滑髓针，用风油精代替 CP 液（樟脑酚）开展了根管治疗业务；用直径 0.7mm 的不锈钢丝弯制成根管钉开展了前牙美容业务。张主任还自费让爱人在国内采购一些治疗药品、牙科材料、小型器械，并通过邮局邮寄或由中资公司的朋友们带到埃塞俄比亚。凭借着长期以来养成的严谨工作作风和负责的工作态度，再加上精湛的技术，张主任在牙科中心的工作得到了越来越多的认可，要求就诊于中国医生的患者越来越多，牙科中心的院长又专门对牙科中心的布局进行了调整，腾出一间门诊作为专家科室，专门提供给中国医生工作。每天都有很多患者挤在门前候诊，宁肯多等几天也要找中国医生看病。来这里的患者处于贫困的边缘，大多都来自首都亚的斯亚贝巴之外的地区。为了分担患者的痛苦，减轻他们的负担，张主任经常加班加点，不能正常就餐是经常的事情，错过了班车就步行回宿舍，风雨无悔。

服务上乘、扩大服务范围是医疗队队员的工作职责。亚的斯亚贝巴大学校长的门牙已经三度松动，无法维持，他也曾经去过多家私人牙科诊所就诊，终没有得到满意的治疗。张主任了解到这一情况后，利用校长时间表中紧张的空隙，用了一上午时间专门为他服务，从拔牙、取模，到完成上颌全口义齿，不仅让他得到满意的诊治，还为他节省了很多时间。校长非常高兴，拉着张主任又亲吻又拥抱，连声道谢。

由于工作突出，张主任受亚的斯亚贝巴大学邀请参加大学毕业庆典，作为被邀请的为数不多的外国人坐在贵宾席上。作为一名中国人，作为一名医疗队员参加这样一个盛会，这是无上荣光的事。张主任还多次受邀参加埃塞俄比亚牙科专业委员会举办的年会。此后，亚的斯亚贝巴大学校长邀请张主任参加了鸡尾酒会，并对他为埃塞俄比亚人民所做出的贡献表示感谢。

有了中国专家的无私奉献，埃塞俄比亚人民的微笑将更甜蜜、更灿烂。

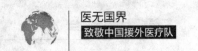

非洲缘

中国援埃塞俄比亚第 19 批医疗队　张晓阳

　　也许是真的与非洲有缘，2003 年，在我被河南省卫生厅派遣到美国培训回国后，时任省卫生厅国合处处长的赵素勤就开玩笑说，晓阳你很适合当援非医疗队队长。当时我还是医院的医务科长，每年要参加河南省召开的援外医疗工作会议，每年我院都会派医生参加援非医疗队，所以对援外医疗工作多少有点了解。但由于当时工作很忙，确实走不开，谁知过了 13 年，这个任务真的要由我来承担了。

　　2016 年的援外医疗任务由我院负责，按河南省卫生和计划生育委员会的要求，必须由医院领导班子成员带队。班子就我们 6 个人，每个人都有实际困难（有的不是专业人员，有的专业不对口，有的家里实在走不开），开会时我最后表态："我去吧！"

　　实际上，我也很纠结，母亲已 87 岁，并且以植物人的状态已经在医院的病床上躺了 6 年了。父亲已 93 岁高龄，经常走失。我走之后照顾二老的任务就全落在了家人身上。

　　父亲是抗日战争干部、老党员，妻子也是干部、党员，当我提出要去执行援外医疗任务时，他们都毅然决然地支持我去非洲。

　　经过在郑州为期 3 个月的培训，了解了埃塞俄比亚的基本情况，我坚定了当好医疗队队长的信心。出发前当晚 8 点，医院的同事、朋友和亲戚到我家为我送行，但不知怎的，我一年一次的胃痉挛发作了，疼得实在受不了，大家把我送到急诊楼二楼的 EICU（急诊重症监护室），整个大厅站满了送行的人，大家一直陪着我到第二天凌晨 1 点。待疼痛减轻后，我赶紧回家收拾东西，因为 4 点我就要告别同事和亲属出发了。（现在离开祖国十个多月了，分别的场景依然历历在目。）同事和亲人们的恋恋不舍，领导们的殷切期望支撑着我，我暗暗下定决心，一定要干好！

来到非洲后，我和队员立即投入工作中，在学习和借鉴了前几队和中国派往别的非洲国家的中国医疗队的管理经验后，我也认真思考了中国援埃塞俄比亚第 19 批医疗队应该在今后一年中怎样做好创新工作，设计出了总体工作思路，即《医疗队整体提高计划》。我围绕这一工作思路开展了一系列创造性的工作，取得了显著成绩，赢得了队员们的尊重，受到了埃塞俄比亚人民的欢迎。我做到了不忘初心、不辱使命，无愧于祖国和人民！

我们队里除我之外都比较年轻，平均年龄只有 36 岁，大家朝气蓬勃、工作热情很高。经过与中国援埃塞俄比亚第 18 批医疗队简单的对接后，我与当地医院的院长沃德沃森商量尽快给我的队员排班、安排工作。我们的到来给医院增添了心血管及神经内科专家门诊，诊治了大量患者，开展了医院历史上第一例眼科显微手术、腹腔镜手术，接诊了很多危重患者，与当地医生一起定期开展学术活动等。

医院的大部分科室，不管是门诊、病房、手术室、检查室，每天都有我们队员忙碌的身影。全体队员自觉将手机 24 小时开机，随时接诊危重及需要手术的患者。我们还多次到中资公司进行义诊。无数个日日夜夜，发生了很多感人的事，我的队员为埃塞俄比亚的患者和中资机构的人员献出了自己的一份爱心和努力。

晒一下我们前十个月的工作量统计：手术 546 台，门诊患者 5412 人次，紧急会诊患者 1426 人次，其中包括中资机构患者 696 人次；妇产科除手术外顺产接生 282 人次，难产接生 132 人次；影像和病理检查共 13826 人次；中医中心诊疗共 10030 人次。

现在离我们离开非洲的日子只剩两个多月了，队员们已与医院的医护人员和患者结下了深厚的友谊。我在给大家开会时，大家纷纷表示要在剩下为数不多的日子里，不忘初心，努力工作，尽自己最大努力多为埃塞俄比亚患者服务，多帮助当地的医护人员，尽快提高他们的技术水平，打造一支"不走的医疗队"。

由于我们辛勤努力工作，中国中央电视台、埃塞俄比亚国家电视台、亚的斯亚贝巴市电视台、奥罗莫州电视台等多个媒体多次报道，受到中资机构的人员和埃方医护人员及患者的欢迎，得到国家卫生和计划生育委员会领导、中国驻埃塞俄比亚大使馆腊翊凡大使、中国驻非盟使团旷伟霖大使的肯定和赞扬。

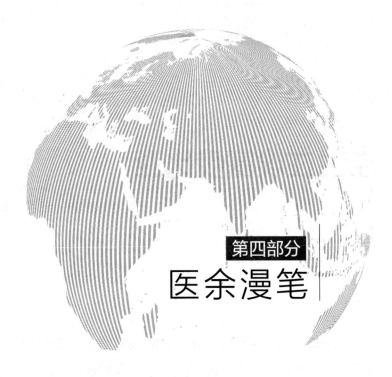

第四部分

医余漫笔

>> **题记**

　　援外医疗队员来到非洲，要过"语言关""生活关""思想关"……一关又一关，要付出多少艰辛与努力！可这些援外医疗队队员，不畏艰难，坚韧不拔，勇于拼搏，乐观生活。让我们跟随援外医疗队队员们的笔触，体悟他们援外生活的苦辣酸甜；跟随他们的足迹，走进非洲，一睹那里的风土人情、大美河山。

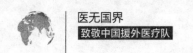

游说在埃塞俄比亚

中国援埃塞俄比亚第 12 批医疗队队员　李　辛

别误会，我并非苏秦、张仪之类的纵横家，也绝对没有舌战群儒诸葛亮的三寸不烂之舌。然而，为了生存，为了自己应得的权利，我不得不同埃塞俄比亚当地人进行交涉、谈判、辩论、争论，这些斡旋有时甚至是艰苦卓绝的。

我们刚到埃塞俄比亚就订了一个月的牛奶，大家轮流去取。月末的一天，我们去取奶的同事空手而归，身后还跟着一个气势汹汹的埃塞俄比亚老乡。经过询问才知道，每当月末订户要交下个月的订金，大部分订户已经交了下个月的订金，我们还没有交，如果我们还不交……还没有等他说完，我就忍不住了。我明确地告诉他，生气的不应该是他，而是我们。我们既然交订金，你就得保质保量供货，至于下个月是否续订，不但要看牛奶的质量，还要看服务态度。听了我的话他半天没有吭声，后来经过考虑，他也觉得我说的确实有道理，只好照办了。真可谓不吵不相识，从此我们成了好朋友，每次我去取奶时都要在他们家小坐一会儿，和他的家人闲聊几句。当我们搬家时，他们还有点依依不舍。

接下来，一项更艰巨的任务又摆在了我的面前，而且竟然是发生在我和我们医院的医生之间的。我们医疗队的一位内科王医生因为超负荷工作、过度劳累，不幸患病（脑血栓）住进了我们医院的 ICU（重症监护治疗病房），照顾患者成了我们医疗队队员的重要工作。在国内，对这种病，通常是溶栓、抗凝、扩血管、降低血液黏稠度、改善微循环、营养神经等治疗多管齐下，这样病情的恢复也比较快。由于这里药品匮乏，加之医疗水平的落后，治疗非常简单，一天只有一片阿司匹林口服。好在我们医疗队还有一批从国内发来的低分子右旋糖酐（一种降低血液黏稠度、改善微循环的药），如果能够用上，对患者的恢复一定有帮助。然而，要说服埃塞俄比亚医生谈何容易（他们的犟脾气是出了名的），我提出的治疗建议一上来就遭到了一位内科专家的严词拒绝。他不客气地说，在这儿是他说了算，否则可以出院。但是我并没有放弃，此路不通，迂回前进，我决定先从下级医生寻找突破口。我利用晚上陪护患者的空余时间，从脑血栓的病因、病理、治疗原则，特别是低分子右旋糖酐的药理作用、临床应用等几个方面和住院医师们（他们几乎 24 小时在病房）进行探讨。开始他们还有不同意见，后来被我一一说服了。最后住院医师们还给我出谋划策，要想说服那位固执的内科专家，我得从英文经典教科书上找到支持我的足够证据。次日早上来不及休息，我和外科的刘医生就开始翻阅英文书籍，终于在牛津内科学找到了证据。当我第二次提出同样的治疗建议时，那位内科专家客气多了（可能住院医师向他做了汇报）。由于低分子右旋糖酐在埃塞俄比亚还没有被用过，他们也非常谨慎，要请神经内科专家会诊后做最后定夺。关键时刻到了，为了说服神经内科专家，我请了我们的翻译任老师为我助阵，王队长和同志们也给我加油鼓劲。也许是被我们关心同事的热情所感动，也许是对我们提出的治疗建议有些许赞同，尽管不太情愿，那位神经内科专家最后还是采纳了我们的建议。看着那饱含着我们医疗队队员兄弟姐妹之情的药物缓缓地流入患者体内时，我们大家都在默默祝福，愿我们的战友早日康复。经过一系列的成功斡旋，我们不但维护了自己应得的权利，而且改变了医院、大学对中国医生的印象（过去他们总认为中国医生医疗水平低，英文水平不行），同时也通过交流，增进了相互了解，结交了一些新朋友。中国朋友们给我开玩笑说："以后我们不再叫你老李了（我已经 44 岁了），改叫'老有理'吧！"

然而"老有理"也有小河沟翻船的时候，这条"小河沟"就是一个猪肉加工作坊。在埃塞俄比亚想吃猪肉可真不容易，整个首都只有一个销售点，一个远在郊区的生猪屠宰加工作坊，专为中国人和其他外国人供货（当地人不吃猪肉）。由于僧多粥少（在首都亚的斯亚贝巴的中国人少说也有数百），供需不平衡，也使这些卖肉的伙计们产生了优越感，有时为了买上肉，还得给他们点小恩小惠（这是我后来才知道的）。我们第一次去买肉，店内已经没有现货，我们不甘心白跑一趟（好几

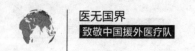

十公里呢），我就去找他们经理通融通融。经理看我们的订货不少，就让伙计们再杀一头猪，让我们三小时以后提货。可能是增加了伙计们的工作量，使他们产生了不满情绪，当我们来取肉时（当然也没有给他们任何小恩小惠），他们告诉我没有货。我把他们经理找来，经理不但满足了我们的订货要求，还当场训斥了几个伙计。没想到这就得罪了他们，从此记住我了。当我们再去买肉时，任你怎么解释，他们就是说没有货。我算领教了秀才遇到兵的感觉。以后每次买肉时，我们的点长宋医生总会不无调侃地对我说："老有理，买肉你就别去了。"对此我显得无可奈何。

在希望的田野上

中国援埃塞俄比亚第 12 批医疗队 李 辛 宋德新

"希望的田野"——你一定以为那是一片宽广辽阔的沃土，差矣。其实，它只是我们居住院内的一小片儿菜地，说起她（名字）的来历还真有段儿故事呢。

到埃塞俄比亚三个月后，我们搬进了新居——亚的斯亚贝巴大学的客房。这是一个带院子的小别墅。我们刚来时院内杂草丛生，一片荒芜。周末我们在院内开了一小片儿荒，种下了菜籽，同时也播下了希望。大家每天都急切地期盼着菜籽发芽，那劲头仿佛在期待一个新生命的诞生。一周后，菜籽终于发芽了。然而，正当蔬菜苗壮成长之际，大学的人却要毁掉她、在院内种植草木花卉。为了保住菜地，我同大学管理人员进行交涉。我们远离家乡、亲人到埃塞俄比亚工作，对我们的身心都是一个挑战。一天工作结束，不但身体疲乏，而且当地同事交流不畅，加之思乡之情，情感上处于寂寞、孤独之中，种植蔬菜成了我们的精神寄托。每当看到蔬菜发出的嫩芽，一身的疲惫就烟消云散，寂寞、孤独的情感也得到了安慰。我们哪里是在种植蔬菜，我们其实是在播种着希望。我的话打动了他们，菜地保住了。从此"希望的田野"也成了这片儿菜地的代名词。

"希望的田野"来之不易，大家更加珍惜她了。下班后第一件事就是到菜地看看，每一个新的嫩芽、每一个花蕾和幼小的果实都会给我们带来不小的惊喜，浇水、拔草、松土大家更是抢着干。要论种菜经验，还要数牙科医生王阳舒了，他从小在农村长大，对翻地、播种、锄草、施肥、间苗无不精通，俨然一副老农的架势。就连浇水的时机，西葫芦、西红柿坐果时必要的整枝打杈他都能讲得头头是道。好在"庄稼活，不用学，人家咋做咱咋做"。在"老农"的言传身教下，我们也有模有样地干起来，菜地的规模也逐渐扩大，蔬菜品种也日益增多。大家还出主意、想办法：到中国公司移韭菜根，到当地农场采摘比较老的豆角回来晒干后当种子用，到鸡场买鸡粪给蔬菜施肥。每逢周末我们更是有"大"动作，要么给西红柿搭架子，要么种植新的蔬菜，要么开垦新的土地。在高原（这里海拔两千多米）的阳光下，大家干得汗流浃背却兴致盎然，全无"锄禾日当午，汗滴禾下土"的那份艰辛，倒是领悟到了"醉翁之意不在酒，在乎山水之间也"的那份超脱。

蔬菜的长势也成了我们情感的晴雨表，在等待蔬菜发芽的日子里，大家充满了焦虑和期盼；而看着蔬菜长势良好、果实累累，大家心中也荡漾着喜悦。一枝一叶总是情！蔬菜仿佛能够理解人们的情感，在我们的精心照料下，每天都以新的面孔迎接着我们，回报着我们的付出，给我们带来欣喜和希望。更让我们高兴的是收获的季节，当我们采摘下蒂上带着细小嫩刺的西葫芦、散发着植物清香的西红柿、末梢还淌着汁液的豆角和韭菜、根部带着泥土芬芳的小白菜和上海青时，一种难以言状的成就感和自豪感油然而生。洗菜和烹饪过程也成了一种精神享受，最后的品尝就更自不待言了。素炒西葫芦、素炒豆角、凉拌西红柿都颇受大家欢迎。从采摘、烹调到入口，整个过程不到半小时，那种鲜嫩劲你怎么想象都不为过，真可谓原汁原味儿，而且还是纯天然绿色食品（我们哪有化肥和农药啊）。"玛瑙翡翠白玉汤"（你不妨猜猜）已经成了我们的保留菜肴，几乎每天必不可少。热腾腾的一大锅端上来，整个厨房、餐厅香雾缭绕，沁人心脾。喝上一口，"从这儿（口）到这儿（胃）都舒坦。"其实，它就是用鲜嫩的西红柿、小白菜煮的汤面条，你猜着了吗？最让人难忘的还是收获毛豆角时候。那天正赶上农历正月十五，我们如同一家人一样乐融融地聚在一起有说有笑，分享着丰收的喜悦。大家分工合作，有人拔豆秧、有人摘毛豆。我的任务是煮毛豆角，我准备给大家露一手。平时在国内煮毛豆角只加点儿盐就行了，因为这次的毛豆角来之不易（生长期半年以上），我决定精心"炮制"。我用了大料、花椒、桂皮、姜等调料，还加了几个干尖辣椒。毛豆角还没有煮熟，香味就在厨房弥散开了，还真有点煮肉的味道。闻到香味，有人就坐不住了，围着电炉想先尝为快。十五分钟后，毛豆角终于出锅了。大家早就迫不及待了，个个摩拳擦掌，好像要对付一顿大餐。刚才大家还谈笑风生的，这会儿没人吱声了，只听到咯吱咯吱的咀嚼声。谁都不愿多一句，唯恐少吃一口，实在是太香了！其实那天为了改善生活，我们还包了饺子，在埃塞俄比亚这也是屈指可数的几次，但是同煮毛豆角相比就显得逊色多了。半小时后，"毛豆角大餐"结束了，而饺子却被冷落在一旁。我们嘴里回味着毛豆角的余香，脑子里回想着有关吃毛豆角的美好往事。不知谁起了个头，大家情不自禁地唱起了《在希望的田野上》，歌声在菜地上空回响、飘荡……

　　"希望的田野"，我们为你挥洒汗水、播种希望；"希望的田野"，我们为你打扮、为你梳妆！

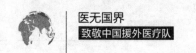

一分耕耘意味着一分收获

中国援埃塞俄比亚第 15 批医疗队　张战利

　　转眼来到埃塞俄比亚纳兹雷特市的阿达玛医院工作近两个月了，看着种植的白菜、香菜、萝卜长得郁郁葱葱，西红柿、豆角都已开花，劳动的成果就要实现，一分耕耘一分收获，我们感到非常欣慰。

　　想当初刚到驻地时，顶着旱季的烈日炎炎，忍受着蚊虫叮咬，借助非常简易的工具，我们用治病救人的双手辛劳地开垦着院子里的荒地，培育着各种菜苗，然后又一颗一颗移植到地里。为了不让护院的狗破坏我们的劳动成果，大家在每块地边建起了篱笆墙。但在晚上，当大家进入梦乡时，调皮可爱的三条狗总跳到地里嬉戏，不断损坏幼小的菜苗，大家只好不断地补种。刘医生戏说，我们可能侵犯了狗的领地，狗在向我们示威。

　　如今每当闲暇时，在一批又一批医疗队队员曾经栽种的早已长成参天大树的院子里散步，踏着飘落满地的红叶，望着结满香蕉、石榴、咖啡豆的树，看着长势喜人的蔬菜，心里充满了无限遐想。正是每一批医疗队队员的辛勤工作，使中国医疗队得到了尊敬，与受援国医院建立了深厚的友情，为中埃友谊做出了贡献。作为第15 批医疗队队员，我们要向老队员学习，更加努力地工作，认真细致地耕耘，播种希望，传承友谊，为埃塞俄比亚人民的健康贡献我们的力量。

医疗队生活丰富多彩

中国援埃塞俄比亚第 18 批医疗队　申博统

不知不觉，我们第 18 批医疗队来到埃塞俄比亚首都亚的斯亚贝巴的提露内斯－北京医院已近两个月了。队员们已经适应了这里的工作和生活环境，在各自岗位上发挥自己的专业特长，积极地为当地百姓解除病痛。

由于安全方面的原因，医疗队的队员们不能随便外出。因此，我们每天医院、宿舍两点一线，生活相当单调。为了丰富队员们的业余生活，队长提议组织一场台球赛，得到大家的积极响应。比赛条件很简陋——台球室是一间铁皮房，屋外下大雨，屋内下小雨。因为排水不畅，一会儿工夫台球室就变成"游泳池"。能用的球杆仅有两支，没有架杆。我们的麻醉师刘贺很有才，用拖把棍钉上 4 颗铁钉，便成了架杆，别说还真挺好用！

条件虽然艰苦，但队员们热情度很高。埃塞俄比亚的 8 月份是雨季，每天都下雨，我们首先修缮了铁皮屋，维护了破旧的台球桌。本着公平竞争的原则，我们先分五组，每组一名女队员，队长为裁判长。在队长的组织下我们制定了比赛规则和比赛日程，比赛以组为单位，采用循环赛的形式，每场两组，每组 3 名队员，依次上场。每胜一场得一分，最终得分多者获胜。比赛分设一至五等奖，奖品很简单，参加者皆有份儿，体现重在参与的原则。队员们热情度很高，赛前利用业余时间积极练球，甚至达到了废寝忘食的程度。

周一晚餐后，援埃塞俄比亚医疗队第一届花式台球大赛正式拉开帷幕。裁判员

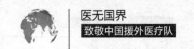

和双方运动员依次上场，裁判员表情严肃地向双方队员和场下拉拉队员宣布了比赛规则和比赛纪律，比赛正式开始。

这是连续一周别开生面的娱乐赛。一场场台球赛，六人交替挥杆，场面相当热闹！每位参赛者都十分投入，击球队员凝神静气地瞄准、击球，队友在旁边出谋划策。随着场上精彩的进球不断出现，场下不时响起阵阵喝彩和掌声。

在这次比赛中，队员之间相互鼓励，相互学习，不但丰富了援外医疗队的业余生活，更增强了我们团队的凝聚力！

我的埃塞俄比亚生活

中国援埃塞俄比亚第 19 批医疗队　王锦玉

援埃纪事之一：初到埃塞俄比亚

2016 年 8 月 13 日晚，我们怀着忐忑的心情从北京坐上飞往亚的斯亚贝巴的航班，飞机在黑暗中穿梭了十几个小时，次日凌晨 6 点我们踏上了埃塞俄比亚的土地。从家里夏日炎炎的三伏天，一下子穿梭到了如秋天般凉爽的亚的斯亚贝巴。由于同事行李丢失，与机场工作人员交涉到上午 8 点，已艳阳高照，我们才走出机场。这里的紫外线真强啊，适应了在超声室中较暗光线的我，摘掉太阳镜就睁不开眼睛，在机场大门前留下了全体队员很少有的太阳镜合影。这也算是这里的自然环境向我们提的第一个要求，适应埃塞俄比亚高原的日照，做好防护。

初到这里，住在一个中资公司的招待所里，每天晚上听着院子里的狗叫，幻想外面出了什么状况，一天只有三四个小时睡眠。感谢老医疗队的经常性到访，让我们在陌生的环境中，找到一些安全感。

8 月 20 日星期六，我们开始正式和老医疗队交接，老医疗队的出纳事无巨细地交代给我工作的主要内容、注意事项、保险柜密码、库存现金、8 月份已产生账目等。老医疗队对口专业崔老师交代工作中的注意事项，给我她的学习、工作笔记和书籍等。短短一个礼拜的相处，我们已经能够说点知心话了，感谢崔老师的谆谆教导，我会认真做人做事，让我和队友为自己的援埃之行自豪起来。

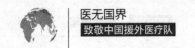

8月22日星期一，我们开始进入科室，整个影像科室只有一个放射科医生和十二个大二医学生充当的放射技师。科室里有一台正在维修的CT机，有两间超声室，一台X光机。放射科医生每周一至周五值白天班，周六、周日休息，没有夜班。十二个放射技师天天排班值急诊。医院地处交通要道埃塞俄比亚一号公路的高速入口，经常发生车祸，附近居民外伤、急诊送到这里，在没有放射科医生急诊排班的情况下，很难想象这里的创伤救治会是怎样的水平。我省承担建设的两个国家级项目"创伤中心""妇幼中心"正在提露内斯－北京医院紧锣密鼓地启动，包含普外科、神经外科、超声科、妇产科等很多专业。如果院方能配合这个项目而增加招聘各相关科室人员，安排各科医生倒班制度，提露内斯－北京医院才能更好地为当地人民服务。

迄今为止我们在埃塞俄比亚已工作、生活了六周时间。在每周五天的工作日里，我们和西方国家培养模式下的放射科医生一起工作，感触挺深。英语是他们的第二语言，在大学的时候就是全英授课，当地医生在工作中能熟练地应用医学英语，而我们很多都是在来这里之前的国内短期培训中才接触到医学英语，各科室的常用词汇又不一样，想找人帮忙都不行，只能靠自己学习积累。我花了一个礼拜的空闲时间加班做英文诊断模板，在日常工作中再加以完善，几乎每天都有模板上没有的新病例出现，天天都要增加完善，感谢同事麦考伦医生的无私帮助。在互相学习的同时，我们也增进了友谊，埃塞俄比亚的十字架节他邀请我们到他家里做客并为我们举办了传统的咖啡仪式。

我还是队里的出纳，需要配合会计做好现金账目的核对、资金月报等，还要不定期去银行取钱。我一共去过两次，第一次和老医疗队的出纳一起，第二次和我们的会计、翻译一起。每次都和执行特殊任务一样小心、谨慎。车开进银行院子后，进入银行要被搜身，禁止在银行内拍照，取了钱对好数目，装好钱和凭条，给司机打电话准备，一路直接回到驻地，中间不能停车、下车。在这个可以合法持枪的国家，我们一路紧张到家门口。听说市区内有人家夜里被抢劫保险柜后还被杀害的消息，我们也都很紧张。

在闲暇时间，我们除了做饭、洗衣、晒被子这些日常家务，大家聚在一起还会在晚饭后围着医院散步、打桌球、打乒乓球。每周两次课，讲自己的专业知识或者自己感兴趣想给大家分享的东西。在适应了高原缺氧的环境以后，很多队友都开始进行更激烈一些的健身运动了，篮球、羽毛球、跑步，我也成功地加入了运动行列，每天坚持晨跑或下午的跑步。经过一个多礼拜的坚持，我惊喜地发现自己越来越有力量，睡眠也越来越好，和家人视频通话的时候笑容也灿烂了不少。

外面的环境不稳定时，我们被限制了外出，大家并没有被吓住。这种环境提醒我们更加珍惜在祖国、在亲人身边的生活，更好的对待每一个人，更认真努力地生活、工作、学习。在这里我们学会了平凡的奋斗："奋斗就是每天踏踏实实过日子，做好手里每件小事，不拖拉、不抱怨、不偷懒、不推卸责任。"

希望在埃塞俄比亚以后的日子里，我们都会生活得更好，工作得更加顺利。

援埃纪事之二：融入埃塞俄比亚

转眼间，我来到埃塞俄比亚工作已经一年了。在这里一年的工作生活中，我根据自己的身体状况，制定锻炼身体计划，从开始的跑步迷，变成了后来的瑜伽迷。因为我本身个性比较强，为了能够更好地融入大家，在工作之余，我不仅仅是打下手的帮厨包饺子、包包子，还学会了做水果沙拉、葱花饼、香菜煎饼等，很自豪的是，大家都很喜欢我的这三样简单但是却美味用心的饭食。

在超声科繁忙的日常工作当中，我认真对待每一个患者，为了更好地为患者服务，学会了简单的当地语言，不怕麻烦地通过助手的帮助更深入地询问病史、症状等，规范地给患者检查，出具的英文超声报告得到了同行的认可和好评。同时，在工作不忙时，会给助手讲超声影像诊断规范、要点，讲病因、症状、体征、临床诊断、了解其他影像学检查适应证，甚至治疗、预后，让他们对疾病有整体概念，更给他们实际上机检查操作的机会，让他们先看，我再来检查，让他们找差距，激发学习热情。

结合当地医院及超声科室的实际需要，我制作了关于急腹症超声诊断及颈部血管超声的英文课件及英文讲稿，每天早晚熟悉背诵，记忆长、难医学英文单词，做了充分的开课前准备，最终达到脱稿讲演，自如应对讲课后当地医生的提问，为医疗队赢得了声誉。

我完成了自己制订的学习计划，温习带来的国内产前诊断培训超声课程，并认真做好笔记，帮助记忆，加深印象。遇到难得一见的病例，我会通过查阅医疗队内

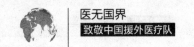

超声医学书籍、网上查询、网络交流等方式获取更多的知识信息，加深认识。我在这里的工作中诊断出了很多国内罕见的病例，获得了复旦大学来埃塞俄比亚交流专家的指导。今年7月底，我受邀参加埃塞俄比亚放射医师年会，在这里近一年的工作得到了放射学会主席泰斯发耶的好评与认可。

和当地医生、带教学生、妇产科队友工作结束后一起去喝咖啡放松，成了我在埃塞俄比亚必不可少的生活习惯，咖啡对大脑、情绪都有好处，使我的工作、生活、学习更加愉快，也使我更加融入当地的风俗习惯，有了更多的机会拓展我们的友谊。

现在谈在埃塞俄比亚工作生活的一年对我的影响：不仅仅是"更加珍惜我在祖国、亲人身边的生活，更好地对待每一个人，更认真努力地工作、学习、生活"，还有政治觉悟、大局观的提升，有对人生、对自己更多的认识和理解。

和医生们在一起的日子
——午饭时讨论医患关系有感

中国援埃塞俄比亚第 19 批医疗队　王亚聪

　　我的家里没有医生，托爸爸妈妈的福，他们自己身体健康，也让我养成了良好的生活习惯，很少去医院，对医生的了解真的不多。印象中的他们静静地倾听，耐心地回答，可以把患者脑子里诸多的问号变成一个个句号和感叹号，仅此而已，像是一副朦胧的画，很模糊。今年，我主动报名参加中国援埃塞俄比亚第 19 批医疗队，作为队里唯一的翻译，和其他 15 名医生一起在国内培训了 3 个多月，一起在国外服务了 4 个多月，和医生们朝夕相处的日子让我了解了他们的性格、他们的故事，让这幅模糊的二维图画，丰富成了生动的三维生活。

平均年龄最大的班级

　　医疗队里我的年龄最小，在郑州一起培训的时候，我除了自己学习之外还担任着日常英语的课程，而这个培训班就成了我教过的平均年龄最大的班级。回答患者问题的医生，变成了问我问题的学生，让我有机会看到他们认真可爱的一面。

　　年龄最大的张队长已经 52 岁了，每天坚持查字典、读课文，在美国访问学习的经历使他对学习英语有一种执着；学习最认真的锦玉对 B 超检查知识的钻研和对

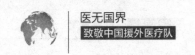

常用医学单词的积累，让她几乎成了 B 超科专用英语的教科书；背单词游戏时抢答最快的王保功，回答正确后虽然没有任何奖励，依然高兴得像个孩子；角色模仿活动中表现最活跃、表演最生动的李坤，如果参加中国达人秀，我一定给他通过。

如匆匆过客的患者

在国内，医生每天都要接触很多陌生的患者，在门诊，平均每位患者的就诊时间不过几分钟，在短暂的交流之后，彼此都成匆匆过客。在埃塞俄比亚一起生活的日子，我有机会听到医生们给患者诊断治疗之后的讨论，有机会看到他们负责任、有爱心的一面。

人想救命，但命不由人。医疗队手术最多的是妇产科医生王志景和刘瑞敏，我看到她们迎接新生命时的喜悦，也看到由于埃塞俄比亚当地产前检查不及时、孕妇缺乏医疗常识、治疗不及时而导致胎死腹中时的忧伤。不仅仅在产科，其他科室的患者也有很多由于拖延或者处理不当导致病情加重的现象，让人觉得可惜、可气、可怜。看似匆匆过客的患者，都在医生们的心中留下一片彩虹或者一道伤痕。医疗队的使命就是救死扶伤，但是当地医院没有基础设施、药物供应的保证，患者的健康意识薄弱等问题，让他们纵使妙手也难回春。

他们是医生也是患者。我们医疗队刚到埃塞俄比亚交接期间，住在亚的斯亚贝巴的市区，海拔约 2500 米，队里有 5 名队员都有高血压，高原反应让他们睡不着觉、吃不下饭，还有严重的头痛和腹泻。来到驻地后，海拔稍微降低了一点，慢慢适应后高原反应好了，其他的问题又出现了。周淑敏医生由于工作劳累，心率最高能到 140 次 / 分，后经检查确诊为甲亢，需要长期靠药物维持。会计张向东由于长时间熬夜加班，血压高达 160 毫米汞柱，责任在身，只能继续坚持。张队长还曾经扭到腰，当地医院没有适合的药物，卧床好几天，幸亏有医术高超的龚广峰和乔敏两位中医大夫，针灸、按摩加理疗，减轻了他痛苦，加速了恢复。这两位中医大夫不仅仅是提露内斯－北京医院的明星医生，也是医疗队里的保健医生，大家平时喜欢找他们咨询养生方法，有点小病，也经常找他们做按摩和针灸治疗。

15 名可爱的队员

脱下白大褂，我们可以一起做饭，一起运动，讲讲各自家里的难事趣事，分享不同的生活经历，这时候他们不是医生，他们是对烹饪颇有研究的厨师，是爱运动如生命的运动员，是父亲母亲，同时也是孩子，每个人都是一个有故事的人，从他们的故事中我看到了他们勤劳、温情的一面。

医疗队里的龚老师、黎明、李坤、许冰四位大厨牢牢地抓住了所有人的胃，没有他们在厨房忙碌的身影，生活少了许多乐趣。脱下白大褂，换上围裙，懂生活的人更有魅力。李博、赵巍巍、王林林三位运动达人，每天坚持锻炼的劲头真让人佩服。他们不仅说起运动理论和运动员来头头是道，上场比赛也绝不含糊。

每逢佳节倍思亲，普通的日子被忙碌的工作和生活琐事填满，过节的时候最让人心生酸楚。都是上有老下有小的家庭主力，在国内忙得没有时间照顾家里，远在非洲更是连相望一眼都是奢求。对年迈的父母，有不能略尽孝敬的亏欠；对年幼的孩子，有不能陪伴其成长的遗憾；而那挚爱的伴侣啊，又错过了多少失眠的夜晚，未能回应他/她多少困难时刻的呼喊。

健康所系，性命相托，医生的职业是神圣的，选择做医生这个决定也是神圣的，但是他们不是包治百病的神明，他们是有血有爱的人。认识他们之前，医生对我来说是陌生的，认识他们之后，我会对所有的医生投去更长时间敬佩和理解的目光。

如果每个家庭都有一个医生，如果每个人都能有机会和医生们朝夕相处，该有多好，至少那样，每个人都能走进医生的世界，对他们多一分理解和尊重。"从阴雨走到艳阳，他们路过泥泞、路过风。一路走来，你若懂他们，该有多好。"感谢我生命中可以有和医生在一起的日子，这 15 名可爱的队员就是我现在的家人。

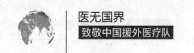
在埃塞俄比亚的日子里

中国援埃塞俄比亚第 19 批医疗队　张晓阳

　　中国援埃塞俄比亚第 19 批医疗队来到首都亚的斯亚贝巴的提露内斯－北京医院快 2 个月了。50 多天的时间里，我们干了些什么，值得总结和汇报吗？我们对得起祖国吗？回答是肯定的："对得起！"

　　看看我们工作量的总结：在短短的 40 天时间内，医疗队共开展手术 46 台，其中急诊手术 15 台，难度较大手术 6 台；门诊 579 人次，其中急诊 87 人次，中资机构 76 人次；病房会诊 171 人次，急会诊 32 人次，外援会诊 2 次；各种检查 1706 次，其中超声 600 人次，放射科检查 1000 人次，病理检查 106 人次；治疗 1300 余人次；学术讲座 6 次。

　　我们不辱使命，我们不畏艰苦，甘于奉献，救死扶伤，大爱无疆。

我喜欢上了这个小院

　　真的来到非洲了吗？除了在大街上看到的是黑皮肤的人和听不懂的阿姆哈拉语外，我们搬入驻地的一刹那，竟然给我了个惊喜：白墙青瓦的建筑，房间内熟悉的摆设，精致的小院落及处处点缀的鲜花和一片青草，这就是我和我的队员们即将在这里生活、工作一年的地方。

　　在家时我喜欢种菜，通过自己辛勤的劳动，当一片片绿油油的青菜和金光灿灿的水果挂满枝头，真是心头喜悦，当同事们和邻居们分享我的劳动成果时，自己心中的欢愉是别人理解不了的。所以我下决心带领我的队员深耕除草，开垦起了在埃塞俄比亚的小菜园。地锄了、肥上了、种子撒了，就等出苗了，队员们都急切地一天几次地观看自己种的菜苗。慢慢地种子发芽了，拱出地面，显示出像少女一样的青涩。队员们像爱护自己的孩子一样呵护着自己的那一片小菜地，它们寄托着我们内心的一丝希望。

感情是要一点点地积累和加深的

我们来到亚的斯亚贝巴郊区的提露内斯－北京医院 80 多天了，来时的新鲜劲儿随着时间的消磨和当地安全形势的紧张慢慢在心中消退；想想在埃塞俄比亚的日子一天一天过去了，还真有点可惜，来的时候对当地人不习惯、不了解，看到衣衫褴褛的孩子和工作中遇到的工作懒散和推托，真让人无语。但随着与当地朋友和同事的逐渐接触与了解，现在看他们时感到那样的亲切，一天没见到患者和同事就想抽空去看看他们。几天前的一个晚上，我带领相关专业的队员去急诊室会诊，看到一个因车祸导致的严重多发伤的患者，我主动上前去挤血袋以快速输液、纠正休克，但最终限于医院条件而转院。第二天听说转院途中患者死亡的消息后，内心有一种强烈的伤感。

司机特司法和所罗门，俩人性格各异，但和队员们交流时非常开心，CEO 阿拉姆尤的一脸慈祥和挂在口头上的"No problem！"让人感到亲切。ICU 的 Gtadisa 和 EshetnTagele 两位医生的好学，让我每次查房都忍不住给他们讲些技术和知识；业务副院长阿拉姆一脸的谦和使我们沟通起来是那么的融洽；患者们对中国医生的尊重，让我们感到在非洲作为一名医生的神圣。

再回埃塞俄比亚
2017 年 2 月 21 日

凌晨 6 时 30 分，从北京飞往亚的斯亚贝巴的航班准时地降落在机场。一下飞机，沥沥细雨扑面而来，与走时 6 个月没下一点雨的旱季相比，埃塞俄比亚的雨季

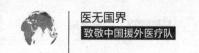

来啦！在家休假的半个月比在埃塞俄比亚工作时还忙，每天忙不完的应酬（朋友们的盛情难却），向省卫计委及医院领导班子汇报工作，竟然很少有时间陪家人。我见到队员们说的第一句话竟然是：回国不宜久留，半月足矣！

看着非洲高原上枯死的野草长出青青的嫩芽，晴朗的天空（埃塞俄比亚的雨很特别，下一会儿就阳光普照、蓝天白云），心中有无限感慨：埃塞俄比亚，我爱你！非洲，我爱你！

在家的日子，每天无不想念埃塞俄比亚：想队员，想医疗队这个家，想医院的同事！与来时对当地人的不适应，到离开就会想念，是一个感情的转变，是中埃友谊的象征。我不敢说自己心有大爱，但在半年的工作中，我们确实结下了深厚的友谊。我现在不敢想象再过半年我们完成援外任务回国时离别的场景将会是什么样子。

中午吃饭时我给队员讲，我们在埃塞俄比亚剩下不到半年时光了，剩下的日子，我们要珍惜每一天，珍惜我们与埃方医务人员的友谊，珍惜为埃塞俄比亚患者治疗的机会，让我们共同努力，为中埃友谊、为中非友谊再做出新的贡献！

非洲的原始部落
2017 年 3 月 31 日

我有个爱写东西的习惯，这次与中资公司的两个老总和三名队员到非洲原始部落考察，是带着笔记本的，无奈旅途实在紧张和劳累就没动笔，等坐下来闲暇时就有一股冲动，要写……

对位于肯尼亚、南苏丹和埃塞俄比亚三国交界处的奥莫族、摩西族原始部落的向往，是受网上及在埃塞俄比亚朋友的鼓动，禁不住抽休息时间和他们一起驱车1200 公里用了两天的时间，终于见到了神秘而原始的摩西唇盘族，有种说不出的感觉，真的很原始。我有时想他们是不是人类，原始得让我难以置信。语言不通，生活习惯迥异，总之大不相同。但看到他们快乐的生活和自然流露出的淳朴，刹那间我明白了：我们同是地球上的人类。我们一起高兴地合照，留下了一生中难忘的记忆。

虽然旅途中经历了三次危险，差点送上老命，但还是有很大收获。经历了这次探险，我们看到了世界上仅有的为数不多的原始部落及大自然的魅力，同时也感悟了人生！

一赴季马

季马，是埃塞俄比亚西南部的一个小城，因为季马大学和盛产咖啡而闻名于世。

季马市因为季马大学而成为埃塞俄比亚西南著名的城市。据悉，亚的斯亚贝巴大学和季马大学是埃塞俄比亚最好的两所大学，相当于中国的清华、北大，并且两位校长在埃塞俄比亚有非常大的影响力。

2017年2月4日，我和翻译亚聪陪同国家卫计委王培安副主任一行五人来季马祭拜梅庚年烈士。坐在飞往季马的小螺旋桨飞机上，我始终在担心安全性，一到酒店更是害怕，条件之简陋让人惊讶，第一次来季马，在我心中留下了深深的阴影！

第二天一大早，匆匆在一家中资公司吃过早饭，便随王主任一行来到梅庚年烈士的墓地，墓地是埃塞俄比亚政府当年出资修建的，不大，倒也精致（在埃塞俄比亚，20世纪70年代建成这样已经相当不错了），后又经埃塞俄比亚政府和中国政府多次修缮，看上去还行。

经参处刘峪参赞临时决定由我来主持祭拜仪式，我们共同向梅老前辈三鞠躬，并献花篮，慰问第二代守墓人。

提起守墓人，这里不得不再说一段。梅老前辈当年在季马不幸遇难后，政府出资修建了坟墓，但无人管理。是一个当地老百姓不要任何报酬主动承担起守墓人的职责。中国政府和中国医疗队也非常敬佩这一家人，所以在中国援埃塞俄比亚医疗队成了一个不成文的规矩，那就是每年清明节全体队员要到季马扫墓，在祭奠梅庚年烈士的同时，顺便看望一下守墓人。如今第二代守墓人也已过世多年，但他的女儿继承父业，继续守护着这座坟墓。到季马的中国人听到这个故事后，无一不受感动，她象征着中埃两国人民的友谊！

春　节

一年一度的中国最隆重的节日再有两天就要来临了。在异国他乡，队员们都不能回家过年，思乡之情难免油然而生，我也想家，想家乡春节的热闹和丰盛的饭菜。

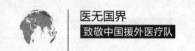

　　为了让队员不寂寞，我们也准备了丰盛的饭菜，尽最大努力来满足队员的需求，营造节日气氛。大家各自分工，亲自动手，向中资公司要来了对联，老龚他们积极准备年货。我也在积极邀请使馆留守人员和中资机构的老总们及医院的院长、CEO 和医生来医疗队驻地参加、庆祝我们中国传统的新春佳节。

　　队员们都是第一次在非洲过年，大家群策群力，各显身手，准备了几桌"丰盛"的年夜饭，让大家吃得开心、玩得开心，既增进了友谊，又缓解了思乡之情！

　　我们今年真是过了一个非常有意义的春节，终生难忘！

我在非洲采草药

中国援赞比亚第 4 批医疗队　唐言善

　　1984 年 6 月，我作为一名中医师，受组织委派参加了中国援赞比亚第 4 批医疗队。全队共 26 人，队长是王凡同志。我和其他 8 名队员被分到了卢安夏医疗点，负责卢安夏医院的门诊及病区工作。我的工作主要是运用针灸治疗患者，这种简便有效的治疗方法，深受外国朋友的欢迎。当时的工作时间是每天上午 8 点到 12 点，下午 2 点到 4 点。但由于患者太多，为了能早日解除他们的痛苦，每天都要提前一个小时上班，下班则往往推迟好几个小时。由于很多人对中国传统医学都很向往，在该地的许多欧美患者也来就诊，也取得了满意的疗效。事后他们纷纷要求合影，以记住中国神奇的医术。

　　非洲是一个医药极度缺乏的地区。在卢安夏，我们国家援助的药品虽然很多，但还是远远不够用。为了解决医药的缺乏，我与其他几位同志商讨决定利用当地医药的优势，在当地就地采集草药，像大青叶、车前子、佛手、蛇床子、桃仁等很多草药，经炮制后，晒干、磨碎，炼水泛丸。根据当地的多发病，分别制成了针对胃肠病、呼吸病、跌打损伤及妇科炎症等的自制药。经治疗使用后，效果非常令人满意。

　　虽然采草药不是我们分内的工作，但能利用中医药的优势，实际解决非洲人民的疾苦，我们感到非常高兴，虽是我们额外的工作量，但也是值得的。

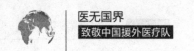

在赞比亚度周末

中国援赞比亚第 17 批医疗队　李书伟

　　作为中国援赞比亚第 17 批医疗队，初来乍到一个全新的环境，很多东西包括语言和工作方式都需要我们积极地去适应和熟练，其紧张程度可想而知。结束了一周紧张的工作，在首都医院工作的队友们计划周六去郊外公园郊游。

　　周六一大早，我们一行 11 人乘坐面包车出发，沿首都最长的一条路 "the Great East Road（大东路）"向西走。由于是周末，所以路上的车辆相对少一些，要是在工作日，这个路上的车辆会堵得相当厉害，几乎不亚于国内的二、三线城市。

　　刚出市区，太阳就出来了，由于是在南半球，所以这里的太阳光特别强，太阳格外的红，天空格外的蓝，空气也格外清新。路边草丛上晶莹的露珠，大者如豆，小者如米，银光闪闪，在绿绿的草叶上滚动。双脚一碰，那小草上被摇落的露珠，便成串地掉在裤脚和鞋上。往远处看，无边的大草原与蓝天红日相连，交相辉映。

　　欣赏完美景，我们继续前行，经过大约一个半小时的路程，我们到达一个叫 "Proat Hotel" 的公园景区。这个景区非常大，古树参天，各种花草和果树应有尽有。路上不时有野兔、野鸡、狒狒、小鹿、斑马等野生动物自由穿行，我们不得不小心驾驶。车辆停在一个很大的广场上，这个停车场大约有 3 个足球场那么大。我们到达时已经中午了，简单地吃了自带的干粮后就开始游玩了。紧邻停车场有一个较大的饭店和很大的草坪，草坪基本都在树荫下，摆放着各种各样的桌子和椅子，有一些外国人和情侣模样的年轻人很悠闲地斜躺在椅子上喝着饮料和啤酒。还有一些像是团体会议的群体，围坐在桌子周围。旁边有 2 个游泳池，不远处有一个不大不小的湖，湖边有人在垂钓。小湖的南边有一个规模不大的动物园，动物园里养着 4 只大狮子，1 只雄狮和 3 只雌狮。最令人惊奇的是，居然有一只狮子卧在树杈上。第一次见到这么大的狮子，虽然有铁丝网隔着，几个队友心中不免有几分害怕，好在有饲养员在场，我们颤颤巍巍地与狮子合了个影。

离开动物园，驾车在景区兜了一圈，大概花了一个小时。夜色降临，我们赶紧驱车回家，回去的途中落起了细雨，雨像柳丝一般，又轻又细，听不见淅淅的响声，也感受不到雨浇得淋漓。雨滴和白雾慢慢地随风飘拂，向路边移过来。不大一会，豆大的雨点便射下来了，整个草原腾起一阵白皑皑的烟雾。我们在烟雨中缓行，到达市区时雨过天晴，月亮从白雾中划出，天空逐渐透明。月在云中游，云在月上浮。朵朵浮云，越飘越慢，仿佛有意遮着月亮；月亮不甘心自己的光被浮云埋没。它们交错地变换着位置，月亮、浮云、浮云、月亮。最终还是月亮胜利了，躲过了浮云的纠缠，把如水似烟的银辉洒向人间，洒向卢萨卡的大街小巷。我们欣赏着如诗如画的赞比亚夜空，回到了驻地，结束了一天愉快又难忘的旅行。

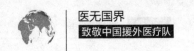
赞比亚散记

中国援赞比亚第 9 批医疗队　程现廷

足　球

　　赞比亚足球队是非洲足坛的一支劲旅。1993 年 4 月 27 日，赞比亚国家足球队全体队员不幸因飞机失事而遇难，全国人民悲痛欲绝。

　　赞比亚足球队有过辉煌的成就，首先应归功于其雄厚的群众基础，那浓厚的足球气氛深深地感染和影响着当地的青少年。漫步在医疗队所在的卡布韦市，像样的体育场可以说没有，也就是说场地能像正规的球场那么大，只有在几所中学的体育场上能见到。但是你随处都能发现，在市区或郊外稍平坦的空地上，用树棍搭起的球门，大大小小的简易球场比比皆是。

　　无论街头巷尾，还是房前屋后，随处可见踢球者的身影，其中还有为数不少的女孩。放学回家的孩子，特别是在节假日里，他们就会一个个赤足光膀，在这些简易的球场上兴趣十足地踢球追逐。你仔细看看他们足下的球，多是自己动手用废旧塑料布一层层包裹制作的，但是踢起来却极其认真。

　　每逢有赞比亚队参加的国际比赛，赞比亚必定会出现看球高潮。第二十届非洲国家杯足球赛在南非开赛，许许多多球迷飞往约翰内斯堡助威。从赞比亚到南非，还专门开辟了大型豪华客车的专线，随时为球迷们提供热情周到的服务。

　　我有幸在电视上欣赏了赞比亚队参加的每场比赛，电视台、广播电台也将比赛实况向全国转播。往日熙熙攘攘的大街小巷，突然变得冷冷清清，无论是机关还是商店，凡是有电视机的地方都挤满了人。观看的人们时而拍手叫好，时而顿足叹气，仿佛置身于激烈角逐的绿茵场上。

跳 舞

跳舞是赞比亚人生活中不可缺少的一部分，舞蹈的种类很多，几乎每个民族都有自己的舞蹈。不论男女老少，对民族舞蹈都由衷地喜爱。节日里他们跳，喜庆日子跳，集会时跳，家庭宴会也跳，从大饭店到小酒吧，似乎不跳就不算热闹。我们驻地附近有几家酒吧和简易的舞厅，每到晚上就响起激昂的鼓声和音乐声，特别是周六和周日，通宵达旦，彻夜不停，初来还真不习惯。

每到旱季夜晚来临，附近许多人家就会在自己的庭院里放上一台录音机，邀来左邻右舍一起尽情地唱歌跳舞，一个个尽显潇洒英俊的风采。他们告诉我说，假如有几天听不到鼓声和音乐声，就好像生活中缺少点什么似的。有几次夜晚出诊开车路过街旁的酒吧，看到不少行人途经酒吧时，会不由自主地顿足随着音乐节拍，在路旁跳上一阵子，然后再匆匆赶路。

赞比亚人民生活在茫茫的原始森林和广瀚无垠的大草原上，在与恶劣的自然环境搏斗中生存繁衍。所以他们创造的民族舞蹈都有着浓厚的生活气息和鲜明的民族风格。他们的粗犷奔放、勤劳智慧都融入在狂热的舞蹈中了。

服 饰

赞比亚姑娘们一般身材匀称、四肢修长、臀部后撅，呈现出健康、结实、充满青春活力的曲线美。妇女们喜欢戴手镯、耳环之类的装饰物，无论是金银，还是铜丝、铁丝、象牙、兽骨都可以做成首饰戴在手上、套在颈上、吊在耳垂上。你不难发现，有的妇女手脖上戴着十几个式样、质地各异的手镯。

赞比亚人在着装方面更具有自己独特的审美观。男子服装已日趋时装化，普遍长裤，上装以西装、夹克、T恤衫为主。除了职业女性外，绝大多数赞比亚城乡妇女着装自然、朴实大方。种类繁多、色彩纷呈的花布挂满了大小商店，买来一块布

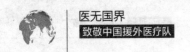

料，不必仔细裁剪，腰间一围便是裙子；往身上一搭，可以折出许多不同款式的上衣，裁上一条带子，往头上一缠，可以变化出不同样式的帽子来，随意而又舒适。特别是赞比亚姑娘们那闪烁着光泽的深褐色皮肤，能搭配上任何色彩鲜艳的布料。

走在热闹的大街和集市上，我们的目光时常被穿着五颜六色服装的人们所吸引，女式服饰更是惹人注目。

风　俗

赞比亚绝大多人信仰基督教，允许一夫多妻。据一位朋友讲，在首都卢萨卡的郊区有一个农场主先后娶了 50 个老婆，有 100 多个子女，出门上街需要大客车接送。但是一般人只要两个老婆，当地有这样一种说法：一个老婆一个麻烦，两个老婆多个麻烦。在城市妻妾一般都分开居住，在农村大部分都生活在一起。但至少从表面上看，许多家庭妻妾之间相安无事，犹如姐妹。赞比亚政府明文规定孕妇不能做人工流产。也许是人口太少、土地太多的缘故，大片荒芜的土地至今仍没人开发。

其实并不是娶老婆越多越好，凡是文化层次稍高的男人都希望只娶一个老婆。我有一位赞比亚朋友，曾在北方交通大学留学 4 年，仅娶一个老婆有两个孩子。我曾开玩笑地问他怎么不多娶几个老婆，多生几个孩子。他说："不是养不起，主要是没有那么多精力，一夫一妻这样感情比较专一，生活过得比较安宁。"特别是职业女性，她们是不允许自己的丈夫再娶别的女人，但准许他们有女朋友。随着现代人文明意识的增长和艾滋病在非洲的泛滥，越来越多的年轻人提倡一夫一妻制。

赞比亚女性吃苦耐劳，在家庭里，女人不仅要操持家务、带孩子，还要下地干农活。无论在田间劳动，还是外出赶集、散步，女人总是把孩子带在身上。裁一块长布把孩子一兜，背在背上，布带在胸前打个结，孩子就安然地靠在母亲背上，仅露出一个小脑袋和两只小脚，很逗人喜爱。孩子饿了，不必解带，把布兜移至胸前就可以边走边喂，孩子吃饱后，再移到背后，既省时，又方便。我们戏称："赞比亚的孩子是在娘背上长大的孩子。"

大　雨

　　赞比亚属于热带气候，全年分为雨、旱两季。5 月至 10 月为旱季，整个旱季内滴雨不下，11 月至次年 4 月为雨季。农民是靠天吃饭，特别钟情于雨水。雨季到来之际，人们要进行祈雨仪式，还有五花八门的祈雨舞蹈。大雨来到之后，几乎不间断地下，而且来去匆匆，刚才还是朗朗晴空，瞬间就会阴云密布。这儿的雨绝没有细雨连绵雨打芭蕉的情趣。只要大雨一来就是铺天盖地，天地万物都隐没在雨雾之中。从天而降的暴雨，不能用一条条细线、一条条水帘来形容，却能让人想起"飞流直下三千尺"的气势。

　　大雨给农民带来了喜悦，却给城市市民带来了忧愁。电断了，路断了，大树和屋子在暴雨中颤抖，哗哗的水声，彻夜的雷鸣，那一声声巨响，伴随着风雨交加和一道道划破夜空的闪电，具有一种至高无上的威摄力量，使人胆战心惊，夜不能眠。有时晴空会突然响起炸雷，震耳欲聋，令人心生恐惧。

　　雨过天晴，光照大地，惊心动魄的场景一扫而去，路面和田地里的积水很快渗透到红沙地中，在这里，再大的暴雨也不会泛滥成灾。相声中"倾缸大雨"的说法，看来在非洲一点也不夸张。

友　谊

　　朴实友好是赞比亚的传统美德，赞比亚人对中国医生们尤其热情和尊敬。每天坐车去上班的路上，行人经常主动与我们打招呼，向我们问好。在驻地附近散步时，来往的人们都会给你真挚的问候。特别是路经左邻右舍家门口时，那些四五岁的小孩子们会舞起嫩嫩的手背，"How are you"，一声接一声地向你招呼问好，很让人感动。

　　走在卡布韦大街上，冷不丁地就会听到行人中有人用汉语问一声"你好"，等你反应过来，便急忙用汉语再回一声"你好"。

　　有一次我骑自行车去市里买东西，路上车胎突然跑气，我把车子靠在路边，用随车带的气筒打气，可是怎么打就是不进气，急得我满头大汗。这时一个骑车路过

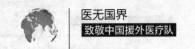

的中年人见状，来到我身边，主动帮我修气筒，修好后又帮我打好气。一个素不相识的人就这样给予了我帮助，我很受感动。看着那满脸的汗、满手的油污，真过意不去，我忙拿出一盒国产清凉油送给他，并向他表示感谢。

虽然中赞两国远隔万里，但赞比亚对中国并不陌生。坦赞铁路的修建和十几年来一批又一批中国医疗队的到来，都给赞比亚人留下了深刻的印象，许多老人一说到中国都知道毛泽东。每次遇到在中国留过学的赞比亚人，他们都会情不自禁地用汉语和我们交谈起来，话语中还不时流露出对中国深深地留恋。

我眼中的赞比亚人

中国援赞比亚第 9 批医疗队　刘武生

郁郁葱葱、辽阔无际的大草原，奇花异草装扮着的万紫千红的街景……虽然离开非洲医疗队的生活已多年，但赞比亚独特的风光依然历历在目，而最使我难以忘怀的是赞比亚人的礼貌，是赞比亚人热爱祖国、热爱家园的真情流露，是赞比亚人热爱自然、保护环境的社会风尚。

门诊，是医院的窗口。良好的秩序是医疗质量的保证，是对患者利益的保护。在赞比亚工作的两年中，不管门诊患者有多少，患者和家属都非常有序地在诊室外候诊，诊室里的患者看完病出去后，下一个患者才进入诊室，并且都是先敲门，然后问好。看过病后，他们还要礼貌地向医生道谢。特别是当我们检查患者时，有的患者会出现一些无意识的反应，比如鼻镜检查时，可能会引起打喷嚏，患者会马上向你表示歉意。记得我刚到赞比亚时，碰到一个患急性化脓性扁桃体炎的患者，我决定给其静点青霉素治疗，就询问患者是否有过敏史及既往用药效果，患者误会，以为让他选药，马上说他不能选择药物，他必须按医生的要求办，并说如果他自己选药是不礼貌的。在赞比亚，由于药物和医疗器械缺乏，我们必须合理地、有限制地用药，这位患者的话，对我以后的门诊工作有很大的启示和帮助。

在即将离开赞比亚时，我们前往赞比亚东南部的国家野生动物园游览，在数百公里的游览途中（在动物园内），我们发现当地司机不时停下车，在路上或路边捡

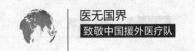

一些饮料桶或塑料瓶回来，并放在车上。后来我们聊天时，问这位司机捡这些有什么用时，他说："这些东西对动物是十分危险的，有些动物可能会撕碎吃掉，这可能引起动物的死亡。"他的这些话，使我们受到很大震动。热爱祖国、自觉保护生态环境，经济贫困的赞比亚人尚且如此，我们为什么不能做得更好？

证　明

中国援赞比亚第 10 批医疗队　吴化宇

　　1997 年 8 月，我正在赞比亚恩都拉中心医院的眼科门诊忙碌地工作着，无意中瞥见一个小女孩步履蹒跚地牵着妈妈的手向外走。我问陪同的护士怎么回事，护士小姐扬扬手中的纸说："这个孩子要上盲童学校，需要开个证明，我陪她们去盖章。"我留住她们简单地看了一下，医生的直觉告诉我这个小姑娘不该没有视力。

　　由于我对赞比亚残疾标准不熟悉，就让护士请来开证明的赞方医生共同为患儿做检查。检查中发现：患儿双眼上下眼睑极度内翻，仅能从眼裂上方看到角膜的边缘，无论我怎样要求，患儿都不能做到眼睛正视前方，更无从检查视力。赞方医生紧张的神情松弛下来，说："我的证明没有开错吧！"我告诉他："结论一定要等检查结果出来再下，这个孩子是严重的眼睑内翻，因角膜耐受不了内卷睫毛的摩擦刺激而产生躲避反应，才造成患儿不能正视的现象，但并不一定没有视力。"然后，我让护士给患儿双眼各点一滴 1% 的丁卡因液，浸润麻醉，生效后，因刺激感暂时消失，患儿的眼睛恢复了正位，检查角膜并无明显病变，双眼视力达 0.8。3 天后，我先给患儿做了右眼睑内翻矫正术，又指导赞方医生做了另一眼的手术。术后 7 天拆线，小姑娘在母亲的带领下来向我辞行，恢复了视觉的大眼睛含着羞涩的笑意。她走到我面前，双手上下而合放在腰间，后退半步下蹲几次，给我行了赞比亚传统礼节，并用生硬的英语说："谢谢，父亲，中国父亲。"赞方医生也满含歉疚地对我说："对不起，吴医生，谢谢您教会了我手术，更感谢您教会我怎样对待患者。"接着又

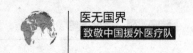

说："我重新给她开一个可以到正常人学校上学的证明。"

此后的一段时间里，恩都拉中心医院就流传起了"a drop, two certificate"的传说。这件事让我沉思良久，同样是一纸证明，却是两种截然不同的后果，一种将正常人送入盲人群体，等待她的是无边的黑暗；另一种则让她重返光辉灿烂的大千世界，享受正常人的幸福生活。而主宰这一切的是我们——医生。如此重的担子放在我们肩上，使我们不敢轻佻，促使我们以如临深渊、如履薄冰的心态面对工作，这也是一种敬业精神。医疗卫生机构统一标志上有四颗红心，分别代表着责任心、爱心、细心、耐心，这就是我们对患者、对医疗卫生事业必备素质的最佳诠释。

升旗仪式

中国援赞比亚第 11 批医疗队　刘金喜

2000 年 7 月 28 日，中国有色金属总公司非洲矿业公司赞比亚铜矿医院正式开业。中赞双方都很重视，参加剪彩的有中国驻赞比亚大使、参赞，赞比亚卫生部部长等官员，我们援赞比亚第 11 批医疗队铜带省驻地的队员也被邀请参加典礼仪式。

升旗仪式，需要伴奏国歌，但没有乐队，怎么办？有人急中生智，让我们临时组成了一个"合唱团"，用合唱来代替奏国歌。一名队员当指挥，于队长亲自指导，贾队长也亲自上阵，刚开始总有人跑调，经过领导的鼓励，一遍遍地排练，声音大了，调也齐了。升旗仪式马上就要开始了，领导鼓励我们一定要大声唱，唱出气势，唱出国威，为祖国争光。"起来，不愿做奴隶的人们……"伴随着嘹亮的国歌声，鲜艳的五星红旗冉冉升起。在场的中外人士都被这庄严的时刻所感动，情不自禁地鼓起掌来。我们医疗队更是无比自豪。

望着五星红旗，一种对祖国的无比崇敬、对家乡人民的思念之情油然而生，每个人的心底都发出一句心声：祖国您好！

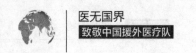

援赞小记

中国援赞比亚第 13、14 批医疗队　王　凯

可爱的赞比亚人

2005 年 1 月 19 日，我们中国援赞比亚第 13 批医疗队来到了这片美丽的国土。初来乍到，一切都是新鲜的。鸣叫清脆的飞鸟、蔚蓝的天空、层次分明而富有立体感的白云、肥沃的土地、清新的空气、纯朴而又善良的人民等，无一不给我们援外医疗队留下了深刻的印象。迄今，我们援外医疗队在赞比亚工作已经一年了，要说令我们印象最深的当然还是这里纯朴可爱的赞比亚人民。

赞比亚人民是个能歌善舞的民族。记得国内有一首歌叫《姑娘生来会唱歌》，而赞比亚人是生来会跳舞。初来赞比亚，我们住在首都卢萨卡的一个旅馆里等待赞方卫生部为我们办理各种手续。其间，我们有幸目睹了一对新人的婚礼。看，一对新人随着音乐的节奏，迈着交谊舞一样的步子走进婚庆的场地，跟随在新人后面的是一支由四五岁到二十多岁的男孩和男青年们组成的舞蹈队。他们跟在新人后面，随着音乐的节奏，跳起欢快的舞蹈。这是我们在国内从来没有见过的一种舞蹈，动作粗犷而不失潇洒，手脚并用，并带有体育竞技的动作，让人简直觉得那舞者身上的每一块肌肉都在舞动，非常优美；尤其是孩子们的动作，既夸张，舞动的幅度也大，非常可爱。有一次，我们在木雕市场参观，当喇叭里传来音乐声，那还抬不起脚的孩子也会随着音乐的节奏晃动小腿，两只胳膊还不停地甩动，煞是可爱，以至于我们医疗队的队员都情不自禁，纷纷抱起这些可爱的孩子们留影，作为永久的纪念。就连科里的护士，当我说非常喜欢她们的舞蹈时，她们也会做几个优美的舞蹈动作展示给我看，真是可爱极了。

赞比亚人另一个可爱之处是爱唱歌，并且会唱歌。他们尤其爱合唱。一天晚上，饭后我去散步，老远就听见用吉他分解和弦伴奏的一支优美的男声二部合唱曲，刚开始我以为是从谁的收音机里发出来的，待走近后才看清是两个男青年，其中一个怀抱着吉他，他们边走边弹边唱。如果不是和他们擦肩而过，我真不敢相信，这歌声是从他们普通的赞比亚人嘴里唱出来的。歌者的节奏、音准、低声部都是那样的训练有素，这在我们国内非专业人士中是很少见到的。在赞比亚，可以这样说：凡是有人群的地方，就有合唱。三五个女青年走在一起，那是一首无伴奏的女声小合唱，有时还会听到高、中、低三个声部的合唱。每当听到这些优美的合唱，我会驻足仔细听中声部和低声部，因为一首合唱里最难唱的部分就是中、低声部，这些声部如果唱不准，将影响整个合唱的效果。当我仔细听了这些合唱之后，我不禁暗暗为他们的合唱技巧叫好。他们连最难唱的低声部唱的都是那么准确，使整个合唱效果听起来是那么和谐、优美，难怪在我听到歌声见不到人时，会以为这歌声是从收音机里发出来的。有时路过学校，也能看到一班学生在院子里练合唱曲，我想，这大概就是他们的音乐课吧。他们的合唱水平，绝不亚于专业的合唱队。你看，这不是赞比亚人的又一可爱之处吗？

中国支援赞比亚已有近40年的历史，迄今，中赞两国已建立了深厚的友谊，两国人民也非常友好。赞比亚青年甚至少年儿童，有时见到我们这些黄皮肤的中国人，会用汉语问上一句"你好"。尽管这声音听起来有些不准，但在异国他乡，由赞比亚人口中说出，我们还是倍感亲切。有时，我们也向当地的护士们学习一些当地的"本巴"语，常常逗得她们哈哈大笑。有的人可能接触我们中国人机会比较多，会说的中文词汇也比较多，但不懂中文的语法，当他们把英语语法套用在汉语里的时候，也常常让人费解并闹出笑话。有一次，我们一位外科医生接诊一位外伤患者，患者的胳膊被碎玻璃片多处刺伤，还有玻璃异物进入伤口。这位患者知道进入胳膊的异物中文叫"玻璃"，在叙述病情时，用了"boliri"（汉语发音）这个词，重音放在第二个音节。这让我们的外科医生好一阵纳闷，英语里没听到过这个词儿，就问："What's boliri？"患者自己解释说："Chinese，玻、璃，plenty，plus，s"。

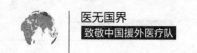
意思是说：很多玻璃碎块加上"s"，表示复数，所以，就出现了上述的读音。当我们的外科医生明白了"boliri"的含义后，忍不住笑了，回来向我们医疗队员一传达，我们都忍俊不禁，患者原来是在用英语语法往我们汉语里面套，这怎能不让人费解、让人捧腹呢？

充实的业余生活

每天晚饭后的黄昏，如果你走进援赞比亚医疗队卡布韦分队的驻地，可不要以为是进入了音乐学院学员的驻地，此时这里，整个大院和楼上楼下，笛声一片悠扬。这里四位男队员，每人都备有一根竹笛，还有两位备有口琴，他们足以组成一个小乐队。晚饭后，大家不约而同地拿起笛子，吹奏自己喜爱的曲子。

大家吹奏笛子，各有特色。有的追求高难度技巧，吹经典名曲，如《我是一个兵》《牧民新歌》等；有的喜欢吹奏抒情民歌，如《绒花》《送别》等；有的喜欢吹奏戏曲名段，如《白毛女》《红色娘子军》等；有的喜欢吹奏中外名曲，如《梁祝》《二泉映月》《拉德斯基进行曲》《溜冰圆舞曲》等。用中国民族乐器笛子表达外国著名的交响乐，听起来真是别有一番风味。有时候，大家聚在一起，还互相切磋技艺、交流体会。现在，有的队员已达到与收音机中播出的演奏相差无几的水平。大家互相学习各种演奏技巧，共同提高，其乐融融。

队员王凯的音乐素养较好，在一部分业余时间，除了教大家识谱以外，还创作了合唱曲《赞比亚，一座漂亮花园》和《非洲华人之歌》，根据火热的生活创作了独唱曲《义诊到村庄》和《队友情》，齐唱《援赞医疗队员之歌》刊登在卫生部国际合作司主办的《援外医疗队通讯》2006年第3期上，此外，他还为毛主席的诗词《七律·答友人》谱写了一首男声独唱曲。

管理好菜园子是卡布韦医疗队中的又一个亮点。晚饭前是大家在菜园子里劳动的时间，我们不但精心育苗，还注意管理好自己的劳动果实。这里全年气温都比较高，虫害非常厉害，尤其是雨季，大家把种的黄瓜、茄子，每一个都用塑料袋包起来，收获的劳动果实也与大家一块儿分享。苏楠医生把收获的一个十几斤重的大冬瓜分成六份，每人一份；队员叶林平和张松欣医生的播种水平比较高，也常把自己种的蔬菜与其他队员分享。大家生活在一起，充分感受到一个大家庭的温暖。

　　学习外语，是大家业余生活中必不可少的一项作业。每期的《英语学习》杂志一到，大家争相传阅，有的跟随自己电脑中存储的教材学习，有的看光碟学习，个别队员还开辟了第二外语——法语课程的学习。值得一提的是分队长李洪海，在队员中学习"本巴"语是最好的。他和当地人用"本巴"语交流，常常逗得他们捧腹大笑，每每见了他，都竖起大拇指称"Jah man"（当地语"好人"）。

　　正是有了这样充实的业余生活，不管工作多忙、多累，我们都能在业余时间调整和调节好自己，我们都能以健康良好的心态、充沛的精力，去迎接每一轮新的太阳。

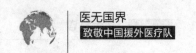

菜园逸趣

中国援赞比亚第 14、15 批医疗队　范解放

非洲援外生活紧张而忙碌，业余生活也比较单调，工作之余，小菜园就成了我劳动和消遣的地方。

我的小菜园大概有 20 平方米左右，一个长方形的菜畦，中间是个水管，我们有一条 20 米长的皮管子，刚好可以把我们的菜地全部覆盖了。我们种的种类很多，有油麦菜、上海青、白萝卜、水萝卜、生菜、空心菜，还有豆角。豆角呢，有不搭架的笨豆角，还有搭架的长豆角。这时候在赞比亚是雨季，雨水量特别多，所以菜地基本不用浇，但是草长得特别快，所以我每天的空余时间基本都是在菜地除草。主要是牛筋草和莎草，这两种草都很顽固，牛筋草生命力很旺盛，不但难拔，而且容易复活，所以拔出以后就必须扔到小路上。而莎草呢，你又必须把它下面的核拔出来，要不在这样的雨季，一天都又长出一寸多长了。当地农民有句俗语：莎草不除蛋，明天它还犯，就是这个意思。

菜地除草只是第一步，还要有肥料，我从农资商店买来了化肥，每公斤大概是 15 元人民币，在下雨的时候洒进去，雨过后就渗进土地了。但是这里雨水较大，为防止肥料流走，我们把田埂都打得比较大。

接着是给豆角搭架子，这里的树枝很多都比较弯曲，例如芒果树和油梨树，而木瓜树的树枝又很脆，中间是空的，所以也不能用，最后我选择木薯树枝和黑草莓树枝，所谓的黑草莓树也就是国内的桑葚树。我用菜刀砍了很多，然后把一头削尖，扎进每一棵豆角旁边，两个一组，用丝线打结，我们学过的外科结刚好派上用场。绑好以后，再用横棍固定在顶部和两侧腰部，经过半个多小时的辛苦，一个像老家农民看瓜用的窝棚似的架子就赫然而立了，看着自己的作品，还要推推试试，足够牢固了，才心满意足地笑了。

随着豆角的生长，慢慢地我们发现菜上竟然有了蚜虫，看着那黑魆魆的蚜虫军团，我真为我的菜儿心疼，所以就坚决地到农资商店买回了农药。

经过两个月的生长，我们已经开始享受我们的劳动果实了，豆角每天都能摘一盆，油麦菜和空心菜争先恐后地向天空发展，还有水萝卜，红扑扑的果实真令人喜欢。在这个蔬菜匮乏的国家，能吃到这样新鲜而干净的家乡蔬菜，不能不说是一件令我很得意的事情。

我种的韭菜长势不是很好，但是也能供得上吃个煎饼了，呵呵。荆芥和香菜却是很适应这里的土地，所以洋葱拌荆芥和香菜木耳就成了我们餐桌上的家常菜了。

现在我种的黄瓜也已经开始爬架子了，相信在不久的将来，我就可以吃上清脆可口的黄瓜了。

我经营着我的菜园，就像打理自己的人生，通过辛勤的劳动，洒进辛勤的汗水，就会有沉甸甸的收获。

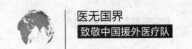

种 菜

中国援赞比亚第 15 批医疗队　范解放

　　经过了 4 个多月的寄宿生活，我和程治强终于搬进了我们自己的房子。

　　我们有个院子，不是很大，到处是杂草，四周是由铁网做的篱笆围起来的。有了自己的新家，怎么规划呢?

　　周日我们借来了锄头和耙子，在靠近篱笆的地方开垦出了两块长方形的菜地，经过挖地、捡草、打畦、耙地，两块属于我们自己的自留地就非常优雅地展现在了我们面前。

　　我们从家里带了一些菜种子，种类也比较多，但是我们必须选好种类，因为现在是赞比亚的雨季，雨水特别充沛，要选一些耐涝的蔬菜，譬如豆角、水萝卜、空心菜、香菜等，否则雨水大的时候，都涝死了，那就白忙活了，你只能望洋兴叹。

　　种菜也是十分讲究的，要先用小锄头在菜地上划一条沟，不能太深，也不能太浅，大概 2～3 厘米，均匀地把种子放进去，轻轻地覆上土，土一定要用手弄碎，不能有土坷垃。最后用喷壶均匀地洒水，这时候不能用水灌溉，否则容易板结，就不利于嫩芽拱出来。

　　我看田埂上还有空间，浪费了太可惜，就决定种一些花生。我们是不能种玉米的，原因一是种玉米容易遮挡阳光，不利于蔬菜的生长；二是种玉米容易生蚊子，旁边护士学校的那位中年女管理员很凶的，如果蚊子多了，她又该找我们理论了。

　　天黑下来的时候，我们也忙完了，看着我们的菜地，我满怀希望地笑了。

322

赞比亚见闻

中国援赞比亚第 15 批医疗队　杨晓峰

　　我是一名来自河南省信阳市中心医院麻醉科的医生。2009 年 7 月 17 日，我们二十几个人带着祖国的重托飞往赞比亚，执行援外医疗任务。我们在北京国际机场含泪告别亲人，飞离祖国，十几个小时后到达埃塞俄比亚的首都亚的斯亚贝巴，在那里停留了几个小时，转机飞往马拉维，再从马拉维飞往赞比亚的首都卢萨卡。黎明时分，从飞机上俯瞰非洲大陆，是一望无际的原野，远处一座山峰突出在平原上，那是乞力马扎罗山。金光闪闪的河流，像一条金丝带缠绕着非洲大陆。河流完全是自然形成的，没有一点人工的痕迹。

　　非洲，我们来了！

　　赞比亚地广人稀，土地面积是河南省的六倍，人口却只有河南省人口的五分之一。这里经济落后，以农业和矿业为主，火车跑得没有汽车快。这里的人几乎不坐火车，火车只拉货，有时会见到火车在生锈的铁轨上蠕动。街上跑的汽车大多是日本产的二手车和欧美产的重型卡车，自行车较少，步行的多。二手汽车大约3000 ~ 5000 美元一辆，性能还行。主要城市间的道路是两车道的柏油路。赞比亚时间比北京时间晚六个小时。

　　赞比亚以前是英国的殖民地，1964 年独立，法律和许多制度是仿照英国的，车辆和行人靠左行。这里一年分旱季和雨季，旱季是半年一滴雨都不下，空气非常干燥，雨季经常下雨，很凉爽、很舒服。人们常年穿衬衣和夹克，最冷时也就穿件羊毛衫。

　　我们医疗队的六个人被分配到卡布韦，是中央省的省会。城里有几条主干道，有银行、餐馆、超市、网吧、学校、政府机关等，各种配置都有，只是没有中国的大，大都是两三层的楼房，英式建筑风格。这里的银行工作效率很低，但可以从银行往国内汇款，一次至少50美元。当地的三四家网吧，每家有八九台电脑，网速很慢，上网很贵。城里还有一些餐馆，卖些鸡腿、热狗、汉堡包、香肠、汽水等。有些道路很差，坑坑洼洼，一下雨，路就变成湖了，还不如中国的村村通公路。城里只有一家大点的超市，听说是南非人开的连锁店，东西较贵，多数东西产自南非。还有好多小商店，大多是印度和巴基斯坦人开的。在这里经常能看到中国商品，可见中国的影响力越来越大了。这里的假货比较少。城里也有集市和地摊，有蔬菜、光碟、衣服、报纸和不知名的东西等。

　　中国政府和人民给予赞比亚很大的援助。过去有坦赞铁路、纺织厂等。最近，中国政府在赞比亚第二大城市恩多拉，援建了一个大型体育场馆，在首都卢萨卡援建了一家医院。中赞人民的友谊源远流长，我们医疗队是传递友谊的使者。

　　我们在卡布韦总医院和矿业医院工作，以在总医院工作为主。这两家医院是赞比亚政府办的，赞比亚实行全民免费医疗。患者看病，只是特殊检查要交钱。医院给住院患者免费提供饭菜。卡布韦总医院的患者大部分很穷，来自农村。医院面积很大，树木很多，全是平房。卡布韦总医院有内科、外科、妇产科、眼科、耳鼻喉科、口腔科、门诊等。外科只有普外、骨外、泌尿外科，常见手术有疝气手术、鞘膜积液手术、石膏外固定术、切开引流术、阑尾炎手术、肠梗阻手术等。妇产科的手术就是剖宫产、子宫肌瘤切除术等。剖宫产是每天都有，有时一夜好几台。眼科患者中，艾滋病很多。对查不清原因的疾病，可以往艾滋病上考虑。小儿科的患者也非常多。病房是一间间大房子，住几十个男性或女性患者，有的患者骨瘦如柴，非常可怜。这里不允许家属陪护。

　　接收的患者用一条蓝色的大床单一围，系在脖子上，里面啥也不穿，额头上贴一小块胶布，写着患者的姓名、床号等。手术室有四间手术间、四个麻醉医生、四台麻醉机，有三台用的是国内早已淘汰的麻醉机、单呼吸螺纹管。这里没有硬膜外穿刺包、腰硬联合穿刺包、双腔气管导管、一次性手术衣等。全麻吸入剂只有氟烷，没有腰麻针的时候，只好用套管针作腰麻针用。套管针倒是很多，每个患者都用套管针。手术室的护士不扎针，都是麻醉医生扎针。麻醉药品单一，缺少最基本的常用药，如麻黄碱、硝酸甘油、芬太尼等。液体是 1000 毫升一软袋，小儿麻醉和小手术不输液，为了省钱。手术器械很老旧，手术巾是棉布的，还烂着洞。注射器和输液器是一次性的。手术室的鞋底是木头的，像日本的木屐，刚穿时不习惯。有好多医疗用品上印着 "MADE IN CHINA"。麻醉方式只有两种，全麻和腰麻。

全院十几个医生，管着几百个患者。医生有赞比亚的、刚果的、乌克兰的、乌兹别克斯坦的、中国的。院长和一名外科医生曾经在中国留学，对中国很熟悉。当地医生和护士的家离医院很远，医院有专门的车接职工上下班。医院的工作制度、流程和中国很不一样，刚开始很不习惯，慢慢开始适应。工作中，常常是缺这少那，问他们要，总是回答："没有。"刚来的时候，他们讲的英语听得不太懂，当地人讲的英语既不是英国英语，也不是美国英语，而是赞比亚英语，和光盘上的发音不一样。几个月后，我们听懂的越来越多。

在卡布韦总医院旁边有一个护理学校，那里有一个图书馆，我们常去借阅英文版的医学书来读，以提高医学英语水平。这所护理学校有 100 多名学生。

这里流行艾滋病、疟疾、结核病等传染病。我们几个医生手术时被针扎到手，有的被艾滋病患者的血溅到眼里。手术医生和手术护士都带双层手套和防护镜。医院有一个专门的艾滋病病房。

我们来的第二天就开始上班，很快适应了工作。工作很忙，夜里急诊很多。驻地离医院有五六公里远，每天坐车上下班，当地司机开车。工作时间是早晨 8 点到下午 4 点。

我们住在一栋二层小楼的二楼，是医疗队的老总部。我们从国内带来的五星红旗挂在客厅里。驻地有保安、司机、清洁工，是医院派来的。家里有电炉、电视机、电冰箱、影碟机、电风扇、洗衣机等，一人一间卧室。就是经常停电，一停两个小时以上，电压不稳，电器经常坏，而且不好修，修一次很贵。电视能收到中央四套和中央九套。做饭用的是电炉，没电时只好点蜡烛，吃干面包，真正的烛光晚餐！

吃的方面，总的来说不如国内，每天都是土豆、洋葱、西红柿、包菜。偶尔有中国人送点黄瓜、冬瓜、牛肉、猪肉等，大家都觉得特别香。我们六个人在一起吃饭，轮流做饭。到了周末，我们自己做面条、包包子、包饺子。有什么事情，大家开会讨论，本着"少数服从多数的原则"，充分发扬民主。酱油、醋、味精等中国

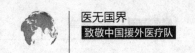

调味品不好买，而且很贵，要从中国用货柜运来。有时候，我们也非常想家，一闲下来，思乡之情就悄悄爬上心头。

下班后，有人跑步，有人散步，有人除草，大家坚持锻炼身体。在非洲，没有好身体不行，容易得病，特别是疟疾，已经有人得病了。

这里的天特别的蓝，让我想起小时候看到的天空。云，特别白，仿佛伸手可及，或许是因为高原的缘故。这里空气干净、清新，鲜花常年盛开，紫花很多，很好看。到处都是芒果树，树上挂满了芒果。晚霞特别美丽，千姿百态，层峦叠嶂。美丽的风景让我们的相机和录像机停不下来。

我们经常想起在国内时领导的教诲，时刻牢记使命，做好自己的工作。总之，在赞比亚和国内想象的不一样，有苦有乐；在赞比亚能见到国内见不到的人和事，体会到国内体会不到的感悟。我不仅学会了做饭，提高了英语水平，还提高了体能，增长了见识。

我在赞比亚学开车

中国援赞比亚第 15 批医疗队　王晓若

　　转眼间参加援外医疗队在赞比亚工作已是第三个年头了，医院离市区较远，平时大家都忙于工作，只有到了周末，点上的司机会开车带大家上街购物。今年五月，上一批的老队员兼司机结束工作要回国了，我继续留任，还当点长，开车这个任务责无旁贷地落在我的肩上。我在国内从未摸过方向盘，作为女同志对机械方面的知识不像男同志那样敏感、有兴趣，但为了工作必须去学。

　　赞比亚是个法治很健全的国家，在路上开车一定要遵守人家的交通规则，否则会有很多麻烦。我先去找医院司机班的班长，他是赞比亚人，叫杰宾，向他咨询学驾驶、考驾照方面的有关事宜和赞比亚的交通法规。他非常热情，告诉我先去公路交通委员会（简称 RTC）办个临时驾照，有了这个就可以参加驾校，学习结束就可以考驾照了。他还借给我一本赞比亚的汽车驾驶书，上面的内容很全面，并说："王医生，你把这本书看会了，考驾照绝对没问题。"

　　我回去一看，真像天书，全英文的，关键是好多单词是关于汽车部件的，头都大了。但我这人特爱和自己较劲，心想这不是学英语的好机会吗？艺多不压身。我每天利用休息时间看书，查单词，不懂的地方就拿着书到司机班去问司机，反正他们的办公室离我住的房子很近，最后每个司机都成了我的老师，现在他们看到我老远就打招呼。

　　经过一段时间的理论学习，心里有谱了，杰宾带我去 RTC 办了临时驾照，并

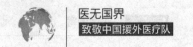

介绍我和驾校的老板认识。这里的驾校都是私人办的，办公室是露天的，车顶上竖个牌子，写上驾校的名字和联系电话，生意还挺不错的。

当天下午2点，驾校的老板杰瑞到医院找我，急于做成这单生意，谈的价钱是60万当地币（相当于120美元），学20天，每天1小时。在此之前我也打听了价格和服务，感到还合理，就同意了。我们讲好先付20万，学习结束再付剩余的钱，老板无异议。他当即打电话让他的弟弟过来，原来他的弟弟在他手下打工，当汽车教练，叫约瑟夫，25岁，很瘦，个不高，很精干。他告诉我他教过中国人学开车。我问他每次学车时能否到医院接我，结束后再把我送回去，因驾校在城里，离我挺远。他很痛快地答应，说没问题。当天下午我就握着方向盘，上街练车了。小伙子挺负责，每次开车前他都在纸上写写画画，讲些理论。我因为事先看过书，很容易明白。实际操作起来，我还是挺紧张，在国内，方向盘在左，右边行驶，在这正好相反，迎面来个车只感到它要撞你！我平时只坐车，没操过心，现在开车到了路口又不知如何拐才好，只怕违反了交通规则，真像个刚学步的小孩，不知迈哪只脚才好！而且，约瑟夫指挥着我，哪人多就往哪开，说是练我的胆量，每次学习回来都感到疲惫不堪。我就这样利用下班和周末时间学了倒车入库、换挡、半坡起步等驾驶技术，可能紧张再加上劳累，患了疟疾，身体受不了，学了两周就中途退学了。

病好后，我感到对汽车的半坡起步仍不熟练，就在医院的空地上练，请司机班长杰宾教我。有一次，我总是把发动机憋熄火，班长也急了，说："王医生，我能扶着你的脚吗？我认为你两脚的平衡没协调好。"我说："没问题。"结果让人家在副驾驶那个位置上弯着腰，把我踩在离合器上的左脚轻轻抬起，指挥着我，右脚轻轻踩油门，车顺利地发动了。唉！弄得我挺不好意思的。人家该想这个中国专家咋这么笨！回国前，恩都拉点的队友乔锋元和吉立新到我们的驻地住了几天，小乔的开车技术很棒，他又很系统地教了我一遍驾驶技术。我把杰宾教我开车的事给他们说了，他们笑得前仰后合。

经过三位中外师傅的培训，在新队员到来之前，我顺利地通过了考试，拿到了驾照，现在到了周末我开车带大家买菜购物很方便。学车这件事对自己真是个锻炼，语言得到了提高，还结识了一些当地的朋友。

328

买菜趣闻

中国援赞比亚第 16 批医疗队　徐连本

　　一个周二的下午下班后去"星期二"市场买菜，这个市场只有星期二开放，所以叫"星期二"市场。这个市场有一个足球场大小，在路边的院子里有一个大厅，大厅里有 10 排摊位，中间有一米左右的走廊，里边有白种人、黄种人，当然最多的是当地人，几乎是人挨人、人挤人。蔬菜品种很多，有洋葱、西红柿、洋白菜、当地的黄瓜、上海青、生菜、土豆，还有中国的豆腐、白菜、萝卜等，水果有苹果、香蕉、柠檬、西瓜等。市场中充满讨价还价的声音。有一个摊位的大蒜和姜颜色很好，个又大，摊主是一个 40 岁左右的男子，中等个、微胖、圆脸，我准备买点，就问摊主价钱。他回答姜 14000 克瓦查一公斤。蒜 20000 克瓦查一公斤，我每样挑选了一公斤，给了摊主 50000 卡瓦查，他找我 14000 克瓦查，我告诉他不对，应该给我 16000 克瓦查。他又查了一遍，脸上充满了疑惑，不久他从口袋里掏出一个小型计算器，摁了一会满脸带笑连声说："对不起，对不起，你对了。"又连忙从钱包里掏出 2000 克瓦查给我。我笑笑回答："没关系，没关系。"我心里暗想，这么简单的账都不会算。

　　另外一次也是在"星期二"市场，我看一篓西红柿不错，摊主是个很胖的中年妇女，满脸带笑地说 3000 克瓦查一公斤，经过讨价还价摊主同意 5000 克瓦查两公斤。我挑好以后给了摊主 50000 克瓦查，她说没有零钱找，又问了附近几个摊主，也都说没有零钱。我心里想：我带的零钱不够，这可怎么办？可是摊主却说："你

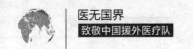

先把西红柿带走，等有零钱了再给我。"我说："你也不认识我，就这么信任我吗？"摊主说："你不是中国人吗？"我说："是的。"摊主说："我信任你们中国人。"我回答："我会尽快给你钱的。"然后向周围仔细看看确信记住了这家摊主的位置，心里想我不能辜负赞比亚人民对我们中国人的信任，一定要尽快把钱还给这位摊主。我又买了一些其他的菜，等有 5000 克瓦查零钱了，我就赶紧去找那家卖西红柿的摊主，我说："你还记得我吗？刚才买了两公斤西红柿没给钱，现在还给你。"摊主说："记得，记得。"我说："非常感谢你对我们中国人的信任，再见。"

　　还有一次我在路边看到有卖红薯的，看起来还不错，赞比亚地摊的很多东西都是成堆卖。摊主是一个中年妇女，她面前摆了 6 堆红薯，每堆大概一公斤。我问价钱，摊主告诉我 2000 克瓦查一堆，我说："买两堆"。摊主拿塑料袋把红薯装起来又多装了两个，我给她 4 张 1000 的，她接过去数了数，笑笑对我说："不对，不对。"我说："怎么不对了？明明给你 4 张 1000 的。"她却告诉我："中间有一个 10000 的，你不认识赞比亚钱吧？"说着把那张 10000 的递给我。我连忙说："对不起，对不起。"又递给她一张 1000 的，她笑了笑说："这就对了。"我说："谢谢，谢谢。"心里想赞比亚的钱太"大"了，赞比亚的人民太善良了，我一定尽心尽力做好医疗服务，来报答淳朴善良的赞比亚人民。

感受援外生活

中国援赞比亚第 17 批医疗队　吴志红

援赞笔记之一：生活单调且充实

俗话说"一场秋雨一场凉"，那是在家的感受。现在，在赞比亚首都卢萨卡我们的驻地，我望着窗外，雨淅淅沥沥地下着，如雾、如烟，清清冷冷，让人感到了一丝寒意。赞比亚没有秋季，只有雨季、干凉季、干热季。雨季就要过去，干凉季就要来临，气温也较雨季明显降低，这就好比国内夏天已过去，秋天悄悄来临。"一场秋雨一场思"，这是我此时此刻的感受，思绪也随着这雨声，一下子飞到了郑州——我的家乡。我想家了，想念家乡的亲人和朋友！

我们第 17 批援赞比亚医疗队来到这里已经三个多月了，由于专业不同，我和另外八名队员被分到首都卢萨卡医院工作，另外这个点还有我们的队长和翻译。在医疗队的五个点中，我们点的队伍是最庞大的。刚到赞比亚时，这里的蓝天白云、清新空气、自然风光以及对不同肤色人种的好奇和新鲜感着实让我们兴奋了一段时间。但随着时间的流逝，对当地工作生活适应后，刚来时的激情已褪去，只剩下了单调而又充实的援外生活。大家也许会问，传说中的援外生活都是单调乏味的吗？下面就让我带领大家一起来感受一下我的援外生活吧。

和国内一样，这里早上也是 8 点上班，12 点下班，下午是 2 点到 4 点。我们九个队员每天 7 点 50 分坐着专车——一辆白色面包车，准时出发。司机由我们的一名队员兼职。到医院后，大家分别到各自岗位。不管你在国内是专家还是教授，在这里一律都是一线人员，自己独立完成工作，没有助手，没有学生。就拿我的心电图专业来说，全院就我一个心电图诊断医生，我来之前有一个技术员只管做图，没人诊断，我来之后承担了全院的心电图工作，技术员也不见了踪影，想找个人传授一下自己的专业知识都很难，他们懒得学。在这里，每个队员都面临着同样的境遇，孤军奋战、缺医少药、语言不通等，但我们经过三个月的努力，克服种种困难，所做的工作得到了全面认可。就像我们队长说的，我们来了个开门红，不只是受援方满意，我们派出方，甚至是我们的大使馆也给我们发了表扬信。这也大大地鼓舞了队员们的士气，继续着我们单调而忙碌的工作。

在国内，工作之余，我的业余生活丰富多彩。在非洲，特别是在我们这十一人的小圈子里，有大量的业余时间，我们的业余生活是怎么度过的呢？说出来你也许不相信，我们的队长早有准备，从国内带来了乒乓球、羽毛球、排球、篮球、跳绳、毽子……李队长是个非常全面的运动健将，每天下午下班后，他就带领大家一起运动。在我们医院旁边的板房驻地，有一间简易的厂房，里面有一台乒乓球案。不过乒乓球只能晴天打，如果是雨天，厂房里也一样会下雨。由于乒乓球专业性比较强，参与的人员很有限。于是有时我们就在驻地的院内打打羽毛球、排球，由于没有篮球场地，要么队长带领大家出去找场地打，要么就地大家一起围成圈，玩传球游戏。每当这时，我们运动的热闹场景总会把院内的当地朋友也吸引过来，大家一起玩，到最后，个个满头大汗，累并开心着！

工作之余，除了丰富多彩的运动项目之外，我们每个队员还分了一块自留地，种了好几样菜，有小白菜、萝卜、生菜、香菜……下班后大家浇浇地、除除草，然后再收获一把绝对纯天然的绿色蔬菜，吃起来那叫一个惬意，这是在家享受不到的！我们在这里所有的行动都是集体行动，一起上下班，周末一起购物，不允许单独行动，所以安全还是有保证的。我这人还特有福气，三个姐妹住在一套房里，其中有一个大姐特会做饭，人还特热情、勤快，我们在一起吃饭，经常是包子、饺子好吃的不断，呵呵，小日子过得还挺滋润。在这里，我想发自内心地道一声："谢谢黄姐！"

介绍到这里，大家是不是感觉我们的援外生活也挺轻松愉快的。其实不然，"不幸"的是，我们遇到了一个不光会带领大家玩，还是一个高标准、严要求的队长。

在这里，每周五下午下班后，我们都要开队会。首先是翻译讲新闻，国内国外的，特别是赞方和我们医疗相关的。队长总是对我们讲，关注赞方医疗动态，结合我们的援外工作，看怎样才能使我们的援外医疗这项工作做得更加完满，我们不仅仅是来为他们工作的，更重要的是帮助他们，为他们培养人才，真正发挥援外的作用。新闻讲完，大家互相交流思想，畅所欲言，最后由队长总结。出现问题，及时解决，加强沟通，不留问题，这是队长对我们的要求。会议的最后一项内容是"每周一讲"，每周由一个队员做一个场题讲座，最好与自己的专业相关。讲完后，大家还要一一点评，发表自己的观点。要求是先中文，慢慢过渡到英文；先队里讲，然后到医院讲。这下给大家带来了不小的压力。对于我来说，简直是压力山大，因为在国内就很少讲课，现在不光要讲，还要用英文讲。所以，业余时间，我除了必要的锻炼身体外，还有一个最重要的任务就是学习，学习英语，学习专业知识，学习讲课，真的是学并充实着。

工作、生活、学习这是我三个月来经历的非洲生活，单调而又充实，有欢乐也有泪水，有得有失。为了我们的援外事业，个人得失算得了什么呢？我会继续享受着我的援外生活，直到圆满完成任务的那一天！

援赞笔记之二：热情友好的赞比亚人

在我们的驻地住着很多赞比亚人，每当在院子里碰到时，他们总是会微笑着打招呼，礼貌而友善。当我们步行在卢萨卡的街道上时，沿途的人们，无论是孩子还是成人，总是会热情而兴奋地喊道"China，你好！你好！"灿烂的笑容加上蹩脚的中国话，让我们感到亲切、温暖，仿佛不是在异国他乡，而是回到了阔别多年的家乡。

赞比亚人的热情友好给我留下了深刻的印象。记得有一次我到驻地附近的超市购物，我想买些牛肉，就到卖牛肉的货架前挑选，但货架上的牛肉看着都不新鲜了，挑来挑去挑不出一块满意的，就有些遗憾地离开了。当我走到一个透明的操作间外面时，发现里面的工作人员正在分割、包装肉品，而且那些大块的肉看起来挺新鲜的。我试探着向里面正忙着的一个年轻小伙子打招呼，他很快就出来了，而且很热情地问我有什么需要帮忙的。我告诉他："我想要一块新鲜的牛肉，

333

而且不要带肥肉的，可以吗？"他听后很爽快地答应了。我看他又搬出一大块肉，有骨头有肥肉的，看来分割牛肉需要等一段时间，我就告诉他，先去买别的东西，一会儿过来取。过了一会儿，当我推着购物车边走边选物品时，耳边隐隐约约听到有人喊"Madam! Madam!"超市很大，人也很多，我没想到是在叫我，就没回头。紧接着又听到两声，我一扭头，只看见一张黑黝黝的脸上两排洁白的牙齿是那么的醒目，呈现在我面前的是一大块上等的新鲜牛肉。那一刻，我有点吃惊了，甚至有点感激，没想到在这么多人中，他找到我，还把牛肉送了过来。此时此刻，看着他那张灿烂的笑脸，我觉得可爱极了，而且很长时间以来，那张笑脸一直印在我的脑海里。

大家都知道，在国内，我们去超市购物，第一件事就是存包。然而，在赞比亚不需要。我在赞比亚经历的另一件事，又让我对赞比亚人刮目相看了。那天，我们去了卢萨卡新开的一家购物中心，这个购物中心面积很大，店铺很多。我们先去了一个食品超市，选了满满一大推车的水果、蔬菜，结完账足有八九个袋子。我们推着车逛着两边的店铺，最后来到了路尽头的一个综合超市。看着一推车的东西，我们疑惑了，是不是需要存一下？说着就来到了入口处，一个保安看到我们，马上过来问我们有什么需要帮忙的。当他了解了我们的疑惑后，微笑着看了看我们，然后一个个地把推车上的袋子简单的系了一下，就示意我们可以进去了。这样就行了？我和同伴不约而同地对视了一下，有点不敢相信，因为这在国内是不太可能的。我们很快又挑了一些物品，堆了满满一车，来到了收银处。因为两个超市的袋子颜色不同，收银员很快就给我们结完了账，很顺利，很简单，购物很愉快！被信任的感觉真好，我又发现了赞比亚人的一个优点——讲诚信！

在赞比亚待时间长了，我发现赞比亚人挺文明礼貌的。就拿医院的患者来说，医院走廊上等待就诊或检查的患者总是安安静静的，很少有人大声喧哗。而且患者对医生都特别尊重，彬彬有礼。有一次，一位84岁的老先生的一个小小的举动让我心生敬意。这位老先生在家人的陪同下来检查心电图，由于年纪大了而且有病，他很艰难地按照我的要求躺在了床上，我给他四肢夹了夹子，然后开始给他胸部放吸球。突然，我发现他面部表情不对，嘴唇紧闭，腮帮紧绷，一种非常痛苦的样子，然后右手要抬起。我赶紧把他右手腕的夹子取掉，只见他迅速将头扭向外侧，右手挡在嘴的上方，轻轻地咳了几声，然后很歉意地跟我说了声对不起。就在这一刹那，我突然好感动，一位八十多岁的老人，一个小小的举动，我看出了他的修养和对我的尊重，让我感动之余心生深深的敬意！

作为一名援外医生，我在赞比亚生活了近两年的时间，两年时间的所见所闻使我对赞比亚人有了一定的了解。由于赞比亚比较贫穷、落后，赞比亚人身上不乏有一些缺点，但他们的简单淳朴、热情友好、文明礼貌、讲诚信等优良美德还是给我留下了深深的印象。援外生活就要结束了，临走前，我的内心深处真有点小小的不舍，不舍这个自然环境优美的国家，不舍这里热情友好的人们，不舍那一张张让我难忘的笑脸！

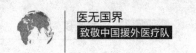

我眼中的赞比亚

中国援赞比亚第 17 批医疗队　高项羽

今年是赞比亚独立 50 周年，在独立日到来之际，赞比亚大学教学医院（UTH）开展了为期 2 周的庆祝活动。作为一名中国援赞比亚第 17 批医疗队的队员，我亲历并有幸加入了这一轰轰烈烈的庆祝活动中。

1964 年赞比亚摆脱英国殖民统治获得独立，10 月 24 日被定为赞比亚的独立日。对任何一个国家来说，独立日都是非常隆重而特别的节日，总要进行各式各样的庆祝或纪念活动，以激发民众的爱国热情，增强国家的凝聚力。UTH 自然也不例外，为庆祝独立日早早开始了准备。欢庆活动自 10 月 6 日至 20 日，具体做法是延长工作时间，早上 8 点上班，晚上 8 点下班；增加工作量，手术量基本是平时的两倍。

UTH 自庆祝日始，院内张灯结彩，彩旗飘扬，特别是行政办公区，工人们早已挂满了各色的气球，让每一位经过的人骤然间眼前一亮。平时工作时间是上午 8 点至下午 4 点，但对于我们手术室来说，基本没啥时间概念。手术什么时间结束就什么时间下班，4 点能按时下班的时候并不多。自从庆祝独立日开始后，手术量基本上是我们平时的 2 倍，因此工作时间也大大延长。赞比亚医务人员紧缺，在 UTH 特别是我们麻醉科表现得尤为明显。我经常要带几个学生管理四五个手术间。为了应对此次庆祝活动，麻醉科负责人 Dildora 提前向卫生部申请麻醉医生支援。因此，来自全国各地的麻醉医生（10 人），利文斯顿的、铜带省的、东部省的、北部省的……大家互相素不相识，素昧平生，为了一个共同的目的，云集于 UTH。他们从业时间不同，工作习惯不同，技术水平不同，面对超长的工作时间和空前巨大的手术量，没有一句怨言，大家以饱满的工作热情积极地投入繁忙的手术当中。

与往常不同的是，院办也加强了后勤保障工作。平时 UTH 是不提供午餐的，但在庆祝独立日的两周中，院办领导亲自带领工人把早茶和午餐送到手术区。上午 11 点左右，是早茶时间，每人 2 个玉米面面包，1 杯红茶。下午 2 点左右，送来午餐：Nshima（希玛）和大米，每人 1 杯饮料，可乐或橙汁。由于人员紧张，1 个房间只有 1 个麻醉医生，因此在手术中间去吃饭是比较困难的，让别人照看监护一下手术患者，来也匆匆，去也匆匆，5 分钟解决战斗，然后换其他的医生去进餐。手术医生就惨了，一直做手术，只有手术结束了才有可能去进餐，有时去晚了什么都没有了。

经过两周繁忙的工作，轰轰烈烈的独立日庆祝活动结束了。UTH 广大医务人员群情激动和兴奋，为能参加庆祝活动而自豪。独立日是令每一个赞比亚人激动和难以忘怀的日子，50 年前的今天，赞比亚人自由了，赞比亚人站起来了！

医院领导 Dildora 对我在庆祝活动中的工作表示肯定，对我为赞比亚付出的辛勤努力表示感谢！UTH 的广大医务人员独特的庆祝节日的方式令我感动，他们那种坚强、坚韧，为改善国家面貌的忘我工作精神值得我们学习。

在驻赞使馆及李队长的领导下，我们努力做好本职工作，为中赞友谊的发展尽自己的微薄之力！作为一名普通的援赞医疗队员，我为有幸参加这一独特的庆祝活动而自豪！

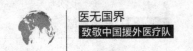
援赞纪事

中国援赞比亚第 17 批医疗队　李书伟　郑德根

赞比亚医院见闻

赞比亚地处非洲中南部，是一个内陆国家，面积 70 多万平方公里，人口 1100 多万。赞比亚的医院较少，首都有两个大型的综合医院、一个精神病医院。

首都以下是省级医院，包括恩多拉中央医院、基特韦医院、卢安夏医院、卡布韦总医院、利文斯敦医院等。中国援赞比亚医疗队队员基本上都在这几个大型医院工作过。赞比亚所有的大医院一般患者都是免费就诊的，但是整个医院缺医少药，偌大个医院的药房还没有我们国内一家乡级卫生院的药物齐全，当然每个医院都有"HIGH COST"（高价）病房，相当于 VIP 病房，但是这类病房是要付费的，只有有钱人或官员才能消费得起。

赞比亚虽然经济不发达，但是医生的培养体制很严格，这某种程度上得益于英国的殖民统治。一名医生的"出炉"，需经过小学、中学、两年理工科大学、五年医学专业，毕业后在医院实习期满后，再经过两年的轮转（内、外、妇、儿四个科室各半年），还要到乡级医院工作两年，然后才可以成为住院医师。如果是读硕士研究生的话，可以脱产也可以在职读（据我观察，大部分当地医生是在职读研究生的）。此外，有欧美留学经历者，工作 5 ~ 7 年可以达到副教授级别，然后经过 5 ~ 7 年的考核才能达到教授级别。级别越高，晋升难度也越大。目前我所在的首都综合医院只有一个教授。

因此，医生在这个国家是很受人尊重的职业。即便是院长也喜欢别人喊他医生而不愿意被叫行政称谓。当然，教授这个称呼是无上荣耀的。院长甚至卫生部长也会对他另眼看待。

赞比亚虽然贫穷，但是文明程度并不低。公共场所，尤其是医院，只要踏进医院，任何一个角落都不会见到一点纸屑和垃圾，患者或站或坐在走廊两旁，悄无声息；门诊患者在诊室外候诊，等待叫号，前一位患者没有诊断结束，下一位患者是绝对不会随便敲门进去的。医院的处方不够，多是用小纸片之类开药，然后签上医生的名字即可；医院每周都有学术活动，有疑难病例讨论，有新业务技术推广，全院医生、护士包括院长都会参加，每个人都可以发言提问，这一点也值得我们学习；在住院部，每个病房门口都有一名安保人员把门，当然也是定时探视的，患者家属都很自觉地在门外走廊等候，绝没有要求提前探视甚至其他无理要求的；病区内虽然设备简陋，但是摆放有序，地面一直都很清洁干净；在手术室，由于床位和麻醉医生的短缺，患者有时要等几个月或更久才能排上手术，相对于国内要求3天以内手术而言，两者相比可见哪里的患者要幸福些。

此外，最重要的一点在于，这里绝对没有患者对医生无理取闹甚至打骂医务人员的现象。这里周末及放假时不接诊一般患者，急诊例外，所以医务人员能劳逸结合。与此相比，国内无假日医院无疑方便了患者随时就诊，但是国内医务人员的劳动强度，这里的医务人员是无法想象的。

赞比亚医学生考试随感

2014年6月6日，周五。今天，赞比亚大学医学院的学生要参加实习结业考试，我和队友内科郑德根主任受赞比亚大学医学院副院长奇鲁巴的邀请，参加学生们的临床考试考评。作为一名援赞比亚中国医疗队队员，能够以评委的身份参加学生的临床考试是无比荣耀的，当然也是赞比亚同行对我们工作能力和英语水平的肯定和认可。

上午9点，我和郑德根主任到达FMW（内科女病房）。考试分为内科和外科组，今天是内科考试，考官共10人，2人一组，共5组，每组配一名护士协助，其中有

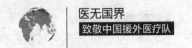

两位就职于赞比亚大学教学医院（UTH）的美国籍白人医生。与我们中国医学生在考试卷子上分析病例不同的是，他们在病房准备5个具有很强代表性的患者，这5个患者阳性体征明显并诊断明确，分别是风湿性心脏病、糖尿病、脑梗死、消化道出血和支气管哮喘，让考生通过望、触、叩、听现场查体。每位考生查体时间为10分钟，5分钟时有巡回护士举牌提醒，10分钟后护士举牌提示考试终止。然后考生现场给出初步诊断、鉴别诊断、诊断依据、患者需要的辅助检查及治疗原则，并且给出主要的至少两种药物，还要回答考官们提出的各种问题。考试满分为100分，这次考试成绩最高的为85分，最低的为56分。

我认为这种考试方式值得我们借鉴，以患者为"标本"，考卷不局限于纸张上，理论与实践结合，针对性更强。通过这种考试，每个医学生都会留下终生难忘的记忆，无疑对医学生进入临床适应"角色"及助推年轻医生的成长具有很大帮助。更让我敬佩的是这些患者的包容和理解。对于患者来讲，疾病本身就已经让他们很痛苦了，他们还要忍受那么多的实习医生反复"望触叩听"，甚至每次都要把身体"暴露无遗"，他们毫无怨言并且积极配合。我不禁感叹：多好的患者，多么令人羡慕的医患关系！

援赞的日子

中国援赞比亚第 17 批医疗队　李凤仙

我在赞比亚当考官

昨天赞比亚医学生进行考试，共分 3 个组，每组 6 个考生，2 名考官。我有幸被邀请作为考官，通过监考了解到一些赞比亚的医学教育情况。

参加考试的学生早上 7 点 30 分就到病房，每人一个患者开始询问病史，做检查。一个小时后考生开始逐个考试，考试分为两种。

一种是 long case，总分 150 分，主要是询问病史、详细的体格检查、书写病历、诊断思路，还有必要的鉴别诊断，以及患者需要做哪些相关检查，需要怎样治疗。最后，再由考官提问 3 个相关问题，考生当场作答。总之，通过考试，考生要完全像一个临床医生那样对所选的患者给予诊治。这比较能反应映出一个考生真实的业务水平。考试时间是 30 分钟。每结束一个，2 名考官一起给考生打分。当天我们组有 3 个考生进行这场考试，我是第一次参加，当然要多听当地考官的意见了，有些考生我感觉已经相当优秀了，最高分才给到 112 分。

另一种是 short case，总分 100 分，主要是针对某一部位做详细体格检查。我们组也是 3 个考生，考生到位后，由监考老师现场布置需要进行查体的部位，考生要边进行查体边说出操作要领及注意事项，同样也是逐个进行打分。我看他们操作得相当熟练，说得也非常全面，可最高分才给到 73 分。

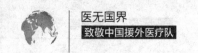

考试一直持续到下午 1 点多，所有的监考老师到会议室汇总，成绩当场登记。一天的考试结束了，对我来说，这也是一次学习的好机会。由此可见，赞比亚针对医学生的考试更注重实践技能。这样的考试的确能衡量考生的真实水平。

生病也是幸福的

看到这题目你是不是觉得不可思议，有谁会认为生病幸福，尤其是在这远离祖国、远离亲人的异国他乡，而且还是贫穷落后、缺医少药的非洲。

的确，生病对身体是不小的打击，特别是对身处异国他乡的我们，身体上的不适，再加上思乡之苦，真是难以名状。那可真是别有一番滋味在心头啊！

由于近几个月来赞比亚干旱无雨，那可真是名副其实的旱季，几个月滴雨未见。天气干燥，再加上上班时间特别忙，说话多，又顾不上喝水，患者特别多，我们经常要加班加点，不能按时吃饭。号称"铁人"的我身体也终于吃不消了，随着抵抗力的下降感冒就找上门来了，头痛、浑身乏力、流鼻涕、打喷嚏。刚开始我还怕是得了疟疾呢！后来抽血快速化验后排除了，我也就放心了。作为医生，我觉得这点小毛病没什么大不了的，仍然坚持上班。

谁知上班时被主任发现了症状，急忙关切地询问我情况。我回答说没什么，就是小小的感冒。主任一边安慰我，一边安排人帮我抽血化验，一边给我开药，还嘱咐我马上回家休息，就连去化验室送血、取结果，甚至去药房拿药都安排人替我干。我说吃点药就行了，患者这么多，我能坚持上班。主任和同事都劝我回家休息。我仍执意坚持上班，心想这点小病怎能影响工作，既然来援助，就要尽自己最大的努力干好工作。哪知主任为了让我放心休息，竟然诙谐地说你能坚持也不行，我们还害怕被你传染呢！一边说一边帮我开具病假条，并打发人去盖章，嘴里还不断地说着对不起。感受着那份发自内心的关心，体味着细致入微的体贴，我怎能不感动？

就这样，我在主任和同事的"逼迫"下回到了驻地休息。队友们得知我感冒了，也是关怀备至、嘘寒问暖，从点长到队员都给我极大的关心和帮助，使我深深感受到了集体的温暖。特别是小申还特意从他上班的医院给我拿来了药品配合治疗，感冒很快得到了控制。享受着来自各方的关心和照顾，谁能说这不是一种别样的幸福啊！

经　历

中国援赞比亚第 17 批医疗队　张合意

　　岁月匆匆，转眼间，我们医疗队来赞比亚已有数月。深夜，我独坐灯下，思绪回到了经历的这些日子……

　　我们一行五人被分到恩多拉中央医院做医疗支援工作。在宋点长的带领下，大家搬进经过清理和粉刷的住房后，就全身心投入到了工作和生活中。同时，李队长从首都为我们带来了书籍和蔬菜，精神食粮和物质食粮都有了。这里蔬菜很贵，只有自力更生了。下班和周末之余，我就刨地种菜，手上磨出了很多水泡，疼呀！因是雨季，两三天后，嫩绿的幼苗破土而出，看到充满旺盛生命力的嫩芽，我的内心很是欣慰，付出再多的辛苦也值得了。

　　我每天有锻炼身体的习惯，早上路边跑步，当地人会很友好地和我打招呼。这里没有健身器材，我就用院内一棵树发出的树枝作为"天然"的健身器材，做引导向上，自得其乐。

　　住房内水管和灯泡有部分损坏，医院派人检查两遍后，说是明天修。等啊等，杳无音讯！"明日复明日，明日何其多"，形容这里的办事效率最贴切了。

　　上班的第一周，我感到工作得心应手，只不过和当地医务人员交流比较困难，刚来嘛，慢慢会好的。第二周，科室主任出差回来，是一个名字叫娜塔丽娅的乌克兰女人，名字很好听，但却不太友好。她在这里工作十余年，已申请加入赞比亚公民的身份。科室里有 19 个工作人员，只有她一人有诊断报告的资格。我来后，诊断报告的工作基本落到了我一个人身上。她上班的第一天，我正写报告，她对着片子指手画脚，我感到莫明其妙，心想这人怎么这样啊？第二天，又因为一张胸片和我理论起来，她说是患者没呼吸好，属于正常，我说这是一张异常的片子。最后，她叫来技术人员重新拍了一张，依然和第一张一样，她就不再和我理论了。

在这里生活和工作时间不长，但我体验了未曾有过的经历。阅历在体验中丰富，生命在体验中延续，面对生活和工作要做好各种准备，保持积极的心态迎接挑战。无论是辛酸，还是苦涩，不要抱怨，不要气馁。经历过和经历着的这些经历，都将是我人生路上的一笔财富，使我更加明白人生的价值和意义所在！

河南医生在赞比亚

中国援赞比亚第 17 批医疗队 高项羽

这里碧水蓝天、阳光充沛；这里是野生动物大象、长颈鹿、斑马、狮子的天堂；这里有非洲最大的维多利亚瀑布，处处展现着一种原生态的美；这里艾滋病泛滥，与景色形成鲜明对比的是当地落后的医疗水平；这里医务人员奇缺，技术水平参差不齐；这里医疗物资匮乏，药品、医疗器械及耗材奇缺，经常由于药品缺乏手术不能顺利开展。1 月 14 日，中国（河南）援赞比亚第 17 批医疗队的 28 名队员奔赴赞比亚，其中有 4 名队员进入赞比亚大学教学医院（UTH），开始了为期两年的援外工作。3 个多月来，UTH 医疗点各位队员在点长的带领下，克服重重困难，以饱满的热情投入到自己的工作岗位中，在异国他乡书写了一曲忠诚之歌。

UTH 位于赞比亚的首都卢萨卡，是赞比亚最大的医院，也是赞比亚唯一的国家三级转诊医院。UTH 医疗点有 4 名队员，分别是来自河南中医学院附属医院神经内科的专家王震宇主任，来自河南大学附属淮河医院口腔科的专家张文玲主任，来自周口市中心医院放射科的专家陈喜中主任，我是一名来自南阳市中心医院麻醉科的主治医师。我们 4 个人组成了 UTH 医疗点援外医疗小组，王震宇主任任点长，带领我们开始了援助 UTH 的两年援外医疗队生活。由于我们来的时间不长，仅仅 3 个月，对赞比亚和 UTH 没有更深入了解，所以仅仅记录下我们工作和生活的点点滴滴，从一些侧面反映我们 UTH 医疗点的生活。

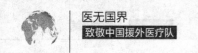

英语、司机、后勤部长、救火队长

英语对我们非母语的医疗队员来说是一个很大的挑战，虽然我们上学期间学了很多年英语，但国内英语偏重于应试，听力和口语比较欠缺，加上赞比亚当地特有的口音，我们刚进医院简直懵了，虽然出国前英语培训了 10 个月，但感觉要应付日常工作还是远远不够。对我们 4 个队员来说，压力最大的是神经内科的王主任。内科，问诊是至关重要的。王主任经常对我们说，临床水平咱绝对没问题，在国内咱也经常讲课，进入 UTH 就懵了，沟通障碍啊！所以王主任不管上班还是在驻地，手机不离手，用金山词霸查单词、记单词。在科里，他有空就与当地医生交流，锻炼自己的口语和听力，经过不懈的努力英语已经取得巨大的进步，现在已经可以单独带组查房了。

这里的汽车是靠左行驶的，初来赞比亚的我们很不习惯。王主任克服种种困难很快就适应了赞比亚的交通规则，是我们的专职司机，每天开车带我们上下班，业余时间带我们去超市购物，去"星期二"市场买菜，这里的菜比较便宜。特别要说的是，我的专业是麻醉，由于专业的特点，经常不能按时下班，手术什么时候结束我什么时候下班，王主任经常不辞辛苦开车去 UTH 接我回驻地，从无怨言，其中辛苦自不必说。

作为点长，王主任要协调我们医疗组与医院方方面面的关系，协调更换赞比亚驾照的事，协调电话费的事，协调汽车加油的事，如此等等一些琐碎的事，是我们的后勤部长。尤其是汽车加油，在这边相当麻烦，赞方办事效率极低，每次早早地等着加油工人，到上班时间还见不到人。有时约定时间见面，还是经常见不到人，要不就是等明天，没有准信。我们经常为加油的事伤透了心，不过现在已经逐渐适应赞比亚的慢节奏生活了。

王主任还是"救火"队长。刚过完春节，卢萨卡发生了震惊赞比亚华人圈的当地土匪枪击在赞华人的恶劣事件，造成多名华人伤亡。凌晨 4 点多，王主任接到医疗队李润民队长的通知后，立即带领我们 UTH 医疗点的队员开车奔向 UTH，与队长和其他队员会合，积极投入抢救我国受伤华人的医疗行动中，发挥了我们 UTH 医疗组应有的作用，受到了中国驻赞大使周欲晓和李队长的好评，为我们 UTH 医疗点争得了荣誉。

最有趣的兼职：放射专家兼职"维修工"和"理发师"

UTH 医疗点驻地在赞比亚首都卢萨卡"千禧"村，是卡扎菲时期在赞修建的比较好的公寓，住宿条件较好，但我们入住后才知道问题多多。首先是客厅门锁，门锁陈旧，由于没有及时维修，经常锁不住，有时需要很长时间才能收拾好。记得有一次早上上班，大家都急着上班，门就是锁不住，无奈只好虚掩，来个空城计，好在院内治安还行，没有丢东西。其次是电线老化，厨房屋顶漏水，导致厨房灯不会亮，所以陈主任和张主任晚上要早早做好饭，要不晚了就什么也看不见了（王主任和我减肥，晚上不吃饭）。再次，线路布局不合理，插孔太少，有些门窗关不严，苍蝇蚊子乱飞，如此等等。我们工作之余有空闲时间就去找物业交涉，但两个维修工人不是找不到，就是叫不来，我们实在受不了了，只好自己动手。陈主任是放射专业，经常与机器打交道，他发挥自己的特长，修锁、改造线路，连接冰箱、烤箱、电视、音响及厨房照明，使我们的生活条件大大改善，业余生活也变得有声有色了。

剪头发也是队员们生活中的一大难题。卢萨卡的华人理发店很少且收费极高，一个普通剪发折合人民币近50元。陈主任就自告奋勇，当起了医疗队的"理发师"。虽然陈主任是老队员（以前参加过援埃塞俄比亚医疗队），但自己也不会理发，他先在我头上做实验，第一次还行，经过后来几次不断改进，技术水平飞速提高。有一次理完发，我遇见了中国援建医院的其他队员，他们问我在哪个理发店理的，我说陈主任理的，他们都张大了嘴巴，说难以置信，没有看出来。我们时常开玩笑说，以后陈主任空闲时间可以去理发店打工了。

最无私的带教：当地医生和UTH的"领路人"

赞比亚医疗条件落后，不仅在于医疗器械和药物的匮乏，更重要的是缺乏优秀的本地医生。医疗队在援助过程中，不仅注重授之以鱼，更注重授之以渔，培养当地医生。

张文玲主任来自于河南大学附属淮河医院，是口腔科专家。淮河医院是一所

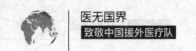
规模较大的三级甲等综合性的教学医院，张主任在国内不仅要完成日常的临床工作，还承担着繁重的教学任务。UTH 是赞比亚大学的教学医院，性质与张主任的工作单位相同，她进入 UTH 后更是轻车熟路、如鱼得水，手把手地将几位本地医生"带上路"，让他们也学会独立操作牙科治疗仪，开展新技术、新业务，培养了一支"带不走的口腔科队伍"。

工作兢兢业业的同时，张主任还利用休息时间积极参与到医疗队对驻赞使馆工作人员的体检活动中，进行口腔专业检查，发现问题解决问题，并对他们普及口腔保洁及护理知识，受到了使馆工作人员的热烈欢迎和周大使对其工作的肯定，为我们医疗队赢得了荣誉。

张主任是 UTH 医疗点唯一一位女同志，在生活上给予了我们无微不至的关怀，是我们的好老师。她首先在 UTH 医疗点驻地开展生活新技术：包包子、包饺子、蒸馒头、烙煎饼、熬南瓜汤等，手把手地教我们，使我们烹饪技术大大提高，生活水平大大改善。在赞比亚能吃到这些东西真是不容易，尽管这些东西在国内很常见，但是我们适应不了赞比亚的希玛（由玉米粉制成，是赞比亚的主食）。

顾问、小学生

我作为一名麻醉医生，来到 UTH 工作后，感触良多。UTH 有 17 个手术间，分为 4 个区：大手术区（主要是骨科、普外科、脑外科、泌尿科、心外科、整形科、口腔颌面外科和耳鼻喉科等的手术区域）、儿科手术区、妇产科手术区和急诊手术区。UTH 的麻醉科等级森严，很缺麻醉医生，大部分都是麻醉科研究生在读，我是第五个麻醉医生。其他四个是白人医生，分别来自乌克兰和乌兹别克斯坦，虽然母语是俄语，但由于在 UTH 工作都在十年以上，所以英语说得特别流利，不过带有一点俄语的味道。与他们相比，咱的技术水平也不差，差别就是人家英语比咱好。初来乍到，由于语言的原因，工作起来沟通还是比较费劲的，经过近 3 个月的适应，我现在已经基本可以应付日常麻醉工作了。另外，在国内静脉穿刺都是手术室巡回护士的工作，在赞比亚则是麻醉医生的工作，给成人穿刺还好一点，婴幼儿则非常困难，我也在学习中。在国内，我们药物和医疗器械很齐全，在 UTH 药品和器械则奇缺，没有升压、降压及抗心律失常的药物。不得不佩服在缺少药物的情况下，这里的医生还能把麻醉做得相对平稳，这有值得我们借鉴的地方。当然，我也指导了麻醉科研究生进行神经阻滞、深静脉穿刺等一些他们不会的麻醉技术。平时，我带领当地麻醉科学生完成日常手术麻醉工作，相互交流，提高自己的英语水平，也教会他们一些东西，共同提高。因此，我既是 consultant（赞比亚称为"顾问"，是医生的最高级别），也是小学生。

最坚实的"大后方"：卫生厅和医院的真情关怀感动队员和家属

身在国外的队员们是孤独和寂寞的，牵挂最多的是家乡的亲人。

我们是在春节前来到赞比亚的，没能在家过上春节，大家多多少少都有些遗憾。在春节前夕，省卫生厅给我们国内的家属送去了慰问金，医院领导也送去了礼物和新春的祝福，令我们这些海外医疗队的队员及家属们感到了无与伦比的温暖。

在首都卢萨卡有两个医疗点：中国援建医院医疗点和我们 UTH 医疗点。李润民队长坐镇中国援建医院医疗点，离我们很近。因此在繁忙的工作之余，他会经常抽空来 UTH 医疗点的驻地看望我们，大家想家的时候，工作不顺心的时候，跟我们谈谈心，开导和鼓励我们，使我们对工作和生活充满了信心和力量。

身处非洲大地，远离家人，条件艰苦，语言的限制，巨大的落差，生活条件也不尽如人意，因此河南卫生厅、国内单位和李队长就是我们的大后方，是我们坚强的依靠。

"路漫漫其修远兮，吾将上下而求索"，在 UTH 医疗点，我们以精湛的技术、忘我的奉献精神践行着诺言，在异国他乡救死扶伤，种下了"河南白求恩"精神，也延续着中国人民和赞比亚人民的伟大友谊。

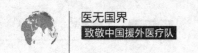

关于利文斯敦的故事

中国援赞比亚第 17 批医疗队　张进跃

这是一个我在赞比亚利文斯敦听到的关于利文斯敦的真实故事。

利文斯敦是一个英格兰探险家的名字，生于 1813 年 3 月，卒于 1873 年 5 月，享年 60 岁，死于非洲疟疾伴痢疾大量内出血。他不仅是一名著名的探险家，也是一位慈善的西方传教士，他在非洲反对并阻止黑人奴隶贸易中，成功帮助了许多奴隶脱离苦海。1852～1856 年，他环游非洲时发现了现在世界上非常著名的瀑布——维多利亚瀑布，他是第一个发现此瀑布的欧洲人，在给英国女皇维多利亚的信中他这样描述这一大发现："如此壮观瑰丽的景色，一定深深地吸引着天使驻足注视。"随后他用英国女皇维多利亚的名字命名了这个瀑布并一直沿用至今。他非常热爱非洲这片土地，并在这里做了很多慈善事业，他临终前要求将他的尸体留在非洲，把他的心脏运回英格兰，表明他热爱祖国，也深爱着非洲，他要与非洲这块大地长久共眠。人们为了纪念他，就用他的名字命名了赞比亚这个因大瀑布而闻名于世的边陲小镇——利文斯敦。这里最大、最好的医院也用他的名字命名为利文斯敦医院。在大瀑布的入口旁，利文斯敦的塑像耸立在那里，身体马步前倾，腰挎背包，左手执书、右手扶帽远眺瀑布的神情仿佛在向人们讲述着那段久远的历史。在利文斯敦博物馆内，有他的铜像及生平事迹展。每年来利文斯敦旅游的世界各地的游客达一百多万人，给这座城市增添了无限的生机与活力，她被誉为赞比亚的旅游首都，去年世界旅游年会就在这里召开。

　　我工作的医院位于利文斯敦市市中心。这是一所集预防、医疗和教学为一体的省级综合医院，它始建于 1906 年（最初是一个诊所），改扩建于 1956 年，比赞比亚共和国建国时间还早半个多世纪。

　　医院占地 2.8 平方公里，现有职工 500 多人，开放床位 325 张，医生 40 多人。医院就是一个大花园，四处绿草茵茵，道路干净整洁，院内两个人以上才能抱着的大树郁郁葱葱、随处可见，这里没有高层建筑，最高三层，大部分一层，都是红色砖瓦结构，一到这儿就能感觉到这是一个具有悠久历史和深厚文化底蕴的医院。院内分两大区，急诊科、外科、妇产科、急诊放射科及彩超室、药房、手术室、输血科、化验科、行政区、后勤科和附属护士学校属大外科区，内科、眼科、牙科、包皮科、社会工作者科、教学科、家庭扶助中心、精神病科、理疗科和内科、放射科及彩超室、儿科、传染病区（主要是艾滋病、疟疾和结核）属大内科区，各科室散落有致地分布在医院的各个地方。包皮科是医院的一个大科，当地传统风俗是部分男婴出生一周内行割礼，成年人切割包皮则是为了健康及预防疾病。社会工作者科做社会、疾病及医院相关方面的调查研究，主要服务于残疾人及贫困患者，患者提出申请援助，他们审核后开减免单，先检查后付费，然后他们负责联系筹集社会资金给予帮助。教学科主要是英语教学，服务于那些因伤病住院不能上学的孩子们，避免因伤病耽误学业。家庭扶助中心主要服务于感染艾滋病的患者及患者家庭，为他们提供免费咨询、免费检测及社会帮助。护士学校每年为社会培养 200 多名护士。

　　医院服务人口 175 万，是赞比亚南部省及西部省赛塞克区主要的转诊中心，部分患者来源于周边邻国，如津巴布韦、博茨瓦纳和纳米比亚。医生主要有赞比亚、刚果、津巴布韦、印度、俄罗斯、乌克兰及中国医生。医院医疗设备匮乏。医院病房设有普通病房和高消费病房，普通病房患者一般治疗免费，高消费病房主要针对高收入消费群体和上层社会。对于犯人、5 岁以下儿童、66 岁以上老人、医院职工及家属免费诊治。其他人群看病收费，费用不是很高。本国患者看病挂号 50 元当地币，含药费，外国人挂号费 100 元也含药费，其他检查费都一样。不过除一般简单的药物以外，药房基本没什么药。医生在赞比亚是最受人尊重、地位最高、收入最高的职业之一。

　　医院的放射科有两台 X 线机，一台即将投入使用的螺旋 CT 机。科室现有职工 13 人，大部分是技师，没有一个医生，患者检查后自带片子找临床医生阅片。我

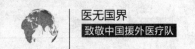

来以后填补了放射科没有医生的空白。放射科主任 Suya 是一位年轻有为的小伙子，待人热情、聪明能干。我们刚熟识几天，他便接到了来自中国沈阳医学院的通知书，三月初去中国接受四年的医学教育，性质是半公半私，学费自己承担一半，赞比亚政府出一半。我对他表示祝贺。临走前我教了他一些汉语的日常用语并给他起了一个很好听的中国名字——苏阳，他非常高兴并给我留了邮箱保持联系。他到达沈阳后发信息给我，说感觉中国是个非常大、非常漂亮的国家，但觉得天气很冷，他为自己有机会来中国学习感到荣幸，希望我也能享受在赞比亚的时光！

回家的路

中国援赞比亚第 18 批医疗队　朱骊

　　一晃儿，在利文斯敦已经度过了半年多的时间。在这里我有一套小小的独立公寓，虽然非常简陋，但是生活必需品已经齐备。10 月 6 日，队里批准买了液化气，吃饭已经不是问题。（因为这里是反对党的势力范围，一周有五天要停电，电饭锅、电炉派不上用场。）时光如水一般在我身上淌泻而过，我只知身在水中，不觉水流。在无涯无际的大自然里，水面阳光闪烁，或明或暗地照见依附于无穷的我，等着小屋白天晒进阳光，夜晚透漏星月的光辉。以前，我不喜欢去菜市场这种人潮熙攘的地方，经常在楼下的小超市随便购买几样回到家煮饭。直到来到这个很偏僻的地方之后，菜市场的烟火气息、旺盛的生命力确实会让你对生活重新扬起热气腾腾的信心。下班以后，太阳快落山时，我们不仅会去超市这种看着爽心悦目的地方，也会去城市边缘、满是凹凸不平的沙土路旁的小摊贩那里，看着他们在烧炭的炉子上支起一口大锅，不停地用硕大的木质铲子搅拌玉米面。

　　利文斯敦和津巴布韦、博茨瓦纳、纳米比亚接壤。据当地人讲，因为毗邻博茨瓦纳的沙漠，这里是赞比亚最热的城市。中秋过后，气温居高不下，超过了 40℃，病房狭小，没有空调、电扇。我曾在查房时晕倒几次，每每醒来都躺在护士工作的小房间内，两名护士拿着病历纸给我扇风。她们说已经习惯了这种天气，只要喝充足的水就没问题。事实并非如此。一次我和一名医生做手术，她刚到这个科室没几天，司械又是手术室的护士长，小小的手术间闷热异常，一名实习护士拿着硬纸板

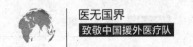

给我扇风，我只顾埋头操作。不一会儿听见司械的埋怨声，原来那名医生的汗流到了手术台上。麻醉主任过来，将她口罩里的汗倒了出来，给她擦了脸，重新戴上口罩，拍拍她的肩膀，鼓励她继续工作。这是我第一次见到当地人汗流如注。手术室空气不流通，人员非常多，实习护士每天有 30 多名，经常见到护士晕倒。

来到这里后，我不得不重新学习工作方法，因为辅助检查缺失，妇产科诊断基本依赖问诊和触诊，没有黑白超声、没有 X 线检查。针对妇产科的实验室检查是：血液检查查血红蛋白，尿液检查查尿蛋白以及妊娠试验。如果患者贫血，科室医护人员带血袋上手术。医院有个血站，但是血源不足，如果没有相同血型的储备，科室主任会让科室的医生去血站献血。这家医院没有成分血、代血浆、胶体等，更没有凝血酶、纤维蛋白原等。这个城市没有一家书店，经常见到查房时，医生掏出手机上网查询资料，再和同事讨论、向患者解释。我深切地感受到当地医生工作的不易。产科的初孕妇多是 16 岁左右，月经史不详，孕周估算非常不准确；即使是生育过四五个孩子的妇女，仍旧回答不上来末次月经。妇科术前诊断比较模糊，有时需要外科医生支援。所以，这里的外科医生责任较重，妇产科人员不足时，需要借助外科医生。我刚到这个科室时，两名 senior 都是外科医生；一个月以后妇产科一名医生回来，他们才回到自己的科室工作。这大概和医院的培训制度有关，这里的 junior 需要在各个科室轮转三年才能定科室。轮转期间，他们需要值夜班，下夜班后还要去诊所坐诊，虽然工作强度不大，但是确实见识了不少患者，以后如果其他科室有需要，可以直接过去工作。

因为赞比亚国家相对贫困，接受高等教育的人口只有 2%，所以医务人员，尤其是医生十分稀缺。目前科室的固定人员——两名 senior、两名 junior，不足以承担 24 小时的门诊、病房工作，就由轮转人员以及外院在这里学习的人员参与。Junior 三天一个班，一个夜班配两名 junior。白班、夜班、下夜班去诊所坐诊。近期因为偶尔下雨，诊所屋顶漏雨，修葺期间，我们暂时在急诊科工作。Senior 承担 call 班，即白天正常工作，下午 4 点至第二天早上 8 点，有急诊随叫随到。科室曾经打算安排我连续三周值 call 班。原想在国内值夜班我一个人负责几个病区，这里妇产科只有三个病区，而且白天还有一个 senior，应该可以，就答应了，可工作之后才知道困难重重。这个城市相对贫穷，相当一部分患者和家属不懂英语，问病史，需要本院的医生、护士翻译；而且，他们的病历是手写的，字体多变，字母看不清楚；尤其是妇科的急诊，没有相关辅助检查，很是头疼。在国内习惯了电话接诊，随叫随到，各个科室严格认真、配合得当。这里即使是宫外孕、剖宫产，主刀医生到场，准备手术，手术室来接患者需要 2 个多小时，等待麻醉医生 1 个多小时。做完一台手术，想紧接着接另一台手术，仍旧需要等 1 个多小时。一晚上呼叫 3 次，整个晚上已经过去，不一会儿，天边露出了鱼肚白。而且这里的 ICU 遇到女性患者仍旧叫我来处理，没有严格的分科。一周 call 班结束，身心俱疲，我向科室主任陈述了值班的经过，希望暂缓一周后再继续值 call 班。

　　这里有一名外科医生曾经在广州学习过两个月，非常理解中国人在这里工作的不易。一天，他见我疲惫地坐在手术室走廊的床上，问我是不是太热了、没有吃东西。确实还有一台手术没有接来，已经快下午 2 点了，带来的一杯水早已经喝完。他说："我们是朋友，我做手术，你回去吃午饭吧。"我不好把工作交给旁人、自己溜走，我说想参观他的手术。我坐在手术间等他完成手术，道了感激、回宿舍休息。

　　人生，是一种责任，既然活着，就应当担起生存的职责，不是因为执着，而是因为值得。

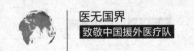
中国医疗队的恩多拉协奏曲

中国援赞比亚第 18 批医疗队　苟建军

前一段时间，我去了一趟恩多拉，任务是看看我们的医疗队队员，再向恩多拉中央医院捐赠一些医疗物资。

序　曲

恩多拉距离卢萨卡 400 多公里，开车需要 5 个多小时。平常，杨蕾点长和队员来卢萨卡都挤的是大中巴，按他们的话就是"充分享受了从乡下到城里的那种感觉"：来一程，摇晃出心里希望的田野；回一程，颠簸出走四方的荒凉和寂寞。我们的小中巴由陈刚和张洋轮换着驾驶，驰骋在赞比亚的公路上。对初来乍到的人们来说，这一路的风景还是蛮诱人的。原始、生态、自然的点缀和着色，构成一幅幅清新、悦目、梦幻的画面，景随车移，目不暇接。

赞比亚这个季节是春、夏、秋、冬世间万般景象的绝妙融合，和谐而美丽。蓝花楹、鸡蛋花点缀在无垠的旷野上，就像天降身披五彩绫罗的仙女，让你怦然心动；那颗叫不出来名字的红叶树，浓烈而鲜艳，伫立在路旁随风轻轻地摇曳着，仿佛释放着热情等待你的拥抱；片片芒果树卸下米黄色的外套，隐藏在郁郁葱葱树叶子里的果实，已经散发出青涩的味道，独特而诱人；丛林里，各种各样的灌木，密密麻麻野性地生长着，一株株老树倔强地将枝干伸向空中，千姿百态，惟妙惟肖，像一

356

尊尊艺术雕像，定格着赞比亚人民与天地抗争的祯祯画面；广袤的草原风起云涌，与天际相连，偶尔可以看到成群的牛羊悠闲地在食草和嬉戏；零星的、圆形的、面积还算不小的农场上，机翼样的灌溉设备静静地歇息在那里，金黄色的麦穗沉甸甸地弯下了腰。地头支起的帐篷旁边，停放着几台收割机，有几个工人正在忙碌着，看来，赞比亚的收获季节马上就要到来了。公路上川流不息的车辆大多都是运输车，车型非常漂亮，有德国的奔驰、瑞士的沃尔沃。陈刚是个汽车发烧友，看到急速驶过的车辆，嘴里不停地啧啧赞叹。

赞比亚土地贫瘠、干旱少雨，在这片坚强的土地上，处处展现着适者生存的奇迹。放火烧荒是这里的传统作业。炙热的烈焰横扫荒野，火光过处，久经考验的老树依然骄傲地挺拔着，顽强而稚嫩的幼苗经受狱炼，一年年地在长高，残余的灰烬待雨季来临时浸入泥土，滋养着这些守护自然的勇士们。车窗外突兀的蚁穴映入眼帘，像一座座山丘，似一栋栋殿堂，如一片片地堡，神奇得不可思议。在卢萨卡，我常常疑惑高大的树木上为何粘着层层黄土，从树根直至枝丫，没有洪水的侵袭，人们也不会故意为之，在赞比亚清澈的空气里，这也绝对不是雨的痕迹、风的作品。情趣使然，我近距离观察到，这就是一只只蚂蚁用小小的身躯运来泥土，混合自己分泌的黏液，在树皮的缝隙间筑起的安全巢穴。

恩多拉是赞比亚的第三大城市，是铜带省的省会所在地，铜矿是赞比亚的主要经济支柱之一。曾经一时，矿产经济助力赞比亚位居非洲第一的宝座。但随着世界铜矿价格的下滑，加之赞比亚经济结构的单一，也曾造成赞比亚民不聊生、政权更迭的困局。有人形象地表述，如果看到赞比亚公路上的运输车装载的都是铜矿产品，那就说明赞比亚的经济还不错。可惜，我们这一路上没有看到这样令人期待的景象。

我们一行在中午 12 点半赶到了恩多拉，杨蕾和队员们早早就等候在医院门口的路边。一见面，我们就像多时不见的老战友，那个亲热劲儿啊，给彼此一个热烈的拥抱，传递着相互的问候和温暖。恩多拉是一个环境优美的袖珍城市，翠绿环抱，道路整洁，没有首都卢萨卡车辆的喧嚣和拥堵。"这里的人们就喜欢这样悠闲、舒适、慢节奏的生活模式"，已在这里扎根的老队员张宝善老兄和王海老兄设午宴款待我们时介绍说，他们在这里生活得还算可以。

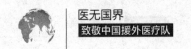

协奏曲

下午 2 点，我们按预约时间来到了医疗队工作的地方——恩多拉中央医院。这家医院是过去社会主义阵营南斯拉夫援建的，规模不算小，在赞比亚可以排到第二，8 层的病房楼在整个恩多拉市区内显得特别醒目。会议室里，马库佩院长介绍了我们医疗队在这里的工作情况，对每个队员都一一做了评价，显得很满意。随后举行了医疗队捐赠医疗物资的简短仪式，他们对中国的无私援助大加赞赏。陪我一同去的王晓孟活泼、洒脱、阳光，英语说得溜溜的，全程现场翻译不打折扣。这个八零后十分了得，令人刮目相看。

在恩多拉医疗点工作的有四位队友，杨蕾、魏海军、金俊硕和朱红赤。杨蕾（产科，郑州大学第一附属医院）是个女强人，出门在外就需要这样一个既懂得操心，又乐意付出的人。她能把医院的事运筹得很得体，医疗点里的事处理得很到位，工作岗位上的事完成得很精彩。魏海军（麻醉科，郑州大学第五附属医院），有一种老大特有的沉着，在医疗点里发挥着举足轻重的作用，稳定军心，善解人意，有老黄牛的作风，身上总有一股使不完的劲头。金俊硕（普外科，郑州大学第一附属医院）满身色彩，人见人爱，板正的面孔透露着刚劲，微卷的头发显示着睿智，诙谐的语言总能折射出对人生的思考。朱红赤（医学影像科，郑州市中医院），朱深是红，红深是赤，一样的颜色，点缀额心则妩媚，轻染花朵则灿烂，洒向朝阳则如火。

医疗队驻地是一个不算小的院子，距离上班的医院很近。院外精神病院的工地正在施工，与驻地之间的围墙是用挡板和几根木桩支起来的，生锈的大铁门在开启的时候吱吱呀呀、摇摇晃晃，守护着驻地出入的门户。院子里的草坪在干旱季已经枯黄，其间的曲折小路是俊硕他们用从附近工地上运来的石子铺就的。两棵芒果树郁郁葱葱，挂满不大的果实，其中长在朱红赤门前小的那一棵，身世传奇且富有纪念意义。它是原来的老队员在吃完芒果后遗弃的一粒果核，不经意间在雨的滋润、风的洗礼、光的温暖中生根发芽、自我成材的。队员的住所分布在院子的四个角落，石棉瓦构筑的屋顶让人感觉有点乡村的味道，距离大门近处的一栋自然是大老魏居住，负责开门和锁门的任务。小黄和萨卡是母子俩，是这个院子忠诚的守护者。据队员讲，小黄从来没进过队员们的住室，也没离开过院子，它生怕打扰主人的安静和生活。

上班的时候院子空荡荡的，下班的时间这里充满着生机和欢乐。一年的光景，没有相依就会孤单，没有笑声就会抑郁，生活需要协奏，不管是锅碗瓢盆的交响，还是激烈争辩的高潮，有声波就有欢乐，有知己才觉幸福。大老魏时不时出手搞几样拿手好菜，大家铺张桌子，带把凳子，在双休日、在队员的生日上，叨上几口小菜，碰上几杯小酒，优哉游哉！皓月当空，静心思绪，四个人围坐在小院里，互诉衷肠，谈天说地，杨蕾的《女人花》、大老魏的人生经历、红赤的壮志凌云，加上俊硕冷不丁的冷笑话，总能让院子里热泪飞扬、激情生长、笑声回荡、温馨满满。幸福就是这么简单，只要你的思想不复杂，只要你的要求不太高，只要你懂得感受身边的朋友和友情。

大老魏深夜又被 Call 班喊去了。到了科室，他急忙准备物品，扎针、插管，利索地将等待急诊手术的患者麻醉到位。他歇息的时候到值班室喝口水，一看肺都要气炸了，原来当夜值班的赞比亚医生正在床上呼呼地睡大觉。但大老魏还是以中国医生的作风，为患者的生命安全考虑，全心全意地完成了这台手术。大老魏在恩多拉医院人缘非常好，业务技术更不用说，急诊、疑难麻醉只要需要，他便召之即来，就像他说的："无论在哪里，工作都要干好，治病救人是咱的天职！"

赞比亚的医疗在进步，你没有两把钢刷，人家根本就不会容纳你。金俊硕倔强哥一个，做起手术来也是个拼命三郎，对诊治原则、技巧规范那真是一丝不苟，较真得很。"乡医院设备，省医院水平，给你们正名。今天发现他们居然也用捷！立！特！"他在这里开展工作确实是很艰难的。"非洲人民的幽默感源于他们爱笑。中国人普遍缺乏幽默感，所以国人是无趣儿的""宁交一帮抬杠的人，不交一群圆滑的鬼"，因为犟劲相同，他在这里交了一帮志同道合的非洲朋友，培养了许多小徒弟。"其实别人没有我们想象的那么优秀，其实我们自己比自己想象的优秀很多，关键是激发内心的小宇宙""人生路上一年年，援非岁月一天天，沸腾过的热情还有余温，好在我的内心一直坚强，见证了老树都能开花，我的人生怎能不精彩？"金俊硕在这里用不断创造的优秀书写人生的精彩。

就在前天，两名华人受了严重的外伤，杨蕾带领四名医疗队队员赶到了中国诊所。在这里生活的华侨、华人都知道中国医生，相信中国医生，遇到困难也是第一

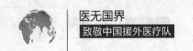

时间求助中国医生。患者是闭合性胸部外伤合并其他脏器复合伤，生命危在旦夕。杨蕾当机立断，大老魏、俊硕、红赤轮番手举输液吊瓶，将患者一路护送到中赞友谊医院。患者所在企业的领导和同行的人们对中国医疗队的工作精神钦佩不已。

后 记

生活就像一杯白开水，你每天都在喝，不要羡慕别人喝的饮料有各种颜色，其实未必有你的白开水解渴。人生不是靠心情活着，而要靠心态去生活。调整心态看待生活，处处都是阳光。

非洲感言

中国援厄立特里亚第 1 批医疗队 陈壬寅

厄立特里亚的五星红旗

我非常幸运被河南省卫生厅选派参加卫生部援助厄立特里亚第 1 批医疗队，被分派在厄立特里亚国家检验中心病理科工作。

第一天报到上班，检验中心的主任亲自接待了我，并带我到检验中心各科室转了转，介绍了科室同事。当介绍到病理科发达国家援非专家亚当女士时，她对我投来了不屑一瞥。我突然从同事们热情洋溢的欢迎气氛中，跌入到莫名其妙中。主任马上带我回他办公室，热情地冲了杯咖啡，同时告诉我，由我接亚当女士的班，负责检验中心病理科的工作，亚当女士非常看不起中国医生。天呀，世界上居然有这样的人，我气愤极了。第二天，我一进办公室，亚当女士就趾高气扬地对我发号施令，指挥我应该干什么。但我很有涵养地告诫她，我是来援助非洲的，我会认真负责、高水平、高质量地完成国家委任的任务，不像她是来挣钱的。然后，我开始去取材室准备工作，她喋喋不休地跟我讲，你行吗，就你的能力，你的英语水平，根本不可能。好吧，我干给你看看，我气愤地向这位澳大利亚女士宣战。当我用流利的英文描述病理标本和病理镜下观时，当我准确及时发送病理报告时，当我用流利的英文开展病理授课和新技术时，她渐渐改变态度，逐渐露出笑容和尊敬的目光。她在结束在非洲的工作前，热情地请我去她家做客，并告诉我，她第一次看到中国

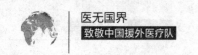

年轻女专家的风采，这是她第一次请发展中国家的人吃饭，并且向我赔礼道歉。看到她精心准备的礼物和美味佳肴，当她主动拥抱我时，我感到作为中国人，尤其是援非专家的那份自豪、那份光荣，五星红旗迎风飘扬。

勇往直前

在援非期间，适逢受援国与其邻国发生战争。在接到撤回祖国的命令时，我们想的不是如何把自己的财产带回国。当时头上飞机，耳边大炮和机枪，我冒着生命危险和翻译叶和平、针灸医生朱超英冲到银行换回了祖国发放给医疗队的经费，然后将经费绑在身上，将医疗队的账本和相关财产放入箱内，把自己所有东西都丢在了非洲。回国后，当我将医疗队经费全部、完整地交到卫生部时，卫生部领导含着眼泪拉着我的手激动地说，太优秀了、太感人了，并且要表彰我的成绩。但我拒绝了，我请卫生部表彰我们全体医疗队。

战火停止后，受援国卫生部点名要求我回去，恰逢此时国内科室调整领导班子，医院党委书记和科室书记亲自到我家里做工作，要求我留下，一来可以当领导，二来可以照顾女儿和年迈的父亲。可我想起了祖国的希望、非洲人民的希望，毅然再次打起行装，奔赴非洲，完成援非任务。

当我即将回国时，受援国国家电视台专门采访了我，并表彰了我的事迹。想到给艾滋病患者穿刺时意外刺伤自己，想到给受援国唯一的医科大学学生精彩的讲课，想到创建受援国卫生部第一份报纸和杂志，想到开创受援国尸体解剖和免疫组织病理学工作，以及备受科室同事和患者们的爱戴时，我感到了为祖国争光、为非洲人民服务的荣幸与光荣。

我在厄立特里亚的日子

中国援厄立特里亚第 1 批医疗队 杨 磊

1999 年春节前夕，我作为中国派往厄立特里亚援外医疗队中的一员来到非洲东北部这个小国家，并在这里一待就是两年。

这个位于红海之滨的美丽国度，天蓝得出奇，空气绝对纯净清新，像我国的自然保护区；气候四季如春，像昆明。我们住的小区周围到处都是花草，我常常经不住大自然的诱惑，偷偷溜出去，尽可能多地去感受这片原始土地的风土人情。

厄立特里亚的官方语言是英语，但当地老百姓大多没上过学，只说他们的民族语言，才不管官方与否。有一位叫哈巴阿特的护士，兼做我的翻译，她有着棕色的皮肤，曾经到中国学过半年中医针灸，会讲一些中文，跟我们有较多的共同话语。我认识她时她大约有 25 岁，没结婚，这在当地是很少见的。当地不实行计划生育，女人只要想生、能生，生多少孩子悉听尊便。哈巴阿特姊妹六个，除她之外已全都结了婚。

厄立特里亚人热情好客，哈巴阿特更是这样，尤其对中国人。我们常去她家过周末，她妈妈非常喜欢我，每次见面都对我行贴面礼，左一下、右一下没完没了贴了很多次，嘴里还一直嘟噜着什么，声音很好听，可惜我一句也听不懂，但我能深切地感受到，那一定是一组表示祝福和好感的词的组合。她还总是摸着自己的卷头发，夸赞我的头发又黑又长又直，要是长在她头上就好了，弄得我恨不得真的给她算了。

我们跟当地人关系非常融洽，我们的医疗队一到那里，就用传统的中医疗法治好了总统的腰椎间盘突出症，而他曾经为此多次去沙特等国医治无果。我们凭借自

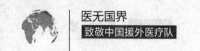

己的医术赢得了当地人的信任，加上我们是免费义务救治，给当地的穷人带来了很多帮助和实惠，我们所在医院的门诊患者因此络绎不绝。在那里，艾滋病患者几乎能占到住院患者的 20%，肝炎、疟疾等传染病也非常常见。

就在我们将要离开厄立特里亚的那天，哈巴阿特兴奋地跑来向我们"宣告"：她要结婚了！对象是个政府官员。男方送给她很多衣服、金银首饰、鞋子等。哈巴阿特棕色的眼睛里闪着光，这是一种没有国界的、幸福的、兴奋的光芒，照得在场的人也都心潮澎湃。她"命令"我们全部要参加她的婚礼，并带上摄像机给她录像。她家里只有一台质量很差的照相机。摄像机对那里的家庭来说，属于奢侈品，是不敢想的。我们自然满口答应，并向她表示祝福，还送给她从中国带去的丝巾作礼物，她高兴得像个天真烂漫的孩子。

哈巴阿特家提前几天就搭好了一个偌大的帆布棚子，白天，喜庆的人们在这里吃饭：英吉拉加上牛羊肉，便是最好的、招待上宾用的佳肴。黄昏时，人们便在这里翩翩起舞，原汁原味的非洲舞蹈充满诱惑而富有激情，散发着不可阻挡的别样风情和魅力。

哈巴阿特结婚的头天晚上，我去了她家，心情极佳的她十指如飞，给我梳了很多小辫子。我被热闹的气氛感染得够呛，还穿上了她们当地的服装——用白纱或棉布做成的"伽被"。

哈巴阿特早晨 6 点就起来去教堂。一路上，有很多已婚的妇女，参差不齐地喊出一种尖厉的声音。我想这大概是他们特有的祝福形式吧，反正大有你不幸福，我就不停喊的架势。婚礼很隆重，新娘子穿着洁白的、拖着长尾的婚纱。有两个七八岁的男童、女童跟在后面拖着她的裙摆，幸福的哈巴阿特走上了神圣的红地毯。

看着那两个拖裙子的小孩子，我想起了自己远在国内的儿子，他才三岁。在厄立特里的日子里，我每看见儿童游乐设施，就会想起儿子，那是一种很痛苦的思念。虽然援外的日子新鲜而充实，但毕竟是在异乡，那种孤单、寂寞、没有人可以好好说话的难挨，一并成了我终身难以复制的记忆。

2001 年春节前，我们圆满完成了国家交给我们的任务，回到了朝思暮想的祖国。

前些天，哈巴阿特给我们寄来了一封信，说她生了个儿子。虽然我没有看到她，但我想她一定是十分幸福的。

我自豪我是中国医生

中国援厄立特里亚第 4 批医疗队 刘西社

2004 年至 2011 年期间，响应祖国号召，我参加了中国援厄立特里亚第 4 批医疗队和第 6 批医疗队。在国内培训期间，培训老师告诉我们，"我们代表着中国医生的形象，希望大家尽快转变角色、珍惜学习机会、树立团队意识、切实加强管理，不断提高政治素养、业务水平和语言能力，做一名优秀的援外医疗队员。"同时，还希望我们带着祖国和人民的重托，不怕艰苦、不辱使命、用自己辛勤的汗水、真诚的爱心、精湛的医术，雕塑出中华民族的良好形象，发扬中华民族的传统美德。然而，非洲国家医院设施比较差，当时我们对非洲国家的了解，仅限于电脑上百度出来的一句话——世界上最不发达的国家之一。听了培训老师的详细解说，我们才对这句简单的叙述有了更生动的理解。

当地的国家医院各方面条件已经是厄立特里亚国内的最高水平，然而依旧无法与我国医院相比。患者就诊之前也不会做艾滋病检测，有时接受手术的患者中就有艾滋病感染者。在这样的工作环境中，职业暴露的风险相当高，作为医生，只能在工作中加强防范。尽管工作条件比较艰苦，接诊了各种各样危重的患者，例如患者肾功能衰竭，先天性孤立肾，已经多天没有尿液；患者发热，身体情况不容乐观等。然而，当地医院没有相应的诊疗设备，在这种较差的医疗条件下，我们本着以患者为先的宗旨，对患者进行抢救、急诊手术，最终获得成功，患者康复。在援厄立特里亚的四年里，我们多次抢救危重患者。有些患者从遥远的边界来到医院看

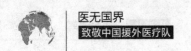

病，患者入院手术，无论多大的手术，主刀医生也只有一个当地人助手。有时助手技术不熟练，缝针等工作也要自己来做，才能顺利做完手术。

我们充分运用自己的医术，努力做到更好，想尽一切办法、借助一切有利条件，完成救死扶伤的神圣使命。"我们代表着中国医生的形象，要做就要做好。"这句话是每位援非医生都反复强调的一句话，而我们也的确用自己的实际行动向世界展示着中国医生敬业奉献的形象。

我们在国内过惯了便利、舒适的生活，到了非洲，要面临一系列生活中的考验。断水断电是常事。驻点曾有过几天没有水的经历。当地没有国内蔬菜品种那么多，种菜成了我们日常生活中最大的乐趣，出发时记得带种子也成了历届老队员对新队员的嘱托。吃、住、行都不方便，但是队员们最怕的还是生病。尽管条件非常艰苦，我们仍保持了革命的乐观主义精神，出色地完成了任务，赢得了受援国人民的深切爱戴，为保障受援国人民群众的健康、推进中非战略合作做出了贡献。

援厄的日子

中国援厄立特里亚第 4 批医疗队　郭长根　牛卫兵

播种希望

在郑州培训期间，就听老队员介绍厄立特里亚因气候、地理环境等因素的影响，蔬菜品种单调，为了吃到新鲜蔬菜，医疗队要自己种菜。医疗队有一块菜地，就在医疗队驻地门前。为此，队员从国内带来了许多菜种，有白菜、萝卜、黄瓜、豆角、芹菜、菠菜等十多个品种，希望能一年四季都吃上适合自己口味的新鲜蔬菜，既改善了伙食，又丰富了队员们的业余生活，同时又能体现队员们的团结协作精神，何乐而不为呢？

种菜，也不是件容易的事情。队员们大多数都没有种过菜，根本不知道什么时间种什么菜，有的队员甚至分不清菜的品种，更别说种了。重要的是，在阿斯马拉一年四季好像没有什么变化，听说只有旱季和雨季，而雨季要到每年的 5 月才来临，如果没有水，菜怎么生长呢？大家心里都没有底。后来听大使馆的同志介绍说，要在雨季来临前种，不然到雨季，菜就不好种了，这样大家心里才多少有点底。尽管大家种菜的积极性非常高，可这里非常缺水，有时饮用水都成问题，怎么办呢？每个人都盼望能下点雨，这样既不浪费宝贵的水资源，又有利于种菜。在 5 月的一天，老天终于开了眼，一连下了几天雨，队员们都高兴得不得了。在牛队长的指挥下，我们先把地进行了深翻和平整，拔掉杂草、开垄、平畦。基础工作做好了，怎么种

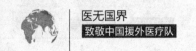

呢？大家互相切磋交流，制定方案。菜是种上了，再看管理。有的队员每天上班都要到菜地里看看菜有没有发芽。等啊等啊，菜终于发芽了，大伙奔走相告。不久又发现一个新问题——有的菜没有发芽！怎么回事呢？研究来研究去，可能是种子的问题，不是过了期，就是不能适应"新环境"。看来种子也像人一样，能否适应新环境是一个重要问题。

看着新苗一天天长大，就像看到自己的孩子苗壮成长一样。大家还分了班，每天轮流有人负责浇水、施肥、拔草、松土，就像呵护自己的孩子一样精心。没过多久，问题又来了，刚刚长大的菜苗被野鸟吃掉了许多。从此，大家又多了一个新任务——赶鸟！

虽是一块小小的菜地，可也倾注了我们许多的汗水和情感。尽管目前我们的菜苗还很小，可想想将来能享受自己的劳动成果，心里美滋滋的。一块小小的菜地，我们未必管理得像菜农那样好，也不能满足我们的全部需要，可吃到自己亲手种的菜时，那种感觉，你能说出来吗？一块小小的菜地，有事没事的时候去转一转，看到绿油油的菜，心情一下子开朗了许多。一块小小的菜地，在我们远离祖国亲人的日子里，成了我们的一种希望、一种寄托、一种调节。

学英语

中国援厄立特里亚第 4 批医疗队于 2004 年 1 月 14 日顺利抵达非洲，经过短暂的适应后就立刻开始到医院上班。在工作中，大家充分体会到了英语的重要性，认识到在国内短短四个月的培训是远远不够的，是不能顺利地开展工作的。没有良好的英语水平，就无法和当地的患者交流，就无法开展工作，就无法较好地完成党和国家交给我们的光荣任务。当地人讲的英语发音和语法与我们在国内学的又有很大的不同，即使是英语基础比较好的同志一时半会儿也无法正常交流，大家还戏称：My teacher never spoke English like that! Do they speak English?（我们的老师从来不那样讲英语！他们说的是英语吗？）而当地卫生部承诺的英语培训班又迟迟不开班，大家都非常着急。

为了尽快提高大家的英语水平，顺利地开展工作，队委会经过研究决定除了随队翻译陈老师每周两个晚上教新概念英语外，再选择四个英语基础比较好的队员，结合当地医院医护人员应用英语的习惯、发音的特点以及常用的医学英语，每周四个晚上教大家专业英语。与此同时，每次课后大家还在一起互相交流、讨论每个人遇到的问题，如当地常用的缩略语、病历和医嘱书写习惯等，大家共同提高。

经过短短两个月的紧张学习，每个人的英语水平都有了不同程度的提高。尽管现在工作还经常遇到一些语言交流中的困难，但每个人都能独立地开展工作了，受到了当地医院领导和工作人员的高度评价——普遍反映我队队员英语提高快，进入工作角色快。相信经过进一步的提高，我们一定会更好地展现出中国医疗队良好的专业技术和服务水平。

通过学习和交流，大家还认识到，要抓住这次机会，大幅度地提高自己英语听、说、读、写四项能力，不仅能为顺利完成援外任务打下良好基础，还大大有利于将来在国内的工作、科研和交流。

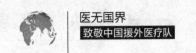

难忘瞬间

中国援厄立特里亚第 5 批医疗队　黄西平

在厄立特里亚举办摄影展

在中国驻厄立特里亚大使馆的支持下，2008 年 7 月 18 日至 24 日中国援厄立特里亚第 5 批医疗队在阿斯马拉大剧院举办了一次摄影展。

阿斯马拉大剧院是于 1920 年建成的意大利式建筑，为保护这个古老建筑，厄立特里亚文化部不允许在墙上钉钉子、挂照片，我们只能在墙上原有的钉眼里再插上钉子挂上照片，所以展出的照片不多，但照片后面的故事却丰富多彩。

厄立特里亚位于非洲东部，濒临红海，境内多高原山地。阿斯马拉海拔 2400 米，位于厄立特里亚高原中部，厄立特里亚高原方圆 100 平方公里左右，距港口城市马萨瓦 110 公里。

我们援厄立特里亚第 5 批医疗队来到厄立特里亚已经一年多了。在一年的时间里，我骑自行车游遍了厄立特里亚高原的村村寨寨，拍摄了大量的风光、人文、当地风俗的照片，为举办摄影展奠定了基础。最让人心动的是拍摄云海。从红海升起的云雾在厄立特里亚高原的崇山峻岭形成云海蔚为壮观。为拍摄到这壮观的景致，我三次骑自行车（每次路程用两个小时）来到阿斯马拉至马萨瓦的山路上拍摄云海。站在厄立特里亚高原的边上，望着远方脚下的重叠山峦，云雾在山间翻滚，像山洪、像瀑布，气势宏伟，给人以动感，令人震撼。有时静静的云雾像一片汪洋，淹埋了山里的沟沟壑壑，仅露出山尖，像一座座小岛。站在山边，望着远方的山峦、云海，薄薄的云雾随着微风从身边飞过，真让人有飘飘欲仙的感觉。这时只恨照相机的功能有限，不能记录下这动感的瞬间。

拍摄大山、云海，让人感受到大自然的魅力，拍摄当地人的风俗则让人贴近生活。早就听说当地人有骑自行车背羊的运输方式，很难想象骑自行车怎么个背羊法。在厄立特里亚复活节前三天，我连续三天到羊市观察，总算搞明白了。原来厄立特里亚人把羊的左边前、后腿捆在一起，把右边的前、后腿捆在一起，然后把自己的两只胳膊从羊的前后腿之间穿过，把羊背在背上，就像背旅行背包，或者小学生的双肩包。真是奇了！如此的运输方式怕是只有在厄立特里亚才能看到，我赶快抓拍下这珍贵的镜头。这真是"世上无难事，只要有心人"，什么样的运输方式都能创造出来啊。

没有自行车的人家如果买的是一只小羊，就抓起羊的前后腿直接扛在肩膀上。如果羊太大扛不动，就抓起羊的两条后腿，让羊的两条前腿走路，就像推独轮车。碰见不老实的羊不按照主人的方向走路，那么就用绳子拴住羊脖子，用绳子牵着羊，两人合作，前拉后推。无论如何羊都要被运回去，最后被摆到羊主人复活节的餐桌上。我连续三天在羊市蹲点，拍下这一幕幕运输羊的各种招式。

厄立特里亚高原没有河流，雨季天天瓢泼大雨，旱季一滴雨水也没有，尤其是山区，坑坑塘塘也很少。当然，阿斯马拉有自来水，不成问题。山区的人们怎么解决用水的问题使我迷惑。我骑上自行车，跑上20公里，来到山区人家询问。原来每家都有一个水窖，院子里有地沟与水窖相连。雨季一连三个月的大雨有足够的水量，雨水通过地沟流入水窖，存够一家人一年的用水。

没有能力修水窖的人家只好每天用塑料壶到教区的教堂取水。看着走在山路上背水的小女孩，真让人感慨山区人们生活的艰辛。

水是生命之源，在缺水的山区水尤其珍贵。在山区小镇卖水也是一景。一个大塑料桶装满水，手里拿着切开一半的小塑料壶作为盛水工具，同时也是卖水的量器，卖水者就这样在路边兜售水。这些真实的生活场景，让我们在这缺水的国度格外珍惜用水。

无论修鞋的、修自行车的、小商小贩或是花鸟鱼虫，都在我的拍摄范围。各行各业我都好奇，想看看厄立特里亚人民是怎么生活的，他们与中国人的生活方式有

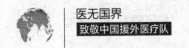

什么不同。

最让人赞叹的风景是赛格乃迪，赛格乃迪据阿斯马拉 60 公里。厄立特里亚最大的树——纳克法大树就在赛格乃迪。纳克法大树的树冠直径 80 余米，树干直径超过 4 米，我们医疗队 11 人展开双臂围抱纳克法大树，还差 20 厘米不能合而抱之。纳克法大树竖立在赛格乃迪平原上，像一把巨大的雨伞在大地上撑起一片荫凉。拍摄纳克法大树要远离大树几十米之外，否则没有广角镜头拍不下大树的全景。

赛格乃迪的蓝天白云、奇石怪树、戈壁砂石，像一个巨大的盆景，你从任何角度看过去都是美景。在这里，照相机没有休息的时候。如果你用的是光学相机，你只恨带的胶卷少了；如果你用的是数码相机，你会遗憾你的存储卡容量太小了。

拍摄奥罗特医院全景的照片我拍了五次，天阴了拍出的效果不好，万里无云拍出湛蓝的天空色彩不错，但拍出的奥罗特医院上空显得太空旷。我等了一个月的时间，等到湛蓝的天空飘着朵朵白云，终于拍下了奥罗特医院的全景照片。大使还看中了这张照片。照片解说词原打算写上中厄共建医院、厄立特里亚最高医院、有七名中国医生在此工作等字眼。大使的意见是只写上奥罗特医院，其他字句不要。厄立特里亚人民都知道这是中厄两国友谊的象征，其他字眼在此都没有意义。

我们援厄立特里亚第 5 批医疗队在张平中队长的带领下努力工作，得到了当地医院的认可，得到了厄立特里亚卫生部的好评，被河南省评为先进医疗队。为展示我们医疗队的风采，我背着相机到各家医院拍摄队友们辛勤工作的瞬间。他们全神贯注的手术场面、他们聚精会神观察患者病情的神情感动着我。随着闪光灯的闪耀，他们的形象被挂在了阿斯马拉大剧院的墙上，牵动着每一位参观影展的人的心。

在厄立特里亚举办摄影展的想法向中国驻厄立特里亚大使馆一提出，立刻得到支持。队员们也纷纷拿出自己的得意之作参加摄影展。摄影展设在阿斯马拉大剧院的休息厅。由于保护古建筑的原因，精美的照片不能全部展出，令人遗憾。

阿斯马拉大剧院建于 1920 年，是典型的意大利式建筑。剧院不算很大，门前的石柱显得很气派，两边的回廊有石级通向门廊，配上拱门，典雅古朴。走廊边空地上种的花草树木让人赏心悦目。

阿斯马拉大剧院内部共分四层，第一层是大厅，能容纳 500 人观看演出。抬头向上望去，第二、三、四层形成四个大弧型。高高的拱形屋顶有人物彩绘，画的是许多人手拉着手围成一圈在跳舞。巨大的吊灯从拱顶垂下，显得豪华气派。从第四层往下看，整个剧院一览无遗，舞台就在下面，让你有高高在上的感觉。坐在阿斯马拉大剧院里本身就是一种享受，你轻闭双眼，侧耳倾听，仿佛 80 多年前意大利歌唱家的歌声还在绕梁回旋，时而高亢浑厚、扣人心弦，时而委婉动听，像潺潺流水。我们的照片能在此展出真让人欣慰。

为办好这次影展，医疗队队员们全体努力，打印、整理照片，把照片仔细地一张张粘贴到像框里。翻译王玉安加班加点翻译每一幅照片的解说词。张平中队长小心翼翼地粘贴每一幅照片的场面让人感动。大使馆的李乐禹秘书、邢秘、何秘、周参、屈参审查每一幅照片，几次来到阿斯马拉大剧院观看场地，设计照片的布局。大使苏展亲自过目每一张照片，精挑细选，最后选定 27 辐照片挂在了阿斯马拉大剧院的墙上。由于我们每天要上班，没法统计到底有多少人观看影展，从医院当他同事反馈回来的信息我知道影展是成功的。

虽然仅有不到 30 幅照片参展，但这凝结着使馆工作人员和医疗队队员们的多少辛勤劳动啊！

在厄立特里亚观看北京奥运会

2008 年 8 月 9 日我带着喜悦的心情上班，因为前一天北京奥运会开幕式的壮观场面还在我脑海里闪现。刚刚打开我办公室的门，科里的非洲同事一一来向我表示祝贺，祝贺北京奥运会开幕式的成功。他们嘴里发出同一个声音：Wonderful! Beijing Olympics!（北京奥运会，真棒！）。我对他们的祝贺表示感谢，心里那个美啊，得意之情难以言表。

我们科主任伊苟对我说："从奥运会能看到中国的强大，中国在蒸蒸日上。我们全家看着电视里转播的北京奥运会场面，嘴里喊着 China! China!"我从伊苟主任那儿，从全科同事那儿看到北京奥运会对厄立特里亚人民心理的震撼，也看到厄立特里亚人民对中国人民的感情。

最让我激动的不是科里同事的赞美，也不是北京奥运会梦幻的场面，而是我们在阿斯马拉洲际饭店国际会议中心，全体在厄立特里亚的中国人和各国驻厄立特里亚的使节们一起观看北京奥运会的场景。

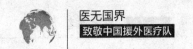

中国驻厄立特里亚大使馆为了使在这里工作的中国人能够顺利观看北京奥运会开幕式，包租下阿斯马拉洲际饭店的国际会议厅，让全体在厄的中国人欢聚一堂，还请来了各国驻厄使节，一起观看北京奥运会开幕式的盛况。

投影仪把北京奥运会的盛况投向大屏幕，鸟巢中奥运会的壮观场面展现在人们眼前。五光十色、变幻莫测的光影，腾空绽放的焰火如梦似幻。

全体人员对奥运会的壮观场面，频频报以掌声。洲际饭店的国际会议厅里掌声不断。看看那些各国使节，美国的、英国的、意大利的……他们的脸上带着兴奋、透着敬仰，频频鼓掌。我心里很是自豪。

当穿着红裙的小女孩唱起《歌唱祖国》的时候，我的眼睛湿润了，不是因为激动，也不是过度兴奋，我不知道是什么原因，就是想掉泪。过后我问在场的中国人，都有和我一样的感觉。

当奥运会宣布全体起立奏国歌的时候，那些外国使节们站起来的速度比中国人还快。这时候，我看到的不是奥运会，而是一个巨人站立在东方。

此时阿斯马拉洲际饭店的国际会议厅里唱出了"同一首歌"——中国的国歌。国歌声在会议厅里回响，穿向东非高原的上空。我想北京一定能听见，我的家人、我的朋友一定能听见。

在厄立特里亚举行篮球友谊赛

10月14日上午一大早，中国医疗队一行十余人，雄赳赳、气昂昂地来到四川路桥驻地，准备与四川路桥来一场篮球友谊赛。

嘿，一个大院子，四周停着十余辆大型压路机、挖掘机和各种型号的汽车，中间是一个标准的篮球场。四川路桥的于总带着队员与我们寒暄过后，就开始列阵迎"敌"。医疗队队员一上场就猛冲猛抢，架势震山河。

第一小节下来，队员们一个个累得"吐血"，没进一个球，0比10。我是摄影记者，在场外忙着拍照，实在看不下去了，索性卸下相机，换上球鞋，上场。

第二小节，我连续两个三步上篮，连进两球，哈哈，实现了零的突破，得到队友的掌声鼓励，越战越勇。路桥的队员一个长传，我勇敢地上前断球，对方一个转身，我一下绊在他的腿上，80公斤的体重就狠狠地砸向地球。幸好我有打排球的底子，眼看不好，两手向前，头向一边偏去，在两手着地的瞬间，两肘顺势屈曲，缓解了部分冲力，身体也借着惯性一个前滚翻，顺势站了起来。一检查，头部完好无损，身上、腿上、胳膊上仅有擦伤，庆幸老将不减当年勇啊！

第三小节，王翻译上场，你看他身轻如燕，三步上篮，姿势优美，动作好看。可不到十秒钟，他就向对方篮筐里投了一个漂亮的乌龙球。场外练球时，他十个球九个不进，没想到一上场，命中率百分之百，直接给对方加两分。我真怀疑他是打入队伍的"间谍"。

尤国庆人高马大，在场上很勇猛，可他体积虽大，分量不足，和对方球员拼抢，一撞一个趔趄，在场上都没站稳的时候。两个小节下来，他就累得头晕目眩。这就是平时不注意锻炼身体的结果啊！

张队长50多岁了，上场却连打三小节，真是老当益壮。他在场上上蹿下跳，敢拼、敢抢、敢投球，虽然三个小节下来一球没进，但让人不得不佩服他的勇猛精神。

孙素明体力不错。他每天在健身房锻炼，上场满场飞，得到球就毫不客气地投篮，不管对方有几个人拦截，都勇猛向前。

张学惠是这场球赛的组织者，排兵布阵，应该他来安排。可第二小节我上场时问他："学惠，我站什么位置？"他回答："没有位置，跟着球跑，只管打。"嘿，他这是把毛主席的游击战、运动战用在篮球场上了。

四川路桥的队员个个生龙活虎，运球、投篮、三步上篮像模像样，一看就知道平时经常锻炼，哪像医疗队的队员，一个长传，球向自己飞来，就像看见重磅炸弹，没一个敢接球的。长传球不是被断，就是飞向底线。平时不运动，体力更是不支。半场球下来，一个个都累得跑不动了。我们的邹医生站在篮板底下，接到球后，四川路桥的队员居然看着他，不管他，而他在无人防守的情况下，竟然连投三球不进。唉，都是体力不支惹的祸啊，那球能砸到篮板就不错了。

一场球下来，38比54，医疗队败北。总结一下，不是我们技术不行，而是队员的体力差、年龄大。不过，友谊第一，比赛第二嘛。

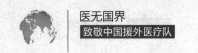

厄立特里亚杂感

中国援厄立特里亚第 5、6 批医疗队　孙素明

婚礼：传统并现代着

今天是厄立特里亚卫生部部长夫人的妹妹结婚的日子。部长夫人是一名儿科医生，也是我们第 5 批援厄医疗队张队长的同事，和医疗队其他队员都非常熟悉，所以特意邀请队长和我们几位中国专家参加。婚礼形式与国内不大相同，相对简洁、健康、文明而又不失隆重和热闹。时间定在周末，周六上午在教堂有个庄严的宗教仪式，新人双方宣誓，交换戒指，证婚人致辞等，然后新人各回各家，参加人数相对较少。周日上午婚礼车队浩浩荡荡到新娘家迎亲，与我们基本相似。然后车队在城内及城外巡游、拍照、录像。这里是首都，花车多是高档轿车，一直持续到中午。招待宴会一般在周日晚上 6 点左右。亲朋好友聚集在酒店或是家里专门搭起的帐篷里，吉时一到，在喜庆的民族音乐及大家有节奏的掌声伴奏和十余位伴郎、伴娘的簇拥下，新人缓缓步入，在婚礼台上就座，伴郎、伴娘分坐两旁。新郎着西装，新娘穿婚纱。来宾中有身份的多西装革履，如我们见到的国防部部长、卫生部部长、政府要员、几个医院院长和医生等。但参加者多着本民族的传统服装。婚礼现场有乐队伴奏，一阵音乐过后，主持人大多先请牧师做简短讲话，无非是祝福之类。有时直奔主题，连讲话都免了，宴会直接开始。婚宴一般都是自助餐，多是传统的民族美食，牛羊肉、蔬菜沙拉、米饭、英吉拉、面包、水果，以及啤酒、饮

料等。新郎、新娘带头，然后是贵宾、普通宾客依次排队，各取所需。婚宴上没有白酒，也没有人劝酒，没有人大声喧哗，没有我们常见的闹洞房和新人及其父母起哄打闹的现象。这里的啤酒很好喝，但多是一小瓶（约 360 毫升）而已，看不到谁在大杯豪饮。不到一小时，宴会结束，热闹的场面开始了。新郎、新娘及伴郎、伴娘首先入场，在宴会大厅的中间伴着优美的乐曲跳起优雅的民族舞蹈，有点类似我们的集体舞，煞是好看。然后是贵宾、普通宾客依次入场起舞，场面非常热闹。婚礼的高潮是蛋糕仪式，在欢快的音乐及歌曲伴奏下，新郎、新娘在典礼台上一边踏着舞步，一边喝交杯酒，还要向双方父母敬酒，同时接受亲朋好友的祝福和送到嘴里的蛋糕，并与亲朋合影留念。众宾友则围绕着典礼台欢呼狂舞，有点像我们跳的迪斯科，以示对新人的祝福。现场气氛隆重而热烈。最后，婚礼在激昂欢快的乐曲中，在全场舞蹈达到高潮时结束了。

高原：陌生并亲切着

我们医疗队一行 18 人，是由北京乘飞机经阿联酋的迪拜和非洲小国吉布提，在 2007 年 1 月 15 日凌晨抵达阿斯马拉的。当地卫生部安排我们住在塞拉姆饭店，条件比较简陋。我们睡到半夜经常会莫名其妙地憋醒，要大口地喘气，一会儿就没有事了。我们这才意识到高原反应来了。原来这里是 2400 多米的高原，氧气稀薄，很多人会有一段适应过程。特别是有高血压及心脏病的人，会加重病情。但一听他们介绍这是当年周恩来总理访问非洲时下榻的地方，我们精神为之一振，心里有了一种异样的感觉，特别的亲切和光荣。几个月后，大部分同志都适应了，但上个两三层楼还是会心慌气短。有几位队友血压在 100 ~ 160 毫米汞柱左右，稍有劳累就会头晕心慌不舒服，靠吃降压药维持。有的队友表现为疲劳、瞌睡，精神萎靡不振。我自己常年锻炼身体，自觉体质尚可，但也觉得体力明显比在国内时要差很多，做同样的工作会有明显的劳累感，胃口和精神也要差很多。所以在适应了四个月后，我开始锻炼身体，以期能够恢复体力。

厄立特里亚是高原气候，加上经济落后，工业企业特别是大企业很少，没有空气污染。这里四季如春、阳光明媚、蓝天白云、空气新鲜，走在阳光下有时有点热，一走到凉荫处或到屋里马上就凉快了。这里既不用空调、电扇，也无须暖气。

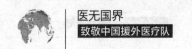

但是阳光实在是太强烈了。有一次我和一位朋友穿着短袖上街去转，一个小时就被晒黑了，皮肤火辣辣地疼了好几天后，脱了一层皮才算完事。此后我再也不敢穿着短袖出去了，一般多是戴着墨镜、太阳帽，穿长袖。女同志更要抹防晒霜、打太阳伞才敢放心出去。到了七八月雨季来临，几乎每天都要下阵雨，温度稍降。但雨过天晴后，仍然阳光灿烂、温暖如春。

工作：紧张并快乐着

在厄立特里亚首都阿斯马拉理疗中心针灸科，有男女两个治疗室，医院给我配了两名助手。男助手杰瑞负责男病室，女助手艾米丽曾在中国的南京学习过半年，负责女病室兼接待患儿。由于理疗中心是厄立特里亚级别最高的理疗专科医院，也叫转诊医院，所有的患者都是由其他医院转过来的，没有转诊单的患者是不能在这里治疗的。所有的诊断和治疗方案由我确定，并示范给他们看，简单地交给他们处理，复杂的由我亲自治疗。我刚来上班时，每日有二十来个患者。后来随着我们工作的开展，门诊患者逐渐增多，目前每天接待门诊患者六七十人。我和两个助手忙得不亦乐乎。在积极治疗的同时，我还兼做防病宣教工作，鼓励患者养成良好的卫生习惯，有病早治，无病预防，加强锻炼，减少疾病的发生。我对一些典型病例，准确辨证、精心施治，力求取得最佳的疗效，并向两位助手详细讲解，尽快提高他们的治疗水平。

在做好日常工作的同时，我还积极开展新项目的治疗。之前来求治的基本都是颈肩腰腿痛、偏瘫半身不遂等最普通的疾病，其他的当地医生不会治疗。我就耐心向他们解释，中国针灸的治疗范围很广，对很多内、外、妇、儿科疾病都有神奇的疗效，并示范给他们看。例如，一位商业银行（我们医疗队及很多中国公司和大使馆的账户都在这家银行）的经理蒂基，今年66岁，几年前患了严重的帕金森病，肌肉震颤、说话语音模糊不清，用了多种进口药品疗效不佳，不得不退居二线（这里是没有退休制度的）。后来他慕名找到我的办公室求治。遇到这种疑难顽症，我也没有太大的把握，但我决定结合针灸和按摩来试试。经过一个月的精心治疗，震颤竟然奇迹般地消失了，说话口音也明显改善，老人感激不已，多次请我喝咖啡，并和我成了莫逆之交。后来他还为我们医疗队帮了很多忙，和好几位中国医生成了好朋友。

由于医疗条件差，这里新生儿脑瘫发生率很高。我结合自己在国内治疗脑瘫和新生儿疾病的经验，手把手培训当地医院配备的两名助理医生，运用针灸、推拿、功能锻炼等方法进行综合治疗，取得了初步的成效。短短的两个月时间，大部分经治患儿已经取得了明显的疗效，肢体功能明显改善，患儿家属及医院同行都非常满意。

由于我工作努力，态度诚恳友好、临床疗效明显，不仅赢得了医院同事的一致好评，而且博得了广大患者朋友的信服，进一步提高了中国医生、中国人在他们心目中的崇高地位。比如说，国内我们多是自己泡茶喝，而这里气候非常干燥，人们都是到酒吧里或茶房里喝茶或咖啡，而我不习惯当地茶，医院又不提供热水，患者又多，也没有时间去茶房，又累又渴水也没得喝。后来两位助手不知道从那里弄来个大电炉，还有烧水壶，每天为我烧水喝。一次我觉得太累，有点心慌，就端着茶杯到院子里喝，可以呼吸一点新鲜空气。一位老医生见了忙替我搬来了椅子。我坐下来想休息，就把杯子随手放在地上，闭目养神。一会儿睁开眼，看到这位医生还站在我身边，双手端着我的茶杯等着我。当时我感动极了！我只不过是尽心尽责做好自己的工作而已……非洲兄弟们的深情厚谊令我至今难忘。

还有一次，我们医疗队想在周末一起聚餐。可当时啤酒供应紧张，价格贵还买不到。我在和我们理疗中心院长闲聊时提起此事，没想到院长随即就给啤酒厂打电话联系、开证明信，请求为中国医疗队的专家提供方便。厂方答应可以批给我们十箱啤酒，但要自备酒瓶（这里很多事情很特殊，与我们国内不同）。我们医疗队哪里有空酒瓶啊！院长说没有问题，可以去酒吧里为我们借，还派他们的会计全程陪同。啤酒的问题得到圆满解决。有时和队友们聊起这件事，大家对我十分的羡慕，不是所有的人都能得到这种待遇的。从中可以看到当地朋友对待我的那份真诚与情意，弄得我以后有事也不好意思开口了。

人民：质朴并时尚着

在厄立特里亚待上一段时间后，你会发现这里的人民虽然贫穷，但却非常热情、文明有礼貌，待人也非常厚道。这里会讲英语的人很多，不少人还会讲意大利语和阿拉伯语。这里的学校从小学就开始上英语课，从六年级开始就全部用英语教授各门课程。不论是老朋友，还是初次见面，彼此总会热情地打招呼："How are you."（熟人见面时的问候用语）。如果你正和几位朋友聊天时来了一位当地朋友，不论是否都相识，他一定会和每一个人打招呼。厄立特里亚首都的大街上酒吧遍布，从中午以后，就能看到人们在那里悠闲地喝茶、咖啡或啤酒，有的在轻声聊天，有的在看电视、听音乐等。和国内不同的是，这里的酒吧没有菜，好一点的有面包圈和一些西式小点心。但绝没有人在公共场所吸烟，没有看到有人喝白酒，更没有猜拳行令、没有大声喧哗，也见不到随地吐痰、乱扔废弃物等。

这里虽然贫穷，但却很讲究卫生。无论在单位还是家里，都是窗明几净，地板上可以光脚走。我屋子的客厅有个大落地窗，直通阳台，每周有清洁工打扫一次。有次中午突然下雨，我急着去阳台收衣服，竟以为阳台门没有关，一头撞到了玻璃上，脸上肿了一大块。

在这里如果你遇到一点小麻烦，不用担心，当地人会很乐意帮你的忙。曾有好几次和队友到市中心办事，一位队友偶感小疾，频访厕所。只要询问，路人都会很热情地向你指明厕所的方向。有次附近没有，一位路人竟不厌其烦地带他走老远的路到这位老兄工作的银行的卫生间去方便，令我感慨万千。

在这里开车比在国内要安全得多。如果两辆车在十字路口相遇会车，你经常会看到两辆车同时停下来，司机友好地挥手让对方先行。有时白天车灯忘关了，或因路生走错了单行道，都会有好心人过来帮忙。有次开车在路上行走，一辆小车超过我，副驾驶的人使劲向我们招手并示意我们停车。我们停在路边，他们却走了。我下车一看，才发现轮胎快没气了。

一次我开车上街，在一个十字路口出了点故障，汽车发动不着，还没来得及打电话求援，很快就来了几个当地人帮我把车推到了路边的安全地带，并指明了修理厂的方向。在问明我不需要其他的帮助后，他们悄然离去。

7月底的一天，中国商务部代表团访厄。我作为保健医生随团前往厄立特里亚海滨第二大城市马萨瓦。在盘山公路上，我们的车胎爆了，又无备用胎。一筹莫展之际，来了一辆小卡车，我们挥手求援，司机很快就过来，问明情况后，热情地帮我们卸下坏胎，并拉我们跑了好几公里到前方的小镇金达，补好胎又拉回来帮我们安好，才放心地离去。如果不是亲身经历，真是不能想象这是在我们印象中贫穷落后的非洲。

援助厄立特里亚的日子

中国援厄立特里亚第 6 批医疗队 郑英斌

2009 年 1 月 12 日，我们援厄立特里亚第 6 批医疗队受卫生部和省卫生厅委派，带着各级领导的嘱托、亲人的叮咛，奔赴受援国——厄立特里亚执行援外医疗任务。经过 20 多个小时的飞行和两个国家 10 多个小时的转机停留，1 月 14 日，我们到达了厄立特里亚首都阿斯马拉。

厄立特里亚位于东非及非洲之角最北部，西与苏丹接壤，南邻埃塞俄比亚，东南与吉布提相连，东北濒临红海，海岸线长 1200 公里，隔海与沙特阿拉伯、也门相望，扼守连接欧、亚、非海上通道的咽喉——曼德海峡，战略地位十分重要。厄立特里亚是一个农业国，大部分地区呈沙漠状态，全国百分之八十的人口从事农牧业生产。由于连续不断的干旱和蝗灾，加上国际经济衰退的影响，厄立特里亚经济困难、物质匮乏、物价飞涨。我们到达厄立特里亚的一年时间里，物价涨了三倍。蔬菜基本上就是土豆、包菜和洋葱，一个鸡蛋要 4 元人民币，羊肉、牛肉每斤要六七十元人民币。停水、停电的事情经常发生。我们的生活物资大部分是由国内发来的，每年随着医疗器械发送一次。我们大部分队员都在阳台上种菜以改善生活。

厄立特里亚医疗物资更是匮乏，全国的医院总共不到 10 家，仅有 1 台 MRI 仪，2 台 CT 机（已经损坏，不能使用）。我所在的奥罗特医院是该国外科会诊中心，是我国政府援建的该国最大的医院，也仅有 200 多张床位。由于医生非常少，我们的工作显得特别繁忙。三天一个急诊班，夜里经常到医院做急诊手术，一忙就是五六个小时，甚至更长时间。第二天我们还要坐门诊或做手术，常常在班车上就睡着了。在非洲工作不仅工作繁忙，而且非常危险。在这里，术前患者是不检查 HIV（人类免疫缺陷病毒，即艾滋病）抗体的，每个外科医生都有职业暴露的经历。有一次我为一个巨大腹部肿瘤患者做手术，手指不慎被扎破，简单处理一下就继续手术。术后等待患者 HIV 结果的时候，我如坐针毡、度日如年。所幸结果是阴性，但又怕是潜伏期、窗口期，我还是例行吃了预防药。药物的副作用非常大，恶心、乏力、呕吐、低热，我感觉比化疗还难受。我们的工作赢得了厄立特里亚人民的认可，上班途中或者逛街的时候，他们总是对我们大声喊"China，China"来表达对我们的敬意。

刚到非洲的时候，我们最大的问题就是语言障碍，和当地医生及第三国（美国、意大利、古巴等）医生交流显得非常困难。我们就利用工作之余，努力学习英语，提高很快。半年后，我们不仅能够熟练地书写医疗文书，还能与当地患者及医务人员自由地交流了。我经常指着我的白大衣向学生、当地医生和第三国医生说："我来自中国的河南省郑州市，我们的城市非常漂亮，我们的医院非常漂亮、非常大。我们医院有很多优秀的医生，我非常高兴在这里工作，如果以后你有机会，欢迎你到我们河南来，欢迎你到我们医院参观。"他们对我们河南非常向往，希望有机会到中国的郑州来。

由于我在队里兼任生活物资保管员和司机，与大使馆、中资机构及当地居民交流的机会比较多，我就主动向他们介绍我们医院的历史、近年来取得的成就。

"每逢佳节倍思亲"，身处异国他乡，我们的感受更为深切。春节就要到了，我们援助厄立特里亚的全体中国医疗队队员将牢记祖国赋予我们的援外使命和救死扶伤的神圣职责，为国争光、不辱使命、踏实工作，圆满完成援外医疗任务，让河南医生这面旗子高高飘扬在这片非洲的土地上，留在厄立特里亚人民的心中。

两次援非，无怨无悔

中国援厄立特里亚第 6 批医疗队　阎文学

　　5 年前我报名参加了中国援赞比亚第 13 批医疗队，两年的援赞工作结束后返回祖国。2009 年 1 月我再次报名参加援厄立特里亚第 6 批医疗队。临行前，同事好友都劝说我何必放弃国内的优越工作和生活条件，去那贫穷落后、传染病肆虐的非洲，真是太傻了。为此我曾经动摇过、彷徨过，也曾想过退却，可始终有一种使命感让我再次踏上这条刺激而富有挑战性的援非之路。

　　每次踏上非洲这块土地，站在那一望无际原生态的旷野中，望着那洁净的蓝天白云，我都兴奋不已、浮想联翩……生活在这里的人们虽然过着简朴、清苦的日子，但始终保持着乐观、从容的神情。无论在何时何地碰到你，他们都用热情友善的目光投向你，用当地语或英语向你问好，使你紧绷的神经一下子松弛了很多，使你对非洲的那种畏惧感骤然消失。每天上班你都能享受到同事们的热情问候和拥抱。这样的氛围会使你心情好、工作顺畅、交流容易，并深深地感受到中非人民的友谊已根深蒂固。

　　在这里工作也能让你明白什么是非洲。生活无疑是艰苦的，但丝毫不会影响当地人民的快乐，他们开心时随时载歌载舞，好像不知道什么是着急。虽然他们各方面技术水平落后，做事悠然拖沓，但那种友好热情、诚恳认真会让你无从挑剔，也让你感受到他们不仅自己生活得很自在，也使和他们一起工作和生活的异国朋友共同享受快乐。在这里的工作和生活不仅磨炼了自我，还陶冶了情操，丰富了我的人

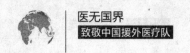

生经历。

在这里，不仅可以看到中国政府几十年来不间断的在人员、技术、资金、物资等各个方面的无偿援助，使得非洲不断发展，展示我们中国人的爱心，还可以看到世界各国，尤其是亚、欧发达国家也在伸出援助之手。来自各方的援助不仅给非洲带来了物资，也为他们带来了智慧和发展动力，增强了他们的竞争意识。

我作为一名援外医疗工作者，为非洲人民的健康服务，是祖国赋予的神圣使命。援非不仅加深了我们对非洲和世界的了解，更是继续促进非洲和中国相互了解与合作的契机。通过我们的共同努力，让非洲更加了解中国，同时也让人们对非洲有了新的认识。

向东眺望，告诉祖国，告诉家乡，告诉父老乡亲：我选择的两次援非之路，无怨无悔！

经历着、感动着、快乐着

中国援厄立特里亚第 6 批医疗队　姜　宏

病中的感动

在遥远的非洲国家厄立特里亚，有一支由 18 名中国医生组成的援外医疗队，我是其中一员。2009 年 2 月中旬，刚到厄立特里亚不久，还不太适应高原生活的我经历了一段难忘的日子：不幸的是我患上了严重的带状疱疹，幸运的是我感受到了医疗队大家庭的温暖和队友们的真情关爱。

很难忘记我被疱疹病毒折磨得痛苦不堪的那个夜晚——2 月 11 日夜，本已腰痛几天，腿部出现数团高出皮肤的红色丘疹，刺痒疼痛不适，贴膏药、涂抹药物、吃抗过敏药均无效，症状日益加重，在此夜达到极限。剧烈疼痛使我难以入眠，吃安眠药也没用，辗转反侧，彻夜难眠。早上腿部红疹更多、更红，有几团已破溃，而腰部又新出现几团新的丘疹，这使我突然想起带状疱疹这种虽无危险却极度折磨人的疾病。我赶忙来到队友贾桂香的房间，她看后也肯定地说是带状疱疹。带状疱疹是病毒感染，是机体劳累或抵抗力下降时由疱疹病毒引起的，主要症状是沿神经走向出现疱疹及剧烈疼痛，且常遗留慢性疼痛。我当时就觉得身心都受不了啦！在陌生的国度，我孤身一人，遇上这种缠人病，虽然病痛可以忍受，但同时担心会不会影响我这两年的援外医疗工作。

贾桂香当即向队长做了汇报，队长闻讯后，随即安排队友向医院为我请了病

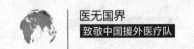

假，召集保健组迅速讨论制定了治疗方案，通知三位女队友排班轮流为我治疗，并在生活上给予精心照料。休病假期间，我每时每刻都被队友们的真诚关爱、大家庭的温暖真情包围着。队长安慰鼓励我并亲自给我扎针输液，队支委给我针灸，三位姐妹轮流值班陪伴着我、给我做治疗，队友们三三两两不断来我房间探望、慰问、鼓励，队支委代表全体队员给我送来了营养品。这一切都给了我极大的精神支持。

每天 16 个小时以上的连续输液，喝水、吃饭、涂药、上卫生间、换洗衣被等方面都得到了姐妹们无微不至、细心周到的照料。虽然在异国他乡，虽然腰痛、腿痛、发烧、疱疹破溃、痛痒不适等症状折磨得我痛苦不堪，虽然每天躺在床上长时间连续输液实在难熬，但兄弟姐妹们的细心呵护温暖着我、鼓励着我，使我减轻了疾病的痛苦，增强了抵抗力，更加坚定了战胜疾病的信心和勇气。在连续治疗 10 余天后，顽固的疱疹病毒终于被击退了，我进入康复期并逐渐痊愈。

至今，我仍在品味我亲身经历的这一幕幕细节。但我不能空守着这份感动。在没有完全康复的情况下，我就和队友们一起投入到紧张、繁忙的工作中，我愿把这些真情和关爱化作为国争光的精神动力，更加努力地做好援外医疗工作。那天给家人打电话时说起这一切，我忍不住哽咽难言，因为我的亲身经历，因为萦绕在我心头的那份感动！

不合格的"外教"

一天下午 3 点，我和队里的几个队友在奥罗特医院门口等班车。这时泰德雷斯来了，他热情地和大家一一握手，并用中文说："大家早上好！"逗得我们笑成一团。

泰德雷斯在奥罗特医院实习，是我的带教学生。上班的第一天他就对我说他喜欢中国，请我教他学中文。并先让我教他中文"老师"的发音，从此就每天用中文叫我"姜老师"。我就成了他的中文"外教"。

泰德雷斯是个认真好学的学生。他随身带着个小本子，把我教他的词和句子都仔细地记在上面，随时拿出来写啊读啊，还经常活学活用。我教他一些常用词"谢谢""再见""你好"等，他用得很恰当，可是有时就不行了。有一次中午在手术室吃饭时，他用中文说："他很饱，想吃饭。"我一听不对啊？就让他用英语说，结果他说："I am very hungry, I want to have lunch."（我很饿，我想吃午餐）真是弄颠倒啦！他一见中国人就特别想炫耀他会中国话，但是往往说得驴唇不对马嘴，这几个"早上好""下午好""晚上好"就老说错。昨天早上在手术室看到孙工（修麻醉机的中国工程师），他飞快地跑过去大声说"晚上好"，孙工笑得眼泪都出来了。我当时就纠正了他，他说："OK！I certainly remember."（好的，我记住了）可是今天他又在下午说"早上好"，真让人忍俊不禁！

至今为止，泰德雷斯已跟着我学了近半年的中文。虽然他自己感觉良好，可说不出几句正确的句子。我感到有点"误人子弟"，我是个不合格的"外教"！

玛莎的婚礼

玛莎是我们工作的奥罗特医院的手术室护士，小姑娘刚20岁，很漂亮。早在两个月前，她就告诉我她要结婚了，邀请我到时一定去参加她的婚礼。

从那时起，整个手术室的护士们都开始为之忙碌起来：他们用一种草编织了许多拳头大小的精致的小篮子，准备在婚礼上送给来宾们；还用剪刀剪了许多五颜六色的小纸片，准备往新郎、新娘身上撒。

举行婚礼的那天是一个周六的早上，6点钟驱车赶到教堂，玛莎和她的新郎迎了上来。他们均身着一袭上面缀满金片的华贵黑色长袍，头上戴着皇冠似的帽子，像是从神话中走出来的公主和王子！科里的姑娘们也都穿着绣有不同花色的白色传统长裙，辫着不同样式的辫子，漂亮得让我眩目，只顾举着相机不停地拍。这时钟声响起，喧闹的人群瞬时安静下来，神父走到台上主持婚礼。他说着好像无标点符号的当地语，成串地哇啦哇啦地我们一句也听不懂。我们就跟着大家学，看他们鼓掌就鼓掌，看他们坐下就坐下，还学着他们时不时地"啦啦啦啦"地一阵尖叫。这时乐曲声响起，新娘、新郎交换戒指，人们把小花篮和彩纸片撒向他们。我也得到一个小花篮，挺好玩的。随后大家走出教堂照相。这一切结束已9点了。玛莎告诉我们现在要去郊外拍照。随着他们的车，我们来到一处风景区。其实我们平时经常来这里钓鱼。新人由四个伴郎和四个伴娘陪着，选择不同的景点、不同的姿势开始拍照。有意思的是，拍照时他们总是让我站在中间，有点喧宾夺主了。玛莎还把她的长袍和"皇冠"让我披挂上，同新郎来了张合影，又引来了一阵"啦啦啦啦"的尖叫声。这时艳阳高照、又热又渴，大家来到一棵大树下坐在草地上，每人一块面

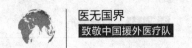
包、一杯红茶，简单吃喝完毕又要开始照相了。嗨，实在受不了这"马拉松"式的照相法，我们就客气地提前告辞了。临走时，玛莎再三邀请我们第二天一定去她家。

周日上午 11 点，我们开车来到玛莎说的地址，远远地看见有一个庞大的帆布帐篷搭在那里，地上撒了许多白色纸条，一些身穿白色服装的人在进进出出。怎么回事？这是在办"白事"吗！地址错了？正疑惑间，麻醉科的西姆走了过来，没错就是这儿。进入约 100 平方米大小的帐篷内，里面摆着许多由木板和木墩搭成的"席位"，今天将要在这里举行婚宴。穿过帐篷来到院子里，迎面一口直径约 1 米的直筒锅，咕嘟咕嘟地煮着牛肉酱；旁边两个灶台在同时做"英吉拉"，这就是婚宴的食物。这时看到玛莎，她穿着家常服装，我们按中国的习惯给了她一个红包。她高兴地给了我三个贴面礼，让我们进屋，给我们端来了"苏瓦"（当地人自己酿的酒，味道酸苦），说她要去化妆了。

大约 12 点钟，音乐声响起，有人带我们进入帐篷，在第一排席位坐下。随即，身穿婚纱的玛莎在手里舞着花束、树枝、青玉米秆的亲属们的簇拥下走了进来，坐在中间的位置。所有的人都站了起来，随着音乐原地摇摆。还有几个挎着皮鼓的人敲着、跳着进来了，看我对他们的皮鼓很感兴趣，就把皮鼓给我挎上让我敲。我边敲边跳很是尽兴。这时开始"上菜"了：每个木墩上放一个大圆盘，里面是一叠英吉拉，把一盆牛肉酱往上面一倒，一圈人就开始"下手"了。因为我们这一桌都是医院的同事，大家都争着把一块块蘸过酱的英吉拉往我嘴里塞（这是一种友好热情的表示），让我倍感痛苦，不得不强往下咽。盘内的英吉拉吃完了加、加满了吃，就这一种食物，吃了近两个小时！

这时，只见远处尘土飞扬，一堆人（不分队形）叫着、跳着、唱着过来了。原来是新郎家来接新娘了。四个伴郎进到屋内抬出两个打开的木箱，绕着帐篷转圈。所到之处人们都捡起地上的白纸条往箱子里放（是祝福的意思）。走到我跟前时，我看了看一个箱子里装了几件衣服、几双鞋子，另一个箱子里装的是一套黄金首饰（一套很多，有 50 克左右）和大小几个皮包。想必这就是玛莎的嫁妆了吧！下午 4 点整，神父来了，对着新人念念有词，我们还是听不懂，想必是些祝福的话吧。玛莎就要去新郎家了，她邀我们同去。听说到新郎家还要吃英吉拉、喝苏瓦，我的胃就开始反酸了。可耐不住玛莎再三相邀，盛情难却，我只能舍"胃"陪玛莎了。

　　在新郎家相同的帐篷内，举行了相同的婚宴。人们开始跳舞了（随着音乐摇摆、转圈，像迪斯科）。我们随着欢快的音乐跟着人们跳了几圈，悄悄地退出了狂欢的人群。远远地看着玛莎和她的新郎很投入、很高兴地在跳舞，我们不禁从内心里祝福这对新人幸福快乐。

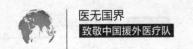

在厄立特里亚要注意的细节

中国援厄立特里亚第 7 批医疗队　路勇敢

中国援厄立特里亚第 7 批医疗队抵厄已经月余。我们在工作和生活中注意到：要树立中国医疗队的良好形象，不仅要有优秀的医术，而且要尽快熟悉环境、了解当地文化。如果你能够掌握下面这些细节，不仅能更快地适应工作和生活，而且对树立中国人的良好形象有着举足轻重的意义。

1. 公共场所要养成小声说话的习惯。当地人在公共场所很少大声喧哗，一旦有人大声说话，周围就会投来诧异的眼光，因为这已经影响到别人。

2. 开车要遵守交通规则，礼让三先。总的来说，厄立特里亚交通秩序良好，很少出现交通阻塞。司机们安全意识很强，在路口会主动为行人和其他车辆让路，他们一般会打手势让对方先行。在厄立特里亚开车有让左的习惯。同时一定要注意：在厄立特里亚出现交通事故后，修车需要警察局开证明。这很麻烦，一定要注意安全。同时，如果没有驾驶证开车，被发现后是要被送入监狱的。

3. 要学习一些常用的提哥雷尼亚语。提哥雷尼亚语是当地的民族语言。只有受过教育的人才会说英语。厄立特里亚人民族自豪感特别强烈，如果你能开口说几句常用的当地语，说话人会立即把你当成朋友。

4. 不要吃狗肉及驴肉。由于宗教等方面的原因，当地人不吃狗肉和驴肉，并且将它们看作人类亲密的朋友。

5. 要养成邀请当地人喝茶、喝咖啡的习惯。当地人爱好茶和咖啡，这已经成为生活的一部分，在工作时有空就顺便去喝杯茶或者咖啡。许多人办公室就放有茶具。每户人家都有煮咖啡的工具。尊重他们的这一习惯，在工作时就会起到更好的效果。

6. 要改变对乞丐乞讨的固有观念。在厄立特里亚首都阿斯马拉的街道上，会经常看到乞丐乞讨。有的很年轻，只有三四岁，他们向你伸着双手。在厄立特里亚，如果力所能及的话，当地人都会给 1 ~ 2 纳克法。因为有的家庭贫穷，吃不上饭，只有靠乞讨。但是，这里的社会治安特别好，很安全。许多妇女晚上一人走路。据当地人讲，这里很少发生盗窃，因为当地文化习俗是不拿不属于自己的东西。

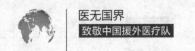

黑面包与白馒头

中国援厄立特里亚第 7 批医疗队　黄巧智

　　半年多前，我们经过 2 万多公里、2 天多的飞行，辗转 2 个国家才抵达厄立特里亚的首都阿斯马拉。途中的疲劳加之高原反应，令吃不惯西餐的队员们早已是饥肠辘辘。刚到驻地就能吃上用家乡的面粉蒸的白馒头，大家感到万分亲切，个个热泪盈眶……这是河南省卫生厅领导们的安排。他们深知当地历经战乱、物资匮乏、生活条件艰苦，早已将挂面、大米及面粉等食品提前运达医疗队驻地。在受援国厄立特里亚，小麦产量极低，颗粒小、瘪而细长，远不如我国的小麦颗粒大而饱满、产量高。这是热带高原气候与土质使然。所以，目前当地的小麦面粉每千克的价格是 34 纳克法，约合人民币 15 元。

　　在首都阿斯马拉仅有一家中国餐馆，离我们的驻地有几公里远，街上没有中国食品，队员的一日三餐靠自己做。18 名队员中有单独做饭的，有两人合伙做的，而我们是五个人一起做饭吃。队员们爱吃馒头和面条，不到三个月我们的面粉就吃光了，只好买当地的全麦面粉吃。这种面粉较黑，且颗粒粗大，蒸成的馒头呈浅褐色，口感不太好。为调口味，我们买了些玉米面粉掺和着吃，有时加些糖蒸成甜馒头，有时加些盐蒸成咸馒头。队员们品着味儿，快乐并风趣地说："忆苦思甜嘛，不能忘本！好吃，好吃！"还说："这已经不错了，比面包好吃。"

　　队员们说的面包是指某些医院的午餐面包，每个值班医生 2 个，是全麦面做的黑面包，较硬、不好啃，掉到地板上咚咚响，且上午 11 点半以后不及时领取就没有了。外科医生们常常由于下不了手术台，跟不上领面包，总是饿着肚子坚持把手术做完。

转眼间半年时间过去了，我们早已习惯了黑面包、黑馒头，"嘿嘿，能吃饱就行，哈哈哈……"，大家自得其乐。

我国驻厄大使馆经参处的领导非常关心我们的生活。2011 年 7 月 28 日，他们将一批大米、面粉、挂面及方便面等食品从国内运来，分到每个人手中。看着一笼笼的热馒头，队员们兴奋地叫着、喊着："我们又有白馒头吃了！""感谢大使馆领导的关心，感谢省厅领导的关怀和牵挂，我们一定克服困难、不辱使命、圆满完成援外医疗任务。"

嘴里嚼着的是如雪的白馒头，眼里噙着的是酸甜苦辣的泪水……

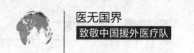

医无国界
致敬中国援外医疗队

行医在非洲

中国援厄立特里亚第 8 批医疗队　景小松

中国援厄立特里亚第 8 批医疗队在厄立特里亚工作已经一年多了，已逐步融入了当地正常的工作、生活。回顾过去，展望未来，几多感触不禁涌上心头。

作为一名援非医疗队员，首要任务就是立足本职岗位，认真开展各项医疗工作，切实解决当地百姓"看病难"的问题。在厄立特里亚，缺医少药的现象非常严重，一些中心城市只有一两家医院，每个医院只有几个医生，而且只是简单分为内科、外科，但是却要面对上万甚至数十万的人口，工作压力非常大。在厄立特里亚最大的奥罗特医院，每位医生基本要负责十几张床位，每天门诊看几十个患者。药品全部来自国际援助，所以比较单调，遇到急重患者，基本没有特效药。比如感冒、腹泻这些常见疾病，虽然能够找到药品，但往往品种不多，难以找到最合适的。外科患者一旦出现术后并发症，经常因为没有合适的药品而承受各种痛苦，甚至死亡。另外，非洲国家是艾滋病的高发区。但是因为试剂短缺等原因，术前又不对患者进行艾滋病筛查，因此外科医生在手术过程中承受的那种巨大的心理压力别人是无法想象的。在这样的条件下，支撑大家坚持工作最重要的原因就是看到当地群众的卫生条件之后，作为一名医务工作者的责任感和与当地群众产生的深厚感情。在逐渐熟悉之后，中国医疗队很快被当地群众认可和接受。当地人远远地看见我们，就会用生硬的中国话打招呼"您好，中国医生"，那种亲切感和自豪感油然而生。

第一次来到万里之遥的非洲，远离家人、亲朋好友和同事，乡愁常伴。每当看到当地医生下班后高高兴兴地回家跟家人团聚，每位医疗队员都是满眼的羡慕，心中默默品味着乡愁。因为电力匮乏，所以经常停电，通信设施也落后，所以一旦有电、有网络的时候，大家都赶紧通过网络跟家人、朋友联系。有时吃饭的时候来电，大家都顾不得吃饭，急忙打开电脑和家人、朋友联系。有的时候几天没电，大家就寝食难安，一旦来电，即便是凌晨，大家也是立马爬起来上网看家人和朋友们的留言，大家都说："这种激情，比超级网迷还疯狂啊。"这里的海拔有两千多米，蔬菜只有包菜、土豆和洋葱，肉类少而且非常贵。所以大家基本天天都是面条、米饭配包菜、土豆，哪天吃上一顿肉简直像过年一样。队员们苦中作乐地说："终于能够减肥、降血脂了。"

援非，乐在其中；工作，精益求精；生活，忆苦思甜。

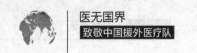

医疗队的日常生活

中国援厄立特里亚第 9 批医疗队　朱文潇

中国援厄立特里亚医疗队的驻地是在距离机场约 2 公里左右的森堡小区，据说是 20 多年前由韩国人援建的，在当地属于高档小区，该国卫生系统不少官员就住在这个小区。该小区由 47 栋单元楼组成，每栋 3 个门洞、5 层楼高，小区整体大致呈躺下的等腰三角形，靠南是 16 栋楼房，横向分成 4 排，靠北西南 – 东北走向同样由 16 栋、4 排楼房组成，最东面是三角形的底边，有 17 栋楼房，大致分成两列。小区正中心的三角地带是森宝中学，西南角是森宝医院，据说是该国软硬件最好的医院，同时也是厄立特里亚安全部门指定的外国人体检的定点医院。医院没有自己的医务人员，都是由阿斯马拉各大医院的主任兼职组成。

小区内算得上绿树成荫，放在国内绿化率也算不错。楼房前后都栽种的有当地树木，比较有特色的是一种像被拉长、拉高的无刺仙人掌一样的植物，没有树叶、没有树荫，就是一株植物而已。小区最北面围墙内是一片松树林，树有五层楼那么高，队员们称之为"野狗林"。因为林子里每到晚上，就会传出野狗打架、撕咬的咆哮声。这个国家没有吃狗肉的习惯，同时政府也禁止捕猎禽鸟，因此小区内地面上狗狗横行，天空里鹰隼成片，每天窗外树枝上叽叽喳喳鸟鸣不断，也算人与动物和谐共处。傍晚日落的时候，小区上空盘旋的鹰遮天蔽日，在我们眼中也算一景。医疗队住在正对着野狗林的 109 号单元楼，楼下是一片作为停车场的空地，宽约 9 米，地面是黑色的渣土夹杂着棱角分明的小砾石，如同搓板一样。

即便是这种地面，依然被当地小朋友和医疗队的队员们作为足球场用，每天玩得不亦乐乎。国内带来的三个足球，在这个球场上不足三周已经成功地踢废一个，伴随而来的是几名队员也先后有不同程度的受伤，是在奔跑中突然摔倒、蹲坐到这种地面上造成的，据当事人讲，那感觉如同坐在狼牙棒上，"爽"呆了，掀开衣服血肉模糊。

由于厄立特里亚被其他国家实行经济封锁，国民经济水平逐年下滑，最近二三年间，该国的物价水平普遍上涨接近50%，且物资奇缺，对中国医疗队的影响就体现在吃住行上。队员们每两人一套两室一厅，每人一个房间，日常生活所用的锅碗瓢盆，乃至被褥均是上一批医疗队甚至上上一批留下的，躺在床上，个中滋味不足为外人道也。房间里电器齐全，冰箱、彩电、洗衣机、微波炉等应有尽有，但最大的问题是停电。每天中午1点左右准时停电，夜间11点左右来电。因此，我们的口号是"一定要坚持，等到来电，关灯睡觉"。和停电相比，停水更让大家难以忍受。初到驻地，老队员对新队员反复叮嘱的就是"一定要注意储水"。当地的自来水管道据说直接连到水库，哪几天降雨充足了，供水就好一点，连着一段时间没有降雨，水管里也就干涸了。因此在每周偶尔来水的那几个小时，厨房、卫生间里各种可用容器都会被利用上，存储的水肉眼可见地浑浊，容器底部有着黄黄的沉渣，只能用来洗漱、冲洗马桶。日常做饭所需及饮用水需要队员们去水厂购买。每周一下午3点30分，拉水队员楼下一声招呼，楼上闻声而动。大家把各房间专用的白色塑料水桶收集起来送到水厂，同水厂员工约好时间后，次日或隔日再把装满过滤水的水桶拉回驻地分发使用。

主食方面，队员主要吃国内集装箱拉来的米、面。由于路途遥远，加上出入海关手续烦琐，开箱发放到手的物资都已过期。辅食会有一些干菜、粉丝、花生、大豆等，蔬菜采购通常每周一次。每周一下午送完水桶之后，我们会来到市中心的菜市场买菜，市场里常见的当地四大名菜"土豆、西红柿、包菜、洋葱"就是我们的主要菜肴了。当然，鸡蛋、肉类也必不可少，鸡蛋是纯正的土鸡蛋，但是肉就是高档奢侈的消费品了。市场上常见的牛羊肉，约500纳克法1千克，相当于该国普通工人一个月的收入，猪肉约200纳克法1千克，但销售点极少，而且要提前一天预定，第二天下午再步行约1个多小时在指定时间排队购买。因此，每次有肉吃时，大家像过年一样高兴。至于高兴时想来点啤酒助兴，想都不要想。据说因为电力紧

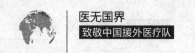

张，啤酒产能严重不足，商店没有啤酒可卖，高档酒吧限量供应，医疗队参与接待活动时用酒两件以上需该国卫生部特批。

医疗队正常情况下有四部车辆，供日常生活、巡诊和相关部门接治事务使用。但由于该国缺少车辆维修用的零部件、维修养护技术水平低下等原因，这么多年下来，两部车辆停在修理厂处于报废状态；还有一部仅限于能跑，拖着摇摇欲坠的前保险杠，前风挡正中间贴着几条透明胶布防止碎裂的玻璃掉入车内，仪表盘上各种故障灯齐亮，处于随时"趴窝"的状态；相对正常的车辆仅剩一部。为保障采购、外事及巡诊任务，车辆平时轻易不能使用。日常上班，厄立特里亚卫生部会专门派出一辆中巴车接送，每天早晨7点20分车辆来到楼下，接上队员后分别送到四家医院，中午12点左右班车会分别去两家汇集大多数队员的医院门口兜上一圈，见到队员拉上就走，绝不等待，而且时间的判断以司机自己的手表为准。因此，那些因门诊、手术错过时间的队员们只好发扬一不怕苦、二不怕累的精神，顶着高原特有的强紫外线，穿村过巷，步行将近一个小时才能回到驻地。

久旱逢甘霖

中国援厄立特里亚第 9 批医疗队　巩继平

　　2015 年 8 月即将结束，在过去的 10 余天里，中国援厄立特里亚第 9 批医疗队刚经历了一次考验。先介绍一下背景，医疗队居住的小区属于厄立特里亚首都阿斯马拉的高档社区，居民多是国家的高级公务员、医生，或对国家有特殊贡献的人（如一些运动员或外国专家）。尽管如此，这里仍不可避免每日停水停电。一般是晚上 11 点左右来电，持续到第二天中午 1 点左右，但也经常是不按规则出牌。自来水就更加无规律可循。多数情况一天供应 3 ~ 5 个小时，经常一两天不来水。据说阿斯马拉的自来水都来自城市周围的几个水库，而水库的水量取决于下雨的多少。但今年雨季下雨少，水库里水很少。自来水的水质很差，好的时候颜色发黄、混浊，沉淀后尚能用来洗菜、洗澡、洗衣服，差的时候混浊如泥水，接一碗水看不到底，并且水中的混浊物也不知是啥东西，无法沉淀。因此，为保障医疗队员的健康，我们做饭和饮用的水是向净水厂购买的，每个队员配 4 个 5 升容量的水壶，每人一周 20 升水。医疗队分成 4 个组，轮流去水厂买水。一周一次，一般是周一下午去送空水壶，周二或周三水就能取回来。

　　8 月 17 日是个周一，轮到我们组买水，按惯例送去空水壶，约好周三取水。结果取水时被告知没水，每天去都是同样的结果，到周五时水厂直接关门放假了。多数队员的水已告罄，队里紧急派人去另外两家净水厂购水（阿斯马拉仅有三家净水厂），结果也都因没水停产了，只在其中一家水厂买到了 64 瓶 1 升装的瓶装水，每

399

人分配到 3 升水，余下部分由队里统一调配。大家共渡难关，但不安的情绪也在心里滋生蔓延。队里一方面向使馆及国内汇报，一方面向受援医院反映情况，希望他们能出面协调。我们把水按天计划使用，限量喝水，吃饭时做用水最少的饭，如焖米饭。但缺水仍在持续，8 月 24 日又一个周一，中午我因手术结束时已经 1 点多了，未能赶上班车，从医院步行回家，途中见到净水厂的车正在给各个商店送水，心想这回该有水了。下午去取水，结果水厂只有一个工人留守，答案是"没水"。明明有水卖给商店，医疗队排了一周的队却买不到水，这是什么逻辑。向队长汇报后，我们去中午看到有水的商店买水，30 纳克法 5 升水，如多买则是 35 纳克法，没办法只有接受。每人分到了 7.5 升水。周二下午继续去水厂，当到了水厂门口，看到一个当地妇女拎着两个空桶往外走，我们连忙问"No water？"（没水了？），她耸耸肩走了，当时我们的心情顿时跌到了谷底。车停在了净水车间门口，大家都不说话，静静地坐着，最后强打精神抱着侥幸去问一下，被告知"There is some water"（还有点水），大家的兴奋之情溢于言表，快速装车返回驻地，喊大家下楼取水，每个人都很兴奋。饮用水中断八天后，终于来了。

有水给大家带来的好心情没持续多久，一波未平一波又起。电到晚上 11 点没有如期来到，周三电还没来，煎熬到周四早晨上班时间了，当大家不再抱希望时，突然来电了。很多队员都兴奋地叫起来。经历了连续的停水停电，大家不约而同地用"久旱逢甘雨，他乡遇故知，洞房花烛夜，金榜题名时"形容自己当时的心情。

回想起在刚来时的座谈会上，老队员给我们介绍经验的情景，所有老队员首先谈的都是生活，在这里你必须先生存下来，让自己身心健康地活着，然后才能工作。通过这次考验，我们再次体会到当时老队员的那种既无奈又必须得乐观面对现实的心情。在大家的努力与同舟共济下，我们经受住了这次生存考验。尽管这肯定不会是最后一次，或许更恶劣的情况还在后面，但我们有信心战胜困难，完成我们的使命！

幸福的看门人

中国援厄立特里亚第 9 医疗队　王春光

哈雷贝特医院没有楼房，错落的平房掩映在树丛里，显得很有乡土气息，这就是厄立特里亚国家级转诊医院。医院的正大门也很简易，一扇铁栅栏门上悬挂着一个很小的牌子："STAFF ONLY"（员工通道）。因此，进出这扇门的人不多。医院大门与医院门诊比起来，冷清了许多，常常有几只野狗在这里沐浴阳光。

来医院上班的第一天，我就注意到了这位看门人。那时，我们几位队员在门口树荫下等通勤车。看门人见了我们，立刻腾出自己的折叠椅，快走几步，送到我们站立的所在。我们很是感谢，但我们谁都没有坐，因为椅子只有一把。车即将来临，我把椅子还给看门人。出于礼貌，我们两个人交换了名字。不知道他能不能记住我的名字，反正，我一扭脸就怎么也想不起他的名字了，对这种拗口的发音，我的记忆总是太短暂。

看门人不高，很是瘦小，古铜色的脸，卷曲的头发，他拥有的那种干瘪，是厄立特里亚人的典型特征。从他的外貌判断不出他的年龄。他总是罩着一件宽大的夹克，还敞着衣襟，走起路来总是伴着风，那是衣袖在摇摆。

看门人总是乐呵呵、很幸福的样子。每天上下班，我很愿意和他打招呼。他总是显得很热情。一天，在医院的酒吧里，一杯卡布奇诺让我们相聊甚欢。我告诉他我只去过科伦、门得法拉、马萨瓦这三个城市。他如数家珍一样告诉我从首都向东南西北各个方向都有什么城市，每个城市有什么特产。他的叙述，让我感

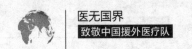

觉这是一个物产丰富的国家，可实际上市场上物资匮乏、物价奇高。他那种独有的幸福感和自豪感，让人觉得好像那些物产都是属于他的一样，好像他每天都在享用这些物产。

他告诉我他在部队服役了 25 年。以前在部队里，他是一名医生，经常教年轻人如何救治伤口。原来他是一名经历过战争的老兵，还是一名战地医生。有这些骄傲的资本，却蜷缩在大门口做了一个看门人，让我十分不解。也许，有过这些经历，才会有大彻大悟的境界。

我依旧记不住看门人的名字，但是他的笑容真切地映在我的脑海。他那种自足的幸福感是值得我去品味、寻找的一种东西。

阿斯马拉的一天

中国援厄立特里亚第 9 批医疗队　付玉珂

"通讯基本靠吼，交通基本靠走，交流基本靠手，水电天天没有……"

我们到阿斯马拉已经差不多一个月了，困难还是很多，但是大家的热情仍很高涨。现在正是阿斯马拉的雨季，早上一般晴空万里，温度一般在 20℃左右，到了中午，老天爷总是会阴个脸，"哭"上几鼻子，到了晚上就"开心"了，又平静地睡去了。

水电总是天天停，已经成为规律，从下午 1 点到晚上 11 点总是没电。水也是，总是早上那会儿来一点，甚至几天都不会来。所以大家屋子里面所有能盛东西的容器都是灌满了水的，圆形的、柱形的、圆柱形的容器中的水被反复利用，洗完脸再用来冲厕所。

夜伏昼出。早上天不亮（估计是 6 点），我就听到勤奋的梁主任起床了。梁主任负责放水，是我的老大哥，很照顾我。我的心里很感激他。厕所、厨房的水声汇集成一曲交响曲，甚是动听。因为至少今天能洗个澡了，我躁动的心顿时平静下来。起床了！我麻溜地爬起来。晚上蚊子虽然不多，但我有个灭蚊灯，能干掉十来只吧。我径直走到卫生间，洗漱加洗澡，就这样开始了一天的生活。趁着早上有水有电，煮茶、煮汤，马不停蹄。我和梁哥做的馒头还不错，就是碱多了，有点发黄，味道还是不错的。我们有时候会买点当地的面包，吃点梁哥调的咸菜，还有粉丝、胡萝卜、腐竹等。菜的味道就是盐味，就这都比那英吉拉强上百倍。平日里打

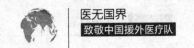

扫卫生，梁主任是主力，我只是帮衬，倒垃圾我最积极。

早上司机来了，一般都是 7 点 25 分左右到，开得飞快。我们整装待发，精神还是有的，就差一曲美妙的合唱了。我们 16 个人聚集在楼下等车。冯雨因为跟我们不在一个医院，路也远送不到，干脆买了个自行车自己出发了。他更辛苦，一般骑车得快一个小时了，我们称他为勤劳的"冯蜜蜂"。大家坐上车，一路风景优美，没有什么高楼，最高的建筑有七层，还是仅有的几座建筑，一路上都看到悠然的厄立特里亚人。先送麦垛到地方，然后送梁主任他们五个人到哈里贝特，最后是我们，到奥罗特医院都快 8 点了。奥罗特医院一半多是中国援建的，很多消防栓是中国汉字，看着很亲切。

此时，医院的患者都在排队，他们淳朴的民风还是给我们留下了深刻的印象。我们中国医疗队的休息室在八号房，也就是换衣服的地方，也是我们这十个人聚集的小天地。接着就是 meeting time（早上会诊的时间），孙队带着我们三个人参加外科的会诊，一般是半个小时看片子、看病例一类的，结束以后就到 8 点 40 分左右了。交班结束后，我们 CT 室的人陆续才到，辅助科室一般都是 9 点才开始工作的。趁着空闲，我跑到医院门口吃了两个仙人掌果，当地人叫作"布拉斯"，2 纳克法一个，味道还不错。

接下来是跟着孙队、郭东林老师查房，外科的都查，他们要求我们带他们，尤其有很多年轻医生，非常想学习。孙队跟郭老师不厌其烦地跟他们交流，教他们如何处理患者、用药等。昨天我们刚处理完一个急诊患者，现在恢复良好。接下来是他们脑外的手术时间，胡老师已经上了手术，是一例外伤血肿患者，他先去我那儿看片子。为了节省资源，片子只在机器上看，平时是不出片子的。然后孙队跟郭老师上门诊班。昨天有个 9 岁叫 solom 的小孩脑子里长了一个星型细胞瘤，现在已经视物模糊了，还伴有颅内压增高的现象。孙队跟郭老师上手术为他摘除肿瘤。一切为了患者着想，门诊和手术医生们加班晚点是经常的事，一般他们都会忙到下午 3 点，经常坐不上回来的班车，并且几乎每天都是空腹作战。其他队员也是这样的情况。工作结束后，他们只能步行回驻地。奥罗特医院距离驻地有 5 公里的路程，大家在沿路的酒吧里随便喝点茶、吃点面包就算是吃饭了，我们队里的每一个人都经历过。

中午回到宿舍，我跟梁老师抓紧时间做饭。因为要停电了，一般是刚做完饭就停电，天天如此，已经习惯了。面条和馒头大部分是梁老师的功劳，米饭早上已经蒸上了。这里的四大名菜是西红柿、土豆、洋葱和洋白菜。鸡蛋也有，但贵得离谱。

吃完饭就是午休时间，有时候会洗洗衣服。下午 3 点以后就是拉水时间，这周我们组值日。他们这里的自来水是不能喝的，因水处理得太简单。我们平时吃的水是在离驻地 3 公里远的水厂拉来的，一周一般会有 50 桶，周一送、周三拉。当地的很多东西是配给制，啤酒跟肉是不好买的，尤其是鱼，60 纳克法 1 千克，物价高得离谱，西红柿都 70 纳克法 1 千克了。所以我们只能预订些猪肉，多些下水，这时我们会碰见中资公司的老朋友，随便聊聊家常，那是那么的贴心。

买完菜后，基本就是六七点了，晚饭一般是米汤。应急灯亮了，黑夜来了。吃完饭，我们会几个人一起锻炼身体，走走跑跑、打打乒乓、下下棋。

到了 11 点左右，"电妹妹"来了，冰箱起来工作了，而我们该休息了，为了明天的工作继续奋战。

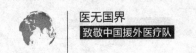

重温入党誓词，争做合格党员

中国援厄立特里亚第 10 批医疗队　岳双柱　王立峰

2017 年 6 月 30 日，在举国同庆中国共产党建党 96 周年华诞之际，中国援厄立特里亚第 10 批医疗队的党员代表在遥远的非洲，参加中国驻厄大使馆举办的党课学习活动，重温入党誓词，接受党课教育，再次坚定了队员们永远跟党走的决心。

中国驻厄立特里亚大使杨子刚首先带领与会的党员代表，面向党旗，重温入党誓词，再次庄严宣誓；随后，杨大使为党员同志们做了题为《不忘初心、牢记使命，为党的事业努力奋斗》的讲话。讲话内容不仅回顾了我党 96 年的发展历史和党带领中国革命、建设和发展的艰苦历程与伟大成就，同时也对党员们在新时期的工作提出了新的要求。最后，中国驻厄立特里亚经参处参赞王利培带领党员们再次学习了《中国共产党党内监督条例》《中国共产党纪律处分条例》和《中国共产党廉洁自律准则》。

通过这次党课学习活动，医疗队员们一致表示，在今后的工作和生活中坚持做到用党章和党规规范自己的行为，用习近平总书记系列重要讲话精神武装头脑、指导实践、推动工作，争做政治合格、执行纪律合格、品德合格、发挥作用合格的合格党员，努力为祖国的援外医疗事业做出积极的贡献。

援厄纪事

中国援厄立特里亚第 11 批医疗队　刘　畅

　　今日下午，医疗队在梅拉诺卫生院义诊结束。弹指一挥间，从 8 月 27 日医疗队抵达厄立特里亚至今已整整三个月了。医疗队在刘剑波队长的带领下，大使馆、经参处及各个中资机构同胞的帮助下工作、生活全面展开。三个月前，我们肩负着祖国和人民的重托，从郑州登机、北京出关，经迪拜转机，千里迢迢，风尘仆仆，于当地时间 2017 年 8 月 27 日来到了厄立特里亚首都阿斯马拉，开始了我们人生旅途中非同寻常的征程。从抵达那一刻起，我们就在对亲人的思念中，在亲人对我们的期盼与祝福中，在对一个陌生环境的工作、生活的适应与磨合中，在一天天看似平淡实则极不寻常的日子中，度过了 90 天。

　　三个月来，队友们逐渐熟悉与适应了一种全新的生活方式。大家学会了做饭，习惯了定期去自来水厂买水，在菜地种菜及去市场买菜，弄清楚了阿斯马拉的路况及商场、超市、集市的分布，独立生活的能力得到全面检验与提高。10 月 1 日，在刘剑波队长的亲自指导下，在大使馆、经参处、河南省卫计委的关怀下，经全体队员共同努力，克服重重困难，成功解决了医疗队历史上的老大难（集体就餐）问题。在刘队的带领下，队员们用三天时间把各自宿舍阳台上积蓄 20 年的鸟粪、垃圾清理干净，重新置办客厅沙发的外套……队友们生活的空间变得清洁、宽敞明亮，令人心情舒畅。医疗队驻地各个宿舍亦重新修复，更新了卫星电视信号。队友们每天可以收到清晰的国内电视节目，倾听来自祖国的声音，冲淡了闲暇之余内心

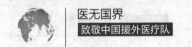

的焦躁与思念。在每日集体就餐的时间，大家畅快聊天，分享喜悦与幸福。队员之间相处得更加融洽，互相帮助、互相体谅，洋溢着友谊与和谐。

三个月来，我们克服了语言关，学会了与当地医护人员交流、沟通，掌握了处理相互间关系的技巧。因为文化背景不同和工作方式的差异，我们与当地医护人员之间有合作，也会产生矛盾。通过讲事实、摆道理、求大同、存小异，我们不断取得共识与理解，创造了良好的工作环境，交流水平不断提高，工作效率与日俱增。

三个月来，我们不断开展新技术、拓展新业务、创造新纪录。10月18日，正当刘队带领大家学习观看习总书记"十九大"报告时，我的电话铃响了。奥罗特医院有一名孤立肾输尿管结石患者尿闭一天、病情危重，急需中国医生救治。在刘队的指示下，我和队友王晓甫、李仁科立即赶往医院。奥罗特医院相关部门已下班，我们努力协调沟通，医疗队派车接来护士长，打开手术室器械库房，取出被早已遗忘、封存多年、友邦捐赠的输尿管镜，成功完成了手术。晨会交班时，大外科主任约瑟夫、泌尿外科医生所罗门向我竖起大拇指表示赞许。危重病例的成功诊治，引起了厄方同行的积极反响。中国医生已经成为奥罗特医院的生力军、主心骨。

三个月来，我们为中国驻厄立特里亚的中方人员提供了优良的医疗服务，为使馆工作人员及时送去药品，为中资公司人员耐心提供医疗咨询。中厄"一带一路"会议期间，有一名中资公司的人员被海胆刺伤，室友任红杰把同胞接到宿舍，立即搭起简易手术室，协调相关专业队友积极给予救治。在异国他乡，同胞们深深感受到了来自祖国医疗队的浓郁关怀。

三个月来，我们经历了远离亲人的煎熬，感受了骨肉分离的痛楚，与亲人彼此思念、互道珍重。我们在这一年的任务期间，一定不辜负祖国和人民的重托，怀揣单位领导厚爱，会出色地完成自己的使命。相信我们在未来的人生道路上，将会以更为宽广的视野、更为豁达的心态、更为自信的步伐，走向辉煌。

听

中国援赞比亚第 17 批医疗队　葛波涌

听　雨

雨是大自然吟咏的最美诗篇，雨滴是流动的音符、是激扬的文字、是智慧的凝结、是情感的流露、是友情的表白、是爱情的升华。雨，是诗的精灵、词的魂魄、歌的旋律、赋的流畅。吟一曲屈原的《离骚》，唱一曲《渔歌唱晚》，听一阵雨打竹斜，便悟出了这雨滴汇成的感人肺腑的华丽篇章。

听雨是我一个人在赞比亚时的享受。来赞比亚工作生活两月有余，恰恰赶上这里的雨季，偏偏我又是一个文静的、喜欢听雨的人。这里的雨是天天下，或早或晚、或大或小。我和雨便像是神交已久的朋友，又像是一见钟情的恋人，更像那他乡遇故知的知己。

雨，大的惊魂，铺天盖地、电闪雷鸣、石破天惊；雨，小的缠绵，蒙蒙细雨、点点滴滴、轻柔缥缈。

雨可以解千愁百忧。正如李清照的《声声慢》："梧桐更兼细雨，到黄昏，点点滴滴。这次第，怎一个愁字了得！"又如蒋捷的《虞美人·听雨》："少年听雨歌楼上，红烛昏罗帐。壮年听雨客舟中，江阔云低，断雁叫西风。而今听雨僧庐下，鬓已星星也。悲欢离合总无情，一任阶前点滴到天明。"

雨可以表达感受。正如志南和尚的《绝句》："古木阴中系短篷，杖藜扶我过桥

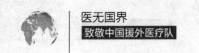

东。沾衣欲湿杏花雨,吹面不寒杨柳风。"又如刘禹锡的《竹枝词》:"东边日出西边雨,道是无晴却有晴。"

雨可以寄托感情。正如王维的《送元二使安西》:"渭城朝雨浥轻尘,客舍青青柳色新。劝君更尽一杯酒,西出阳关无故人。"又如杜牧的《清明》:"清明时节雨纷纷,路上行人欲断魂。"再如李清照的《如梦令》:"昨夜雨疏风骤,浓睡不消残酒。试问卷帘人,却道海棠依旧。知否,知否?应是绿肥红瘦。"

行走在阡陌纵横的小路上,撑伞任凭细雨打湿衣角,让我更想起张志和的《渔歌子》:"青箬笠,绿蓑衣,斜风细雨不须归。"我静卧在二楼的床上,听那阵雨潺潺,又回忆起李煜的《浪淘沙》:"帘外雨潺潺,春意阑珊。罗衾不耐五更寒。梦里不知身是客,一晌贪欢。独自莫凭栏,无限江山。别时容易见时难。流水落花春去也,天上人间。"

就在我写这篇文章的时候,窗外的鸟,鸟声伴着细雨,绿树映着乌云,别有一番风情。听着雨声,我的思绪早已飘回故里。家乡此时正值春季,也应是"好雨知时节,当春乃发生"吧!

我已经听到了祖国的雨声。因为我是一个爱听雨的中国人!

听 风

唐朝诗人李峤的《风》:"解落三秋叶,能开二月花。过江千尺浪,入竹万竿斜。"言简意赅地从动态上把"风"这一自然现象描写得入木三分。风无形但有声。风有自己的思想和感情。风是大自然吟咏的优美诗篇。风过千山秀。风是神奇的、是千变万化的、是柔弱的、是强悍的、是敏感的、是多情的、是凄婉的、是千姿百态的。风,是诗的华盖、词的衣裳、歌的柔情、赋的衷肠。

听风是我一个人在赞比亚干冷季节时的享受。来赞比亚工作生活七月有余,度过了雨季的听雨时节,又恰逢了干冷季节的多风时日。这里七、八月是多风的月份,偏偏我又是一个文静的喜欢听雨、听风的人。自然也真的是奇怪,雨季过后那是一滴雨也不会再下,渐渐多起来的风便成了我的又一位朋友。

风,大的惊魂,呜呜作响、飞沙走石;风,小的缠绵,无影无形、轻柔缥缈。八月的风是最猛烈的,犹如杜甫的《茅屋为秋风所破歌》:"八月秋高风怒号,卷我屋上三重茅。"亦如刘禹锡的《浪淘沙》："九曲黄河万里沙，浪淘风簸自天涯。"又如北朝民歌的《敕勒歌》："天苍苍，野茫茫，风吹草低见牛羊。"

风可以解千愁百忧。正如李清照的《醉花阴》："莫道不消魂，帘卷西风，人比黄花瘦。"又如晏殊的《蝶恋花》："昨夜西风凋碧树，独上高楼，望尽天涯路。"再如陶澹人的《秋暮遣怀》："秋风秋雨愁煞人，寒宵独坐心如捣。"

风可以表达感受。正如志南和尚的《绝句》："沾衣欲湿杏花雨，吹面不寒杨柳风。"又如孟浩然的《春晓》："夜来风雨声，花落知多少。"再如孟郊的《登科后》："春风得意马蹄疾，一日看尽长安花。"

风可以寄托感情。正如马致远的《天净沙·秋思》："古道西风瘦马，夕阳西下，断肠人在天涯。"又如陆游的《钗头凤》："东风恶，欢情薄，一怀愁绪，几年离索。"再如李清照的《如梦令》："昨夜雨疏风骤，浓睡不消残酒。"

行走在空旷的原野上，任凭和风吹面。更想起高鼎的《村居》："儿童散学归来早，忙趁东风放纸鸢。"静卧在二楼的床上，听那风声阵阵，又回忆起李白的《春思》："春风不相识，何事入罗帏。"还有陆游的《十一月四日风雨大作》："夜阑卧听风吹雨，铁马冰河入梦来。"

就在我写文章的时候，窗外的鸟鸣声伴着风声，绿树黄花映着蓝天白云，别有一番风情。听着风声，思绪早已飘回故里。家乡此时正是初秋的季节，秋高气爽、天高云淡。只道是"好风凭借力，送我上青云！"虽然身在异国他乡，但是风儿可以替我诉说柔情衷肠，"云想衣裳花想容，春风拂槛露华浓"。

"今宵酒醒何处，杨柳岸晓风残月"，借酒听风，我已经听到了祖国的风声！我心系救死扶伤，总想"长风破浪会有时，直挂云帆济沧海"。在全力以赴于援外医疗的工作之余，我总想有那"等闲识得东风面，万紫千红总是春"的闲情雅致。借着"春风又绿江南岸，明月何时照我还"的梦境，让我感受听风的美好吧！因为我是一个爱听风的中国人！

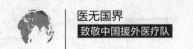

埃塞俄比亚——美丽得令人热血沸腾

中国援埃塞俄比亚第 7 批医疗队　刘丽霞

　　随着非洲游越来越热，埃塞俄比亚这个神秘的国度逐渐被国人所了解，成为人们茶余饭后谈论的话题，也勾起了我对这个古老国度的思恋之情。20 年前，作为一名中国援埃医生，我到了那里。它那美丽、自然、原始的景观，丰富的矿产及植物资源，以及人们的热情、淳朴，让我永生难忘。

　　埃塞俄比亚一年四季鲜花盛开，形容这个国家像一个花的王国、花的海洋一点儿也不为过。市内、市外家家户户的院墙上，一年四季鲜花簇拥，街道两旁的树上也时常开满鲜花，满院满街的花草、花树令人心旷神怡，街上的景观树生机盎然。特别是当暮色降临的时候，漫步街头，身心舒缓。

　　我时常缓步走进在仙人树、芭蕉树、木瓜树、芒果树簇拥下的咖啡小木屋，品尝埃塞俄比亚的美食英吉拉，喝上一杯浓香味的热咖啡，欣赏着当地的民族舞蹈和奔放的非洲乐曲，如诗如画。一幕幕胜景，令我至今难以忘怀。

　　火山湖也是埃塞俄比亚一个美丽的地方。许多年前这里是一个火山活跃的地方，所以遗留下许多死火山。火山湖就是火山喷发后留下的一个火山坑，多年积水形成了一个大约 2 平方公里的湖面，当地人称为火山湖。湖的四周有残留下来的火山岩，湖岸上有许多火山喷出的黑色、玫红色的火山石。湖岸两旁生长着许多丛林般的仙人掌，1 米多高，我们称其为仙人树。在这里旅游，你可以伴随着一年四季盛开的鲜花，乘着湖上的小游船，荡漾在清澈、碧绿的湖水中。神秘的火山湖、奇异的火山石，水中央漂亮的非洲姑娘，黑皮肤的船夫，一幅幅令人心旷神怡的景色铭刻在我的心中。

温泉——埃塞俄比亚的度假胜地。它坐落在一个山谷里，四面环山。因为埃塞俄比亚是一个高原国家，海拔平均在 3000 米左右，而温泉度假村海拔约 1000 米，这里仿佛是一个大的天然氧吧。泉水依山而下，水瀑疾飞，周围灌木丛生，调皮可爱的猕猴穿梭于山中。

人们换上泳装，纵身跃入环绕在美景之中的温泉游泳池里，消失在温泉弥散的热雾里，仿佛美人鱼潜入了深海，又像天上的仙女到了银河。此刻，人与自然融为一体，画中有景，景中有画。

埃塞俄比亚属于高原气候，天气变化莫测，晴空万里时会突然乌云密布，暴雨倾盆而下。我们曾经遇到过一次难得的体验。在一次巡诊时，当车子行驶到一个山顶时，瓢泼大雨遮挡了视线，前方云雾夹杂着雨水，天空乌漆漆的，汽车无法前行。在我们无奈而焦急地等待时，大雨戛然而止，天空逐渐明亮。刚刚还是云雾密布，顷刻间碧绿起伏的山脉随着云雾渐渐飘散过去，犹如一幅缓缓打开的画卷，如一幅美不胜收的山水画展现在我们的眼前。映入眼帘的美丽震撼了所有人。云雾飘浮在我们身旁，顽皮地撩拨着每一个人，忽左忽右、忽前忽后，让人不由得想伸出双手捕捉，那叫一个美啊！

埃塞俄比亚的确是一个美丽的国家，它位于非洲东部，毗邻红海，是进出非洲的门户。这里一年四季平均气温在 25℃，气候温和。埃塞俄比亚不但自然景色迷人，而且物产丰富，有许多金银宝石矿产，也是世界第二大咖啡生产国。世界闻名的东洲大裂谷穿越这里，尼罗河发源于这片土地。这里也是人类祖先的发源地之一。两年的援外生活让我与这个国家结下了深厚的感情。埃塞俄比亚是个美丽的、令人向往的地方。

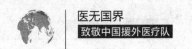

尔塔阿雷火山、盐湖、硫黄湖游记

中国援埃塞俄比亚医疗队

　　埃塞俄比亚的同事及经参处的工作人员多次推荐医疗队到埃塞俄比亚东北部的尔塔阿雷（Erta Ale）火山一游。但是埃塞俄比亚安全形势的紧张及厄埃两国时有的边境摩擦和交火，加上火山区域恶劣的地理、气候条件，令我们望而却步。在反复打探、了解相关信息的基础上，队里几位年轻力盛、爱旅游的队员们还是决定冒险去一趟，以领略这个地球上独一无二的自然风光——"地狱之门"尔塔阿雷火山。

　　队员们事先一周开始锻炼，每餐尽量多吃东西，增强体力以抵御恶劣的环境。4月29日早上4点，大家起床后赶往亚的斯亚贝巴飞往默克莱的航班。埃塞俄比亚旅游公司（ETT）组织得非常好，接机并安排最好的车辆往火山进发。

　　尔塔阿雷火山位于埃塞俄比亚的东北方。这里多高山，地理环境恶劣，平均气温在45℃以上，倒是公路修得倍儿棒（由中铁七局花费五年时间修了100多公里），路况不比国内差。我们中午在一个离火山有60公里的小镇上吃了顿简单的午餐，便前往火山。路上的颠簸打消了我本来很重的睡意。下午5点我们终于到达离火山20公里的军营，在这里依稀可以看到火山喷出的烟雾。晚餐是在军营吃的，太阳下山了，大家准备充分后在七个军警和六个向导的带领下，向火山进发。通往火山的山路非常崎岖，并且根本没路。

　　经过四个小时的艰苦跋涉，我们于晚上10点多终于到达火山口附近。迎面扑来的刺鼻烟味，让人难以忍受。但既来之则观之，我们仍然在向导的带领下观看火山的喷发。我原来心中想象过火山有多种样子，但一看到火山，仍然是那样地惊讶：火山喷发时是那样的绚丽，流动着血红的岩浆，喷发的岩浆及形成的雾气，无不使旅行者的心灵感到震撼！由于烟雾味太重，大家在最佳位置拍摄后，只好恋恋不舍地离开这个让地球上无数人向往的地方。

从山口回到驻地，休息的地方是由石头块子垒起的 VIP 房，不同国籍的男女都住在这里，面朝天空，真的是最经典的露宿野营。

第二天早上 4 点，我们又早早起床出发，向盐湖、硫黄湖进发。到达盐湖，正好遇见蜿蜒的驼队，这是当地阿尔法人到盐湖去采盐砖。下车拍驼队时，我发现盐湖的景色竟也那么美，天空湖水界限分明，天苍苍、盐茫茫。

然后我们又一路狂奔驾车直到硫黄湖，登上山顶。绚丽多彩的硫黄湖刹那间呈现在我们面前。太美了！美得无法用语言表达。

看完这三个景点，我心中不免一阵感慨：尔塔阿雷火山、盐湖和硫黄湖真的是人间奇景，是上帝馈赠给人类最美的礼物之一。记得网上有一句话：如果你一生中只有一次出国旅行的机会，那你一定要到埃塞俄比亚，到尔塔阿雷火山！

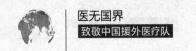

赞比亚游记

中国援赞比亚第 13、14 批医疗队　武卫国

蓝色的卡里巴湖

人们非常喜爱水，所以人们对湖水总是赞美有加。它因孕育而丰腴，因浩渺而壮丽，因宁静而秀美，因清澈而多情，水波浩渺，湖光山色，千帆点点……但凡能赞美水的都可以用来形容湖，如"清"和"绿"。而当赞比亚的卡里巴湖以海一样的蓝色呈现在我的面前时，的确给了我一个不小的惊喜。

雨季刚过，乘着青山绿水，我们驾车向卡里湖进发，汽车在羊肠般的山路上穿梭了两个多小时，紧绷的神经刚有所松弛，同伴们招呼我，"看，那就是卡里巴湖"。我半信半疑地望去，只见远处一片淡淡的蓝色，镶嵌在青峦叠翠的怀抱中，与蒙蒙的蓝天融在一起，像是山峰之间显露出的一色蓝天。几分钟过后，这抹蓝又被山峰遮去，就这样越来越近，蓝色越来越清晰，一望无际的卡里巴湖用它博大的胸怀将我容纳于其中。

卡里巴湖与国内的湖相比，风姿各有不同。就太湖而言，美就美在它的水。太湖就像一个大家闺秀，显得雍容华贵、气质高雅，加上两岸的历史文化古迹，文人墨客的书稿，如华贵的服饰，佩玉饰珠，更将太湖装扮得含情脉脉、楚楚动人。而且太湖两岸曲径通幽，一步一景，游览下来，总能给你意外的收获。卡里巴湖则像深山中天生丽质的村姑，将毫无装饰、纯情原始、热烈火辣的真情完完全全地展示在你的面前，使你一眼就能将其内心看得透彻。尤其是那天蓝蓝、水蓝蓝的特色，与国内湖水的蓝绿分明迥然不同。

以前我总以为湖水是绿的，海是蓝的，如今国内称得上青山绿水的地方已经不多了。蓝色似乎比绿色更干净一筹。有首曲子叫《蓝色多瑙河圆舞曲》，为什么叫蓝色而不叫绿色多瑙河呢？后来听到台湾歌曲"高山青，涧水蓝"，我也不以为然地认为是为了押韵而写。然而看见蓝色的卡里巴湖，我才知道自己有多孤陋寡闻，原来既有蓝色的海也有蓝色的湖。

我有一个愿望，有一天在国内也能看到像卡里巴湖那样的蓝色大湖。

维多利亚瀑布

维多利亚瀑布飞跨赞比亚和津巴布韦两个国家，其上有一座凌空跨越赞比西河峡谷的铁桥，是进出两国的通道。利文斯敦是一个美丽的城市，宽阔的赞比西河绕城而过，如一条绿带隐藏在丛林之中。即使你到了河的附近也很难发现它，只有到了河边，才使你眼前一亮，惊呼好一条大河。没有河堤，没有河滩，水连着树，树连着天，融进蓝天白云之中，此时的河水好像走到了尽头，一头跌进巨大的峡谷之中，形成了1700多米宽的维多利亚瀑布。当你走近瀑布时，才能领略其宏大的气势。整个峡谷笼罩在烟雨之中，数条巨大的彩虹在面前凌空飞架、触手可得。水流声，震耳欲聋。仰望瀑布，水雾蔽日的天空仿佛裂开一个巨大的豁口，磅礴的大水从豁口处急涌而下，一落千丈。大自然像一个大手笔的布景师，不惜工本将一匹硕大的银缎飘飘扬扬地悬挂在黑色的悬崖上，似巨龙飞舞，似珠帘倒卷，给宁静的赞比西河上建起了一座大舞台，一朵朵浪花、一股股水流在此欢呼跳跃，尽情地展示自己的风姿。

我们跌跌撞撞地走到了谷底，顺着峡谷坐井观天地遥望前方瀑布一角，远方的瀑布像一个羞涩的少女隐藏在一层水雾的面纱之后，时而被风吹起展露容颜。我抬起头来，看到那湍急的横流，耸立的峡谷，一股激情油然而生。人不能总低着头，总要仰望着什么，向着更高、更远处仰望，保持一种昂扬向上的精神状态。而这种向上的精神能使生命战栗、全神贯注、形成张力，就像巨树参天、瀑布奔涌；人总要仰望什么，一轮红日、一条彩虹、一座山峰、一条飞瀑……只要能激起你心中的

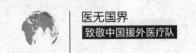

波澜。我静静地坐了许久，仰望了许久，遐想随着河水远去了许久。

赞比亚的树

赞比亚的树有一个亮点就是开花。初到赞比亚，看到许多类似于英雄树的树，开着硕大火红的花，让我欣喜不已、照个不停。

当地的中国朋友反应淡淡地说，赞比亚所有的树都开花，而且许多树满树都是花。我始终记着这句话，总能联想到那"忽如一夜春风来，千树万树梨花开"的景色。但我总心存疑问：那满树的桃李芬芳毕竟是需要受人呵护方可亭亭玉立的果树，而此地这些粗大高耸的杂树，怎会有如此娇媚的面容呢？突然有一天，赞比亚的树开花了，出乎我的意料，时间竟不是在气爽风柔的雨季，而是在干旱了六个月以后，似乎来年空气都能燃烧的最热的旱季。那原先藏在绿叶下的花蕊，成千上万的一齐改天换地般冒了出来，将天空染成了红色。一朵朵花像英雄一样挺立着，绽放自己的光彩，不开则已，一开则轰轰烈烈，毫不客气、争先恐后地布满整个枝头，各放异彩。花瓣上似乎涂了一层蜡，在烈日下毫不示弱地扬着笑脸，你方开罢我登场，花期长达一月有余。树上树下一层层的红，那种大手笔的气派，用任何语言形容也不为过，让人感到赞叹，更多的是让人爱怜。

菊花在秋风中绽放，被人们称为"我花开后百花杀"的英雄；蜡梅飞雪迎春，被誉为"报春的使者"；但赞比亚的野树开花是在高大的树木上、在如火如荼的旱季如火如荼地绽放。

莫西奥图尼亚瀑布游记

中国援赞比亚第 12、13、14、15 批医疗队　李彦伟

　　我们一行人驱车从赞比亚首都卢萨卡向南行驶 500 公里，历经约五个小时的车程，就到了赞比亚著名的旅游城市马兰巴（旧称"利文斯敦"）。世界著名的莫西奥图尼亚瀑布（又称维多利亚瀑布）就位于这座小城的城南 10 公里处。

　　莫西奥图尼亚瀑布是世界第二大瀑布，位于非洲南部最长河流——赞比西河的转折处。瀑布宽 1700 多米，最大落差达 108 米。瀑布跨赞比亚、津巴布韦两国边界。每年的 3 ~ 5 月，正值赞比西河丰水期间，瀑布飞泻而下，撞击谷底，发出雷鸣般的巨响。浪花和水雾腾空而起，弥漫空中，高达数百米，形成柱状烟云，在阳光的照耀下变幻为七色彩虹，当空高挂，十几公里以外即可看到，甚为壮观。赞比亚人所称的"莫西奥图尼亚"，意为"雷霆之雾"。1851 年，英国传教士到此，惊叹瀑布的壮观与神奇，以当时英国维多利亚女王的名字命名为"维多利亚"瀑布。赞比亚人民当然不喜欢这个带有殖民色彩的名字。所以，当地人仍称其为莫西奥图尼亚瀑布。赞比亚人很喜欢喝以瀑布为商标的"莫西"牌啤酒，清凉甘爽、沁人心脾，味道确实非同一般。

　　瀑布之源的赞比西河是非洲南部最长的河流，发源于赞比亚、安哥拉和刚果三国交界的地区。赞比西河的源头流经安哥拉，汇集了多条支流后，沿赞比亚西部穿过崇山峻岭蜿蜒向南，到达赞比亚和纳米比亚边界，转而向东到中游丘陵地带，水势趋缓。可平缓的河床在此地突然出现断裂，在赞比西河中游形成了一个宽达数千

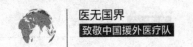

米的巨大裂谷，将赞比西河拦腰截断，仿佛大地垂涎于赞比西河的甘露，咧开了大嘴来吮吸这美妙的琼浆。赞比西河像是一位羞涩的少女，悄悄地流淌在静谧的崇山峻岭之中。但一到大裂谷，就立刻变成了一群威猛的非洲勇士，狮子般地咆哮着、怒吼着，冲向了谷底，哪怕粉身碎骨，也要撕咬那些扰乱这里平静的敌人。

　　莫西奥图尼亚瀑布中心对面的岩石上，是观赏瀑布的最佳位置。要到达此地，必须经过一座叫"刀刃"的小桥。小桥为钢结构，只有十几米长，像一把利刃架在峡谷之间。在丰水期，这座小桥完全被浪花和水雾裹胁。在这里，雨伞、雨衣毫无用武之地，因为细密的水珠会随着轻风从各个方位袭来，无论你如何包裹自己，只要一到桥上就会融入水雾里，浑身上下、里里外外都会被淋得透湿。每年的11月份前后，属于瀑布的枯水期。此时的瀑布则由无数条像素带似的水柱构成。素带垂挂在裂谷上，掩映在彩虹之中，依稀似仙女浣洗的霓裳。欣赏莫西奥图尼亚瀑布，我还是喜欢在3～5月份的丰水期期间。此时，在瀑布对面的峡谷上，由于水雾和空气的作用，形成了奇特的气象小环境：璀璨的阳光下，小雨阵阵袭来，雨点像粒粒珍珠，围绕在身边盘旋。七色的彩虹在身边时隐时现，仿佛置身于琼瑶仙境。四周的草木因水汽的滋润，郁郁葱葱、纤尘不染。蓦然回首，瀑布如一面悬挂在苍穹之上的巨大白练，从天而降、随风飘展、扑簌摇曳、变化万千。我凝视着这奔腾的巨大白练，突然产生了神奇的视觉效果：脚下的岩石开始升腾，托起我一直向云霄冲去；周围的一切，水雾、树木、岩石、大地，箭一般地自我脚下离我而去，越来越远、越来越小，只有那从天而降、奔腾不歇的瀑布，伴着雷鸣般的巨响，充斥着我全部的感官。当地人说，莫西奥图尼亚瀑布是有灵性的。尤其是当你站在瀑布对面的岩石上，距瀑布仅有十几米之遥，对着瀑布中心，闭目倾听，在震撼心灵的轰鸣声中，她仿佛在喃喃地向你诉说着赞比西河沿途汇集的无数神秘故事。她为善良者祈祷，对邪恶者咆哮。她的激流、她的轰鸣、她的云雾、她的彩虹，时刻都在显示着她那无与伦比的力量和美丽。她以她全部的激情和魅力，力求将你的一切都渲染。

　　与莫西奥图尼亚瀑布近距离接触，面对着她那俊美的身姿，在雷鸣般的巨吼之中，凝思遐想。啊！是你，我感受到你了，莫西奥图尼亚瀑布。跟随着你的震颤，呼吸着你那湿润的气息，体验着你的清爽，被你的激情渲染。啊！我听到你了，听到了在那天籁之中，分明是有人在向我呼唤：来吧，朋友，为什么还要愁眉不展，让我为你洗刷掉所有的烦恼与忧愁吧！啊！赞比西河，你默默地流淌着，从远古流到今天，从高山淌到平原，你经历了太多的世事沧桑，你见证了无数的人间苦难。到此，你终于有了发言权。莫西奥图尼亚瀑布，你诉说吧，你怒吼吧，你宣泄吧！你有不可剥夺的权利来做这一切，从过去，直到永远！我感叹大自然的神奇造化，也羡慕非洲人民拥有的美好。在她——莫西奥图尼亚瀑布面前，我的身心同时净化，我的灵魂达到超然，禁不住"长言之，嗟叹之，手之舞之，足之蹈之"。我陶醉了：我是谁，在哪里，天上还是人间？

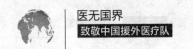

在赞比亚看云

中国援赞比亚第 15 批医疗队　付惠敏

　　日子匆匆地从指缝中流过，不经意间，我到赞比亚已经七月有余，每日忙碌于医院、患者和一些琐碎事务中，很少有闲情逸致坐下来欣赏风景，终于得闲一日，漫步于乡间土路，品味异国的空气，在一处空地坐下来，猛地发现赞比亚的云真的很美。

　　极目远方，天与地相接，真的是"天似穹庐，笼盖四野"。天空一片碧蓝，离你很近，好像触手可及，有一种天低云近的感觉。而云儿变换着身形，千姿百态，用"云海"这个词来形容真是贴切。茫茫云海一望无际，飘荡在蔚蓝的天空中，一层一层，绵延起伏，像漂在海上的冰山，又似大海波涛，风起云涌，堆出千层浪花，然后匆匆地飘向远方。慢慢地，从远处又溜过来几朵白云，像一叶叶洁白的风帆，在湛蓝悠远的天空逍遥自在地遨游。那一片片洁白的云彩，飘着、飘着，慢慢地被风儿扯成一丝丝、一缕缕，然后又渐渐地化进了蓝天里面。而远处又有疏疏落落的团团白云，好像全都凝固了似的，映着明媚的阳光，像银子一般耀眼。

　　我目不转睛地望着天边的云彩，看着它们翻滚、变换，它们是轻盈的、流动的，在空中翩翩起舞，似乎是在微笑，又似乎是微醺的神态。偶尔从天边飘过来的淡淡白云，像是神仙画家从天庭跑过，信手运笔，轻轻抹在碧空之上；又像从别的仙境飘来的片片银色的羽毛，若飞、若停，吸之若来、呼之若去。

　　无数雪白的云团聚集在远处，云块轻轻地碰撞着、挤压着、推拥着，缓慢而又柔和地翻腾、起伏，无声无息地向这里涌来……不多一会儿，我视野所及的世界，全部被那一片奇妙的海洋淹没了。松软的棉絮堆砌出洁白的玉如意、懒散的大象、肥肥的大脚丫、耸立的山峦楼榭、峥嵘的巨石怪兽。我陶醉在这静美的仙境之中。这时，太阳迸发出巨大的光芒，透过厚厚的云层，迸射出明亮的光柱，折射出五彩的颜色，给云儿染上了金色、红色、粉色，让天空一下子变得五彩斑斓起来。很快，所有的云儿都累了、倦了，慢慢地闲了下来，或浓或淡，像极了一副精致的水墨画，静静地挂在天边。而天空是一片纯净的蓝，这时候只觉得心也融化在了这静谧的美景里。

留恋地看着天上的云卷云舒，它们自由自在、快乐美妙，映衬着碧蓝如洗的天空；他们缓如闲庭信步，急如匆匆过客。看着白云匆匆飞向远方，好羡慕它们啊，真想叫它们停下来，帮我带去对祖国的思念、对亲人的祝福。恍惚间，我身轻如燕，乘上白云飞回了家乡、飞回了祖国……

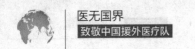

自然赞比亚

中国援赞比亚第 18 批医疗队

2016 年 7 月 5 日，周二，晴。

卢萨卡，赞比亚的首都，是全国的政治、经济、文化中心，区域面积相当于国内比较发达的县级城市。这里是名副其实的"花园中的城市"，绿树掩映、花团锦簇、碧空如洗、空气清新。城市里透露出还算繁华的气息，但少有人头攒动的景象，见不到高楼林立的水泥森林，只有满目的绿色让你心旷神怡。草坪亲吻着泥土，水塘倒映着彩云；五颜六色的鲜花在阳光下绚丽地绽放；千姿百态的灌木随其野性张扬地生长；年迈的古树用硕大的绿荫过滤着城市尘埃；无际的原野风吹草低，甜润着城市的空气。

这几天是赞比亚的独立日假期，华侨华人总会莫副会长邀请在卢萨卡的医疗队队员到郊外的一家农场野炊。中国人将其称为"轮胎农场"，因门前竖着一个巨大的轮胎而得名。

农场占地 260 多平方公里，"与其说是农场，不如称其为自然保护区，里面见不到任何种植的农作物，生的、长的、跑的、养的，全是自然的东西"，莫副会长的介绍陡然间吊起了大家伙儿的胃口和好奇心。

汽车进入大门便颠簸在旱季是"扬灰"路、雨季是"水泥"路的不宽的道路上，路两边灌木丛生、野草茂密，给人一种惊惧、神秘的感觉。来到农场中心地带，农场主很热情地给我们打招呼。偌大一个农场，他们的活动场所方圆不到 200

米，小草坪中间种植着一颗棕榈树和几株奇花异草，队员们纷纷在这里合影留念；不大的游泳池被池底的颜料映照得湛蓝湛蓝，几个非洲小朋友正在里面嬉戏打闹；大斜坡造型的房屋是个独具特色的酒吧，房梁上悬挂着各国的钱币；酒吧旁边幼儿园的老师们带着小学生在唱歌、做游戏；酒吧对面设置了几个烧烤炉，几个工作人员正忙活着点燃木炭，准备制作老莫夫人昨夜提前腌制的美味佳肴。今天是我们医疗队和军医组的第一次联谊活动，老莫很用心，用特流利的英语和农场主欢快地交谈安排着，"外国人就是懂得生活，自己住着庄园，还要出远门到其他地方去度假"，老莫感叹着，我们羡慕着。

队里的几个小伙子和军医组的队员在岗坡下的草地上踢起了足球，"五朵金花"在不远处的几个轮胎上各显其能，摆出各种造型，拍下这浪漫的青春记忆。天然池塘的水面很宽，老莫放下几个海竿，就另寻逍遥去了，我们的乡长戴顶遮阳帽执着地在投食、放线、收竿。一个上午大家伙聊得眉飞色舞，玩得不亦乐乎。午餐美食自不必说，我们还享用了栾会长和莫家二公子的生日蛋糕。

下午队员们坐车，由老莫夫人带着我们穿越农场，领略自然风光。茂密的森林、厚厚的草场，汽车驶过，尘土飞扬。我们闭上眼睛就像电影蒙太奇一样虚幻，睁开双眼发现这里竟有一片陌生的自然的天堂：梅花鹿在林间穿梭，乖巧地舔吮着树干上的青苔；野牛静卧在地上，悠闲地反刍着胃内饱享的食物；珍珠鸡咯咯叫着，欢快地追逐着飞舞的昆虫；蜂鸟来去匆匆，时隐时现在姹紫嫣红的百花丛中。好一幅如诗如画的美丽景象！随后，我们又观赏了在这里圈养的几头狮子，其中一公一母两只白狮子极其珍贵。非洲雄狮不吼则已，一吼如雷贯耳、惊天动地。

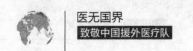

月亮湾里的笑声

中国援厄立特里亚第 5 批医疗队　尤国庆

　　傍晚时分，我们从邯郸中材驻地驱车十分钟就到了海边。漫漫海滩上稀疏地生长着红树林，一眼望不到边。我们停车的地方位于一个漂亮的小海湾旁。西边是厄立特里亚海军的军营，从那里依稀可以看到一点海港城市马萨瓦的身影。东边是一处伸向海里的高地，上面有一座废弃的灯塔。整个海湾就处在两个小半岛的臂弯里，长大约有 2 公里，浅浅地好像一弯新月。我私下里把她称作月亮湾。

　　岸边宽约 50 米的沙滩上，一字排开地停着五六艘小机动船。湾里海面比较平静，海底很平坦、平缓。踩着细细柔柔的乳黄色沙子，走进海里一两百米，海水才到齐胸深。岸边的沙滩铺满乳黄色的细沙子，平整得像是柔软的绸缎，赤足走在上面有种说不出来的惬意。我在留下一串漂亮脚印的同时，又为破坏了她的绸面而产生一丝丝歉疚。可能是时间上赶巧了，我发现好像整个海滩都在移动。原来是密密麻麻的寄居蟹们在搬家似地背着壳向岸上爬，还向着同一个方向，那情景让你有一点点震撼。我至今不明白它们大规模"迁徙"的原因。

　　清澈的海水里，不时可以看到小鱼在你的身旁、脚边悠闲地游动。一次，偶然望到远处一个庞大的、蓝褐色的身影跃出了海面，让你怀疑是不是看到了海豚。也有一些小鱼，不时地跃出海面，好像在欢迎你的到来。蓝蓝的天空里，点缀着几朵雪白的云彩，海鸥及其他不知名的海鸟在自由自在地飞翔，令月亮湾看起来那样安静而祥和。

　　置身于这一泓蔚蓝色的碧波中，使人能够忘记人世间的一切烦恼和忧愁，尽情地戏水玩耍。人们亮出十八般技艺，有仰泳、蛙泳、蝶泳、自由泳以及狗刨和各种奇怪的泳姿。你看，那边还有义务教练，那是厄立特里亚海军的朋友们来了。邯郸中材的工程技术人员在日常的工作、生活交往中，与当地人和当地海军结下了深厚的友谊。你听，英语夹杂着当地提格雷尼亚语，不太流畅的交流中，教与学在有条不紊地进行着。偶尔的小误会带来的是会意的笑声，友谊在不断地建立、加深。

　　邯郸中材工地上养着一黄一白两只狗，它们是从中水公司抱来的一窝小狗仔，整天的嬉戏中形成了形影不离的关系。虽然是两只公狗，可总是见到它们出双入对。每次到月亮湾去，常常看到它们一左一右或一前一后地追逐车队奔跑的雄姿。"马萨瓦！马萨瓦！"小刘工程师在海里叫着一只狗的名字，它们两个在沙滩上急得团团乱转，上蹿下跳、坐卧不宁；"马萨瓦！马萨瓦！"当大家一起叫的时候，它们终于忍不住跃入了海里，并肩游向了我们。它们之间始终保持着只有不到20厘米的距离，想分开它们可不是一件容易的事。如果你抱着一只走向海里，那另一只一定跟随在你的左右，直到你放开了，它们再并肩游向岸边。每当这个时候，月亮湾的上空总是回荡着欢快的笑声。笑声里，人们赶走了一天的疲劳；笑声里，人们驱走了马萨瓦的酷暑；笑声里，人们忘记了生活的清苦；笑声里，人们暂时忘却了眷眷思乡之情。

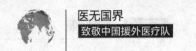
高天上的流云、小水库

中国援厄立特里亚第 5 批医疗队　尤国庆

高天上的流云

"危楼高百尺，手可摘星辰。不敢高声语，恐惊天上人。"阿斯马拉的天空，清澈通透，蔚蓝鲜亮，白云漂浮在你的头顶，云脚特别地低，宛若腾云驾雾。夜晚，星星特别地多、特别地大，瞪着眼直视着你，或是调皮地眨着眼和你捉迷藏，让人怀疑能否伸手摘下做成一串项链，送给爱人一个惊喜。

高原的空气仿佛一直在流淌，尤其是早晨和傍晚，或急或慢、或疾或徐的风，拨弄着、撕扯着、鼓动着或低或高的云。风以天空作为它的舞台和银幕，太阳、月亮、星星为背景，同时还请它们做灯光师，与七彩的云霞一起为你幻变出各种动物、人物甚至故事。雨季，黑云压城，在兴风作浪的暴风骤雨给万物带来雨水之后，斜风细雨中再给春城戴上一条彩虹做的美丽项链，为清晨、傍晚的阿斯马拉披上五彩变幻的云霞做的披肩。

节假日，我常驾车前去通往马萨瓦的路上，寻一处山顶或山腰旁的茶水吧，煮一壶咖啡，品一杯柠檬红茶，探十八盘的曲折，观云蒸霞蔚、风云际会，辨识卷积云、片积云、积雨云，远眺山头的云帽，下瞰山腰的云纱。有时，我还会与同伴斗一斗地主，下几盘手谈，坐看云起云涌，让人无限留恋。

小雨季和雨季来临的时候，阿斯马拉的天空异常多姿多彩。高原的云脚特别地低，仿佛只要登上市中心宏伟的大教堂的钟塔，就可以挽下一朵洁白的云彩做你的棉被，扯下一段绚丽的彩霞做你的霓裳。

年初傍晚时分，随着日光的暗淡消失，上升气流的减弱，云渐渐地降低，一会儿就到了树梢，再一会儿就到了你的身边。云浮在树梢上，像玉又似玛瑙，让人有把玩的冲动。风清月明中，云漫过原野、浸过树梢，暗淡的光影中，春城化为一幅水墨画。一会儿的工夫，天边的云就来到身边，让你仿佛置身云雾缭绕的仙境。它漫过树林、建筑，飘过你的身旁，没过你的头顶，浸透你的周身。周围的景物，时隐时现，这一刻，树朦胧、月朦胧、人朦胧，感觉自己幻化成了一个琥珀人。

小水库

小水库位于阿斯马拉西北方，距我们医疗队驻地 10 公里。它是在洼地筑起水坝拦截雨水形成水库，是阿斯马拉的另一个水缸。

小水库仅仅有郑州西流湖的 1/4 大。水库周围是树林和灌木丛。水库中野鸭子成群结队，不时有大的水鸟从水面上飞过。站在高处看去，在荒凉的野外，小水库就像一片绿洲，在茫茫沙丘中透出一片生机。这是我在阿斯马拉看到的最美的地方了。

聪明的厄立特里亚人在此修建了茶屋，或叫作茶水吧，还修了停车场。一个巨大的咖啡壶雕塑立在北面的屋山头。茶屋内和门廊上摆上桌椅，供人们喝茶赏景。湖边修建了一排排各种各样的小亭子，有的亭子建在小树林内。茶屋的老板看样子很有园林建筑美学的知识和园林艺术技巧。有些亭子是一些藤类植物裹起来的小屋，中间一张小桌子，四周一圈长条铁椅子，坐在里面打牌、喝茶、聊天非常隐蔽，既晒不到太阳也不被雨淋。

一张桌子、一把椅子、一杯茶，你坐在茶屋的门廊上望着这沙丘中的绿洲，碧绿的水面周围环绕着苍翠的林木，令人赏心悦目。一个字——爽。

小水库的茶屋平时很冷清，每到周末才热闹，野炊的学生成群结队来此游玩一番。每个周日，婚礼队伍也来此拍照留念。他们有的坐在亭子里，有的铺上毯子坐在草地上，支起小煤油炉、煮上咖啡、播放录音机里的当地音乐，边吃、边喝、边唱。沙丘中的这片绿洲一片生机。

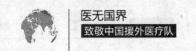

　　婚礼队伍沿着小路上到水坝上，一群亲朋好友簇拥着新郎、新娘，拿捏着各种姿势拍照留念。拍照后，新娘在草地上支起炉灶为客人们煮咖啡。阳光透过树丛，炉灶的烟雾弥漫在四周，朦朦胧胧之中新娘的轮廓映入眼帘，姿势极美，像仙女下凡。此时，你会忘了这是在沙丘之中，还以为是在天堂。

　　每个周末我们都来此打牌，欣赏着沙丘中的绿洲，品尝卡布奇湾的芳香，观看当地人婚礼的热闹。这能消除一周的劳累，令你忘却在异国他乡的孤独。在这里，有一群热爱生活的人。虽然他们很穷，但是他们追求生活质量的内涵不比物质丰富的中国人差。

红海观日出

中国援厄立特里亚第 8 批医疗队　胡宏阁

2013 年国庆节，大家相约去看红海，晚上我们就住在海边的小草屋里。

清晨不到 6 点，小鸟的喧闹声吵醒了我。在东非高原住了四个月，每天都是在缺氧的状态下度过。今天终于来到了天然氧吧，大家都觉得神清气爽。

推开房门，前面 200 米就是蓝色的大海。咆哮了一夜的红海，现在变得温柔了，也许她是累了。

放眼望去，海面上还漂浮着一轮残月，像小孩吃剩下的蛋糕，更像是银钩，好似哪位不知疲倦的神仙还在钓鱼。

清晨的海风、清澈的海水、翱翔的海鸟、朦胧的残月、松软的沙滩、忙碌的小蟹、沁人心脾的花香……这一切真是太美了！

等我再次走出房门，银钩快要掉进大海了，真可惜。这时，很远的东方渐渐亮了起来，虽然是海天一色，但此刻已经能分清哪部分是天、哪部分是海了。蓝天色淡，大海色浓，天幕静垂，海水涌动。

忽然，大海里好像突然射出了几道光芒。难道是太阳要出来换班了？等我回过神，"银钩"已经掉进红海里去了，海平面尽头放射出了万道红色光芒，染红了海面上的云朵。海上日出，这还是我一生中第一次看到，我连眼睛都不舍得眨一下，害怕错过最美丽的景色。我在期盼着，但是太阳却不着急，也许还没有梳妆好，像一个新娘，云朵像是迎亲的队伍，在列队等候。

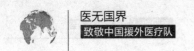
"出来了!"不知是谁喊了起来。大家在期盼着、议论着,有的已经架好了相机。观日出是不能左顾右盼的。这不,刚转过头说了两句话,太阳已经露出了端庄、温和的面颊。接下来好像有一个神秘的大手用力托了一下,大半个火球漂在了海面。

只是还没来得及欣赏完她的面颊,害羞的新娘又急忙拉起头顶的云纱去遮盖她的脸庞,把自己藏在了白色的纱幔里。但白纱太稀薄了,难以完全遮盖她的脸庞,欲盖还露,白纱半遮面,愈加显得高贵和美丽。

这时,海滩上已经聚集了二十多个中国人,他们不仅要欣赏日出,还要到红海游泳。既然太阳躲进了云里,我们就一边游泳、一边等待。海水一点儿都不凉,清澈见底。没来得及回到大海深处的小鱼,急忙往回赶。不小心挡住了它们的去路,它们就直接往你身上撞。太阳的霞光透过云层射到海面上,泛起了粼粼波光,跃出海面的鱼儿也被染成了红色;海风中,海鸟迎着霞光飞翔。这眼前的美景让人陶醉。

三三两两地,当地人也来到了海滩上。有一个厄立特里亚小伙子觉得自己的游泳本领高,要和我们比试一下。队友里有好几个游泳健将,一个来回的比赛,这个小伙子就认输了。但是他又提出来比另外一个项目,手脚不动让自己躺在海底,他很轻松地做到了,并且还在海底静静地待了两分钟。我们几个试了好几次都不成功,甚至有人帮忙往下压,也沉不到海底,只好认输。

远处,一对满头银发的老人,相互扶携着走在海滩上;一位年轻的妈妈带着一个可爱的小孩在浅水区玩耍。这种温馨的场面让我感动,让我禁不住地想起自己的家人。

突然,身上灼热的感觉唤醒了仿佛在梦幻中的我。在红海,早上8点的太阳能比得上家乡中午的太阳,照在身上火辣辣的。我们只好恋恋不舍地离开了大海。

我眼中的阿斯马拉

中国援厄立特里亚第 8 批医疗队　朱帅杰

阿斯马拉，一座质朴得接近凝固的小城，就像时光一样古老。可谁还会记起，它曾经像明天一样年轻……

阿斯马拉是厄立特里亚的首都，位于哈马森高原之上，海拔约 2400 米，年平均气温在 17℃上下。1889 年，阿斯马拉曾被意大利占领，1897 年后逐渐建成一座新兴城市。阿斯马拉是厄立特里亚最大的城市，也是全国的政治、经济和文化中心，人口 40 余万。在提格雷尼亚语中，阿斯马拉有"丰收、和谐、喜悦"的多重含义。阿斯马拉虽然与号称"世界火炉"之称的喀土穆同处在北回归线与赤道之间的北纬 15°线上，但由于地势较高，因此气候非但不炎热，反而四季如春、凉爽宜人。

阿斯马拉市由老城区和新城区组成，老城区位于城市中心，东西长约 2.3 公里，南北尚不足 2 公里，沿丘陵地形而建，两条主街横贯全城。有名的景点、有纪念意义的历史建筑、商店、电影院和政府机构等公共设施都在老城区。环绕着老城区发展起来的则是新城区，这些新城区大都是居民住宅。

初到阿斯马拉，常常会使人产生错觉，仿佛穿越了时光的隧道，重回到几十年前，生活仍然停留在过去：没有鳞次栉比的高楼大厦，没有铺天盖地的广告霓虹，更没有灯红酒绿的酒吧饭店。阿斯马拉城市虽小，但保持着质朴整洁的面目，犹如不着铅华、素面朝天的清秀佳丽，美而不艳、媚而不俗，虽历经风吹雨打，但仍不

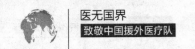

失俊秀娇美的本性。住在这里的人们心地善良、热情乐观，每天安详自得地劳动和生活着，固守着心中的率真。这里民风淳朴，真的可以夜不闭户、路不拾遗，恍如世外桃源，人们"不知有汉，无论魏晋"。

在阿斯马拉居住将近两年，我发现这座城市虽然不大，却有着鲜明的个性和不俗的风格，总结其特点归纳起来主要是"五多"。

一是宗教建筑多。阿斯马拉市内林立着大大小小、为数众多的各式各样的教堂和清真寺。根据我手里厄立特里亚官方 2003 年出版的阿斯马拉地图，仅标注出的教堂就有 20 座、清真寺则有 16 座，它们都星罗棋布地分布在面积不大的城区中。位于市中心哈内大街上的圣玛丽天主教堂，始建于 1922 年，至今已有近百年的历史，其高耸的哥特式钟塔楼是阿斯马拉的标志性建筑。在它的东北方向不到 500 米，就是阿斯马拉市大清真寺，由此再向东北方向不到 400 米的山坡上，就是玛丽亚东正教教堂。

二是欧式洋房多。阿斯马拉市内很少有高层的现代建筑，大多为四层以下的老式西洋建筑。稍富裕一些的人家还拥有独立完整的私人院落。由于受意大利殖民统治影响，整个城市的风格颇似意大利南方的小城。据说它很像西西里岛，并有"小罗马"的美称。从建筑风貌和维护程度上可以看得出，这些比比皆是的欧式洋房大都颇有年头。由于久经风雨，不少房子表面的墙皮已被侵蚀剥落，露出里面的白灰和红砖，而且也看不出有曾经维修和保养的迹象，虽然破旧不堪，仍不失其别致的韵味，将阿斯马拉装点得端庄古朴而又不失典雅妩媚。

三是老式汽车多。在阿斯马拉的街头，可以看到很多各式各样的老式汽车。这些老式汽车，虽然年代久远，漆身斑驳陆离，噪音很大，并且像墨鱼一样排放出浓浓的黑烟，但这些"超期服役"的老爷车却依然在阿斯马拉的大街小巷中疾速奔驰、往来穿梭，不惜体力忘我地发挥着余热。

四是会英语的人多。从 1941 年至 1952 年，厄立特里亚曾经受英国托管。受此影响，在阿斯马拉，上至白发苍苍的耄耋老人，下到背着书包、行走在路上的小学生，甚至是超市里的服务生，都可以讲一口流利的英语。这也从一个侧面反映出阿斯马拉人的平均受教育程度较高。

五是花草树木多。在阿斯马拉的主要街道两旁，婆婆娑娑地矗立着枝干粗壮的棕榈树，从树冠上垂落下硕大的叶子，极富异国情调。在小区里，我还见到了七八米高的仙人掌，随随便便地长在楼房外的空地上，不见有人护理，自生自灭。仙人掌肉质肥厚的叶片边缘结出一颗颗如杏一般大小、碧绿色的仙人果，诱惑着我总想一尝为快。当地人虽然大都清贫，但嗜洁如癖，家家户户的室内外都打扫得干干净净、一尘不染。门前墙边见缝插针，遍栽鲜花藤蔓。居民的庭院门口、街心的咖啡店中到处都可见一簇簇怒放的紫槿花和三角梅，密密匝匝地开着，五彩缤纷，姹紫嫣红，花团似锦，让人感到阿斯马拉是一座名副其实的美丽花城。

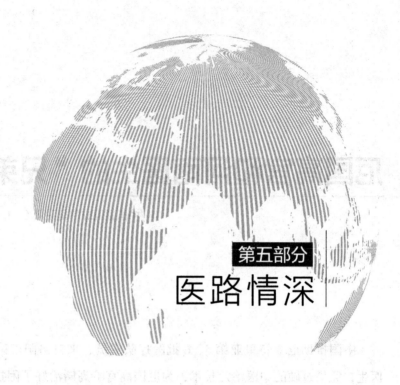

第五部分
医路情深

>> **题记**

医技架桥梁，真情传友谊。援非医疗队员们以精湛的医疗技术、良好的医德医风、无私奉献的精神与受援国人民建立了深厚的友谊，被称为民间"大使"。任岁月流逝，中国人民和各受援国人民之间的友谊源远流长、历久弥坚。

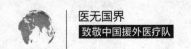

厄国高官和河南医生的"兄弟情"

中国援厄立特里亚第 5、6 批医疗队 《洛阳晚报》

中国援助厄立特里亚第 5、6 批医疗队成员、来自洛阳市第一中医院的孙素明医生，凭借过硬的中医治疗技术，为厄国高官哈高斯治好了困扰他多年、在欧美几个国家做手术也没能根治的肩周炎和腰椎间盘突出。孙素明的医术和人品深深地打动了哈高斯。哈高斯称他是自己"最好的朋友"。

每次见面都用"洛阳普通话"打招呼

"嗨！孙，你吃了吗？"

"吃过了，你呢？"

"哈哈，我也吃过了！"

15 日晚上 7 点，中国援厄立特里亚医疗队成员、来自洛阳第一中医院的孙素明医生像往常一样，走进厄国政治局常委哈高斯先生在首都阿斯马拉的家。按老规矩，哈高斯先生一见孙素明，就按照洛阳人的习惯，用"洛阳普通话"和他亲热地打招呼。

在孙素明为哈高斯先生治病一年半的时间里，哈高斯先生向孙素明学了一些"洛阳普通话"，还让孙素明用英语拼出这些洛阳话的"标准发音"，输进手机里。洛阳式问候之后，两人相视而笑，按厄国习惯行"撞肩礼"（俩人右手相握，右肩连撞三下）。

"这是孙医生，我的好'兄弟'，一位非常神奇的中国医生。"哈高斯先生笑着向在座的部长级官员介绍孙素明。

其实，不用哈高斯介绍，这些官员都认识孙素明，早已笑着站起来让座。只要哈高斯不出国访问，孙素明每周周五、周六、周日的下午或晚上，雷打不动地到哈高斯先生家里给他拔火罐、做保健按摩，每次一个小时左右。

厄国政坛风云人物结识河南医生

厄立特里亚最高领导机构是中央委员会，由执行委员会代行职责。执行委员会的核心是政治局，哈高斯先生在政治局五名常委中排名仅次于伊萨亚斯总统，主管全国的经济工作。

2007 年 1 月，作为中国援厄立特里亚第 5 批医疗队的成员，孙素明来到"阿斯马拉理疗中心"，凭借过硬的针灸、按摩技术，经常给厄国名流、政要看病，在该国举办"中国传统中医和针灸讲座"，给厄总统夫人萨芭·海露讲解中医食疗，声名鹊起。2008 年 4 月，厄国家电视台、国家电台和最大的报纸——《新厄立特里亚报》用提格雷尼亚语、英语和阿拉伯语三种语言，对孙素明的医术、医德进行了集中报道，社会各阶层的人都知道了"Dr. Sun（孙医生）"。

哈高斯先生患有严重的肩周炎和腰椎间盘突出，2001 年曾在意大利动过手术，但效果不理想。2007 年下半年，他疼痛加剧、夜不能寐，曾多次到美国、意大利请欧美专家动手术，效果都不明显。2008 年 2 月，中国驻厄大使舒展在宴请哈高斯先生时，得知他的病情，向他推荐了孙素明，称赞孙素明"'弹无虚发'，我推荐一个（患者），他就治好一个"。

河南医生的医术、医德打动了厄国高官

当晚，孙素明来到哈高斯先生官邸。哈高斯先生风度翩翩但身材较胖，给人的第一印象常常是"不怒自威"，其实他和蔼可亲，说话也很幽默。孙素明称赞哈高斯先生是"great man"（伟人）。他哈哈一笑说："您指的是体重吗？"

孙素明和哈高斯直接用英语交流。孙提出治疗方案，用针灸加推拿，结合适度的肩部锻炼。哈高斯起初还有点半信半疑。

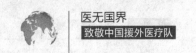

中医治疗是一个长期的过程，此后孙素明每周的周五、周六、周日都到哈高斯家给他治疗。半个月后，哈高斯的病情明显好转，肩部可以自由活动，晚上睡觉也安稳了。三个月后，哈高斯痊愈，而且没有复发过，他非常高兴，特意提出要请孙素明吃饭。孙素明向大使馆请示，大使很高兴，因为哈高斯在该国位高权重，很少请人吃饭，别人想请他吃饭一般也请不动。

随后，在阿斯马拉最高档的凯伦饭店，哈高斯请孙素明吃意大利菜，两人一边喝酒一边用英语聊天，越聊越投机。哈高斯真诚地说："孙素明，我一直在观察你，你不但医术高超，而且为人真诚，我希望交你这个朋友。"原来，哈高斯曾提出让自己的司机接送孙素明，但孙婉言谢绝，每次都是自己开车去；别人见了哈高斯，都求他办事，孙却只管治病，从来不求他办什么事。哈高斯为此送给医疗队一辆"陆地巡洋舰"汽车……

孙素明两年的援非工作本已于今年1月结束，但在哈高斯等厄国政府官员和中国大使馆的要求下，孙素明的援非期又被延长了两年。

哈高斯希望到洛阳看牡丹、游龙门

哈高斯一家对孙素明很友好。哈高斯专门托人从英国伦敦买来《英汉大词典》、光盘及英语书籍送给孙素明。阿贝贝思夫人送给孙素明一套男人穿的裙子。孙素明说，该国男人在家里都习惯穿裙子，阿贝贝思夫人送给他的是墨绿色的裙子，很漂亮。

去年7月，孙素明的爱人李红卫、儿子孙梦到厄国探亲。哈高斯非常高兴，专门从繁忙的国务活动中抽出时间，邀请孙素明一家人到他家做客。阿贝贝思夫人亲自下厨，做了厄国特色菜——"英吉拉"（一种类似三明治的夹肉面点）和意大利菜。两家人欢聚一堂，聊得非常开心。

孙素明常常和哈高斯谈起洛阳的牛肉汤、驴肉汤等风味小吃，绘声绘色的描述让哈高斯非常感兴趣。他笑着叮嘱孙素明："厄立特里亚人不准吃驴肉，你要吃就偷偷吃，别让人发现啊！"

在孙素明充满感情的描述下，洛阳牡丹、龙门石窟让哈高斯倍感好奇和新鲜。"我现在太忙了，一旦有时间，我一定和孙素明一起到洛阳去，看牡丹、游龙门，痛痛快快地喝牛肉汤！"哈高斯笑着许下心愿。

师徒情深

中国援厄立特里亚第 7 批医疗队　张金增

雷亚哈是我在援非期间带教的第一位"洋徒弟"。虽然带教时间不长，但是每次回想起我在国外的这段经历，都使我经久难忘。

记得我刚到厄立特里亚奥罗特医院上班的第一天，放射科尤够主任便把雷亚哈这个非洲小伙子介绍给了我。从主任简短的谈话中得知，一来让他跟我这个远道而来的中国影像科专家学习技术，二来可以当我的助手，以便尽快适应工作。

雷亚哈是刚从奥罗特医学院毕业的医学专科生，小伙子长得人高马大，两眼炯炯有神，手脚勤快、头脑灵活，浑身除了牙齿洁白外，其余一黑到底。他每天早早来到我办公室门口，帮我开门、清洁卫生、烧水、泡茶，很讨人喜欢。

每天上午 8 点 30 分过后，他又跑前跑后，把前一天的 X 线片子逐一核对无误后，送到我的诊室。然后站在我旁边，一边当翻译，一边认真学习如何阅片，如何书写影像报告。其实，我们援外医疗队员不仅要给受援国诊治患者，同时，把国内的先进医疗技术带给他们也是我们义不容辞的义务。凭着自己在国内所学的专业知识和丰富的工作经验，我把普通 X 线、CT、MRI 以及超声等影像学知识，毫不保留地传授给了他。雷亚哈不仅干体力活肯吃苦耐劳，而且在学习上更是求知若渴、孜孜不倦。他边看、边听、边做笔记。我经常被他的学习精神所感动。当他遇到不懂的问题时，我便会想方设法给他讲明白。因此，他认为我是他学医路上遇到的最棒的老师。

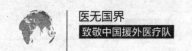

　　时间长了，我们便成了无话不谈的朋友。工作之余，我给他讲我们中国、我们河南的风土人情，以人文教卫生等方面的快速发展。他听后，简直不敢相信，认为中国就是世界上独一无二的最发达、最美丽的国家。他说，以后有机会一定来我们河南郑州参观学习。

　　时光荏苒，转眼半年过去了，他对我的崇拜近乎到了五体投地。为了感谢恩师，当芒果和木瓜熟了的时候，他便逢礼拜天坐车回乡下老家，挑树上最大、最好的果子带来，偷偷放在我办公桌的抽屉里，让我十分感动。事实上，我对"洋学生"付出的劳动，不要求他们给予物质上的回报。他自己的专业技术能在受援国生根发芽、生生不息，才是我最大的心愿。

因中医针灸结缘

中国援厄立特里亚第 1 批医疗队　谢邦军

　　我有幸作为一名中医针灸专家参加了首批中国援厄立特里亚医疗队。初次踏上神秘的非洲大陆，一切都令人感到新奇。其间发生过许多事情，有些随着时间的推移已渐渐淡忘，但有件事情却永远留在了我的记忆之中。

　　一天上午，我和往常一样给患者进行针灸治疗。突然一名 60 多岁的患者捂着腹部，呻吟着来到诊室。经询问病史及初步检查后，我告诉他可能是急性胆绞痛。于是，我一边安慰患者，一边准备给予针刺治疗。此时，患者看着小小的银针，双目充满了疑惑不解的神情。我准确地选择双侧足三里穴，消毒后快速进针。片刻，患者面色苍白、冷汗自出。我马上意识到患者可能是晕针，立刻起针，并将患者安置在床上休息。几分钟后，患者恢复正常，并面带微笑地说："OK，my pain has gone."（太好了，病痛消失了）经交谈，我知道他叫希齐，是一个美籍以色列人，现在在厄国首都大学教生物学。然后他问我："为什么你用针刺在下肢，而我的腹痛却停止了呢？"我告诉他这是中医经络效应。他伸出大拇指，连声说道："Extremely wonderful！"（太神奇了）随后他向我要了一盒毫针作为纪念，并要把这段经历记述在他的自传中广为传播。由此，我们以针为媒成了好朋友。

　　我为自己能为中医在国外发扬光大做出一点点成绩而感到自豪，并深信中医必将走向世界，终将为世人所接受。

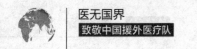

不平常的一天

中国援厄立特里亚第 1 批医疗队　郭秀茹

　　2000 年 3 月某日凌晨，一声清脆的电话铃声把我从思乡的梦中惊醒。我激动地抓起电话，还想着是家人从国内打来的长途，谁知道只听见队长一声令下："快起床，抢救伤员！"我急忙穿衣起床。此时厄卫生部的车已赶到医疗队驻地，大家二话没说都上了车。连日来厄埃战争不断升级，但只是限于边境，伤员已就地医治，而医疗队工作的首都医院还没有体会到战争的硝烟，今天把大家从睡梦中叫起来肯定有紧急的工作要做。果然不出所料，我们刚到医院门口，就看到满院的伤员正被分送到各个病区，有两辆大卡车的伤员还在往下搬送。此时，每名队员都已跑到自己的工作岗位上。我和三名中国外科医生急忙赶到手术室。谁知每个手术间都正在做手术，连走廊的大厅里都躺满了等待做手术的伤员。我们分散到各个手术间，洗手、消毒、上台……做完一个送出手术室继续下一个……中间厄方医护人员劝我们休息一下。但考虑到伤员的生命，我们几位还是什么也没说就又投入到紧张的工作中去了。就这样从早上 7 点到第二天凌晨 2 点，全部伤员才做完手术。手术中间我们只啃了点干面包、喝了点茶水。厄国工作人员及其他国家的医生对中国医护人员的技术及精神连连称道："Chinese excellent！"（中国人，真棒）此时，我们也为自己作为一个中国人而感到自豪。在厄埃战争期间，医疗队的工作要比平时忙上好几倍，可没有一个队员叫一声苦、喊一声累。厄国总统为表彰中国医疗队还亲笔题名颁发给每一位队员"为厄立特里亚人民的健康事业而做出突出贡献"的嘉奖证书。

　　通过参加援外医疗队工作，我深感它伟大意义的所在。医疗队的工作不但为非洲人民的健康做出了贡献，也为中非友谊之花浇水施肥，为中国在世界上产生巨大影响奠定了基础。

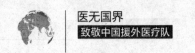

我也聊几句

中国援厄立特里亚第 6 批医疗队　卫中华

我来到厄立特里亚一年了，对厄立特里亚人民产生了深厚的感情。

记得刚到厄立特里亚，由于语言障碍，不敢大胆工作，自己就特意自费请了英语老师，结合自学，加快英语的学习和语言的交流，在语言上狠下功夫，很快投入了角色，展开了工作。

来到厄立特里亚后，我被分配到儿童医院新生儿病房（新生儿病房在国内医生也是不愿去的科室，忙、累、责任大，厄立特里亚也是如此）。工作以来，我虚心向当地医院的医务人员和其他国家的医务人员学习，友好相处，对患者热心、细心、有爱心，想患者所想、急患者所急。新生儿病房工作量大、责任大、患者多，室内温度高、空气不流通，工作又苦又累、又闷又热。上班长时间站立，腰酸腿痛，有时有缺氧虚脱感，但我从未叫苦叫累，出满勤、干满点，从未迟到早退，从未请过病事假，诊疗病人月工作量 300 人次。患者的康复，就是我最大的心愿。

在这里，工作条件差、物质匮乏、生活单调、语言障碍、缺医少药、高原反应等，但我从不后悔，为我是一名援外医疗队队员感到自豪、骄傲和光荣。我们克服了种种困难，履行自己的神圣职责，践行人道主义精神，去完成用国际主义精神救死扶伤的伟大使命，一心为工作、乐于奉献、友好相处，时刻不忘"我是中国人，我是中国医生"。

这一年中，有很多事情使我难以忘却：一次，我正在路上走着，突然有一辆轿车在我面前停下，走下一名当地女士，看着我，拉着我的手，连声说："中国医生，您好！你是我孩子的医生，我的孩子现在很好，非常非常感谢你！"短短的几句话，让我非常感动。虽然我没记住孩子的名字，但孩子的家长却记得我——中国医生。我从内心感谢她，感谢她对我工作的理解、对我工作的认可和肯定。我当时感到，作为一名中国医生的伟大、光荣和为患者解除病痛的幸福和快乐！这也更坚定了我为厄立特里亚人民健康服务的信心和决心。

在新生儿病房，有时可以看到弃婴。记得我管的一个婴儿，体重1.2千克，是一名弃婴，需要护士的护理。有时看到护士工作辛苦忙累，我主动帮助她们喂养。一天天的查房、一天天的治疗、一天天的护理，孩子一天天地胖起来了，长到了2千克。看到孩子康复，我满意地笑了。最难忘的是，当我用奶瓶喂孩子吃奶的时候，护士们说："中国！妈妈！"我听着这声音、这称呼，非常感激。这是我用心治疗、用爱喂养的结果。当地医务人员的理解、高度的评价，又一次对我的工作做出了肯定、支持和鼓励。

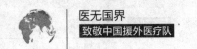

一名中国的非洲朋友

中国援厄立特里亚第 5 批医疗队　夏志锋

2007 年 1 月 14 日，我受国家卫生部派遣远至非洲红海之滨的厄立特里亚，度过了为期两年的援外医疗工作。在这短暂的两年时间里，我们援外医疗队做了大量的工作，也结识了很多热心的非洲朋友。民风淳朴、热情好客的非洲朋友给我留下了深刻的印象，伊萨亚斯就是我认识的最好的朋友之一。

伊萨亚斯是首都阿斯马拉儿童医院的一名普通儿科医生，他的名字伊萨亚斯与总统的名字一样，这是他的骄傲。在当地一喊伊萨亚斯，大家马上站立行注目礼。伊萨亚斯有着棕黑色的皮肤，身高 1.55 米左右，与当地体型高大的非洲人截然不同。但他非常聪明好学，在当地也小有名气，算是个"名医"。他对中国人尤其是中国医生非常友好，常到援外医疗队驻地玩，不仅介绍当地的风土人情，还帮助我们解决了许多工作以及生活上的困难。例如，援外医疗队的兼职司机的临时驾驶证到期了，由于工作繁重延误了换发新证的时间，而且厄方的交通管理部门拒绝再办理驾照。但是我们医疗队每天都要到厄方卫生部、我方驻厄大使馆及经参处等地联系汇报工作，队员们也要定期去市场买菜等，不能开车直接影响到了援外医疗队的工作和生活。他得知这一情况后，积极协调各方关系，帮助我们解决了这一棘手的问题。

伊萨亚斯还经常邀请我们去他家做客，品尝当地原汁原味的咖啡。这种自制的家庭咖啡味道香醇，很好喝。它与外面咖啡店机器酿制的咖啡完全不同，是用一种特制的类似我们砂锅一样的咖啡壶放在一个专用烧炭的炉子上文火熬制而成的。这种咖啡一次只能倒四小杯，所以喝这种家庭咖啡很费时费力，一次约需要四个小时。大家坐在那里聊天，慢慢品尝浓郁、香醇的咖啡，很是享受，有点像中国的茶文化。

伊萨亚斯还经常带我们到当地的水库游玩、钓鱼，使我们的业余生活丰富多彩，忘却了身在异乡的孤独寂寞，忘却了思乡的惆怅。队员们都有点乐不思蜀了。久而久之，当我们一遇到困难就首先会想到伊萨亚斯，有什么烦恼就想到找他倾诉。伊萨亚斯协助我们医疗队完成了许多工作，为我们做了很多事。

伊萨亚斯十分向往中国、向往中国的文化，希望中国繁荣富强，也希望有朝一日能到中国来参观学习。他还有一本英文版的《毛泽东语录》，这是他引以为豪的藏品。后来我们才知道，厄立特里亚许多人对中国有深厚的感情，他们说厄立特里亚与中国是兄弟。厄立特里亚总统就曾在我国南京军事学院学习毛主席的军事思想，回国后领导厄立特里亚人民经过艰苦的斗争和拼搏才使厄立特里亚获得了独立。因此，很多厄立特里亚人都崇拜毛主席，也以拥有毛主席的著作为荣。

当我们圆满完成援外任务返国时，伊萨亚斯为我们饯行并合影留念，还请我们喝了中国的茅台酒。这是他珍藏多年的东西，平时一直舍不得喝，在看到我们大家即将离开厄立特里亚返国时，慷慨地拿出来为我们送行，大家都十分感动。后来大家将我们一些剩余的生活用品送给了他，以答谢他这些日子对我们援外医疗队的帮助，并热情地邀请他有机会来中国做客。

现在，我在国内仍时常想起伊萨亚斯，想起我们在一起的举杯畅饮、兄弟般的促膝长谈以及热泪盈盈、默默挥手的离别。历历在目的画面，经常在我脑海中闪现。伊萨亚斯不仅是我的朋友，更是中国的朋友。

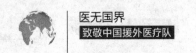
友谊浇灌生命花

——成功实施高难度脊髓肿瘤切除术

中国援厄立特里亚第2批医疗队

　　石学是中国援厄立特里亚第2批医疗队的脑神经外科副主任医师、队长。一天，一位自6岁患病一直躺在床上、上下肢肌力二级、不能行走、失去了生活能力的14岁患者来到医院求治。经过MRI仔细检查，石队长凭借丰富的临床经验认为孩子患的是脊髓肿瘤，长度从第一颈髓至第六颈髓。但厄立特里亚是世界上最贫困的国家之一，医疗条件非常落后。遇到此种病，别说在厄立特里亚，就是国内也要在条件非常好的大医院才能治疗。石队长顾虑重重，夜不能寐。他深知手术即使在显微镜下操作也有难度，在没条件只能用肉眼看着做的情况下风险更大。手术中稍有不慎，孩子就会出现呼吸肌麻痹、中枢性高热、四肢瘫痪等严重并发症，甚至死亡。

　　石队长本着救死扶伤的人道主义精神和高度的责任感，毅然决定先对孩子实施第一颈髓至第一胸腔的脊髓内肿瘤切除手术。在助手的帮助下，他小心地切开脊髓后，发现肿瘤组织与脊髓紧密相连，遍布着供血血管，手术难度很大，一个动作不慎就会导致患者瘫痪甚至危及生命。经过7个小时的手术，手术顺利结束。孩子术后恢复得很好，双上肢很快可以平举、上举，双手握力增加、体力增强。但石队长每次查房，孩子问候他的稚嫩声音和天真无邪的目光深深刺痛了他的心，他决心要让孩子能够站起来。同时，他也知道孩子的肿瘤太长，需要打开的椎管太长，出现的并发症和风险更大。石队长带着一系列的问题和想法向医院的医学博士、院长哥顿做了汇报。院长肯定了石队长的治疗效果和第二次手术方案。于是，他对患者进行了第二次手术。此次手术将上次手术的切口延长至第七胸椎，然后小心地分离、摘除肿瘤，手术非常成功。

手术后，孩子经过功能锻炼，已经可以双手扶杠小步行走了。患者家属激动地说："这是中厄人民友谊创造的奇迹，是中国医生的高超医术使孩子重新站了起来。"

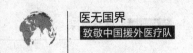

埃塞俄比亚卫生部部长和我握手

中国援埃塞俄比亚第 4 批医疗队　赵德万

亲切地握手，"您好，感谢中国大夫！"

埃塞俄比亚由于大旱三年，疾病广泛传播。1986 年初，中国政府伸出友谊之手，履行国际主义义务，派出医疗队到非洲 2800 米高原上的山城古都"达布拉比汉"的一家非常简陋的小医院为数以万计的非洲人民解除了痛苦。作为眼科医师的我，克服重重困难，自己动手利用小木箱改制成视力表检查箱，利用刮脸刀片代替手术刀做眼科手术，借用学生的米尺代替斜视测量尺。由于眼科药更缺，我就采用中国传统的针灸多次在自己的眼部试针感。小小的银针使 200 余例视神经萎缩等眼疾病患者重见光明。当地市委书记的弟弟视神经萎缩失明 11 年，针灸两个月后重见光明，赠送给我一个蜡烛架感谢中国医生给他带来了光明。一位白内障患者被治愈后重见光明，高兴地逢人便说："中国医生真了不起，我的眼睛亮堂了。"还有一位 30 岁的青年，斜视二十多年，手术矫正后，他对着镜子激动地跳起来，说"光觉"（非常漂亮的意思）"我可以找到爱人了"。另外，我还教会两位当地医生诊治常见眼病和做简单的眼科手术。他们感激地给我留言说我是他们的老师、朋友和兄弟，并说一辈子也忘不了我。我还在业余时间调查当地学生的各种眼病 5000 余例，并教会学生做眼保健操。

两年中，我通过努力，共诊治眼病 2 万余例，做各种眼科手术 1000 余例。埃塞俄比亚卫生部部长两次慰问中国医疗队，他亲切地和我握手并说："您好，感谢中国医生！"使我终生难忘。我常常怀念埃塞俄比亚人民的深厚友谊，并希望以后我骨灰一半撒向大海后，能流到埃塞俄比亚的国土作为永久纪念。

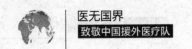

"你们是我们真正的朋友"

——援埃医疗队抢救空难伤员的故事

中国援埃塞俄比亚第9批医疗队　王秋英

光阴似箭，一晃离开了工作、生活730天的"非洲屋脊"——埃塞俄比亚高原已四年有余，我打开记忆的闸门，思绪飞向那万里之遥的红海彼岸……

1996年10月30日中午，一批又一批脸上、身上和四肢被烧伤或骨折后血肉模糊的伤员被送进纳兹雷特市阿达玛医院。由我省派出的第9批医疗队队员们和当地医务人员，立即投入到分秒必争的抢救工作之中！

在离纳兹雷特市20公里的莫乔镇商业中心，当天上午10点20分，埃塞俄比亚空军的一架飞机坠毁，20多个商店和摊位被坠机引起的大火和冲击波烧毁，死伤百余人。中埃两国医务人员以门诊大厅10多条候诊长凳作为抢救现场，给伤员清创、止血、敷药、包扎、输液……没有输液架，两国医务人员就用手臂举起输液袋；担架少，就背、抱、抬着伤员进行运转，整个抢救工作紧张而有序地进行着。

为了抢救伤员，中国医疗队发挥了战斗群体作用。队长指挥并亲自为伤员包扎、用药；下夜班的中国麻醉医生、刚完成手术的中国护士没顾上吃中午饭，都以最快的速度来到手术室；中国外科、妇产科医生为烧伤的重伤员切开静脉进行输液，为严重挤压外伤所致的开放性骨折、粉碎性骨折一个接一个地进行止血、固定、缝合、包扎或截肢术。血水、汗水浸透了他们的内衣、手术衣。在无输血条件下，中国内科、儿科医生对失血过多、处于休克的伤员进行全力抢救、输液、扩容、升压、止血……针灸科医生刚刚为印度驻埃大使夫人进行针灸后，也急忙赶到现场……抢救一直持续到深夜。

这天，共救治了 42 名伤员，在阿达玛院史上是空前的。经过中埃两国医务人员的全力抢救，伤员都得到了妥善治疗，院长菲嘎多热情赞扬中国医疗队员忘我的工作精神，他动情地说："谢谢你们，伤员们也谢谢你们。"埃麻醉师说："中国医生好，你们是我们真正的朋友。"

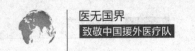

非洲小伙儿的"中国爸爸"

——记中国援埃塞俄比亚第 14 批医疗队程存才

最近几天，一位黑皮肤、卷头发的非洲小伙儿频频出现在平顶山市区曙光街市二院的家属院，他与该院居民程存才亲密出入、形同父子，引起了邻居们的好奇。

这位非洲小伙儿来自埃塞俄比亚，他来平顶山是看望他的"中国爸爸"程存才的。

"父子"情缘源自非洲

程存才是平顶山市胸心外科医疗专家，现任市第四人民医院党委书记。非洲小伙儿名叫阿卜杜，是 2008 年中国政府资助的 20 名埃塞俄比亚留学生之一，目前在广州读大学。

程存才与阿卜杜的"父子"情缘，得从两年前他的援埃经历说起。

2007 年 1 月，中国援埃塞俄比亚第 14 批医疗队赴埃援助，程存才是这支 15 人医疗队的队长。

在随后的两年零两个月的时间里，程存才在埃塞俄比亚首都亚的斯亚贝巴著名的黑狮子医院的外科工作，与该科主任、亚的斯亚贝巴大学教授亚当结下了深厚的友谊。"我们相处得非常融洽，我经常到亚当教授家做客，我教他做手术，他教我说英语。"回忆起援埃经历，程存才脸上溢满了笑意。阿卜杜是亚当教授的小儿子。

在非洲时，程存才就常常见到他。

程存才带领的医疗队以精湛的医术和高尚的医德征服了所援助的埃塞俄比亚医疗机构。埃国卫生部为中国医疗队全体队员颁发了"杰出的医疗援外工作者"奖。2009 年 3 月，程存才该回国了，亚当教授托他关照去中国读书的儿子阿卜杜。程存才也认为自己责无旁贷。回国后，程存才提着一大包食品，赶往中山大学看望了阿卜杜，随后经常与阿卜杜通过网络或电话联系，把阿卜杜当成了自己的儿子。阿卜杜也把他当成了"中国爸爸"。

非洲"儿子"回家看"爸爸"

前不久，阿卜杜给"中国爸爸"发短信，说自己打算"回家"看"爸爸"。近日，程存才赶到火车站，将这个非洲"儿子"接回了家。

阿卜杜在中山大学学了一年的中文，简单的对话对阿卜杜已没什么障碍。"他连马三立的相声'逗你玩儿'都能听懂呢！一开始不知道'逗你玩儿'三个字是啥意思，用英文给他一解释，他就懂了。"程存才忍不住夸起自己的"儿子"。

"你的中国爸爸怎么样呀？"阿卜杜笑起来，露出白白的牙齿，用清晰的中文回答："很好，非常好！就像自己的爸爸一样，所以不太想家。""回家"之后，中国爸妈带着他买了一些衣物和日用品，把他照顾得既体贴又周到。他有时候亲切地直呼程存才"爸爸"。

"这几天，我晚上带他到湛河散步，昨天还带他到新城区逛了一圈，他都说很好"，程存才说。"你真觉得平顶山好吗？"，记者问阿卜杜。"很好，没有广州那么多人，"他说。能被中国政府资助免费读大学，还碰到了一个"中国爸爸"，他感到非常幸运。他很喜欢中国，认为中国的文化博大精深，希望自己大学毕业后能留在中国发展。

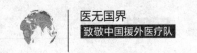

再续中埃人民友谊

中国援埃塞俄比亚第 15 批医疗队　张战利

　　春节前夕，获悉中国医疗队援助的埃塞俄比亚阿达玛医院的外科医生萨姆森及其夫人即将前往中国看望留学北京的女儿，河南省援埃医疗队的几位医生都倍感惊喜。所以萨姆森及其夫人刚踏上中国大地，我和何相好医生就迫不及待地驱车专程赶到北京会晤这位远方的老朋友。

　　萨姆森医生所在的埃塞俄比亚阿达玛医院是多年前我们工作的受援医院。两年的援埃岁月，我们与阿达玛医院的医生们建立了深厚的友谊，和萨姆森医生更是无话不谈。分别两年后，大家都没有想到在中国的北京又能重逢，喜悦之情难以言表。萨姆森医生说他们此行不仅仅是来看望留学北京的女儿，更多的是想看一下向往已久的伟大的中国和日夜思念的中国朋友。

　　在北京一见面，激动的心情难以言表，我们开怀畅饮、通宵达旦，共同回忆在阿达玛医院工作、生活的日日夜夜、点点滴滴，真是说不完的话语，诉不尽的思念。在我们的全程陪同下，萨姆森医生一家参观了故宫博物院，游览了 2008 年奥运会主会场鸟巢体育场和水立方体育馆等标志性建筑，登上了举世闻名的万里长城，还饶有兴趣地了逛了北京的老胡同和四合院，并品尝了北京名吃烤鸭、涮羊肉。他们感叹中华文明古国的悠久历史和灿烂文化，更惊呼中国当代令世人瞩目的发展成就。

　　让他们出乎意料的是，我们能够邀请他们一家前往千里之外的河南做客。同是第 15 批医疗队队员的三门峡市第三人民医院刘少恩医生在自己的家乡热情地款待了非洲朋友；而我的故乡新乡这座豫北名城更是以她轻松、明快、小巧等独特的韵味征服了萨姆森医生一家人。新乡名吃红焖羊肉让萨姆森医生一家人赞不绝口。萨姆森医生不停地说："这里太适合人类居住了，我喜欢。"萨姆森医生还参观了我所在的医院——新乡市第一人民医院。他对我们医院的腔镜微创技术产生了浓厚的兴趣，表示有机会一定来学习进修。

朋友相聚的时间总显得那么短暂，萨姆森医生最终要回国了。我们紧紧拥抱，依依不舍。萨姆森医生握着我的手，充满深情地说："中国太伟大了，中国人民太善良了，中国朋友太友好了，把女儿送到中国留学是我做出的最正确的决定。"接着他又对身边的女儿说："爸爸希望你在这里好好学习中国文化，为中埃友谊尽点微薄之力。"

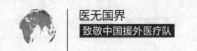

见证友谊之路

中国援埃塞俄比亚第 14 批医疗队　李　健

2008 年 2 月 28 日，是中国水利水电建设集团公司第二工程局（简称中水公司二局）可喜可贺的日子，它将永远地载入中国援外工程史册。中水公司二局高速度、高质量地完成了从纳兹雷特到阿赛拉的公路建设，并实现了提前竣工，创造了埃塞俄比亚公路施工史上的奇迹。应二局梓经理的邀请，我们纳兹雷特点医疗队出席了公路竣工的剪彩仪式。

这一天，天高云淡、微风拂面，我们怀着兴奋和激动的心情驱车来到距离纳兹雷特市 6 公里的剪彩现场。在这里，我们看到了穿上新工作服的二局工作人员，他们兴高采烈，喜悦之情溢于言表，不停地在招呼和接待参加仪式的嘉宾们；在这里，我们看到了身穿艳丽民族服饰的当地居民，男歌女舞、吹拉弹唱，把体内的激情通过舞蹈、歌声尽情地释放，让人扑面感受到这个国度热情奔放、活力四射的气息；在这里，我们看到了不同肤色、不同民族之间的友好与热情，笑声一片，笑容挂在每一位在座的不同民族的人的脸上。

看着他们忙碌的身影，我的脑海里迅速闪过了一幕幕往事……2007 年初，我们医疗队刚到纳兹雷特市时，驱车从纳兹雷特市到索多尔镇，经过二局的施工现场，看到太阳下正在工作的中资人员，忙碌而有序，晒得黑黝黝的脸上淌着汗水……然而真正与中水二局的同志们相识相熟，感受到他们工作的辛劳艰苦，是在为他们看病、治病的过程中逐步了解的。

　　老刘是年过中旬的技师，紧张繁忙的工作和饮食欠佳让他频繁患病，为了公路的提前开通，他经常带病工作。他再次发病时来到我们这里，我们结合老刘的病史，考虑他不是胃炎而是不典型心绞痛，并给他服用了消心痛，果然有效。由于这里缺医少药，而且工程的工作量很大，不适宜就地治疗，"时间就是生命"，我们建议他立即回国治疗，必要时采取心血管的介入治疗。梓经理立即让老刘办理手续回国治疗。很快，老刘在国内接受了冠心病的支架介入治疗，病情平稳。并托人询问这条路的进度，同时感谢医疗队的救命之恩。

　　主营地的老高应该是幸运的，他在遭到持枪歹徒抢劫后被及时送到了我们医疗队，更幸运的是那颗子弹打断胸锁乳突肌擦着颈部动脉的边缘而过，避免了急性大出血的恶果。经过紧张而及时的手术，老高终于脱离了生命危险。由于工程紧，任务重，一周之后老高带伤又回到了工地上，一边工作，一边接受治疗。

　　在修筑这条高原之路的过程中，还有许多默默的奉献者带病坚持工作：崔工为保质保量地完成任务，血压达到160/110毫米汞柱，坚持服用降压药物而没有一天离开工地现场；工地上还有很多年轻人，有的患胃肠炎，有的患气管炎，无论病情轻重，他们总是在我们医疗队驻地接受静脉输液拔针之后又立即返回工地，继续投入到工程的建设中……正是由于二局职工上上下下团结一致、顽强努力，不仅克服了施工地区水源少、料场少、沥青配合比试验周期长、雨季影响等等自然环境的困难，而且克服了住宿条件差、食物匮乏、疾病缠身等等生活因素的影响，保质保量，提前完工，创造了埃塞俄比亚公路施工史上的奇迹，为我国援外工程献上了可喜可贺的成绩……"李医生，你好！"一句问候打断了我的思绪，"你好，小谢，最近身体怎么样？还在拉肚子吗？"看到是小谢，我急忙询问。"没事了，身体很好。多亏了你们医疗队在我们工地附近，让咱有了足够的保障"，小谢拍拍自己的胸膛，回答道。我看着他神采飞扬的笑脸，欣慰地说："祝贺你们成功！我也要谢谢你们的邀请，能来参加你们的剪彩仪式，让我也见证了你们为中埃友谊架设的友谊之路。"

　　小谢返身又去忙碌了，我坐在圆桌旁，看着近处的、远处的中资人员忙碌的身影，又想起了二局梓经理给我说的话，"如果说我们二局工程队，乃至整个援助埃塞公路建设的工程队，是建设中埃友谊之路的先锋军，你们医疗队就是为这条道路保驾护航的后备军，有你们为我们的身体保驾护航，我们就能甩开膀子大干快上，多修路、多铺路，让中埃友谊之路在埃塞俄比亚不断地延伸、不断地创造奇迹"。

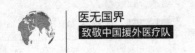
真情传友谊

中国援埃塞俄比亚第 2 批医疗队　刘秋和

我是 1984 年参加中国援埃塞俄比亚第 2 批医疗队的。在埃塞俄比亚工作的日子，正值特殊时期，环境恶劣、对方不配合、疾病侵袭。我们没有惧怕，通过我们的努力，实现了"真情传友谊，医技架金桥"的目的。

奉　献

在炎热的赤道线上，在低矮的帆布帐篷内，气温近 40℃。一位埃塞俄比亚灾民脚上生疮、化脓生蛆，整个脚背蝇蛆乱爬、恶臭难挡。伟大的国际主义责任感驱使我多次为其诊治换药。直至痊愈的那天，他特别找到我，由于语言不通，他只是跪在我脚前磕头，并用嘴吻我的脚，然后摸遍全身摘下身上唯一的财产——一枚铜扣子，双手捧着送给我留作纪念。

一个女患者带的三个孩子都发高烧、腹泻不止、昏迷不醒、失水休克，其中一个孩子已经死去，另外两个孩子躺在稀屎中，母亲已无力为其清洁，其他病人不敢靠近。救死扶伤的天职使我亲自为她们扎静脉，快速输液治疗，把视为活不成的母子三人从死神手中夺回了生命。她们母子后来见到我和队友就磕头吻手，以示挚情。

针灸建奇功

埃塞俄比亚人特别信服针灸。我坚持利用下班和晚上休息时间为灾民针灸治病，不少外省的患者乘飞机来找我针治。67 岁的女患者艾姆陶娅下肢麻痹浮肿，二便失禁，已卧床三年，经我给其针灸、埋线、穴位注射治疗三个月，患者的水肿消退、二便自控、感觉恢复、可以站立。当得知我要回国的消息后，她特意和儿子给我们送来礼物，并紧紧拉着我的手泣不成声，用哽咽的声音说："我在亚的斯亚贝巴最好的医院住了三个月，没有任何好转，只好回家等死，在上天无路、入地无门的时候遇到你，就好像从月亮上下来的神仙为我解除了痛苦，我真不知道怎样报答你。你们走了，我真比失去亲人还难受，我们全家为你们祈祷，祝你们一路平安！"

真情回报

高温天气、过度劳累、高原反应、抵抗力下降，使我染上了斑疹伤寒，高烧持续 13 天不退，全身紫斑、肝脾肿大，在队友的关怀下得以康复。生病期间，埃方沃洛省穆哈雷省长、卫生局安培副局长以及有关部门的官员前去看望我。

回国时，埃国日报专门报道了中国医疗队的工作情况，还给我们每个医疗队员颁发了一张救灾的奖状。

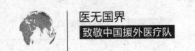

朋友遍天下

中国援埃塞俄比亚第 1 批救灾医疗队　夏克志

河南省赴埃塞俄比亚救灾医疗队于 1975 年 11 月至次年 10 月在埃塞俄比亚的加木戈省参加为期一年的救灾工作。该省地理位置偏僻、贫穷落后、交通不便，曾被埃方称为"被遗忘的地区"，该地区的人民被称为"被遗忘的人民"。1975 年，该省旱情严重、疾病流行，是埃塞俄比亚全国的重灾区。河南省赴埃塞俄比亚一行 8 人——内科、外科、耳鼻喉科、针灸科医生各 1 人，麻醉护士 1 人，翻译、厨师司机各 1 人——以省会阿巴门奇为大本营，在全省几个灾情严重的分省进行巡回医疗。

在最后一个分省工作期间，一天中午，从收音机里突然传出毛泽东主席逝世的噩耗，我和正在做饭的师傅都惊呆了。他不懂英语，但一直守在收音机旁听完这条新闻。全体医疗队成员万分悲痛，我们设置了灵堂，在异乡他国与祖国人民一同哀悼自己的领袖。

得知这一噩耗后，不少朋友自发到医疗队去吊唁，他们中间有当地官员、有普通老百姓、有飞行员，还有到那里旅游的外国友人。陪同我们工作的埃方朋友不仅参加吊唁，后来还同我们一起收听在天安门广场举行的追悼大会。他们的共同语言是：毛泽东是中国人民的伟大领袖，我们同样崇拜、尊敬和热爱他。友人的言语使我们深受感动，我们为自己是中国人感到自豪，为中国人民有这样的伟大领袖而感到骄傲和幸福。

事后，我们化悲痛为力量，不怕苦、不怕累，在埃方人员的协助下，克服各种困难，圆满地完成了祖国和人民交给我们的救灾任务。

上帝保佑你，中国医生

中国援埃塞俄比亚第 13 批医疗队　曹兴国

随着时间的推移及援外医疗工作的深入开展，我在当地的"熟人"也逐渐多了起来。无论是在医院内或是走在街上，经常遇到主动跟我打招呼的人，这其中除了医院同事外，有相当一部分为患者。他们用简单的英语向我问候，还有一部分患者只会用当地语跟我打招呼，并向我鞠躬致意。每当此刻，我在报以同样的友好致意的同时，内心泛起阵阵暖意！曾经遇到的一幕情景，至今还令我记忆犹新……

一天傍晚，我正赶往医院做一台急诊手术。半途中，我发觉身后跟着 3 个当地青年，距我越来越近，我加快步伐向前，快到医院门口时，那 3 个青年忽然跑上前把我围住，其中一个紧紧抓住我的手。当时的情景着实吓了我一跳，本能反应：坏了，遭遇抢劫了！我正要怒目呵斥，抓住我手的那个青年开口了："Chinese doctor（中国医生），你还记得我吗？"我看了他一眼，摇了摇头。他接着说："我是你的一个病人。你还记得吗？三个月前我因车祸腹部受伤，很严重，是你给我做的手术，救了我的命，你是我的朋友，my friend（我的朋友），上帝保佑你！"说的同时，他还掀开衣服让我看他腹部的伤口，"我今天是应约来复诊的，我在此已等你大半天了，终于见到你了，我已住院，等你给我再次手术呢！"说到这儿，我渐渐想起他来……

3 个月前，我正在值急诊班，有一名车祸患者被急匆匆地送来。当时患者表情痛苦、面色苍白、呼吸急促，全身多处外伤肿胀，高度腹胀，全腹明显压痛。我边询问病史，边详细做了体检，初步判定为腹部闭合性损伤、内脏损伤。经过一系列的术前准备，在当地同事的配合下，我对其实施了剖腹探查术（该患者于一天前因车祸受伤，在当地一家私人诊所观察治疗，因病情加重，辗转转来我所服务的ADAMA 医院救治）。由于伤情重，伤后没有及时恰当处理，术中探查发现，肠管高度水肿扩张，腹腔大量粪便和脓液，横结肠右半破裂，挫伤严重，呈黑紫色。我随即决定给其施以右半结肠切除、腹部造瘘术。术后经过半个月的输液抗感染对症支持治疗，在当地护士们的精心护理下，患者的病情逐渐好转。每当我查房时，他都强忍着病痛，冲我点头微笑，竖一竖大拇指，有时还要拉拉我的手。临出院时，他在我身后站了许久，不愿离开。我记得当时他很健壮，而这次见到的他清瘦了很多，难怪我一时没能认出他来。3 天后，我如期给他实施了结肠造瘘关闭术。术后，他恢复顺利。出院当天，他特意走到了我身边，拉着我的手深情地说："上帝保佑你！"说完抱着我行贴面礼（当地一种最高礼节）。在场的医生、护士以及围观的人都发出了欢呼声并报以热烈地鼓掌。此时此刻，我倍感温馨和幸福！此情此景，令人激动，令人难忘！

无影灯下的友谊

中国援埃塞俄比亚第 6 批医疗队　冯雅男

　　在援外的日子里，我们援埃塞俄比亚第 6 批医疗队在首都亚的斯亚贝巴的 Rars Dast 医院手术室工作中发生了一件难以忘怀的事。它凝集着中国、埃塞俄比亚、古巴、苏（联）四国人民的友谊。

　　3 台手术做完时已是华灯初上，我拖着疲惫的身体乘车回到驻地。晚饭后，我刚在桌前准备将昨日的英语试题做完时，二楼的电话铃响了，然后传来"小冯，你的电话"的喊声。原来是 Rars Dast 医院手术室打来的，告知有一名因车祸而致的危重伤者由于颅、胸、腹等多处损伤，神志不清，病情复杂需要手术准备和配合。时间就是生命，我赶紧向医疗队队长和外科医生做了简短的汇报，立即乘车赶往手术室，投入到紧张的手术准备工作中。我凭着多年的临床经验，分配指挥手术室其他人员做到有条不紊、忙而不乱。在异国姐妹的协作下，我们根据病情将抢救器械、特殊药品和手术用品在较短的时间内准备就绪。这时苏联、古巴、埃塞俄比亚的值班医生相聚在手术室里，经过会诊和磋商，很快制定好手术方案，并做了明确分工。古巴的麻醉师为患者施行麻醉，中国、苏联、埃塞俄比亚医生通力合作，一双双娴熟的手做着结扎、游离、吻合等精湛的技术操作，听到的只有手术器械的"咔嚓"声和麻醉医生的病情报告声，大家配合得如此默契。由于伤者受伤面积大、要害部位多，手术难度大，四国医护人员在无影灯下从晚上 8 点工作到凌晨 4 点 40 分，先后进行了颅面部缝合、开胸探查行膈肌缝合、肝破裂修补、肠缝合，所用各

467

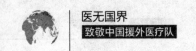

种型号的丝线、肠线管、无损伤缝合针就达40多个之多，医护人员整整站了9个多小时，大家全然不顾饥饿和腰酸腿痛的侵袭，全神贯注地进行修补，吻合所伤的每一个微小血管，最终从死神那里夺回了埃国兄弟的生命。

在术后的监护中，我亲自操作和指导埃塞俄比亚护士给予伤者特别护理，严密观察病情变化，采取必要的护理措施，使伤者渡过了危险期，避免了并发症，在较短的时间内恢复了健康。当伤者出院时，他拉着我的手，感激之情溢于言表，并用埃国最隆重的礼节——亲吻每一个医护人员的脚以示感谢。

中埃友谊长存

中国援埃塞俄比亚第 7 批医疗队　付济梅

1992 年 6 月，我们中国援埃塞俄比亚第 7 批医疗队来到了埃塞俄比亚的纳兹雷特市。

作为一名医务工作者，我深感肩上的担子很重，一种强烈的责任感使我来不及考虑太多便投入到了紧张的医疗救护工作中。

记得 1992 年 9 月的一天深夜，医院急诊室传来一阵急促的呼喊声，一名血肉模糊、奄奄一息的青年患者被抬进了医院。经检查，这名青年右锁骨上窝有一处弹洞枪伤，鲜血直往外涌，由于失血过多，患者已处于准休克状态，随时都有生命危险，必须立即手术。

作为手术室护士的我深深知道，每耽误一分钟，这个年轻的生命就可能在我们眼前消失。我用最短的时间克服了手术器械不足、血源奇缺等重重困难，做好了一切手术前准备工作，为实施抢救患者的生命赢得了宝贵的时间。

经过两个小时的紧张奋战，手术成功了。由于护理人员少，术后我一直守护在这个年轻人的床前，给予他最精心的护理和无微不至的照顾。7 天后，他的伤口愈合了。出院时，他眼含热泪，拉着我的手说："是中国医生给了我第二次生命，中国的白衣天使了不起！"这激动人心的场面震撼着我的灵魂，使我更加感受到了作为白衣天使的神圣职责。

这件事后来被中国的《人民日报》《郑州晚报》相继报道。像这样抢救埃塞俄

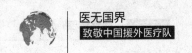

比亚患者的事例在这里每天都在发生。在埃塞俄比亚工作的两年中，我们和当地人民、医护人员都建立了深深的友情，同时我也把中国护士的形象留在了埃塞俄比亚人民的心中。

两年的时间在人生的长河中是短暂的，但在我的护理生涯中却写下了光辉一页，在我的人生道路上留下了浓重的一笔。

中国人是最可信赖的朋友

中国援埃塞俄比亚第 2 批医疗队   王建鹤

我于 1977 年 6 月参加河南省组建的中国援埃塞俄比亚第 2 批医疗队到埃国进行援助性的医疗工作。我们被派往埃塞俄比亚卡法省季马市的省医院工作。

医疗队一共在埃国工作了两年，两年在历史的长河中仅是瞬间，但对于远涉重洋、在异国他乡的医疗队员来说却不算是太短的时间。在埃国的所见所闻颇多，但最让我难忘的是在埃塞俄比亚动乱时期，中埃关系及埃国朋友对中国人的信赖之情。

1978 年，埃塞俄比亚与索马里之间的战争刚刚结束，因厄立特里亚省要独立，所以又与该省游击队发生了战争。埃塞俄比亚政府对全国各地进行了清剿和镇压。在很长时间内，全国各地大小城镇和各个重要关卡要塞，对来往车辆与行人，以及所有在埃的外事人员进行搜查，但是中国人却是唯一不被搜查的。中国的外事人员和车辆为什么会免于搜查呢？按埃塞俄比亚官员自己的话说，中国人不干坏事，中国人不会干对不起他们政府的事，因此中国人是最可信赖的朋友。所以我们在埃的所有车辆，不管是在白天还是在深夜，就是在戒严时间内也能通行无阻。

我们的汽车到达各个关卡时，说声"得纳斯特里"（当地语发音意思是"你们好"），就会被放行，而且还能受到他们的军礼。在埃塞俄比亚工作的其他国家的朋友对我们都很羡慕，我们也为自己是中国人而感到自豪和骄傲。

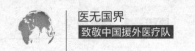

祝愿中埃友谊之树常青

中国援埃塞俄比亚第 8 批医疗队　陈美兰

　　在埃塞俄比亚工作的一年时间里，我常常被埃塞俄比亚人民的好客和友谊深深感动，难以忘怀。

　　埃塞俄比亚外经贸部副部长（曾任埃塞俄比亚驻中国大使）平时对中国医疗队的工作十分关心和支持。在中国医疗队即将回国的前夕，副部长盛邀全队队员去他家做客。当我们走进宽敞的客厅，看见显眼的地方都摆放着中国生产的物品：花瓶、景德镇风景大瓷盘、陶瓷马、茶叶、白酒……此情此景，感动着每个队员的心，由衷感叹：啊，伟大的中国，亲爱的母亲！大家情绪顿时高涨。部长夫人怀有身孕还亲自下厨为我们煮咖啡、泡中国茶、端点心，让我们感动不已。桌上是丰盛的菜肴，大家频频举杯祝中埃友谊常青。副部长还盛赞中国是个伟大的国家，表扬中国医疗队员良好的医德、高度的责任感和精湛的技术，以及不分昼夜为埃塞俄比亚人民服务的精神。整整一天，大家都沉浸在中埃友谊热烈而融洽的氛围中。

　　我的脑海里还有一件挥之不去的记忆：医疗队即将回国时的前夜，我队雇请的6 名埃方工人悄悄地自发筹备了欢送会，用他们有限的收入买咖啡、小食品等礼物热情招待我们全体队员。欢送会上的我们也学着埃方工人们边舞边唱，大家亲如兄弟姐妹。工人们流着眼泪叙述着医疗队员与他们的情谊。联欢会一直进行到深夜大家还迟迟不肯散去。第二天离别时，工人们哭着、说着，拉着队员们的手不放，表示愿与我们一同来中国。载着队员的汽车也久久不忍启动。在队员们即将回国的几天里，当地医院的各个科室都开了欢送会，会后还到医疗队驻地表达个人的祝福和感情。有位埃方女护士在欢送会上深情地说："我平时对中国医生说我爱你，是发自内心地对中国医生的热爱与尊敬，不是一般人理解的表面的爱。"她道出了埃塞俄比亚朋友们的心声，道出了埃塞俄比亚人民对中国人民真挚而深切的情谊。

让我们衷心祝愿：中埃友谊之树常青！

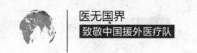

亲历埃塞俄比亚

中国援埃塞俄比亚第 16 批医疗队　文　强

　　我是 2011 年 2 月随中国援埃塞俄比亚第 16 批医疗队来到埃塞俄比亚的。这里地处东非高原，素有"非洲屋脊"之称，东非大裂谷横贯全境，气候仅有雨旱两季。我也正是在这样一个神秘而陌生的国度开始了我的援外生活。

　　在埃塞俄比亚，首先要面对高原缺氧，这里生活物资极度匮乏，有时候连面粉都买不到；再者要忍受远离亲人、思念家乡的孤寂之情；这里社会发展滞后，想与家人打个电话都是十分困难的事情，更不要说文化娱乐了。医院的工作条件十分艰苦，医疗资源严重短缺，比如：由于买不到 X 线片，工作就无法进行；没有纱布，不得不停止正在进行的手术。因为和国内的工作条件相差甚远，我们刚到这里时极其不适应。最初，我被分配到亚的斯亚贝巴大学医院工作，可以说这里是埃塞俄比亚最高级的医院了。就放射科来说，设备比较陈旧，唯一的一台 CT 机不能正常运转；其他科室情况大致如此，简陋的医疗条件极难满足当地百姓的医疗需求，缺医少药又常常使患者得不到及时有效的治疗。有一次，我到图卢布鲁镇义诊，接诊一位马蹄内翻足的患者，他的双脚关节已经严重变形，多年来不能直立行走，当我给他拍片检查时，发现他的脚部皮肤溃烂，散发着恶臭，据患者讲，这是他第一次到医院，他也不知道自己患的什么病，听说中国医生到这里义诊，特意从百里之外赶到这里看病。后来，中国援建的提露内斯－北京医院建成，中国医疗队进驻该医院。在这里，埃塞俄比亚人民享受到了比较先进的医疗服务：有一名女患者，胸腰

474

椎拍片诊断为胸椎结核。拿到诊断报告后，这名患者让我检查一下她的大腿，我发现她的大腿内侧有一巨大肿块，触之有波动感，我立刻意识到可能与胸椎结核有联系，联系门诊小手术室进行穿刺化验，结果果然如此。经过治疗之后，患者的病情好转，她特意到放射科表示感谢，告诉我说："两年多的病痛解除了，心里十分高兴。"

还有一名患者，来就诊时，右侧脚趾几乎烂掉，表面皮肤红肿，部分脱落。片子出来之后，我高度怀疑这是一个麻风病患者，由于这种病的特殊性，我和门诊医生充分沟通之后，让患者迅速转入传染病医院，得到了及时的治疗。

这样的事情很多，在我以医术服务埃塞俄比亚人民的同时，也赢得了当地同事和百姓的称赞。

非洲是战争频仍地区，医疗队要时刻准备为战乱中的同胞服务。刚到埃塞俄比亚不久，我们就接到为撤离利比亚的同胞提供医疗保障的紧急命令；苏丹虽然形势危急，但我们的兄弟姐妹同样也接受到了医疗队的热情服务。现在，有很多中资公司进驻埃塞俄比亚，担负着埃塞俄比亚的各项建设任务，医疗队会定期到驻地为他们体检身体，救治伤病人员，难怪中资公司的同胞们说："只要看到中国医疗队，我们心里就有底了！"

两年多的援外生活即将结束，我作为其中一员，有颇多感受。也许我们的工作是平凡的，但我们的职业是伟大的。医疗队在埃塞俄比亚治病救人，深得当地百姓赞誉，已成为中国的名片，传播着两国的友谊。我在工作中时时感受到祖国的力量，埃塞俄比亚人民在言谈之中表露出对中国的尊敬、羡慕和期待，我作为中国人常常感到无比骄傲。

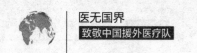

院长沃德沃森——我的非洲好朋友

中国援埃塞俄比亚第 19 批医疗队   张晓阳

　　我第一次接触院长沃德沃森是在医院会议室与第 18 批医疗队交接的仪式上，因为当时人很多，又很忙，所以只记得院长是个小个子，皮肤黝黑、话不多、很精干的一个人。

　　由于工作关系我进一步与院长接触后，了解到他是一个有抱负、有理想的埃塞俄比亚人。这个小个子院长，毕业于俄罗斯 Donietsk State Medica University 大学，学习的是社区卫生服务管理专业，毕业后又到美国纽约的 American Medical Technologists 和 Dr. Fuan General Medical Clinic Washington D.C. 工作了 4 年（这在埃塞俄比亚不多见）。他是个有志青年，毅然抛弃美国的优裕生活，回国参与到埃塞俄比亚医疗卫生事业的发展中去。

　　其实沃德沃森到提露内斯 - 北京医院工作只比我早 3 个月，通过工作交流，我们之间的配合越来越默契（我性子急、脾气暴，他性格谦和、说话不紧不慢、文质彬彬），很谈得来。我们建立了每周五上午例会工作制度，我在工作上给他提了很多客观建议，他都会一一采纳（虽说执行起来慢了点，可能有时他也没办法，文化、习俗、制度不同）。这点令我很欣慰。随着交往的增多，我们之间的友谊与感情也进一步加深，不到半年的时间，他两次邀请我到他家做客，每次都是那么重视，做埃塞俄比亚当地的特色饭菜、举行喝咖啡仪式等。他的妻子和两个可爱的女儿都非常高兴，把我们当成贵宾招待，他的大女儿嚷嚷着要求爸爸尽早把她送到中

476

国去上大学，一家人都是那么地向往中国和热爱中国，并且嘴上经常挂着"I Love you, I Love China.（我爱你，我爱中国）。"每次见到他的两个女儿，我都高兴得不得了，一定要抱抱她们，还让翻译亚聪教她们学跳中国舞、学唱中国歌。我回国探亲时，特意给两个女孩带了一架电子琴，她们高兴坏了。院长说："两个女儿高兴得一晚上都没睡觉！"

院长是个有心人，他看到由于埃塞俄比亚处于非常时期，队员们整天在驻地的院子里很无聊，就要求我假期时带队员们到附近安全的景点游玩，他亲自驾车当向导，与我们的队员打成了一片。

鉴于我给他一些医院管理上的意见及建议，医院工作改进不少，在亚的斯和埃塞俄比亚其他地区的影响越来越大。我又向经参处要了个到中国培训的指标，送院长到中国去培训。一从中国回来，院长更加尊重和相信中国的医生。当他们的亚的斯亚贝巴卫生局局长吉马先生专程到医院看望中国医疗队时，他和 CEO 两人详细地给局长介绍了我们 9 个月的工作后，局长吉马先生竟然提出要我再留在提露内斯 - 北京医院工作两年。考虑到我家庭的困难，局长还准备把我全家接到亚的斯亚贝巴，我很受感动，感谢埃塞俄比亚政府和人民对我的信任和认可！

我爱非洲！爱非洲的人民！更爱这里的朋友！

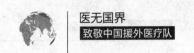

最受欢迎的人——中国医疗队在赞比亚

《人民日报》记者　马世琨　鲍世绍

在赞比亚，群众游行示威通常是要受到指责的，但3年前卢安西亚市发生的那次却至今被传为美谈。1982年5月，在该市工作的中国医疗队决定调往省立医院。当地群众闻讯后，自发地进行了请愿示威，高呼："中国医生不能走！我们需要他们！"有关方面只好收回成命。此间，一家官方报纸曾为此发表文章，称赞"中国医生以其出色的工作赢得了赞比亚人民的心"。

对一个医生来说，群众的信任无疑是最高的荣誉。这种荣誉来自他们真心实意为赞比亚人民服务的精神。

"做白求恩式的医生"是来自河南省的中国医疗队队员们的共同信念。在他们工作的医院，不论是卡布韦市省立医院还是卢安西亚市汤姆森医院，都是医生少、患者多。一个中国外科、骨科和妇产科的医生，每班一般要安排四五个中等难度以上的手术；内科医生每班看病都要超过50人次，忙得没有喝口水的时间，住院的患者数量是远远超过病房的床位数量，致使查房任务格外繁重。下班后，他们几乎每天都要紧急出诊，有时一夜被叫去好几次，每次都随叫随到、毫无怨言。因此，当地群众对中国医生一致的评价是：对患者认真负责、一视同仁，工作不限时间、不计报酬。

在卢安西亚，至今还传颂着一名中国医生救活一名垂危患者的事迹。2013年4月的一天傍晚，一名子宫破裂的妇女被抬到汤姆森医院。当时患者流血不止，休克，血压降到危险点。这天正碰上全市停水，医院的消毒手套、消毒手术衣等已经用完，血库又没有血。怎么办？让患者转走，必然凶多吉少；接收下来，肯定要冒很大风险。中国医生置个人荣辱于不顾，全体出动，采取特别应急措施，全力抢救患者，一直忙到深夜。医院院长深受感动，第二天一早就动员该院职工向患者献血。经过医生和护士几天的精心治疗和护理，这位8个孩子的妈妈终于转危为安。出院那天，她迟迟不肯走，直到向中国主治医生任芬若行了跪拜之礼，并连声说："你们救活了我，也救活了我全家"，这才挥泪离去。

中国医疗队每两年轮换一批，现在已是第4批。每一批队员都十分珍惜这段在异国的宝贵时间，尽全力为赞比亚人民服务。他们常常放弃节假日的休息，有的甚至带病工作。卡布韦市省立医院的骨科大夫张化良，因劳累过度患了心肌炎，有一段时间，他上午去医院上班，下午在住处打吊针，但只要急诊需要，他总是拔下针头就走。他的疝气也不断加重，同事们劝他做手术，他想骨科主要医生就他一个，手术后病休势必影响该科工作的正常开展，所以一再婉拒大家的劝告。为了解除更多患者的疼痛，他宁愿自身忍受苦痛。这仅仅是医疗队无数感人事迹中的一个。

赞比亚目前的经济困难造成医院药品和医疗器械的严重短缺。在医疗条件困难的情况下，中国医生千方百计开展喉全部、开胸、开颅、切肝、切脾等难度较大的手术，有些手术过去只能到国外去做。他们不断总结经验，摸索出了治疗当地常见恶性疟疾的有效方法，还用中草药并佐以其他药物，使许多不孕妇女当上了妈妈。医疗队有两名针灸医生，小小的银针减轻了患者痛苦，让不少瘫痪患者重新站了起来。中国医术令人折服，求医问诊者不远千里，甚至从扎伊尔、津巴布韦等邻国慕名而来。

质朴的赞比亚人民用种种方式表达他们对中国医生的感激和敬意。年轻的夫妇将中国医生抢救出生的婴儿取名"秦那（中国）"、"依奇布萨（友谊）"；一些老牧民常常含着热泪向中国医生行跪拜礼，感谢他们的救命之恩；有的患者出院后，向医院捐赠纱布、床单以改善那里的医疗条件；许多店主执意把当地抢手的商品留给中国医生；在任何情况下，中国医疗队的车辆不受检查；当地照相馆印彩色照片一般需要两个月的时间，而不出3天，冲印好的照片就会送到中国医生手上；不论何时何地，中国的白衣使者总是受到人们热情的问候和真挚的帮助。

一位当地官员说："在赞比亚，中国医生是最受欢迎的人。"是的，对这种赞誉，中国医疗队的医生是受之无愧的。

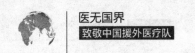

友谊的桥梁——今日坦赞铁路

中国援赞比亚第 13 批医疗队　庄志刚

　　国庆节就要到了，在赞比亚的中国援赞比亚第 13 批医疗队的队员，怀着对祖国的忠诚、对祖国人民的热爱已经努力工作了 10 个月。在这里，就医的患者中 50% 以上都是艾滋病患者。高强度的工作使每一个医疗队员都感到有些疲劳。根据两国政府的协议，医疗队员们享受中国的假期，因此，队员们决定利用假期好好调整一下自己。

　　怎么度过这一周的假期呢？众说纷纭。有的说，好好睡几天，养足精神。有的说，约几个人到一个僻静的地方好好聊聊天。好动的年轻人要出去玩！最后，我们想到了坦赞铁路，这是当时新中国最大的援外项目，用坦桑尼亚时任总统尼雷尔的话说，它等于爆炸了一颗原子弹。这是中国人的骄傲，我们为什么不去感受一下呢？去！大家一致同意：坐火车，去坦桑尼亚！

　　出发前，大家纷纷向周围的"老赞比亚"打听坐火车旅行的情况、沿途的风光，以及他们知道的有关坦赞铁路当年建设的盛况。据几年以前去过的朋友讲，火车需要运行三天三夜才能到达达累斯萨拉姆，车上的卫生条件不是太好、有点乱，没有洗漱用水，饮用水需要购买而且非常贵。列车经常晚点，有时可以晚 1 到 2 天时间。了解到这些情况以后，队员们做了充分的准备：每人 5 天的方便食品，用大塑料壶带足了"凉白开"供饮用和洗漱。

　　10 月的赞比亚正值旱季，天气晴朗、气候干燥，赤道的烈日如火炉一般，酷热难耐。10月1日下午，我们来到了坦赞铁路的终点站——赞比亚的卡比里姆博希镇。由于旱季滴水不见，广袤的时空中涂满了黄褐与枯干的色调，草丛枯黄，尘土飞扬，一派荒凉单调的景色。当我们走进车站广场的时候，大家眼前一亮，一座典型的中国式车站建筑群映入我们的眼帘。方方正正的候车厅大楼，淡白色的外墙透出典雅庄重的中华民族的特色，大厅内宽敞明亮，给人舒心的感觉。候车大楼上方绿色的意为"新卡比里姆博希"的几个英文大字显示出特别的生机。在车站广场的右侧矗立着一尊塑像，是一只象征着勤劳、智慧、进取的铁锹头。在塑像底座上镶嵌着一块大理石，上面用英文写着："在赞比亚共和国总统卡翁达、坦桑尼亚共和国总统姆维尼在场的情况下，由中华人民共和国国务委员陈慕华女士揭幕，以纪念坦赞铁路运营10周年。"从1970年10月坦赞铁路破土动工到今天已经过去了整整35个春秋。看到这些满载着中、坦、赞人民友谊的建筑物，我从内心里升腾起一种自豪感。

下午3时50分，火车准时从赞比亚出发。我们是4个人一个包厢，车厢里干净整洁。这种包厢就相当于国内的软卧车厢。不一会儿，服务员给每个人送来一块香皂、一瓶矿泉水、几块水果糖。大家心里感觉特别甜，"比想象的好多了，不错，不错！"赵大夫一连说了好几遍。年轻人坐不住，车前车后地跑起来：餐车、二等车厢、酒吧车厢、硬座车厢等。由于是国际长途列车，整个列车只有一节硬座车厢。车厢内不时有服务员来来往往，打扫卫生、为旅客服务。忽然，小李像发现了新大陆一样跑到各个包厢说："这火车是中国造的，卫生间的把手上是汉字——'有人''无人'。"于是大家抬眼望去便随处可见中国制造的印记。整个列车给人更加温馨舒适的感觉，就像在国内坐火车旅行一样。

列车行进在非洲高原上，时而跃上山顶，极目远眺，平缓的高原像印度洋上的波涛，向无边的原野伸展；时而隐入原始密林，仿佛行进在"树巷"当中，两旁灌木密集、荒草茂盛，高大的树木点缀其中。树上，满目皆是青藤、阔叶，千枝万条，宛若一柄巨大的伞。树下，风雨不透，阳光不进，到处可见荆棘、落叶、朽木，盘根错节，好似地网。树林密度稍稀的地方，不时可见成群的长颈鹿、大象、野猪、鹿、羚羊等野生动物在其间奔跑。最激动人心的是列车穿越东非大裂谷。这里是坦桑尼亚东部平原与西部高原的过渡带，由于高低悬殊大，加上地表水强烈的冲蚀作用，但见深谷纵横，谷底遍布沼泽、湿地、茅草、野竹、灌木，山坡变形严重，形成独特的地理地貌。列车在其中缓慢绕行，通过大小桥梁 30 多座，涵洞 300 多个，隧道 18 条，巍巍壮观。在欣赏大自然奇特壮丽景色的同时，医疗队员们无不感慨万分：只有身临其境，才能感受到当年英勇的中国铁路建设者们克服的各种难以想象的困难，才能体会到建设者们做出的艰苦卓绝的贡献。坦赞铁路的建成通车是 20 世纪 70 年代中国人在非洲大陆上创造的奇迹。一些西方国家的技术工程专家在参观了坦赞铁路的部分工程段后说：只有修建了万里长城的中国人才能做出这样铜墙铁壁般的工程。

旅途生活充满新奇与愉快，在过坦桑尼亚海关时，海关官员非常友好地用中文向我们问好。当得知我们是中国援助非洲的医疗队时，他非常激动地说："谢谢你们，我喜欢中国医生！我信任中国药！"随后，他就在我们的包厢迅速给我们办理了入境签证。列车一路顺畅地向目的地驶去。眼看着列车就要到达终点站了，曲大姐望着满满的一桶水，皱着眉头不断地说："这车上为什么还不停水呀？快来用我桶里的水洗脸、刷牙。"看着她那可爱的表情，队员们都大笑起来。列车运行 40 个小时，准时到达坦赞铁路的起点：坦桑尼亚首都——达累斯萨拉姆。中国驻坦桑尼亚铁路专家组办公室的杨主任开着一辆中巴车到站台上接我们，他说："你们到家了。"

坦赞铁路建成营运近 30 年来，经受住了大自然风雨的考验，呈现出蒸蒸日上、欣欣向荣的景象。这条用钢铁铺成的 1860 千米的路，不仅仅是连接赞比亚与坦桑尼亚的交通要道，她已经延伸、越过印度洋，成为连接中、坦、赞三国人民友谊的桥梁，其中凝聚的正是三国人民钢铁般的友谊。

夫妻共架友谊桥

中国援赞比亚第 12 批医疗队 徐艳丽

我和我丈夫是医学院的同班同学，又工作在同一所医院，更有趣的是我们还先后参加了援赞比亚医疗队。

1994 年，我丈夫被选拔参加了中国援赞比亚第 9 批医疗队。那时，从他的来信中我了解到，当时的赞比亚医疗条件很落后，患者很多，工作量很大，让我非常惊讶和牵挂。同时，他也非常牵挂他年迈的母亲、重病的父亲和即将中考的儿子。为了使他安心地做好援外的医疗工作和生活，我努力做好工作和家务。在我的悉心照顾下，我 84 岁的老公公几次与死神搏斗，终于看到儿子回来，才安详地离去。我的儿子也如愿考上了重点高中。

2003 年 1 月，我有幸成为中国援赞比亚第 12 批医疗队队员。来到赞比亚后，我到了丈夫曾经工作过的中央省卡布韦医院眼科工作。我工作的这个省是中国医疗队的老驻地，中国历届医疗队队员精湛的医术、无私奉献的精神，为我们两国人民的友谊架起桥梁。无论我们坐在车上还是走在路上，都会不断地遇到当地人们的招手致意和问好。

来到卡布韦，我立即全身心地投入到了工作中。在助手的热情帮助下，我渐渐克服了语言障碍，并适应了工作环境。整个中央省就我一个眼科医生，负责全省眼科患者的门诊、急诊、会诊和手术的全部工作。每天看着排着长队的患者，我没有时间停下来歇一会儿，也没有自己的假期。2003 年 7 月，我在医院上班时不小心跌

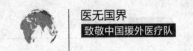

倒，左脚骨折。休息期间，我的许多非洲朋友和同事来驻地看我，并流露出医院的工作非常需要我的意思。我再也躺不住了，一拆掉石膏就一瘸一拐地上班去了。非洲朋友、同事和院领导非常关切地问候我，并让我注意休息，我的助手还特意在我的脚下放了一个凳子以减轻伤脚的肿胀。

共同的工作和交流增进了我们的友谊，在这里我有很多非洲朋友，特别是门诊邻近科室的朋友，每天上班都会到我的科室问一声好，如果两三天不见，他们就会说："Long time no see，and miss you very much！（好久不见，好想你啊！）"尤其提起我丈夫曾在这里工作过，他们更是敬佩和亲近。曾经和他在一起工作并当过他助手的非洲护士和医助看到我丈夫的照片后，经常向我提及和他一起工作的往事，并夸赞他精湛的医术、工作的努力、对患者的热情和负责。

近来有不少非洲朋友、政府官员、医院领导及同事问我什么时候结束这里的工作回国，当得知明年初我就要走了，他们非常惋惜，希望我能延长在这里的工作期限。我也非常留恋这份情谊，我告诉他们，我会经常想念他们的，如果有可能的话我会再来。

是啊，如果有机会我愿再次为这座两国间的友谊之桥做出贡献。

我在赞比亚当医生

中国援赞比亚第 13、14 批医疗队 王 凯

我是中国援赞比亚医疗队的耳鼻喉科医生，来赞比亚工作已经半年多了，在此，深感赞比亚人民对中国医生的友好和热情，同时，也意识到自己作为一名中国医生，一言一行都代表着中国医疗队的形象。因此，无论是在日常交往，还是在工作中，我都非常注意自己的言行，要让赞比亚人民充分感受到我们是友好的白衣天使，是带着中国人民真诚的友谊来支援他们、关心他们、帮助他们的。

中国医生不收费

2005 年 7 月的一天，一位母亲愁容满面，拿着转诊介绍信，抱着一个不满周岁的小男孩，焦急万分地冲进耳鼻喉科诊室。她含着眼泪告诉我，孩子鼻腔塞进了一粒花生米，已经两天了，在当地的诊所没有人能取出来。患儿母亲心急如焚，她知道，这异物一旦落入下呼吸道的后果。我一边安慰患儿家长，一边让科室护士帮助家长固定好患儿的头部，拿起鼻镜和异物钩，从容不迫，不到 5 秒钟，顺利取出了异物。患儿家长见此情景，惊奇地睁大眼睛望着我，流下激动的眼泪，而后双手合在一起，很虔诚地表示出她们民族最崇高的谢意。我将写好的病历交给她时，没想到她突然从口袋里掏出一把纸币，搁在我的办公桌上，嘴里不停地说谢谢。我让护士把钱还给她，并对她说："中国医生不收费。"患儿母亲激动万分。

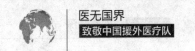
小菜一碟

有一天，一位大眼睛的男青年表情痛苦地在家人的陪同下来到耳鼻喉科，他告诉我，他在玩耍中不小心把树枝插入耳朵内，几天了，怎么也取不出来，并且越来越痛。我仔细检查了患者，发现树枝从软骨部外耳道直刺骨部外耳道，相当牢固，断端在外耳道底部，伤口外面仅露出一点，稍有不慎，将断端再折断的话，整个异物会留在伤口内，这将增加取出的困难。取这种异物，一般的异物钩和镊子根本用不上，几经周折，我在旧器械箱中翻出一把被人丢弃、生满锈斑的异物钳。我如获至宝，马上给异物钳上油、擦锈、水煮消毒。一切准备就绪，我开始给患者打麻醉药，然后用异物钳夹紧嵌进骨部外耳道的枝条，上下左右轻轻地晃动，待有一定的松动后，慢慢拉出一个约3厘米长的枝条。患者及家属连声道谢，一会儿说："Thank you very much.（非常感谢）"一会儿又说："Thanks，doctor.（多谢了，医生）"我只好一遍又一遍地说："You're welcome.（不客气）"患者及家属这样没完没了地说了三四遍，我光说不客气是没有用的。于是我就说："You're really welcome. This is a piece of cake.（真不用客气，小菜一碟）"这才止住他们没完没了的谢意。

最好的朋友

2007年4月的一天，门诊来了一位年轻的女患者。该患者因与他人发生纠纷，被人用摔破的酒瓶子刮掉了鼻尖，鼻背软骨和中隔软骨外露，刮掉的鼻尖软组织已丢失。因为是新鲜伤口，事不宜迟，患者必须马上手术，修复鼻尖。

我首先想到的是必须找一块与面部肤色接近的皮肤做皮瓣用。经检查发现，患者前臂内侧皮肤的颜色类似面部肤色。在向患者讲明病情并征得患者同意的情况下，我带她进入了手术室。好在伤口没有污染，我仔细地做完清创后，发现伤口是一个高约2.5厘米、类似三角形的创面，表面不平整。我按照伤口的大小和组织缺损的多少，设计出一个带蒂的皮瓣，厚薄与伤口组织的缺损刚好一致。然后经过认真细致的缝合，固定供皮的左前臂，包扎伤口，手术也就算做完了。因为带蒂的皮瓣要经过最少20天的观察期才能断蒂，在这将近三周的时间里，节假日和周末我都不能休息，每天我都要到医院去观察这名患者，为她换药和查看皮瓣的生长情况。哪里想到，我做的这一切，都被时任院长马拉马了解到了。

过了大约 4 个月，马拉马院长升任东部省卫生厅厅长，我们医疗队全体医生到他办公室向他告别并为他送行。马拉马院长和我们一一打过招呼后，特地对我说："Dr. Wang，you are the best one among my Chinese friends. I knew about you and the patient.（王医生，你是我最好的中国朋友。我知道你和那个患者）"说完他还举起左手模仿着患者固定在头上的动作，这一举动逗得我们哈哈大笑。

在赞比亚当医生，我的体会是：如同在国内一样，不但要有高超的医术，还要有高尚的医德，这不仅是说说而已。在这里，我们不但要展示我们的医术，更要树立起我们的形象，因为我们援外医疗队代表的是我们的国家、我们的民族。我们一定要让这里的人民感受到中国人民真诚的友谊和对他们无私的帮助，这样才不辜负党和国家对我们的培养，不辜负祖国人民对我们的希望。

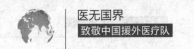

做客非洲朋友家

中国援赞比亚第 14 批医疗队　李松梅

作为中国援赞比亚第 14 批医疗队的队员，我被分配到赞比亚铜带省基特维中心医院工作。援外医疗队的任务除了为赞比亚人民提供良好的医疗救治服务外，和身边的非洲同事及第三国医务人员搞好关系、交好朋友也是重要的一个方面。这样既有利于我们了解世界，也有利于世界了解中国，更有利于我们圆满完成援外医疗任务。

基特维中心医院前任麻醉科主任名叫克里斯蒂娜，她来自古巴，曾经是古巴援赞比亚医疗队员。后来她在赞比亚成了家，也成了赞比亚人。她为人温和厚道、真诚友好。她的丈夫是地道的赞比亚人，虽然个头不高、皮肤黝黑，但他聪明睿智，很有经商才能，所以他们家很富有。他性格豪爽开朗、热情好客，总是满面笑容。

克里斯蒂娜说起历届在基特维中心医院工作的中国医疗队员，总是赞不绝口，非常友好。她把每一位中国医疗队员都看作她的朋友，我们去了当然也不例外。他们家有任何大大小小的喜事都会邀请我们去做客，分享他们的快乐。在我们刚去基特维工作不久，克里斯蒂娜的女婿过生日，她邀请我们去参加宴会。那次的情景让我一直记忆犹新，终身难忘。

她的女婿是秘鲁人。那天她通知我们晚上 6 点 30 分去她家，为她的女婿过生日。他们邀请了很多人，有赞比亚人、古巴人、秘鲁人、中国人、乌兹别克斯坦人、乌克兰人、印度人、刚果人，巴基斯坦人等，就像是小联合国了。我们如约而至，别的客人也都陆续到了。大家都用英语交谈、问候、开着玩笑。主人先用各种饮料和酒类招待客人。最引人瞩目的是那头烤猪，红彤彤的，油光发亮。克里斯蒂娜说这是秘鲁式烤猪，从早上9点就烤上了。一个非洲朋友专门负责烤猪，不时的翻动和撒佐料。

克里斯蒂娜的丈夫说，他和女婿一起到中国义乌做生意。他说的时候眉飞色舞，非常兴奋。他说义乌什么商品都有，只有你想不到的，没有你买不到的。他还说中国的商人很文明、很友好，有很多中国商人都会用英语和他们交流，没有人歧视他们或对他们不礼貌。当时一些对中国商品质量有成见的人就问他，那些商品质量如何，他回答说，不同的质量不同的价格，有些商品看起来像是一样的，但质量有差别，价格也不一样，可供不同消费层次的人购买。他说等他有时间，会带着克里斯蒂娜到中国旅游。他向我们询问中国哪里的景色最美。我们告诉他，中国很大很大，到哪里都有引人入胜的美景；中国人也很热情好客，欢迎你们到中国来！

到了晚上10点多，晚宴上桌了，但烤猪还没有熟。我们个个饥肠辘辘，排着队吃自助餐。刚吃完饭，我们一个队员的手机响了，是急诊，他值二线班，我们必须走了。没吃上烤猪有些遗憾，但有那么多人更多地也了解了中国，我们感觉到了祖国的强盛和繁荣，为之自豪！

第二天上班时，克里斯蒂娜递给我一包东西，我问她这是什么？她说是烤猪。原来是她给我们留了一块，我很高兴地收下了。下班后，我们几个一起把烤猪吃了。嗯，秘鲁式烤猪，还真别有风味！

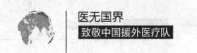

我登上了赞比亚的报纸

中国援赞比亚第 15 批医疗队　程治强

　　眨眼间，我们到赞比亚已经 6 个月。在远离祖国万里之外的异国他乡，工作不仅是体现我们能力的标准，在这个特殊的地方，更被赋予另外一种含义。因为我们是中国医生，是中国人。

　　同往常一样，我第一个到达外科办公室，等待晨会交班。平日严肃的近似呆板的赞方科室主任，今天一反常态，像变戏法一样拿出一张赞比亚报纸，告诉等待开会的我们，有一件好事情是关于"中国程"的，希望大家一同和"中国程"分享，边说边展示手中的报纸。哦，周末这一版的报纸上有关于我的照片，是在病房为一个患儿换药的工作照片。

　　我看到这些，回忆起刚到赞比亚工作的一件事情。一天大查房，我看到一个 9 岁烧伤的男孩。当地医生和孩子家长告诉我，他们就是在等待中国医生，因为他们相信中国医生；外国同事也十分歉疚地解释说希望得到我的建议和帮助。患者家属和外国同事们期盼的表情，深深地震撼了我。通过询问，我了解到患者严重烧伤后，赞比亚医生仅仅行单纯瘢痕切开处理，后来瘢痕再生，目前右脚及下肢严重挛缩，患者活动极端困难，十分痛苦。虽然出国之前对当地缺医少药无器械这类情况有思想准备，但仍让我吃惊的是这种在国内并非很复杂的手术竟然需要等待我们中国医生救治。烧伤在国内是特殊专业，但我有所准备，仔细检查患者后，我相信凭借多年的工作经验，自己可以做好，只是有些担心手术室和器械的情况。随后，我认真查阅相关资料、专业英语词汇，并和中国同事们反复探讨，做了精心的准备。用不太熟练的英语和科主任沟通，挑选器械，制定治疗计划。几次手术都很顺利，每次换药我都自己来做，并指导当地医生、护士如何处理这类情况。孩子终于康复出院。在外国同事的惊诧中，孩子和家长每次都虔诚地用当地最高的感谢方式表达他们的感激之情……

我知道，当地有许多人特别喜欢关注我们中国人。我们的一言一行，不仅仅代表我们自己，还代表着中国医疗队、代表祖国。就在不久前，我还参加了一个慈善活动，到偏远的下级医院义诊、手术教学，当地的电视台还做了专题新闻报道了我的手术。我知道，当地媒体展示的是中国人，不是我个人。被人信任、肯定也是一种幸福。我真诚希望，我们的工作能够让赞比亚人民真正地感觉到中国人在真诚地帮助他们；相信我们、相信中国人是正确的。能够用这种特殊的方式报效我的祖国，这对于远在异国他乡的我们，胜于任何褒奖；什么烦恼、乡愁、劳苦，都统统被是一个中国医生、中国人的自豪所替代。

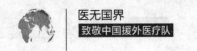
无法拒绝的礼物

中国援赞比亚第 15 批医疗队　张点红

　　上周六早上，我们援赞比亚医疗队利文斯敦点上的几个医生刚吃完早饭，就听到几声"咩——咩——"的惨叫声，紧接着是很有礼貌的敲门声。我吃惊地打开门一看，院子里停了一辆崭新的帕杰罗吉普车，车上下来了五六个人，其中两个还抬了一只被捆得结结实实的山羊，不用问，那叫声正是来自这只羊。寒暄过后，知道这些人是专门给我们送羊的，我赶忙叫来了我们的分队长郭医生，再三向他们解释：我们中国医疗队有纪律，不能收患者家属的礼物。推辞了半天，我们还是"被迫"接受了。

　　事情是这样的，利文斯敦附近有个很大的卡宗古拉县，该地区的大酋长一年多前因为老年白内障双目失明，上个月被人搀扶着找中国医生咨询，接诊的是今年刚来两个月的杨得胜大夫。杨医生 30 多岁，研究生毕业，工作非常认真努力，经过仔细检查后，认为可以手术治疗。我作为留任的老队员，赶忙提醒杨医生：一是医院眼科器械很简陋，做白内障手术的人工晶体只有一个度数；二是以前本地医生做的此类手术效果都很差，加上患者地位高、身份特殊，一定要慎重。杨医生认真考虑后，做了充分准备，很快为酋长做了一只眼的手术。术后，酋长能自己走路了；很快又做了另一只眼，酋长能看书了，精神也和术前大不一样，甚至说话声音都变大了。他非常兴奋地告诉杨大夫，如果眼睛治不好，今年很可能就要让位了，现在没问题了，他又能继续工作了，他太高兴了！

　　来给我们送羊的就是酋长的家人，领头的是酋长的儿子，他再三向我们解释：送活羊只是当地的一种礼仪，是酋长对他最尊贵的客人的一种礼仪，酋长正式邀请我们到他家做客，如果我们不接受，就是看不起他。

　　这个周日，我们去了酋长家，用我们两个新队员的话说，我们受到了如同皇家般的礼遇，真有受宠若惊的感觉。去的时候，酋长派人到离他们村几十公里远的大路上接我们，到达后，派专人领我们乘快艇游览赞比西河。蓝宝石般晶莹透澈的河水、一望无际的芦苇荡、时隐时现的鳄鱼、不时惊起的白鹭，让我们仿佛进入人间仙境，流连忘返。我们非常感动，冒着酷暑，走家串户，为当地的村民看病，并送给他们一些药品。丰盛而隆重的午宴过后，我们向酋长告别。临别前，酋长又给了我们一只羊，再三婉言谢绝，还是要收下。酋长一再说，不收就是看不起他，我们真的无法拒绝。

　　两只羊，表达了患者对我们工作的认可，也表达了赞比亚人民对中国医生的尊敬，更体现了中非人民的深厚友谊。这种真情我们根本无法拒绝，我们一定加倍努力工作，全心全意地为赞比亚人民服务，让中赞友谊地久天长。

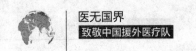

祈 祷

中国援赞比亚第 15 批医疗队　付惠敏

经过了六起六落，中国援赞比亚第 15 批医疗队于 7 月中旬抵达了卢萨卡。队员们很快分散到了各个点上，我和另外五名队员被分到了卡不韦总医院。这是中央省的省会医院，总共有十个病区 500 多张床位，全医院共有六名当地医生，还有就是应援的乌克兰医生和中国医生。

妇产科是这里最牛、最大的科室，分三个病区近 100 张床位，共有三名医生，一名乌克兰医生、一名当地医生和我。这里不实行计划生育，多孕、多产在这里随处可见，我见到最多的孕次是孕 15 次产 14 次。所以妇产科的患者超多，每天都有干不完的工作，只要你在科室，总听到："Doctor、Doctor"的叫声，此起彼伏。

我每天的工作就是查房，每天大概给几十个待产妇挨个听胎心、查胎位、判断临产与否，还有就是给妊娠合并症的孕妇治疗。每天都有从诊所转来的急诊患者，而且大多数都是危重的或紧急的：子宫破裂、产时大出血、异常胎位，有时是胎儿手或脚脱出在阴道外，还有脐带脱垂、胎心异常、宫外孕、大出血，等等，需要紧急处理。这里的护士没有什么急救意识，总是慢吞吞的，能把你急得直跺脚。我们每三天还要值一次夜班，夜里更忙，而且都是危重的或紧急的病情，就是这样工作着，不知道救了多少孩子的性命，也不知救了多少产妇。

一天夜里，我发着烧，有急诊，手术完了我也晕倒在手术台边。当我醒来，看到很多双关切的眼睛，有我们的队友，还有好多黑皮肤大眼睛的非洲朋友，"Dr.

Fu，how are you felling? Wish you get well soon.（付医生，你怎么样了？希望你早日康复）"听到这些来自异国朋友的问候，我的心里很温暖。住院的五天里，医院的领导、医生、护士、患者甚至家属都来看望我，每天护士或家属都说，我来为你祈祷，于是他们就围在病床前双手合十，嘴里念叨着虔诚的语句。虽然我不知道他们在说些什么，但从每一双虔诚的眼睛里我读到了关爱和真诚。后来他们解释说，希望上帝帮你尽快好起来，这里的患者需要你。每次从患者的话语里和跪在我面前流出的感动的眼泪，都让我很感慨。在这里，我感觉到、找到了作为医生的最大价值。虽然这里很累、很脏，有很多的疾病风险，但我觉得人生有这样的经历，很值得。我会用我的真心和双手尽全力付出，为中赞友谊添光添彩。

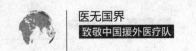
邂逅津巴布韦老年患者

中国援赞比亚第 17 批医疗队　张进跃

　　利文斯敦是赞比亚最南部边境的旅游城市，紧邻津巴布韦，医疗队所在的医院距离津巴布韦边界 20 千米。两国公民互往对方国家只持边境通行证就可进入，不过时间仅限一天，若长时间逗留需办护照。2 月 28 日周五我正在值班，忽然一对七十多岁的老年夫妇来到科室，他们出示了医生开的申请单，要做钡餐检查。我问对方是否有预约。他说我们从邻国津巴布韦来，知道做钡餐检查早上不让吃饭，所以没吃饭专程来检查的。"我们已经预约了很多患者，今天给你预约上，下周一再来吧。"值班技师说道。老年妇女说，"我们年龄大了，来一趟不方便，本身有高血压、糖尿病，近段时间肚子疼得厉害，恶心呕吐，食欲不振，能不能今天给我们检查？"技师听后看着我似乎是在征求我的意见，我说："帮他们一下吧。""好，你等着吧，最后一个。"技师说。"谢谢中国医生。"得知今天能接受检查他们由衷地谢道。

　　检查时，我详细问了患者病史。老年妇女把其丈夫的一个病历本递给我看，那是一个像书一样厚的、干净整洁的本子，上面记录着自 1980 年以来她丈夫历次在国内外看病及用药的详细情况。我看后惊呆了，30 多年了她竟然保存得那样完好，而且那样细心，真是一位有心的老人。我边检查边和她聊天，她说他们感到很孤独。我说难道你们没有孩子？她说她有四个孩子，三个儿子一个女儿，我说那你应该感到很幸福呀，她说孩子大了都走了，三个出国定居了，一个在国内也离他们很远，十多个孙子及外孙都跟着他们的父母，所以现在就剩他们两人，她担心自己的丈夫再有什么问题。她说着说着就祷告起来。想不到非洲也有空巢老人呀。我一丝不苟地给老人做检查，发现胃小弯有一处小溃疡，后又发现十二指肠圈似有外压改变。我帮助他们到彩超室又检查了一下上腹部，没发现明显异常，最后我就写了份诊断报告递给她说："不要担心，他没大的问题，有点小问题让大夫开点药吃吃就好了。"随后我又告诉她一些饮食方面的注意事项，并在她丈夫的病历本上又给他写了一份诊断报告，以便于以后查询。老人对我这种认真负责的态度非常感激，加上听到她老伴又没有大问题非常高兴，不停对我说谢谢。临走时她问我："你中国的父母好吗，常联系吗？"我说："他们很好，我们经常上网联系。"她说："好，很好，要经常联系，常回家看看，免得他们想你。"真是可怜天下父母心呀！最后她非要把随身携带的一个看上去怪怪的、像小猴子一样的小挂件送给我。她说："医生，这个留给你，它是我们当地的吉祥物，能给你带来好运，保佑你健康、平安、幸福。"

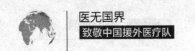

赞比亚工作日志

中国援赞比亚第 17 批医疗队　李书伟

2014 年 7 月 25 日，我正常门诊，上午接诊了一个特殊患者：多琳·卡努库，男，83 岁，患耳鸣及耳聋三年。攀谈中，老人对中国如数家珍。原来他就是被誉为"赞比亚国父"——前总统卡翁达时代的外交部副部长，之前曾经分别担任赞比亚驻肯尼亚和南非大使，曾经多次访问过中国。

他于 1966 年随卡翁达总统第一次访问中国，在北京人民大会堂受到毛泽东主席和周恩来总理的亲切接见，并曾经登上过天安门城楼和万里长城。他说起毛泽东主席和周恩来总理时是那样的赞不绝口，内心充满着崇敬，并认为受到他们的亲自接见是他这一生最幸福的事情，反复说他们是"great people"。

他第二次来中国是在 1984 年到香港参观访问。当时的香港还没有回归中国，香港的繁华和国际化大都市的地位给老人留下了深刻的印象。我告诉老人现在香港回归中国了，更加繁荣了。他还到访过我国改革开放的最前沿——广东省，并对中国南方之行记忆犹新。我告诉老人，当时的广东省还处于改革开放的初期，经过 30 多年的发展，现在的广东乃至整个中国都发生了翻天覆地的变化，希望他再次去参访。

他第三次来中国是现在的赞比亚总统萨塔当选总统后，为改善赞中关系，委托前总统卡翁达作为总统特使到访北京，作为老外交官的多琳·卡努库随团再次访问中国，受到中国领导人的接见。

谈起三次访问中国，老人对中国的发展变化赞不绝口，坚决反对破坏中赞友谊的人和势力，感谢中国对赞比亚及非洲各国的无偿援助，希望在有生之年为中赞友谊做出自己的贡献。

前不久，前总统卡翁达 90 岁大寿，作为卡翁达的老部下，83 岁的他前去祝贺，并与同去的中国贵宾共叙中赞友谊。老人退休以后就回到故乡——赞比亚北部省紧邻坦桑尼亚的一个边陲小镇居住。作为中国人民的老朋友，老人坚决支持中赞之间的"全天候朋友"，经常在公开场合向政府和大众宣传中赞友谊。老人的英语说得纯正且发音清楚，不愧为老外交官。他表示很希望在有生之年再次去中国参访，为中赞友谊贡献自己的微薄力量。

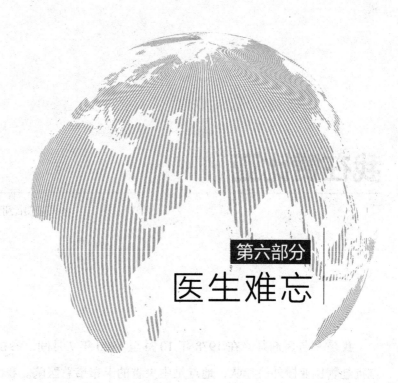

第六部分

医生难忘

>> 题记

千万里，我依然牵挂着你。援助非洲的日子，或许在每一位援非医疗队员的心中，都种下了一粒记忆的种子。这种子是回忆、是激励，更是终生难以割舍的非洲情缘。

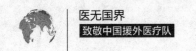

我在赞比亚

中国援赞比亚第 1 批医疗队　雷正同

　　我是一名药剂师，在 1978 年 10 月至 1980 年 7 月间，参加了省卫生厅派遣的首批赴赞比亚援外医疗队，地点是中央省的卡布韦总医院。我的任务是管理中国无偿援助赞比亚的 1062 箱中国药品和器械，并在卡布韦总医院建立一个"中国药房"，负责中国药品的调配和发放。

　　因为医院没有专门的库房，所以药品就放在医疗队的住处。我的具体工作是先将装箱单与实物核对，建立分类账目，然后开箱取物，将 450 个品种分类存放。

　　从住处到医院要坐十几分钟的车，每天下午下班回驻地后，我就准备好第二天所用的药品，分装在两个小药箱内，到次日早上乘车上班时，顺便带到"中国药房"，以保证药品的供应。

　　医院的医生来自世界各地。因此我不仅配发中国医生开的处方，也配发其他国家医生开的处方。为了配合医生和患者治疗的需要，我自己配制了滴鼻、滴耳剂 6 种，滴眼剂 3 种，合剂 3 种，软膏剂 4 种，使患者能及时用上药，解除痛苦。

　　医院为"中国药房"配了 3 名助手帮忙，我们每天都需将大包装的药片分装到 3 日量或 7 日量的小药袋内，写明用法再发给患者。当国内运去的小药袋用完时，3 名助手就主动找来纸张，我们一起动手制作小药袋来装药，解决了当时的困难。有些当地人听不懂英语，就由助手译成当地语说明服用方法，我也向他们学习了几句，有时还真能用上。

　　在近两年的援外工作中，我与助手共完成 4 万多张处方的调配和发放任务。取药者以当地人为主，也有罗马尼亚、朝鲜、波兰等国的驻赞使馆人员和英国教师，特别是印度人和德国修女更是喜欢中国药品，他们是"中国药房"的常客。尤其一些中成药，如治疗风湿病的药酒、杏仁止咳露、伤湿止痛膏、华佗膏、清凉油、六神丸及人丹等，很受他们欢迎。西药方面，四环素片和氨茶碱的需求量也很大。

　　当时援外医疗队的所有费用都由中国提供，为了节约开支，我们每人都在驻地的院子里种有两畦菜，还养了不少鸡，这样我们吃的蔬菜和鸡蛋基本上能自给自足了。

　　现在回想起在卡布韦的工作情景，我感到很欣慰，因为我为中国的国际主义精神和中赞友谊方面，做出了一点贡献。

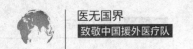

难忘的非洲之行

中国援赞比亚第 4 批医疗队　王发亮

　　1984 年 6 月，受国家卫生部委派，我以医学麻醉专家的身份前往赞比亚参加援外医疗工作。在结束一系列出国培训即将出发的前三天，我的母亲突发脑溢血住院。作为将要远行的独生子，我在母亲的床前守候了三天三夜，也未等到她从昏迷中醒来。开封市第二人民医院的领导对我说："发亮同志，你放心走吧，家里的一切事由组织负责。"就这样，我怀着祖国和人民的重托，怀着对亲人的深深眷恋和无限歉意，踏上了前往赞比亚的万里征程。

　　我们的工作地点在赞比亚中央省的卡布韦总医院。在一起工作的还有埃及、乌干达、巴基斯坦、印度、赞比亚等国家的医务人员。

　　刚到异国不久，恰巧有一例甲状腺切除手术，当时一名埃及专家说："据说中国的针麻效果很好，不知王专家是否能用针麻？"我听后，深感此次手术成功与否影响甚大，当即满口应允。手术这天，乌干达、巴基斯坦、印度、赞比亚等许多国家的外科专家、麻醉专家闻讯赶来参观针麻手术，亲眼目睹中国专家如何操作。此时，我从容镇定，手持银针，先后在患者的合谷、内关穴上迅速刺入，然后利用针麻仪，在外科专家汤振平同志的巧妙配合下很快完成了手术。在场的外科专家个个目瞪口呆，十分惊奇，那位埃及专家还不停地问患者："痛不痛？""一点儿也不痛！"那位患者连声回答。在场的外国专家们高兴地将大拇指伸到我的面前说："中国，了不起！中国麻醉专家了不起！"

　　时光虽然已经逝去了近 20 年，这段在赞比亚工作的经历却使我终生难忘，它不仅是我人生中的亮点，也使我深切感受到了非洲人民对中国的友情。中国和赞比亚人民的深情厚谊犹如雄伟壮阔的维多利亚瀑布，一泻千里，源远流长。

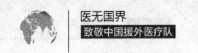

一张照片

中国援赞比亚第 5 批医疗队　张恩珠

在我的影集里有一张照片，照片上站在中间的我抱着一个赞比亚小男孩，左边是他 12 岁的姐姐，右边是他的妈妈克拉拉，再右边是医院产科护士长。每当我看到这张照片，总是让我回忆起 15 年前的那一段往事。

那是 1986 年 10 月 15 日，我们援赞比亚医疗队到卢安夏医院才两个月，对那里患者多、医疗设备简陋、必需药品奇缺这一困难局面还没有完全适应。这天晚上，医院来了一位羊水破了两天，孩子还没有生下来，又极度衰弱的产妇，名叫克拉拉。经检查宫口开大三指，但宫缩乏力，体温在 38℃，胎心音 160 次 / 分。陪同来的产妇的母亲焦急地说，她的女儿 12 年前生了一个女儿后一直未再怀孕，因此她丈夫离开她又去找了一个妻子，很少回家。这次怀孕后，她满心希望能生一个儿子，好让丈夫回心转意，现在却又出现了难产。产妇的母亲十分担心并一再请求我们要救活这个孩子，她说救了这个孩子就是救了他们全家。

听了这些话，同情心和责任心促使我们立即采取各种治疗措施。6 个小时后，经胎头吸引，孩子生了下来，但却是苍白窒息。孩子的身上染了一层绿色的胎粪而且发着臭味。我和助产士赶快给她吸痰。当时没有氧气，也没有呼吸机，我只能垫上几层纱布进行口对口呼吸。孩子身上的臭味呛得人不敢呼吸，可这时我不但不能屏住气，反而还要深吸一口气对着孩子的口吹去。就这样一口又一口……直到孩子面部渐渐有了血色，最后终于发出了轻微的哭声，我们悬着的心才算放了下来。此时，助产士看着我的脸突然大笑了起来，让我丈二和尚摸不着头脑。她一面笑，一面指指我的脸，原来我的脸被绿色的胎粪染成了"迷彩妆"。克拉拉的母亲则高兴得在院子里又唱又跳。这本是个皆大欢喜的结局，可谁知好事多磨，克拉拉产后第六天开始发烧，并在右上腹摸到一个包块，压痛明显，从片子上看怀疑是膈下脓肿。经用红霉素、庆大霉素和氨苄青霉素（当时只能找到这些药），患者体温仍在38℃以上，并持续了两周。那时，医院连纱布也没有，也没有抗生素，手术无法进行。患者体质越来越差。孩子得救了，可没了妈妈怎么能活成？我们医疗队向医院院长（印度人）和总护士长（当地人）建议将患者转入上级医院。他们不同意，说现在其他医院也同样缺少药品和器材，在这儿还有中国医生可以帮助她。我们又到医疗队的另一个点去找药，终于搜集到了一些氯霉素针剂。为了取得更好的疗效，我每天都亲自参与治疗，督促护士按时、按计划用药（因为当地护士常不能严格执行医嘱，药物不能及时供上）。在用药的第6天，患者体温终于降至正常，腹上的肿块也渐渐消失，又观察了5天，一切正常。患者身体渐渐好转，在住院36天后病愈出院了。出院那天，她的母亲拎来了一只大母鸡，要送给医疗队表表心意，我们婉言拒绝了。

1987年3月10日，克拉拉带上她12岁的女儿和5个月大的儿子来到医疗队驻地，感激地说："若没有医院队的救治，就没有我这团圆的一家，中国医生真好。"当我抱着她儿子和他们亲切交谈时，我们的队长立即用相机抓住了这令人难忘的一刻。

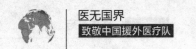

援赞医疗的逸闻趣事

中国援赞比亚第 6 批医疗队　郭永年　刘喜新

经过卫生厅英语口语培训大半年，办妥了各种手续后，我们中国援赞比亚第 6 批医疗队在 1988 年 9 月 9 日晚 9 点 30 分，开始登上飞机。经过漫长的 17 个小时的飞行，我们于凌晨到达法国巴黎的戴高乐机场，再转机南下又要坐 8 个小时飞机飞往我们即将服务的非洲中部的高原国家——赞比亚首都卢萨卡。9 月 12 日上午 11 点，我们终于到达卢萨卡首都机场。

一踏上这块土地，便是满目的荒凉：由机场乘坐大巴进入街市，一路上两侧满是齐腰深的黄蓓草和歪歪扭扭的芒果树，衣衫褴褛的当地人来来往往。休息一夜后，我们又驱车 80 多公里，终于来到我们的工作地——中央省卡布韦市的省级医院 "卡布韦总医院"。这里包括内科、外科、妇科、儿科、眼科、耳鼻喉科、口腔镶复科、结核科、性病科、精神病科和检验放射科，以及行政、后勤食堂等，并有一所附属护士学校和图书馆，是仅次于卢萨卡大学附属医院的综合性医院。医院虽仅有 800 多张床位，但科室设置的很周全。有四个院长，其中一位系护理部主任代院长，平日由几位院长及各科的护士长主持工作，下午下班后整个一夜至第二天上班前都是由护理院长主持医疗工作。医疗人员是由中国医疗队的主力和当地的小医生以及几位印度医生组成的。小医生相当于赤脚医生，仅会进行一些简单的医疗工作，只值夜班。印度医生的水平也类似于小医生，但诊疗工作较熟练。因为他们出自英联邦，英语口语较好些，架子很大，傲气十足，每遇住院患者增多时总是要请假，一切事物都落到我们的身上。一名中国医生要诊疗整个病区七八十个患者，上午查房要持续到 11 点多。内科、外科、妇科、儿科、眼科、耳鼻喉科等日常主要的诊疗任务都落在我们医疗队医生的肩上（精神病、结核病、皮肤性病由当地医生诊疗）。我们白天诊治、查房、做手术，晚上还会被"总医院"随叫随到，几乎所有外科、妇产科的急诊手术或难产接生都需要我们出诊和陪诊（陪女医生出诊），甚至通宵达旦。所以每天的工作紧凑忙碌。援赞的两年时间中，我们一共接待门诊患者 11 万余人次，收治住院患者 8.8 万人次（主要为内科、儿科和传染病科），抢救处理疑难患者近 6 000 人次，做外、妇、眼、耳鼻喉科大小手术或接生约 8 000 多人次，内科、儿科、感染科、针灸科、放射科、麻醉科病例接诊约 12 万余例（其中包括针灸患者 3 万余例），间或还会到我国援赞专家组和印、巴友人的农场及中国农场出诊，并且到省政府或总统府为官员做针灸保健治疗 1 000 余次。经我们治疗过的患者不仅是赞比亚人（其中包括囚犯），还有特意来求治的周围几个国家的朋友。

内科常见患者大多为恶性疟疾、艾滋病、结核、梅毒、镰刀细胞性贫血、高血压、糖尿病、甲状腺病、睡眠病、糙皮病（烟酸缺乏症）、麻风病、皮肤蝇蛆病和罕见的霍乱（2 号病）等。因为这里是免费享受保健医疗的，所以有药时大家都可以服用，不分你我；缺乏药品时，只好都挺着，经受疾病的折磨。由于住院期间可以免费享用鸡蛋和牛奶等餐饭，因而也有众多乡下来省城办事的、探亲访友的、赶集购物的或住不起宾馆饭店的人在夜晚栖居于病房中，所以晚上这里有许多人席地而卧，像旅社似的，"患者"云集。也因此往往会有不轨行为发生，所以各病房均备有二三副手铐（也会用于某些脑型疟疾躁狂患者）。第二天晨会时再将脑型疟疾躁狂者移送到精神病科。早餐后，住"旅社"的"患者"会出院大半，真正的患者继续接受治疗，天天如此，这是大家都心知肚明的慈善福利。

赞比亚人有睡地铺的习惯，腰痛、肩痛、颈椎痛、风湿性关节炎是常见病，这些病看西医往往效果不佳，但经由中国的针灸医生每日扎上几针，连续几天就能大见功效，所以他们对针灸十分推崇，称中国针灸"奇术马"（当地语"好"的意思）。每日针灸科门庭若市，每一个医院每年就有近万名患者就医，还有来自邻国，如刚果、马拉维、南非、意大利、印度、巴基斯坦的患者，也有一家几口人都来就医，甚至乘坐飞机来就诊的。曾有一名意大利籍女性患者患颈椎病多年，双肩疼痛、手脚麻木，曾先后到英、法等国求治，均不见功效。经过中国针灸专家胡青医生两个疗程的治疗，她的双肩不痛了，病情大为好转。她说：将来她回到意大利家乡一定要办一个门诊部，请中国针灸医生去坐诊。中国医生针灸治疗的奇效一直响遍非洲。在我们抵达赞比亚的初期，由赞方卫生部常务秘书和主管医疗队的官员倡导，在卡布韦召开了"欢迎中国医疗队学术座谈会"，他们介绍了赞比亚的医疗卫生现状；我们的针灸专家胡青、王以胜医生讲述了"中国针灸的概况和临床应用简介"，得到众多与会代表的好评。

当年11月，赞比亚中学正在准备期末考试，却发生一件怪事：一天，有个女生在复习功课时觉得两腿发软，跌倒在地，爬不起来；第二天，又有几个女生因同样情况跌倒；如此一周内，竟有72名学生染上此病。一时间，校园里紧张起来，当中国医疗队得知后，义无反顾，立即派医生前往救治，经治疗数天后染病学生全部恢复健康。其实，这种症状是由于学生复习功课太紧张，患上了"群发癔病性瘫痪"。《赞比亚时报》对此事做了专门报道，大加赞扬。

妇产科梁武凤医生有一次抢救一名足月产后大出血昏迷并血管内弥漫性凝血患者。患者血压为零，面色苍白，宫缩欠佳，阴道重度撕裂，给以缝扎止血、缩宫剂等救治后，子宫收缩良好，但仍阴道大出血并皮下及口腔等多处出血不止，当地医护人员认为已无救治的希望。在我们积极的救治和术后周密的护理下患者逐渐清醒，血压回升，病情好转，转危为安，我们已经连续工作十多个小时未曾休息过。

20世纪90年代，赞比亚经济落后、生活贫困、缺医少药的现象非常严重。我们每天查房时连一张书写医嘱的纸，哪怕是已经用过再翻过来使用背面的纸都很难找到，不得已有时要把捡来的烟盒翻过来用。工作服也很破旧，手术室里缺衣少帽，无缝合线、针头、注射器、输液管、液体可用，或者时而缺此、时而缺彼。但是，也不断有来自西方或我们国家的援助器械和药品及其他一些日常用品送来，我们的5克瓶装的链霉素、青霉素和SMZ（磺胺甲恶唑）、青蒿素等都很受青睐。尤其是我们中国医疗队的医生发扬白求恩精神，受到他们无限颂扬。医院的院长曾经风趣地说："这个医院应该命名为'中国医疗队医院'才对。"

赞比亚是非洲中南部（临南回归线，太阳就在头顶上）的一个内陆国家，大部分地区海拔1000~1500米，属热带草原气候。每年的5~8月为干凉季，气温为15~27℃；9月至11月为干热季，气温为26~36℃；12月至次年4月为雨季；年平均气温 21℃。全年可穿着夏季服装，但在干冷季时日夜温差大，需穿着毛衣。赞比亚的国土面积约为 75 万平方公里，约是中国面积的十二分之一，但却生活着 73 个民族，总人口约 1 238 万（2006 年），大多属班图语系。英语虽是赞比亚的官方语言，但各民族有着自己的语言，且相互之间也听不懂对方的话语。我们每天的诊疗工作要靠当地护士充当媒介传递病情等其他信息，但有时也会遇到护士都听不懂话语的患者，要再去请某个相应民族的护士来协助问诊才能得知病情，进行诊疗。

这里的冬天并不是那么寒冷，临近春节的时候，桃花已经傲然怒放，天空蓝得一尘不染。我们放假五天，要到大使馆共同参加一年一度的春节招待晚会。我们穿着新衣，趁有空闲就上街逛逛。这里大部分人信仰基督教和天主教，周日基本上关门闭户都要去教堂做礼拜和弥撒，只有几个印度或巴基斯坦的商店才开门营业，都是一些基本生活物资，也没有什么好看的。我们的国庆节也是同样地举行招待会，宴请政府官员和知名友人，因为要敲锣打鼓、燃放鞭炮，所以既简单又热闹，很有大国的风范。部分当地工人和群众也会跑来医疗队驻地祝贺问候。

援赞期间，我还到过赞比亚南部省著名的维多利亚瀑布及赞比西河畔的野生动物园一览大象、狮子、老虎、豹子等的尊容，领略非洲大地美好的自然风光。"没有到过赞比亚就不算到过非洲"，这是赞比亚首都卢萨卡大街上常见的招牌名句。也许经历过维多利亚瀑布和赞比西河畔野生动物园的震撼，才会对赞比亚的美怀有特殊的印象，才会对这句话产生发自内心的认同。

光阴似箭，岁月如梭，自 1990 年 9 月我归国后，一转眼 20 年已经消逝而去，但那两年的援赞经历，却让我记忆犹新、终生铭记。

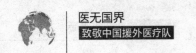

难忘援外的 780 天

中国援赞比亚第 7 批医疗队　罗玉凤

　　我作为中医针灸科副主任医师，在 1990 年 11 月受国家卫生部的派遣参加了中国援赞比亚第 7 批医疗队，两年多的赞比亚卡布韦总医院的工作、学习和生活，令我终生难以忘怀。

　　卡布韦是座花木成林的美丽城市，空气清新，四季如春，我们每天紧张繁忙愉快的工作、生活在这里。医院日诊至少 30 多人，多者可达上百人，工作十分繁忙。由于赞比亚特殊的风土人情，加上多年来的友好往来和对中国传统针灸医学的喜爱，除赞比亚患者来找中国医生看病外，临近的印度、巴基斯坦、南斯拉夫、坦桑尼亚、津巴布韦等国的患者也络绎不绝地来找医疗队看病。所以工作中的忙、苦、累是可想而知的，但又是苦中有乐和忙中有趣的，这正是"一根银针架桥梁，中赞友谊传四方"。

　　1991 年 6 月 24 日这天，赞比亚纺织厂保卫科科长因患有久治不愈的顽固性腹泻，心情十分苦恼，慕名来找中国医生。我仅给他做了一次针灸，针到病除，后又巩固治疗三次而彻底治愈，患者激动地连声称赞说："您真是我们非洲的神医罗一针啊！"

　　1991 年 7 月的一天，从千里之外的扎伊尔来了一位农场主，带着他刚满四岁的女儿来看病。小儿患的是舞蹈病，经针灸、羊肠线埋藏等综合治疗三个多月，终于痊愈。他感激得流着热泪说："是您罗医生给我女儿了一次生命，你真是中国派来的好医生。"这次治疗的成功扩大了中国医疗队在非洲的影响，使祖国传统医疗在非洲得以广泛传播，为中国援外史上增添了新的光辉。

最令人难忘的是，1992 年 8 月 12 日，赞比亚副总统姆瓦纳瓦萨接见了中国医疗队全体同志。因他身患外伤后遗症，左上肢疼痛难忍，特请中国针灸医生为他治疗。经国务院批准后，于 9 月 23 日上午 11 点，再次接见合影留念后，我给总统进行了针灸，疗效显著。针灸后总统感到疼痛好多了，高兴地连声说："谢谢你罗医生，再次表示感谢，我们首都见。"

在 1992 年年底援赞工作即将结束时，我被中国对外经济贸易部授予援外有突出贡献的"先进工作者"的称号，医疗队被卫生部授予"先进医疗队"的光荣称号；我还被省卫生厅授予"先进个人"，许昌市"三八红旗手""巾帼建功先进个人"，并被《许昌日报》《许昌工人报》以"非洲罗一针""一根银针架桥梁，中赞友谊传四方"为题相继报道了我在国外的事迹。

回顾援外的 780 个日日夜夜，真是苦中有乐、乐中有忧，喜的是为异国人民解除了许多疾病之苦，给非洲人民带来了安慰；忧的是在异国他乡，远离亲人和儿女，久久不能相聚，特别是节假日思念亲人之情更是强烈，可是一想到党和人民的利益，这些儿女之情又算得了什么，又有什么不可抛弃的呢！

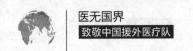

为了祖国的荣誉

中国援赞比亚第 7 批医疗队　孙玉枝

　　1990 年 11 月，作为援外医疗队的成员，带着祖国的希望和人民的重托，我远涉重洋，来到非洲南部的国家赞比亚。

　　置身异国他乡，面对生命的呼唤，我更加深切地感悟到救死扶伤这一使命的凝重和神圣。我曾经在一声声热切的道喜中，为治愈一个个不孕患者而祝福；也曾经在一次次深情的感激中，为完成的一例例剖腹产手术而欣慰。1992 年 2 月 21 日，我成功地为一位赞比亚妇女切除了一个重达 3.5 千克的多发性子宫肌瘤。4 月 17 日，《赞比亚时报》（相当于我国的《人民日报》）大篇幅进行了报道。时值中赞关系紧张之时，对中国医生的报道引起了极大震动。后我国驻赞比亚大使馆杨参赞到驻地看望我们时说："你们医疗队做了很多工作，对阻止中赞关系的逆转起了重要的作用……"

　　1992 年 5 月下旬，赞比亚的卢安夏地区暴发急性传染病"霍乱"，每天都有十多人死亡。我被迅速派往当地急救中心。那里的医疗条件差，病房内外人满为患，上吐下泻的患者把急救中心弄得到处是呕吐物和粪便。艰苦的工作环境，夜以继日的操劳，甚至随时都有被传染的危险，但这些都被置之度外了。因为我清楚地知道作为医生，我是患者心目中的白衣使者；作为援外工作者，我又是国家间友好往来的使者，我没有理由不努力工作。

　　1992 年 5 月 29 日，赞比亚总统齐鲁巴特意到急救中心看望在那里的工作人员和患者。当时我正在指挥抢救一个危重患者，记者把我和总统在一起的场面拍摄了下来，第二天刊登在《赞比亚时报》上，成为永恒的纪念。

物换星移，转瞬十年过去了，往事历历在目，依然缠绕着思绪、温暖着情怀。

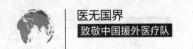

难忘的记忆

中国援赞比亚第 11 批医疗队   张开普

　　2000 年初春，我们受国家卫生部和省卫生厅的委派，带着祖国人民的厚望和重托，来到了美丽却不富饶的国家——赞比亚。经过两年多的援外医疗工作和国外生活，我深深地爱上了那片美丽的土地和那里善良、淳朴的人民。每当回忆起那段国外工作经历时，我的心里总会闪现出一幕幕令人难忘的场面……

　　记得刚到赞比亚汤姆森医院工作不久的一个夜晚，累得满头大汗的医院司机急匆匆地请我们去会诊。走进医院急诊室门口，惊人的场面映入眼帘。一位约 14 岁的女孩躺在急救床上，不停地呻吟着，她面色苍白、呼吸急促、脉搏细数、血压测不到，衣服被撕扯得七零八落，浑身上下都是血，胸腹、会阴部及双下肢有 36 处撕裂伤，下腹脏器和右侧股骨已外露，创面出血不止。当地医院院长讲，傍晚，该女孩在小河边洗衣服时，被河里的一条四米多长的鳄鱼突然咬住大腿，在一旁的患儿父母和邻居们，奋不顾身地拉着女孩上肢，并用铁锹和木棍与鳄鱼展开了激烈地搏斗，约三四分钟后，被咬得遍体鳞伤的女孩从鳄鱼口中被救出，经过 40 多千米路途辗转，才来到有中国医生工作的医院。听到这里，我们迅速组织在场所有医务人员进行抢救。3 个小时过去了，伤者的生命体征渐渐稳定，在全麻下给予膀胱、肠管修补和多处创面清创缝合术。6 个多小时的紧张手术后，女孩才被转到监护病房。又经过一个多月日日夜夜精心的治疗和护理，女孩终于痊愈了。出院那天，女孩的父母和很多闻讯赶来的乡邻们，一字排开站在中国医生的面前，一次次鞠躬感谢中国医生救活了他们的孩子。不久，赞比亚最大的一家报纸《赞比亚时报》对此事做了详细报道，很长一段时间里，成了当地老百姓谈论最多的话题之一。

2001 年的一天上午，一位 60 多岁的老年妇女到医院找中国医生看病，她弯着腰，低着头，双臂抱着前胸，行走很困难。解开衣服检查时，我被眼前的一幕惊呆了。患者左胸有个脸盆大小的巨大肿物，被横三竖四的布条绑在胸前，去掉布条后，肿物能垂到肚脐下。据患者讲，该肿物已有二十多年，起初仅有拳头大小，近几年生长迅速，由于肿物巨大，影响行走，所以每天早上起床第一件事情，就是用布条把肿物捆绑在胸前，而后才能行走干家务。她曾先后去过几家医院诊治，说是瘤子太大没法治疗。我们经过多次会诊讨论和充分的术前准备，3 天后，这个重达 14.5 千克的巨大乳腺肿瘤被成功地切除了。没过几天，《赞比亚时报》在头版重要位置做了报道，并附有多张照片，高度评价了中国医生高超的医技和认真负责的态度。此事后，每当我们在街上或超市碰到当地居民，他们都会面带微笑给我们打招呼，并伸出大拇指赞不绝口地说："好样的，中国医生。"

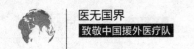
难忘非洲二三事

中国援赞比亚第 11 批医疗队　王嘉莉

我自 2000 年至 2002 年在赞比亚利文斯顿总医院妇产科工作。两年时间不长，却是一段非常难忘的人生经历。

赞比亚的社会体制、生活习惯与我们迥然相异，但有一点是相同的，那就是人心向善，人与人之间真诚相待。在赞比亚，医生的社会地位很高，非常受尊重。利文斯顿城不大，有一百多万人口。工作一段时间以后，每次上街总是不停地有人热情地向我问好，有些认识、有些面熟、有些脑子里根本没有印象。有一次我正走着，对面过来一位中年男子热情地问好："Doctor Wang，还记得我吗？"我说很抱歉，实在想不起来了。他说我给他女儿治过病。我就问患者现在还好吗？他说病死了，没出院就死了。我心里咯噔一下连说对不起，并询问原因。没想到他说："Doctor Wang，你已经尽力了，你当时给我解释得非常清楚，我们全家都很感谢你，愿上帝保佑你。"作为一名医生，没能把患者救过来，还被患者家属感谢一通，心里面又惭愧又感动，我想在以后的工作中只有加倍努力把工作干好，才对得起医生这个职业称呼。

非洲艾滋病猖獗，每天都有不少人因此被夺去生命。每当目睹一个个工作认真负责、已成为好朋友的护士死于艾滋病时，心里真是特别的难过。有一件事令我至今难忘。一天下午，一辆小汽车开到驻地，下来两个人要找我，我一看不认识，他们自我介绍了一下，说是埃米莉想见我，我问哪个埃米莉，他们说是医院的一个护士，现在在一个区医院住院，需要我帮助。我随他们来到那个医院，进到病房，看了看好像几个患者都不认识，其中一个病床上躺着一个姑娘，非常消瘦，仔细看才认出是外科的一个护士，她还当过一段护士长，我去外科会诊时见过她。我就开始问她哪里不舒服，我能帮她什么。她向我叙述了病史，主要问题是慢性反复腹泻。我意识到艾滋病可能又要吞噬一个生命了。我告诉她我还有一些治腹泻的中国药，一会儿让她家人跟我去拿。坐了一会了，我起身告辞，并特地过去与她握了一下手。她脸上挂着笑，眼里却闪着泪花，恋恋不舍地说："Doctor Wang，你是个好医生、好朋友，我就是想见见你，跟你说说话。"至今，那张脸还印在我的脑海里。

　　说起我到利文思通医院护士学校带课的经历，挺富有戏剧性的。一开始我为提高英语在工作之余去护士学校听课，突然有一天校长利康多先生找到我，说："Doctor Wang，我们想聘请你教课，讲妇产科学。"我没有一点儿思想准备，连说不行。他恳切地说："我们认为你行，姆韦瓦院长也说你行，你试试吧，第一节课我在场，我会帮助你的。"我不好意思再推辞。第一节课我足足准备了一周，从语言、讲课内容、讲课艺术等方面都做了充分准备，尽管如此，一开始还是有点紧张。没想到一节课下来获得了很大成功，学生们都听得入了迷，下了课还叽叽喳喳问问题。从此我喜欢上了讲课，一学期下来，我和学生们也建立了深厚的友谊。

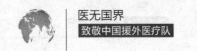

难忘的春节

中国援赞比亚第 13、14 批医疗队　李　锋

　　2008 年的春节是我作为第二次参加援外医疗队在赞比亚度过的第三个春节，这个春节很难忘、很有意义，因为我们是与李大使一起过的春节。

　　那一年我参加了中国援赞比亚第 14 批医疗队，队里共 28 人，与其他队不同的是这 28 个人被分成了 6 个小组，分散在赞比亚东南西北中不同的六座城市医院。每个小组所在的城市相距很远。这样的距离使得队员们两年之间不能相见，但彼此又相互思念。身在异乡为异客，每逢佳节倍思亲，节日对我们来说是最想家的时候，而且多数队员是第一次在远离家乡的非洲过春节，因此春节前 3 个月大家就开始通过电话筹备着如何度过一个有意义的春节。最后恩多拉被选为最佳集中地，一是因为它是中国援赞 46 年来最早的服务点，也是队员最多的一个工作点，一共 7人；二是它地处赞比亚的中部，是赞比亚第二大省的省会，矿工业多、人口多、经济好，市场相对繁荣，交通也方便。

　　年三十是吃年夜饭的传统日子，我们的队员却在连夜的坐车赶往聚会点。因为白天上班，下午坐车，一千公里的长途公交，要坐十多个小时，在医疗点上的队员们忙碌地为远方来客准备着"美味佳肴"，同时也牵挂着奔波的同志们的安全。

　　大年初一早上，我们 23 位队员终于相聚在一起。疲劳还挂在脸上，心里却掩饰不住地激动，我们相互抱在了一起。有些队员还迫不急待地交流起各自在医院里的工作经历和经验及遇到的困难，大家高兴得彻夜不眠。本想大年初一能吃一顿可口的家乡饭，可是不巧一早电就停了。大家借用了一个当地人常用的炉具，就是一个汽车轮胎的轮毂，中间放进木炭。炉具很小，因雨季木炭又是潮湿的，为了能让长途跋涉的同志们吃上一顿热乎乎的饭，我们轮流吹或扇火，烟熏得我们直咳嗽和流眼泪。40分钟后，我们终于做出了一锅面疙瘩汤，饭虽简单，但所有人都吃得津津有味，因为这是我们几个月来第一次相聚。

这个时候，队长打来一个电话，告诉我们中国驻赞比亚大使李大使要来与大家一起过春节。大家立即紧张起来，因为事先不知道，我们的准备太简陋了，几分钟后，几辆车就缓缓地驶进我们的院子，从车上走下来的是面目慈祥的李大使，后面跟随着大使馆的一些工作人员。李大使一下车就给队员们拜年，并代表党中央胡主席问候我们每一个队员，给我们所有的队员每人一个国内很漂亮的大挂历，并给我们带来国内著名的红酒和白酒，然后就是询问我们的工作和生活情况、有哪些困难，并当即让随行工作人员记下，尽快给我们解决。他给我们讲述国内的形势，讲我们肩负的重任——我们每一个人在中国的外交史上都有着不可磨灭的贡献。

李大使在百忙中在这个特殊的日子里亲自看望我们，给大家以极大的鼓舞和鞭策。大家也纷纷表决心一定不辜负党和人民对我们的期望，圆满完成援外任务。之后大使又和我们一起照像留念，整个院子里充满了笑声，就像一个和谐的大家庭。我们还放了买到的仅有的五个冲天炮，吃了每个人使出看家本领做出的天南地北的饭菜，喝着大使带来的红酒，共同说出我们的心愿：祝祖国更加繁荣强大。

大家在一起过了一个很有意义的春节，这个春节对我们来说一生可能只有一次，是一个让我们永远也忘不掉的春节。

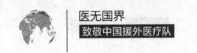

夜半车鸣声

中国援赞比亚第 14 批医疗队　叶林平

回国已半年有余，但每当夜间听到窗外汽车的鸣叫声，仍不时让我回想起在赞比亚援外医疗的往事……

2007 年 5 月，我参加了中国援赞比亚第 14 批医疗队，并被分派到赞比亚卡布韦总医院工作。在赞比亚，特别是卡布韦总医院，妇产科医生特别缺乏，平常只有三四名，最少时仅有两名医生，却要担负起卡布韦总医院和卡布韦矿区医院共计五个病区 110 张床位的治疗工作，是医院最忙的一个科室。两年中，我无数次在夜间被医院救护车的喇叭声叫醒，赶赴医院，抢救患者。

2008 年 1 月，正值赞比亚的雨季。一天夜晚，雨下得很大。我刚睡下不久，一阵急促的车鸣声将我从睡梦中惊醒，"又有急诊了？"我思索着。不一会儿，会诊单就交到了我的手中，原来有 4 名患者需要抢救。一名产前子痫，一名前置胎盘大出血，两名难产。我迅速穿过雨幕，跳上救护车赶赴医院。由于卡布韦总医院条件较差、经费有限，救护车年久失修，车窗关不严、车顶漏雨，等到了医院，我半边身上的衣服已完全湿透。我顾不上拧干衣服，快速穿好工作衣，向临产室跑去。我首先检查前置胎盘大出血的患者，血红蛋白仅有 3 克，已休克。我吩咐护士立即配血、输血、准备手术；然后处理已抽搐了 7 次的产前子痫患者；继之为两名难产的产妇检查、下术前医嘱。而后，我快步奔向手术室，手术一台接一台地进行着，患者一个个转危为安。在第 4 台手术即将结束时，助产士跑来告诉我，又有一名脐带脱垂的产妇刚从基层医院转诊过来，胎心很慢。"准备手术，实施剖宫产。"我说："您已经很累了，叶医生。"助产士关心地说，"没关系，救产妇和孩子要紧。"我毫不犹豫地回答道。当第5台手术结束时，窗外雨过天晴，太阳露出一缕霞光，新一天的工作又开始了。

记得还有一次，凌晨3点我刚出诊回到住处，正准备睡觉，门外医院救护车的喇叭又再次响起。这已是当夜第4次叫我出诊了。"难道是刚刚在卡布韦矿区医院做的两名剖宫产患者有什么异常？"我正在猜测，敲门声响起。门卫告诉我总医院又来了一名重症产妇，请我去看看。我急忙坐车赶到总医院，只见患者烦躁不安，口唇、眼睑、手掌均苍白如纸（皮肤黑无法看清面色），已临产3天，刚从一个偏远的基层医院转诊过来。经检查，患者血压40/20mmHg，腹部膨胀，满腹压痛，触及不到子宫轮廓，也听不到胎心；诊断为子宫破裂、失血性休克，需立即手术。打开腹腔后，一股恶臭迎面扑来，由于子宫破裂时间较长，已合并感染。取出胎儿和胎盘后，行子宫次切术。术中、术后患者曾两次血压下降为"0"。我和赞比亚医护人员通力合作，全力抢救两个小时后，患者终于转危为安。

在夜半车鸣声中，我和队友们在赞比亚卡布韦这座城市，度过了一个又一个忙碌的夜晚。虽然远离祖国、远离亲人，工作辛苦劳累，但一想到能为祖国的援外事业贡献一份力量，我心中备感自豪，参加援外医疗队是我人生中的一段最宝贵的经历！

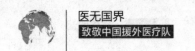

难以忘却的重逢

中国援赞比亚第 15 批医疗队　姜秀菊

　　初到赞比亚，一切都让我感觉十分陌生和不便，特别是语言交流的障碍更使我一筹莫展；加之每天面对诸如艾滋病、镰状红细胞性贫血、疟疾等我在国内从未见到过的疾病；儿科患者又特别多，医生很少，有时中午 1 点甚至 1 点半才能下班，2 点又要上班，非常辛苦；再者是我从医 30 年来没有做过扎输液针、抽血、放鼻饲管、插导尿管、灌肠等护理工作，而在这家医院却要医生亲自来做，患者全是黑皮肤，血管很难找，这对年过五十、眼睛已花的我来说又是一个新的挑战。多方面的因素使我不得不整日集中精力学习、学习、再学习，和队友的联系几乎没有。

　　10 月 24 日是周六，正是赞比亚的独立日，也是我们每周一次的进城买菜日。我同往常一样，早晨五点多去查房，八点出发买菜。大约 10 点 40 分当我们刚回到住处，电话获悉恩多拉点上的 8 名队友要来探望且已在途中，我们欣喜若狂。程志强二话没说打的去买啤酒，范解放拿来了鸡块、腐竹和木耳，毕竟这是我们到赞三个多月以来的首次相逢。同时我们又觉得十分为难，这里经常停水，这次已连续停水 3 天了。正当我们不知所措时，他们已经到达，看到了队友就像见到了久别的亲人，相见时大家激动得泪流满面，情不自禁地相互拥抱，竟无语凝噎，到赞后的酸甜苦辣都化在了泪水中。激动过后，已近中午，想到还要招待队友吃饭，我们一部分人拿着锅去外面找水、洗菜，另一部分人在家准备午饭。还好在医院的前门及一片从未踏进的草地中各有一水管，或许是为浇灌草地所设，水管几乎接近地面，且水流非常小，前面排着长长的队，如果等下去，到下午也吃不上饭。我向排在前面的人说明了情况，恳请让我们只洗菜不接水，他们很友好，欣然同意了。我和刘金娥花了半个多小时才洗完，然后和张振武到另一个水管排队接水。这里的紫外线特别强，站在烈日下，脸和脖子都晒得通红，其中一个人看我们是医生想让我们站在前面，另一些人不愿意，我感谢照顾者，也理解反对者，毕竟找水太难了，答应按次序排队。就这样我们匆匆忙忙做了几个菜，喝着啤酒和饮料，吃着王晓若点长做的手工面，虽然简单，但在队友的眼里却是美味佳肴，大家非常高兴。席间队友们互相问长问短，畅所欲言，如同兄弟姐妹，数月来的工作压力和精神上的寂寞也得到了很好的放松和宣泄，像这样的情感在国内是难以得到的，的确是没有经历就没有感受。

饭后，我们带队友参观了医院及周围的环境，拍下了值得纪念的瞬间。当我们走到医院大门口，看到了赞比亚的国旗时，不禁想到了我们的五星红旗，爱国之情油然而升，不知道谁先唱了一句"五星红旗，你是我的骄傲，五星红旗，我为你自豪"，这时大家不约而同地唱起了《红旗飘飘》，就连平日腼腆的邓钧也引吭高歌：这种对祖国的热爱和向往的情感是难以用语言来表达的。

相聚的时光是短暂的，不知不觉分别的时刻已来临，大家依依不舍，就像《红楼梦》中探春回家时的场景。这一天是难以忘怀的，大家相约下次在恩多拉相见，共同期待着那一天早日到来。

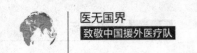

援非，一次难忘的人生经历

中国援赞比亚第 16 批医疗队　张冬雅

我叫张冬雅，来自郑州大学第一附属医院妇产科，2011 年 11 月随河南省卫生厅组织的中国援赞比亚第 16 批医疗队来到了赞比亚。赞比亚是一个非洲国家，位于非洲的中南部，气候宜人、环境美丽、国家安定。我在位于北方的铜带省省会的恩多拉中心医院工作，简称 NCH（Ndola Central Hospital）。我将从以下几个方面总结两年的援非工作。

中国援赞比亚第 16 批医疗队的 28 名队员到达赞比亚后，在首都卢萨卡修整一周，学习并被要求严格遵守外事纪律、赞比亚法律法规和第 16 批医疗队各项规章制度。然后，队员们被分配到 5 个点展开工作：首都两家医院，恩多拉、基特韦和利文斯顿。

初到驻地，点长贺祥组织队员搞好驻地建设，积极联系赞方及我方外资机构，对驻地各项设施进行了大规模改造：对房屋进行维修，粉刷内外墙、更新地板、更换房门及门锁、维修水电、安装纱窗，使居住条件安全、舒适；对生活设施更新，新买 1 台电炉、1 张饭桌、4 把椅子、3 个茶几、1 台冰箱、1 个台灯，每人新配 1 个台灯、1 张大床；为改善生活环境，新买一台割草机，方便经常组织队员打草、灭蚊、灭蝇。经过半年的努力，恩多拉分队的居住、生活条件及环境得到了极大的改善。我们自力更生、改善伙食，在生活极其艰难的情况下，在驻地周围开垦土地、种菜养羊。我们种的有萝卜、白菜、荆芥、芫荽、豆角、辣椒、番茄、茴香、油麦菜、空心菜、生菜、苦菊、茼蒿、黄瓜等，还养了两只山羊，不仅极大地改善了饮食条件，还美化了居住环境；我们还种植了香蕉树、木瓜树、油梨树，驻地到处是一片田园风光；为丰富队员们的业余生活、提高身体素质，我们就地取材，自制了篮球架，并硬化场地，以便队员们可以在业余时间打打篮球；我们甚至设法安装上热水器，解决了洗澡的问题。为了保障医疗安全和生活安全，医疗队驻地有两个保安 24 小时巡逻，还养了一条狗。

在工作上，大家每天早出晚归，一切为赞比亚患者着想，积极参与抢救"4·6"特大交通事故伤员，共抢救患者 20 多名，做手术 7 台，连续工作一天一夜，成功救活数名重伤员，受到赞方好评及医疗队、经参处表彰。

NCH 是赞比亚第二大医院，拥有 900 张病床。初来乍到，语言交流成了首要问题，这里有来自不同国家和地区的医生，东欧的、印巴的、埃及的、津巴布韦的、刚果的……为了尽快适应这里的工作环境，我每天坚持学英语，多说多问，取得了不错的效果。上班几天后，我就开始值二线班，就是一线医生处理不了的时候，你需要弄清病情并迅速做出决断，完成手术。所以，语言至关重要。由于这里医疗资源匮乏、病源很多、产科质量差，妇产科又以急诊多著称，所以在国内不常见的病例在这里都可以见到。每天都有疑难病例需要手术，产后出血、子宫破裂、宫颈严重裂伤、会阴三度裂伤、产后腹腔脓肿感染性休克……经常是在吃饭的时间来急诊电话。而且，这里的工作效率不高，所以每个环节都要费时费力，往往一台手术从接收患者到手术结束要耗费 3~6 个小时。我们回到驻地连做饭的力气都没有了。夜里的急诊更多，尤其是妇产科，一忙就是通宵。除了工作以外我还有带教任务，有很多刚毕业的当地医学生在这里实习，我手把手地教他们手术基础。他们的外科基础普遍很差，经过努力，进步还是很快的。而且，对于合并有内科疾病的剖宫产、亚急诊的脓肿类手术，或者他们本国医生都不愿意做的性病感染性手术，我都积极安排，及时手术，得到了院方、本科室同行的高度赞赏和信任。

这里的另外一大特点，就是艾滋病的高发，由于术前患者并不常规进行艾滋病检查，每一台手术都承受着风险和压力。在轻度高原反应下，工作半年的时候，我防不胜防地患了疟疾。患病第一天正赶上我值班，很忙，在极度不适的情况下，在一个艾滋病患者的剖宫产手术中，我的右眼被溅入了患者的血液。抗疟疾药和阻断艾滋病药物同时服用，严重的药物反应让人难以忍受，一向坚强的我也表示扛不住

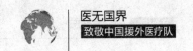

了，点上各队员和队里集体的关心是我战胜病魔的坚强后盾。当时省卫生厅国际合作处的领导们也很是关心，苏桂显主任安排返赞的华人专门从国内带了治疗疟疾的复合药送到我手里，令我感动得热泪盈眶！

　　都说援非一次，人生多了一份难忘的经历。我深深体会到了非洲人民淳朴的民风和这里亟待解决的医疗匮乏问题，也为自己能为国家的援非任务做出贡献，感到无尚的光荣和自豪。

难以忘怀的平安夜

中国援赞比亚第 17 批医疗队　高项羽

　　作为中国援赞比亚第 17 批医疗队的一员，我在 UTH（赞比亚大学教学医院）从事麻醉工作已将近一年了。明天就是举国欢庆的圣诞节，圣诞节前夕，我在异域他乡度过了一个令人难以忘怀的平安夜！

　　今天是二线班，下午两点我接到紧急通知：儿科手术室有急诊手术。我火速赶往医院，直奔儿科手术室。患儿查卡纳，男，12 岁，初步诊断"肠梗阻"，拟行剖腹探查术。患儿高热，呼吸急促并呼吸困难，蛙状腹，腹部异常膨隆，类似孕妇孕六月状。情况紧急，患儿生命垂危！我快速进行必要准备，在患者气管插管全麻下行剖腹探查术，打开腹腔：大量淡黄色腹水，约 5 000 毫升；继续探查，发现肠管严重粘连，结肠巨大肿瘤。太晚了，已经失去根治切除的机会，所以我们只能采取姑息性治疗，行结肠造瘘术。

　　术中间隙，询问患儿病史，其父母告诉我发现疾病只有 5 天。听了他们的介绍，我顿时惊呆了！依据患儿的情况，病史应该更长，绝不是像他们所说的 5 天，至少 1 个月的病史。因为肿瘤那么巨大，腹腔那么多腹水，已经影响到患儿呼吸了，为什么不早点来医院呢？！家属说不明白，外科医生同样也说不明白。

　　在此有必要介绍一下赞比亚的医疗体制。赞比亚的医疗体制与我们不同，他们实行的是全民免费医疗。患者住院和手术大部分项目是不用付钱的，只有个别项目需要付钱。譬如阑尾切除术，在国内市级医院最少 3 000 元，在赞比亚 30 元就解决

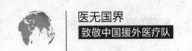

问题了。经常见到有的患者在偏远省份，由于拿不出路费到首都卢萨卡，疾病很严重了才来治疗。最偏远的省份到卢萨卡路费需 200 元，但很多人连这一点路费也拿不出。但也遇见有一些患者，居住在首都，离医院很近，疾病发展很严重了才来，患儿查卡纳的情况就是如此。这就令人百思不得其解了：离医院很近，免费医疗，疾病很严重甚至是终末期了才来医院，为什么不早点来呢？我想破脑袋也想不明白，问当地医生，他们同样也不明白！

唐代药王孙思邈提出"上医治未病之病，中医治将病之病，下医治已病之病"，揭示了预防医学的重要性。由此我也想到，我们援外医疗队在治疗疾病的同时也应担当起普及宣传健康理念的重任。疾病早发现、早治疗。普及预防理念，促进健康回归，也许这才是避免此类悲剧重演的一剂良药。

忙完已是华灯初上、万家灯火，国内已是深夜，亲人们酣然入睡。医院走廊边绚丽的圣诞树和五彩缤纷的彩灯，提示我平安夜降临了！窗外暴雨如注（赞比亚的雨季天天如此），我的心情也像这恶劣的天气，怎么也高兴不起来，没有一点节日的喜悦！

这注定是一个不同寻常的平安夜，我为查卡纳悲惨的命运而难过、痛心疾首！但是我坚信，经过我们援赞医疗队员的不懈努力，终将减少类似悲惨事件的发生！

难以忘却的纪念

中国援赞比亚第 19 批医疗队　齐祖宏　杜申钊

中国援赞第 19 批医疗队在大使馆的领导下，在国家、省、市卫计委的指导下，在队支委的带领下，28 名队员秉承"不畏艰苦、甘于奉献、救死扶伤、大爱无疆"的精神，以娴熟的技术和务实的作风，无偿为赞比亚人民提供健康服务，受到了赞比亚社会和人民的高度赞扬。

1. 大使馆、经参处领导的厚爱是我们开展工作的根本保障

中国驻赞比亚大使馆原任大使杨优明、经参处参赞欧阳道冰对中国援赞比亚第 19 批医疗队高度重视。由于工作关系，医疗队与经参处欧阳道冰参赞、方翔秘书、崔文嘉秘书、张诣奇秘书，以及大使馆领事部赵民主任、政治部陈刚主任接触机会较多，沟通联系紧密，每遇到大事、外事都要请示、沟通交流。

在恩多拉医疗点驻地安全问题上，我们及时通过崔文嘉秘书向欧阳道冰参赞汇报情况。6 月，杨大使、欧阳参赞亲自调研、慰问恩多拉点驻地，并协调中航国际，使恩多拉医疗点驻地围墙与大门得到及时修缮。针对利文斯顿队员艰苦的生活条件，欧阳参赞带着张诣奇秘书亲自协调帮助修缮了门窗，解决了疏菜供应问题。我们还对驻地进行了美化，重新粉刷了大门，整理了大厅，装饰了会议室、乒乓球室、娱乐室和图书室，为队员们提供了学习、娱乐、生活的人性化温馨环境。

在参与商会与中资企业开展联谊活动中，方翔秘书帮助牵线搭桥。在办理利·姆瓦纳瓦萨医院员工赴郑大一附院签证上，赵民主任帮助协调办理了相关手

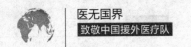

续。在购置车辆过程中，欧阳参赞亲自协调卫生部常秘马拉马，张诣奇秘书亲力亲为我们提供了很多帮助。在对外宣传工作上，陈刚主任亲自协调对接。在外事活动中，大使馆邀请医疗队参加了国务委员王勇访赞招待会、八一建军节、国庆节、春节、三八妇女节等重大招待活动，拜访了前总统卡翁达，近距离接触现任总统伦古，让队员们倍感温暖。

在工作上，杨优明大使亲自给医疗队上党课；欧阳参赞、崔文佳秘书、张诣奇秘书多次到医疗队驻地，指导我们理清工作思路，并协调赞比亚卫生部、中资企业加强彼此间的沟通交流，建立良好的合作关系；大使馆吴道恩副主任、胡然秘书、郭锴泽师傅也多次帮助我们联络相关外事活动。这都为我们顺利开展工作铺平了道路。欧阳参赞先后带领医疗队赴中材水泥工业园区、中水电下凯富峡水电站、江西国际卡翁达国际机场项目工地开展讲座、义诊等活动。

春节期间，杨优明大使、欧阳道冰参赞、孙明武官、张诣奇秘书、王琦行长亲自到医疗队慰问队员和家属，让我们倍感亲切和温暖，令我们万分感动！

2. 国家、省、市卫计委的关心是我们工作的坚强后盾

虽然按照赞比亚的习惯，办事喜欢慢慢来，但日常工作和生活还是要开展起来的。刚开始千头万绪，特别是医疗队没有配备专职财务和后勤人员，财务管理和物品采购都不知如何着手。国家卫计委国合中心余勇部长和省卫计委国合处老处长王培仁，及时提供了关心和指导。早期我们在财务计算机登陆上遇到很大难题，国合中心薄雯主任和省卫计委苏桂显、李露阳等及时指导，并联系其他医疗队帮助解决了一些问题。在援外政策的把握上，国合中心郑岩部长、宋琳主任和省卫计委郭万申处长、任伟副处长先后为我们指明方向，帮助我们明确工作着力点，协调解决工作中的困难。

2017年8月，省卫计委李广胜主任一行考察赞比亚援外医疗工作期间，专程到医疗队驻地慰问队员，给予了我们充分肯定和关心。当了解到医务室没有诊疗设备时，他亲自协调河南省胸科医院为第19批医疗队配备便携式B超机和床头X光机，以便更好服务在赞的中资机构和华侨华人。南阳市卫计委时刻关注着我们医疗队的队员，从开始在郑州参加培训到奔赴赞比亚工作都给予了无微不至的关怀，不仅在后方保障上尽力让队员享受优惠政策，而且全力协调有关部门解决了医疗队员职称晋升、子女上学和家属工作调整等一系列问题，让我们没有了后顾之忧！2018

年1月，南阳市卫计委李长德副主任和五位院长在卢萨卡霍乱流行期间慰问医疗队员，走访医院，查看宿舍，了解工作、生活情况。春节前，南阳市授予我们"最美医生"团队的荣誉称号，并推荐参加"感动南阳"2017年最有影响人物评选活动，在《南阳日报》开辟了"爱在赞比亚，中国援赞第19批医疗队员风采录系列报道"栏目，给予了全体队员莫大的鼓舞。

在生活上，省、市卫计委在中秋佳节、元旦节和春节期间给我们发来了慰问信，并不远万里送来了家乡的月饼和饺子，让我们在异国他乡享受到了亲人的情意！

3. 加强与赞比亚相关部门的沟通是我们开展工作的方法

医疗队紧抓每一个与赞方交流沟通的机会，增进了双方的感情，加深了彼此的了解。2017年6月初，在利维·姆瓦纳瓦萨医院二期工程开工仪式上，医疗队主动与赞方卫生部长奇卢菲亚、UTH院长奇鲁巴、利维·姆瓦纳瓦萨医院院长奇考亚进行交流沟通、合影留念，搭建了沟通的桥梁。7月初，我们参加了赞比亚卫生部常秘姆瓦巴的葬礼，表达医疗队的哀悼之情，拉近了与赞方卫生部的心理距离。8月，我们通过中资企业再次专程拜访了卫生部长奇卢菲亚，加深了感情交流。由于5月赞比亚卫生部内部人员刚刚调整，各项工作还衔接不到位，给医疗队到卫生部协调工作增加了一定难度，行政官员恩古鲁必女士、培训官员玛祖巴女士等与医疗队及时沟通对接，尤其在6月初医疗队员岗前培训和送队员到各个医院的对接上给予了真诚的帮助。

同时，我们也积极与卫生部有关部门对接沟通，得到了新任卫生部常秘马拉马、赞比亚卫生部临床与诊断司司长恩特利、人力资源管理司司长穆纬拉等的热情支持。开始工作后，UTH院长奇鲁巴、副院长祖鲁、副院长史奇亚，利维·姆瓦纳瓦萨医院院长奇考亚、行政院长卡桑卡女士、业务院长穆肯达维等，以及恩多拉中心医院和利文斯顿总医院院长们给予我们非常大的关心与支持。

在车辆采购过程中，从卫生部到税务局再到财政部，历经无数次的对接协调，通过卫生部采购与供应司司长伦古先生、采购主管班达先生、卫生部财务司首席会计师穆松达女士的帮助联络，我们最终在年底前完成了购车任务，挂上了政府牌号，办理好了保险手续。

与此同时，医疗队在大使馆的统一组织安排下，利用八一节、国庆节的招待会，以及云南歌舞团的慰问演出、中国传统佳节、三八妇女节等机会，邀请赞比亚

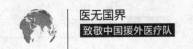
卫生部和受援的四家医院的负责人参加庆祝活动，进一步加深了双方的友谊，为援赞医疗工作的开展创造了良好的环境。

4. 中国商会和华人华侨的帮助是我们工作生活的纽带

初到赞比亚，我们人生地不熟，生活上遇到困难往往有求于中资机构和华人华侨的支持与帮助。医疗队进入驻地的第一天，"老董农场"的董俊臣就送来了新鲜的蔬菜，解了燃眉之急。"华人华侨总会"副会长张振生和老队员冯轲红及时赶来提供帮助。刚开始我们车辆无法运行时，"东北同乡会"副会长史宝堂及时伸出了援助之手。我们苦于取不下旗杆上缠着的五星红旗时，南阳老乡——"河南海外"的王文欣经理带着人和车赶到医疗队帮我们解开了五星红旗。

在工作初期，中国银行、中材水泥、中水电十一局、江西中煤、山西建工、河南国际、河南海外、中航国际、安微外经、温馨港湾、东方公司等单位都给予我们极大的帮助和支持。我们相互之间也多次组织了义诊、讲座等联谊活动，同时有幸结识了《非洲华侨周报》《新华非洲》的记者们，为宣传我们医疗队付出了辛勤汗水，到目前为止医疗队有数十篇文章在报纸和微信平台上刊发。此外，我们通过参与急救行动等社会公益活动，也与当地的华人华侨、老队员等建立了良好的友谊。华侨总会会长张键热情帮助医疗队，亲自为中国援赞医疗队成立40周年送来了纪念树。中国银行、孔子学院和中国农业示范区与医疗队相处十分融洽，增加了彼此友谊。

回忆在埃塞俄比亚的日子

中国援埃塞俄比亚第 3 批医疗队　孟庆俭

　　30 年前我随中国医疗队赴埃塞俄比亚工作。这个位于东非高原素有"非洲屋脊"之称的国家，大部分地区是低纬度高原气候，四季如春、草木常青、鲜花不断。形似参天大树的仙人掌、无车无人、一望无尽的公路，以及大摇大摆在公路上散步又毫不惧怕人类的野生动物，都给我留下了深刻的印象。

　　我们所在的季马医院的医疗工作全由医疗队负责。中国医生的责任心、精湛医术和奉献精神，都给埃方政府和人民留下了美好的印象，得到了他们的高度信任。

　　埃塞俄比亚人民纯朴、善良、彬彬有礼。初到时，我不太了解当地的风俗，有一次，我做完一个白内障手术后，精神刚一放松，突然，患者家属冲进手术室，扑通一声跪在地上，抱着我的脚亲吻起来。这一意外举动，把我吓得几乎跳了起来。后来经埃方护士解释我才知道，原来这是他们表示感谢的一种礼仪。

　　埃塞俄比亚政府高级官员来到我们驻地，和我们一一握手，并热情称赞中国医生医术高明、医德高尚，说中国对埃方的帮助埃方人民永远不会忘记，中埃人民友谊长存等，态度热情诚恳，此情此景，至今难忘。

　　在中国医疗队奉命回国时，我们感受到了埃塞俄比亚人民的依依不舍，很多人专程跑去送别，许多人流出了真诚的热泪。我们医疗队每个队员都得到了一个木质工艺品作为纪念。我一直把它保存至今，成为那一段经历的永久纪念。

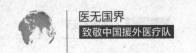

出国医疗工作回忆录

中国援埃塞俄比亚第 4 批医疗队　李德明

　　我们医疗队工作的地方在埃塞俄比亚的德卜勒伯尔汉市，位于首都亚的斯亚贝巴东北约 200 公里处。这里是高原，海拔约 2 000 米，号称"非洲屋脊"，虽处热带，气温却不高，常年都是 20℃左右。在这里工作和生活自然条件还算舒适。

　　由于贫穷落后、缺医少药，这里的群众看病十分困难。我们医疗队到来后，医院的门诊人次由原来的每天二三十人很快增加到二三百人。每天都有手术，我们经常顾不得吃饭和休息。我的专业是骨外科和神经外科，两年来我参加了 300 多例骨关节损伤、颅脑外伤和四肢畸形矫正等手术。凡经我们治疗痊愈的患者，都对中国医疗队的精湛医术和高尚医德赞不绝口。

　　记得 1987 年 1 月 19 日，这天是埃塞俄比亚的一个民族宗教节日，伊斯兰教是他们的国教。全国放假一日，举行各种纪念活动。上午刚查过病房，我正准备上街上看热闹，一位三十多岁的当地农民来到医院。他是前不久治愈出院的一位枪伤患者，当时他右前臂被枪打伤，尺桡骨粉碎骨折，前臂的肌肉肌腱、血管神经都已断裂，只剩少许皮肤相连。我们和当地医护人员一起，经过紧张认真的清创、骨折内固定、吻合血管神经和肌腱，手术顺利地完成了。又经过精心的术后护理治疗，创口基本一期就愈合了，前臂断肢再植成功了！我的埃塞俄比亚同事、曾留学苏联的萨姆森医生事后说，这种手术在亚的斯亚贝巴的大医院也难以完成。今天，这位埃塞俄比亚农民是来德卜勒伯尔汉"朝圣"的。他首先来到医院，一见到我，便跪在我面前，先叩头，然后趴下身体吻我的脚。这使我非常惊慌，无所适从。我赶快扶起他。他说他是专程来向中国医疗队致谢的，感谢中国医生挽救了他的生命和他的手。

他走后，我和几个同志一起到街上看热闹。在各种各样的盛大的宗教活动仪式中，我特别注意到其中一个情节：在教堂前的广场上，耸立着两座五六米高的石砌高台，上面各站着一尊耶稣塑像，成群结队的信男信女们在塑像前跪拜叩头，并趴下身体去亲吻耶稣像下石台的坐基，以示敬仰，以求无灾无难、身体健康。

啊！这时我才真正意识到，那位埃塞俄比亚农民是以怎样的虔诚之心来感谢中国医疗队的！

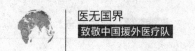

紧张、繁忙、难忘的日子

中国援埃塞俄比亚第 10 批医疗队　魏俊英

　　我是 1998 年随医疗队赴埃塞俄比亚执行援外任务的。我们去时，正逢埃、厄两国边界对峙。在外在战争一触即发的紧要时刻，加上所在国环境艰苦、医疗条件太差、生活条件不足，一大堆预料不到的困难立即摆到了医疗队面前。由于我们思想准备比较充足，并未被困难所影响，稍微适应后，就按上级要求，随即把工作开展起来。

　　记得一个傍晚，随着一缕晚霞的渐渐消逝，我和同事们从医院回到驻地，边谈着当天遇到的病例边进晚餐。突然，只见队长手里拿着一张条子快步走到我面前，严肃地说了声"急诊"。我忙放下饭碗，接过条子一看"子宫破裂"，顿时我感到患者情况危急，便飞也似地赶到医院进行手术。当把患者腹腔一打开，刺鼻的气味就迎面而来，令人反胃，胎儿已经顺着破裂子宫腔移到腹腔，等我用手把胎儿托起时，他的皮肤顺着手触部位脱落，产妇子宫破裂已有一段时间，死胎已开始腐烂。我们立即清洗盆腔，并把不能修补的子宫实施切除。刚把这一切处理完，一走出手术室，外面早已有一位护士等候在那里。她告诉我有一临产妇女"胎窘"，急需产钳助产，正焦急地等待着我们去处理。我二话没说又直奔病房，等把这例病例处理完，还没离开地方，病房里又来了一位"宫外孕"大出血患者，经检查血压为"0"，情况十分危急，必须立即手术治疗。我又急忙赶到手术室，对这个患者开始手术抢救，等手术结束，刚下完医嘱，护士又来到手术室，面露难色地告诉我说：

538

"很对不起，又来了一位大出血的产妇需要抢救。"救人要紧，我不容多想，又立即赶到病房，对这一产妇检查后，确诊为"部分性前置胎盘"，胎儿横位，已无胎心。治疗时，我考虑到胎儿不足月，宫口已近开全，用常规手术治疗会给患者增加痛苦，并破坏子宫的完整性。于是我大胆决定给患者实施宫内转移。经过细心、努力的操作，手术顺利完成，我也如释重负地长出了一口气。

等我走出病房时，东方已露出鱼肚白，新的一天已经不知不觉来临。像这样紧张、繁忙而又不容我们推辞的事情，在埃塞俄比亚的日子里，我不知遇到过多少次了。我可以毫不夸张地说，我们没有给祖国丢脸，我们经受住了考验。

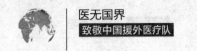

义不容辞的责任

中国援埃塞俄比亚第 11 批医疗队　欧　敏

2000 年 8 月，我作为援外医疗队员来到了位于东非高原的埃塞俄比亚。这是一个由于干旱和连年战乱，缺医少药、延误治疗而导致残疾人随处可见的国家。白衣天使的责任使我感到肩上担子的沉重。

记得一位叫阿巴达的 16 岁男孩，被豺狗咬伤，当地医院处理不了就转往我所在的阿达玛医院。由于远在 200 公里之外，患者到达后已是第 4 天。埃方医生看到患者惨不忍睹的情况后不敢接手，请我和口腔科张现军医生处理。患者亲属见患者被转来转去，怕我们也不接收，就不停地乞求我们：救救他吧。救死扶伤是我们义不容辞的责任，我俩二话没说接下了患者。

经检查发现，患者右侧面部从眉弓到上颌，中间超过鼻梁到对侧眼的内眦部，几乎全被撕裂，并伴有同侧眼眶眶骨骨折，鼻骨、筛骨粉碎性骨折，同侧眼球、眼肌，甚至结膜囊从眼眶中完全脱出。伤口已感染，创面上覆盖着黄白色的脓性分泌物，散发着强烈的臭味。脱出的眼球已坏死呈黑色。患者入院后，我们立即分析了术中和术后可能出现的问题，制定了手术方案：彻底清除坏死组织及死骨，摘除眼球，重建结膜囊。经过近四个小时的努力，手术终于完成了。但我们知道，能否度过感染关是手术成功与否的关键。一旦发生感染，即使救活生命，严重的毁容、面目全非也将使这个年轻人失去生活的勇气。为争取一期愈合，我每天亲自为患者换药，适时调整治疗方案，终于使患者度过了感染关，伤口一期愈合。当完全去掉敷料，看着患者恢复后的面容，埃方医护人员伸出了大拇指，同病房的患者及家属争相来看，嘴里不住地说"光绝了，光绝了！（意思是太好了）"当患者从镜子里看到自己的脸后，他突然跪下，以埃塞俄比亚人最高的礼节亲吻了我和张医生的脚面。出院时，患者恋恋不舍，紧紧握住我们的手不放开。他知道我们这些医生来自伟大的中国，来自中国河南。

岁月在流逝，但那段往事却永远留在了我的记忆深处。

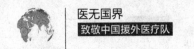

难以忘却的记忆

中国援埃塞俄比亚第 12 批医疗队　刘根生

难忘埃塞俄比亚美食

　　埃塞俄比亚位于东非，虽然贫穷，然而当地人民却知足常乐、心态平和、待人彬彬有礼。"苔麸"是这里特产的一种粮食，当地人都说是苔麸让他们活了下来。它是一种颗粒很小的谷类，是一种禾本科作物。苔麸虽然产量不高，但是易生长，且淀粉含量高达 99%，收获后加工好的面粉容易保存，埃塞俄比亚极富盛名的主食"英吉拉"就是用苔麸面粉制作而成的。"英吉拉"和酱料"沃特"是埃塞俄比亚人民的主要食品，埃塞俄比亚人每天都要享用，而且是他们特有的。只要到过埃塞俄比亚的人肯定对它们都有深刻印象。这两种食物是非洲、地中海地区和东方饮食文化的结合，在埃塞俄比亚广泛流传。一般是朋友和家庭成员围坐在用芦苇草编制的圆形台子边（相当于桌子），将沃特放在台子的中央，将英吉拉卷成卷，放在沃特的周围。将手洗净后，当地人会用手拿着英吉拉，用右手几个手指在沃特中蘸一下并裹起来一些抓着吃，吃起来非常津津有味。

　　英吉拉的制作首先是将苔麸碾碎，用水和成稀糊状并经过发酵，发酵好的汁在一种圆形平底热锅上均匀地摊成薄薄的一层，继续加热后制成很软的薄饼即可食用。科学家发现苔麸中含有丰富的维生素 B 和铁。沃特一般是用鸡做的肉酱或用豆做的豆浆或面酱。

刚开始的时候我们不习惯吃那种酸酸的英吉拉，后来我们发现这种经发酵后制成的食品有助于消化，原来有胃病的同志尝试了这种食物后胃病不再发作了，且有些同志竟然上瘾了，隔几天不吃还想着。除了上述之外，一种煎焙的羊肉叫德布希也非常有味道。

埃塞俄比亚人每天吃饭都是用手抓着吃的，饭前洗手是一种必不可少的程序。如果你去他们家中做客，主人会在饭前一手端着一缸水，另一手拿一个特制的接水盆分别走到每位客人面前给他们洗手。吃生牛肉、喝酸奶也是他们的传统，互相喂着吃是他们那里的礼仪，表示尊重。由于我们所在的医院在手术中间为工作人员提供食物，在手术间歇期经常遇到当地医护人员在一起吃饭，他们都会热情地邀请我们一起吃。如果他们用手喂你，一般是不能拒绝的，喂的次数越多表示越亲密，一般都是三次。女人喂男人吃是一种爱和忠诚的象征，在婚礼的仪式上，一对新人都会反复互相喂着吃。一般在一些大的节日如复活节、新年、圣诞节和一些大的仪式上，他们都会准备一些生牛肉。可能是因为宗教原因，他们只吃牛、羊、鸡，从不吃猪、驴、狗等其他动物。为了增加喜庆欢快的气氛，一些当地的特色饭店还会把餐桌放在室外，一边吃生牛肉，一边欣赏歌手用一种当地单弦琴演唱。

埃塞俄比亚的传统饮品在当地分别叫特拉、台记和阿若凯。特拉是由大麦或玉米经发酵制成的，是一种不会使人醉的当地人所谓的"啤酒"，有非常好的口感。台记是由蜂蜜发酵而成的。阿若凯是由谷类发酵物中蒸馏出来的含酒精饮料，如果没有一定的酒量千万不要多喝，喝多了会使人醉的。

当然，埃塞俄比亚人每天离不了咖啡，一般餐后都要喝杯咖啡，如果没有咖啡这顿饭就不能算完整。埃塞俄比亚是咖啡的发源地，常以咖啡待客，这是一种比较隆重的礼节。煮咖啡时的芳香气味让你回味无穷、永远难忘。

站好最后一班岗

我回国已近 5 年时间了，在异国他乡有很多有意义的事情值得我回忆，特别是援非的最后 3 个月使我终生难忘。

当时由于某种原因，我们医疗点其他 9 名队员需要提前回国，组织上决定由我独自留守。当时下一批队员还没有到达，我们的援外任务还要继续，我不但要在所支援医院继续开展工作、保持对外交往，还要守护好我们的家园和对内财产的安全，完成与下一批队伍的顺利交接。当时我一听到上级的决定，就感到任务重大而艰巨，先前工作不管再苦再累，有大伙在一块互相照应、互相鼓励、互相帮助，现在只身一人在异国他乡，困难是可想而知的。但是在这紧急关头，组织上既然考虑到我，就是对我的信任，同时也是对我的考验，服从决定是我义不容辞的责任。当即我就表态，再苦再累我也要完成组织交给我的任务，学习"人在阵地在"的战斗精神，保证完成任务，站好这个具有特殊意义的最后一班岗。

我们所支援的阿达玛医院是埃塞俄比亚最大的州奥罗米亚州的州立医院，患者很多，当时仅有一名当地外科医生且家在 100 千米外的首都亚的斯亚贝巴，择期手术一般需预约到 3 个月以后。尽管所在医院的领导和同事们一再关照，要我注意自己的身体，少干些。但是我作为一名留守的外科医生，代表的是我们中国医疗队，救死扶伤是医生的天职。看到那些患者需要治疗我心里不安，始终坚持每天工作，除了对他们进行业务总指导外，还亲自主刀手术，一般每天都是五六例以上，中午不休息。平时，我还要处理急诊任务：不管是不是我的班，只要是医院没有当地外科医生在，都来找我。我们的驻地距离医院不远，一般都是由医院司机带一个小纸条来通知我。纸条上写着来了一个什么患者，需要我来处理和手术之类的话。只要是晚上听到门口汽车喇叭有节奏的嘀嘀声，我就知道是有急诊了，立马跟他们前去医院。那时当地治安状况比较差，刀伤、枪伤还是比较多的。我成功抢救了一例腹部枪伤失血性休克患者，腹部肠管有十八处穿孔；还有一例患儿被当地土狼大面积咬伤。手术结束后，当地司机一般是找不到的，有时是医院门卫或医院职工自发地在医院门口目送我回驻地。在回驻地的路上，伴随我的是一阵阵"汪—汪—"的狗叫声。

除了工作以外，我还成功保护了我们队内的财产安全。大部分队员撤离后，我除了晚上坚持定时巡视外，只要听到我们的护院狗"老虎"的叫声，就说明有情况，我都会出去巡视，可以说在最后的 3 个月里没有睡过一个安稳觉。

实际上，在这最后的 3 个月里，自己的心里从来都没有踏实过，直到新队员抵达后顺利进行了两队交接，我才松了口气。现在回想起来这段经历，还是很有意义的，我为我们祖国争了光，为我们的医院争了光，我感到骄傲和自豪。

我回国的时候，奥罗米亚州卫生局局长特德拉专门给我举行了欢送宴会。会上援助医院院长米纳西亲手给我喂英吉拉吃（当地最高传统礼节，表示尊重等），并说道："Doctor Liu 是最可爱的人，中埃友谊源远流长。"

难忘的事

中国援厄立特里亚第 1 批医疗队　董富山

　　在厄立特里亚工作的两年时间里，恰逢该国与其邻国埃塞俄比亚边界发生战争。

　　医疗队队员在大使馆党委及医疗队党支部的直接领导下，克服工作和生活中的困难，加班加点，忘我工作。CT 室利用我国援厄的"泛影葡胺"造影剂，在没有急救药物和设备的情况下，做了近百例"CT 增强扫描"，并先后开展了"肝脏 CT 增强动态扫描""喋鞍冠状 CT 增强扫描"，以及"肾脏 CT 增强扫描和冠状位重建"等高难度的 CT 扫描及诊断工作，出色地完成了援厄任务，受到了当地人民和政府的称赞，同时获得了由厄国总统亲自签发的"为厄立特里亚人民的健康事业做出突出贡献"的嘉奖证书。

　　在援厄期间，使我最难忘的有两件事。一是夜间急诊，为前线送下来的伤员做 CT 检查。一车车伤员从前线被送下来，室内、走廊、院内到处躺着的都是伤员，有的还是全副武装。伤员的呻吟、汽车的轰鸣、医护人员的脚步声，此情此景只有在电影中才能看到。

　　二是亲身感受了首都阿斯马拉机场的大轰炸。那是 1999 年 11 月的一天，埃塞俄比亚的四架飞机轰炸了厄立特里亚的首都机场（军民两用）。记得是中午 11 点多，我正在办公室值班，办公室的窗户正对着机场，距离机场的直线距离也只有 800 多米。轰炸引起的熊熊烈火、滚滚浓烟笼罩着整个机场，弹片直接击中办公室三楼

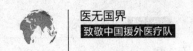
的一间窗户（办公室在一楼），幸好无人员伤亡。当时我用手摸着尚在烫手的弹片（此后称了称约 750 克），心中的后怕真是难以用言语表达。

两年的时间转瞬即逝，我们虽远离祖国和亲人，但通过努力工作，为祖国、为河南人民争得了荣誉，还是心中倍感自豪和欣慰。

在厄立特里亚的日子

中国援厄立特里亚第 1 批医疗队　马希峰

6 月的厄立特里亚首都阿斯马拉像往常一样宁静、安详，蔚蓝色的天空飘着白云，人们三三两两的悠闲地散着步。

中国医疗队队员们也像往常一样下班后回到自己的宿舍。突然，飞机从低空掠过的刺耳声响起，紧接着，驻地附近的飞机场响起震耳欲聋的轰响。我们赶到窗边一看，浓浓的黑烟在机场上空高高升起，片刻后，公路上响起消防、救护车的警报声，头顶上有厄方的军用飞机在盘旋着。战争，在毫无准备的情况下突然来临了。由于专业上的原因，半小时后我被紧急叫往医院。路上，厄国人民沸腾了，汽车鸣着喇叭，男人们挥舞着国旗，女人们摇着树枝欢呼。我乘坐的救护车路过时，人们也欢呼着"中国"。司机告诉我，由于击落了一架敌机，并活捉了飞行员，他们在街上庆祝，当他们知道中国医生要去救助他们的伤员时非常感谢中国。当时的情景真的让人感动，同时也体会了我们工作的伟大。我们要努力工作，把中国人民的友谊传过去，并生根、开花、结果。

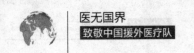
在援非医疗队的那些日子

中国援厄立特里亚第 5 批医疗队　黄西平

　　中国往非洲派遣援非医疗队已经有近 40 年的历史了。中国医疗队为我国的外交事业做出了不可磨灭的贡献。我作为中国援助厄立特里亚第 5 批医疗队队员，从 2008 年 1 月 15 日在阿斯马拉落地到 2009 年 1 月 18 日乘飞机离开，在阿斯马拉整整工作、生活了两年时间。

　　我有幸参加了中国援非医疗队，在阿斯马拉的奥罗特医院工作了两年。这两年里，我和奥罗特医院的非洲同事一同工作，结下了深厚的友谊；我也骑自行车跑遍了阿斯马拉周围的所有村寨，访问了无数村民，了解当地的民俗民风，写了大量的游记和所见所闻。那是我一段难忘的记忆。

卖肉记

　　在阿斯马拉只有一家卖猪肉的商店，是国营商店。卖猪肉必须是每周一下订单，周二下午取肉。牛羊肉店到处都是，随时可以买到，唯独猪肉，一周只有一次买肉的机会。中国医疗队定的是每周一下午集体开车上街买菜订肉，周二下午再开车上街买菜、取肉。想吃红烧肉了，趁着上街办事顺便订肉。我们打印的有定购猪肉的订单，每次买菜带着，很方便。

　　这次，我们是上午来的，不是来买菜的，所以没带猪肉订单。到了肉店，我们

548

抓瞎了，不知道五花肉怎么说，平常每次卖肉都是拿着订单，谁也没在意五花肉怎么写的，连大概的读音也不知道。

到了肉店，几个人对着店小二叽里咕噜乱说一气。说的店小儿一头雾水。这店小二的英语也不怎么样，知道你是来买肉的，但不知道买什么肉。谁也说不清楚，大家都愣到那儿，没话可说。最后还是老队员老何有办法，他指指自己的肚皮，对店小二说着蹩脚的英语："We want to buy meat, one fat one muscle, one fat one muscle, and the surface is skin.（我们要卖肉，一层瘦肉一层肥肉，还带皮）"这店小二看老何指着自己的肚皮，又听着老何说的一串英语，连连点头，说道："I know, I know.（我懂了，我懂了）"大家总算松了一口气。原以为这店小二知道我们的意思了，谁知他叽里咕噜又说了一串话，又把我们踢回雾里去了，谁都不知道他说的什么。这店小二说的是提格雷尼亚语，他也不知道英语"五花肉"怎么说。

我们再解释一遍，他直说："I know, I know!"看样子他确实明白了。管他的，我们让他写上"五花肉"的提格雷尼亚语。第二天取肉，果然是五花肉，看样子这店小二不笨。

大家记住了五花肉的英语是这么写的——Streaky pork，直译是条纹猪肉。下次你们想吃红烧肉，哈哈，可不能忘了这两个字。

羊市抓拍记

2008年4月27日是复活节。复活节在厄立特里亚是重要的节日。复活节的前一天，家家都要杀羊准备过节。他们在斋月里不吃肉、不吃鸡蛋、不喝奶已经一个月了，复活节开始要大吃一顿了，所以家家杀牛宰羊。

我今天跑到羊市，把厄立特里亚人各种运输羊的方法摄入镜头，以飨读者。

上一年年复活节就听说厄立特里亚人背羊，没看到，遗憾啊。这一年早早下手，4月25日我就跑到羊市准备抓拍，可惜这天卖羊的少，等了一小时看着没希望只好回来了；4月26日再去，羊市场面比前一天大了十倍，有上万人在买卖。羊市上人山人海。我最关心的是他们运输羊的方法，今天就是为此而来的。

有钱人用汽车载羊回家过节，没钱人家赶羊、推羊回家，有劲儿的干脆把羊扛在肩上就走。

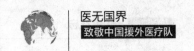

当地人挑挑拣拣地把羊买下。有钱人家买的是肥羊、大羊,把羊双脚一捆放在汽车上,扬眉吐气地回家过节了。没汽车的人家也要过节,只好一人在前面用绳子牵着羊,一人在后面抓起羊的两只后腿,让羊的两条前腿走路,就像推独轮车样。

那些稍微富裕的人家有自行车,这也是最具创造力的阶层,用自行车载羊的花样翻新,令人瞠目结舌,堪称一绝。有的把羊捆好放在自行车后座上;有的把羊搭在自行车的横梁上;有的用绳子拴住羊绑在自行车后面,自己骑上车,羊在后面跟着跑,就像溜狗。最绝的是有人把羊的两条前后腿分别捆了,然后把自己的两只胳膊从羊的前后腿之间穿过,把羊背在背上,就像背旅行背包,或者小学生的双肩包。

骑自行车背羊,是厄立特里亚人的一绝,保你大开眼界。

抓拍骑自行车背羊极其困难,背羊的都把自行车骑得飞快,他要在最短的时间里把羊背回去,如果羊在路上拉了、尿了,背羊的就惨了。一个半小时过去,有四个背羊的,不是角度不对,就是光线不好,要不就是被汽车或被行人挡住了,过去三个背羊的都没拍好,第四个总算被我抓到了珍贵的镜头。这可是我花了两天时间抓拍到的。

奥罗特医院的茶屋

奥罗特医院是中国政府援建的一座现代化医院,它是厄立特里亚最高级的医院,于2004年建成并开始接诊患者,有7名中国医生在此工作。

奥罗特医院坐落在一座山下,山上是厄立特里亚国家电视台。站在山上俯视奥罗特医院,显得很气派。南面是门诊大楼,西面是住院部大楼,中间是广场,广场内有直升飞机停机坪。北面热带植物聚集成林,这可是真正的南国风光。奥罗特医院的茶屋就在这片热带树林之中。

奥罗特医院有两个茶屋。一个是豪华别致的平房,房间里装修的温馨、典雅、气派;粉红色的墙面和窗帘给人以激情;白色瓷砖铺成的地面,显得洁净、明亮;高高的吧台后面放着一排不锈钢的制茶小电器。室内松松散散地摆着五六张桌子,没有拥挤的感觉,还放着轻音乐,委婉动听。每个在这儿喝茶的人都是轻声细语,端茶、喝茶的动作都是那么优雅,无声无息。坐在里面喝茶,让你不由自主地就变成了绅士。你能在这样优雅的地方吆五喝六吗?当然这茶屋的收费很高,在此喝茶的大多是奥罗特医院的医生们。工作间隙，喝茶时间一到，医生们来此喝一杯咖啡，或一杯红茶，或一杯卡布奇诺，放松一下绷紧的神经，既显得惬意，又很绅士。

奥罗特医院的另一个茶屋在院子里。说是茶屋，实际就是一个集装箱，连基本改造都没有，更别提装修了，支几个煤油炉，坐上几个茶壶就开业了。五六张桌子、十几把椅子分散在草丛、树木之间。如果你愿意，可以把桌椅搬到你喜欢的任何角落。在这儿喝茶显得随便、自在、无拘无束。这茶屋坐落在奥罗特医院内的树林旁，四周是不知名的热带植物，高的有二十多米高，雨季时草丛有一尺多高。坐在大树环抱的草丛中喝茶，别有一番情调。这里没有喧闹的叫卖声，没有汽车的轰鸣，静静的只有鸟鸣和鸽子咕咕的叫声。草丛中时不时冒出不知名的野花争奇斗艳。坐在这儿喝茶真像是置身世外桃源。

阿斯马拉的鸟儿不怕人，你坐在草丛中喝茶，鸟儿在你四周，甚至在你的脚下蹦蹦跳跳地啄食，使你感觉好像自己是百鸟之王。我只恨培训时没学几句鸟语，此时就能和鸟儿沟通了。

与高档茶屋相比，我更喜欢简陋的、田园似的茶屋。捧一杯红茶，慢慢地品着，鸟儿在树上、在你周围的草丛中调皮地蹦跳着，没有任何嘈杂的声音，只有鸟语和风声。你静静地坐在那儿，就像一首田园诗。

小水库

小水库位于阿斯马拉西北方，距我们医疗队的驻地有 10 公里。它是在洼地筑起水坝拦截雨水时形成的水库，是阿斯马拉的另一个水缸。

小水库仅有郑州西流湖的四分之一大。水库周围是树林和灌木丛。水库中野鸭子成群结队，不时有大的水鸟从水面上飞过。站在高处看去，在荒凉的野外，这水库就像一片绿洲，在茫茫沙丘中透出一片生机。这是我在阿斯马拉看到的最美的地方了。

有聪明的厄立特里亚人在此修建了茶屋，或叫作吧，修了停车场。一个巨大的咖啡壶雕塑在北面的屋山头。茶屋内和门廊上摆上桌椅，供人们喝茶赏景。在湖边修建了一排排各种小亭子，有的亭子建在小树林内。茶屋的老板看样子很有园

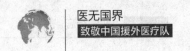
林建筑美学知识和园林艺术技巧。有些亭子是一些藤类植物裹起来的小屋，中间一个小桌子，四周一圈长条铁椅子。坐在里面打牌、喝茶聊天非常隐蔽，既不晒太阳也不被雨淋。

一张桌子，一把椅子，一杯茶，你坐在茶屋的门廊上望着这沙丘中的绿洲，碧绿的水面周围环绕着苍翠的林木，赏心悦目。一个字——爽。

小水库的茶屋平时很冷清，每到周末才热闹，野炊的学生成群结队来此热闹一番。每个周日婚礼队伍也来此拍照留念。他们有的坐在亭子里，有的铺上毯子坐在草地上，支起小煤油炉煮上咖啡，录音机里放着厄立特里亚音乐，他们边吃、边喝、边唱。沙丘中的绿洲一片生机。

婚礼队伍沿着小路上到水坝上，一群亲朋好友簇拥着新郎新娘拿捏着各种姿势拍照留念。拍照后新娘在草地上支起炉灶为客人们煮咖啡。阳光透过树丛，炉灶内的烟雾迷漫在四周，朦朦胧胧之中新娘的轮廓映在眼帘，新娘煮咖啡的姿势极美，像仙女下凡。让你忘了这是在沙丘之中，还以为是在天堂。

每个周末我们都来此打牌；欣赏着沙丘中的绿洲；品尝卡布奇诺的芳香；观看厄立特里亚人婚礼的热闹。消除一周的劳累，忘却在异国他乡的孤独。在地球的另一端也有一群热爱生活的人们。虽然他们很穷，但是他们追求生活质量的内涵不比物质丰富的中国人差。

我经历，我感动

中国援厄立特里亚第 6 批医疗队　姜　宏

在遥远的非洲国家厄立特里亚，有一支由 18 名中国医生组成的援外医疗队，我是其中一员。2009 年 2 月中旬，刚到厄立特里亚不久，还不太适应高原生活的我经历了一段难忘的日子：不幸的是我患上了严重的带状疱疹，幸运的是我感受到了医疗队大家庭的温暖和队友们的真情和关爱。

当时我被疱疹病毒折磨得痛苦不堪的那个夜晚——2 月 11 日夜，我本已腰痛几天，腿部出现数团高出皮肤的红色丘疹，刺痒疼痛不适，贴膏药、涂抹药物、吃抗过敏药均无效，症状日益加重，而在此夜达到极限。剧烈疼痛使我难以入眠，吃安眠药也没用，辗转反侧，彻夜难眠。早上腿部红疹更多、更红，有几团已破溃，而腰部又新出现几团新的丘疹。这使我突然想起带状疱疹这种虽无危险却极度折磨人的疾病。我赶忙来到队友贾桂香的房间，她看后也肯定地说是带状疱疹。带状疱疹是病毒感染，是机体劳累或抵抗力下降时由疱疹病毒引起的，主要症状是沿神经走向出现疱疹及剧烈疼痛，且常遗留慢性疼痛。我当时就觉身心都受不了！在陌生的国度，孤身一人，遇上这种缠人病。病痛我可以忍受，会不会影响我这两年的援外医疗工作？

贾桂香当即向队长做了汇报，队长闻讯后，随即安排队友向医院为我请了病假，召集保健组迅速讨论制定了治疗方案，并通知三位女队友排班轮流为我治疗并在生活上给予精心照料。休病假期间，我每时每刻都被队友们的真诚关爱、大家庭

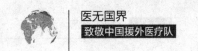

的温暖真情包围着。队长安慰、鼓励并亲自给我扎针输液，队委给我针灸，三位姐妹轮流值班陪伴着我、给我做治疗，队友们三三两两不断来我房间探望、慰问、鼓励，队支委代表全体队员给我送来了营养品。这一切给了我极大的精神支持。

　　每天 16 个小时以上的连续输液，喝水、吃饭、涂药、上卫生间、换洗衣被等方面都得到了姐妹们无微不至、细心周到的照料。虽然在异国他乡，腰痛、腿痛、发烧、疱疹破溃、痛痒不适等症状折磨得我痛苦不堪，每天躺在床上长时间连续输液实在是难熬，但兄弟姐妹们的细心呵护温暖着我、鼓励着我，使我减轻了疾病的痛苦，增强了抵抗力，更加坚定了战胜疾病的信心和勇气。在连续治疗十余天后，顽固的疱疹病毒终于被击退了，我进入康复期并逐渐痊愈。

　　至今，我仍在回味我亲身经历的这一幕幕细节。我知道我不能独自守着这份感动，在没有完全康复的情况下，我就和队友们一起投入到紧张、繁忙的工作中，我愿把这些真情和关爱化作为国争光的精神动力，更加努力地做好援外医疗工作。那天给家人打电话时说起这一切，我忍不住哽咽难言，因为我的亲身经历，因为萦绕在我心头的那份感动！

我在厄立特里亚的日子

中国援厄立特里亚第 8 批医疗队

时光如梭，自 2013 年 5 月 31 日到达厄立特里亚到 2015 年 6 月 15 日回国，我作为中国援厄立特里亚第 8 批医疗队的一员完成了两年的援非工作。回顾两年的援非工作，我感慨万千。

初到厄立特里亚，面对异国他乡完全陌生的环境，我们不得不面对经常断水、断电、没网络的现实，各个方面的事情千头万绪，大多数队员还有不同程度的高原反应，但我们克服了种种困难，很快进入工作状态。到厄立特里亚之初，我们队委就先后拜见大使馆和经参处，与使领馆领导密切交流，听取他们对老医疗队援外工作的意见和总结，以及对我们新队的期望和建议。我们在对外交往中，坚决服从大使馆的指示：外交无小事，多请示多汇报，始终摆正自己的位置。医疗队的工作得到大使馆领导的关心和大力支持。

我们所有的工作都围绕"以医疗为中心，坚持为厄立特里亚人民服务，做好中国大使领馆人员、中资公司的医疗保障"这条主线进行。作为主管医疗工作的队委，我深知肩上的责任重大。在援非的两年里，一方面我是队里唯一的内科医师，专业主要是心血管内科，在奥罗特医院工作；另一方面，我还是队里的兼职司机，还要完成队员上下班的接送和队里物资的采购。奥罗特医院是中国援建、厄立特里亚人管理、厄立特里亚最大的医院，但这里的医疗条件根本无法与国内相比。我在国内大多数时间是进行心脏介入治疗，但这里根本没有介入治疗设备，药品也非常短缺，没有专职的心内科医师。初到这里，加上语言障碍，工作困难重重。我以强烈的责任感、使命感和饱满的精神面貌投入到工作中，克服了种种在国内无法想象的艰难与困苦，尽我所能，最大限度地减轻患者的疾苦。每周一和周三是我的门诊时间，周二和周四参加病房的查房工作，适时对有关患者进行会诊。这里的交通条件差，许多患者来自遥远的山区，看病十分困难，有的患者来这里就诊需一周以上的时间。在每天的工作中，我都提前到达科室，事先熟悉当日的门诊量和患者情况，督促护士做好各项准备工作，充分利用我的专业优势，认真、仔细完成每位患者的诊疗工作，绝不拖延每位患者，尽量为每位患者提供最佳治疗方案，尽我所能最大限度地减轻每位患者的疾苦。为了提高工作效率、培训相关人员，我坚持由当地医生陪同，共同开展门诊工作，这样既缩短了患者的就诊时间，提高了工作效率，也使当地医护人员得到了锻炼。我抓住一切机会对有关医护人员进行心内科疾病的相关知识培训，讲解相关诊疗常规和原则；随着工作的开展，当地医院的许多医生对我的技术水平有了进一步的了解，许多科室的医生都希望我能对他们的患者进行会诊。只要当地有关科室的医生有要求，我就尽最大可能参加有关科室患者的会诊，展现了中国医生精湛的医术和严谨的工作作风，创造条件开展本科室的各项医疗工作。我在两年间完成 5 000 余名患者的诊疗工作，得到患者和当地医生的好评和称赞。

作为主管医疗的队委和队里唯一的内科医生，我积极协助队长做好各方面的工作，同时密切做好与驻厄立特里亚中资机构和华人华侨的联系，搞好保健工作，经常参加有关疾病的会诊。我还经常长途跋涉到中资公司所在的工地进行医疗救治工作，牺牲休息时间，给中资人员进行体检，提供医疗保健服务。2013 年 11 月的一个周六晚上，医疗队突然接到 70 公里外四川路桥在科伦建筑工地的疫情报告，有数名队员同时发病，高烧、呕吐、腹泻。由于通讯条件限制，我们无法与当地人员进行联络。在对疫情初步分析之后，我们连夜颠簸九十多公里山路赶往工地，于当晚约 11 点 30 分赶到工地，在立即查看所有患者、初步明确诊断后，指导当地工作人员进行相关治疗；第二天，我不顾疲惫，对工地驻地的餐厅和周围环境进行查看，指导相关人员进行消毒和防病知识培训。这次疫情工地所有人员几乎全部染病，但正是由于及时、正确的治疗，所有人员全部在较短的时间内康复，没有造成严重后果。2014 年 1 月的一天深夜，医疗队突然接到大使馆通知，一名欧盟驻厄立特里亚外交人员被烧伤，请求中国医疗队支援。我和另外一名队员立即前往，经过及时、细致的治疗，患者很快康复。这些工作受到在厄华人和大使馆的赞扬。

在完成各项医疗工作的同时，作为队里的兼职司机，我还要完成队员上下班的接送工作。经常是中午正在休息的时候，有时候尚未吃饭，接到队友的电话，就要牺牲休息时间去接队员。此外，我还要完成拉水、物资采购等工作。

通过在厄立特里亚两年的工作和生活，我圆满完成了祖国和人民交给我们的援非任务，受到受援国卫生部的认可和表彰。可以说我的援非生活充满了艰辛，但同时也充满着收获和喜悦，对我的人生经历既是重要的一课，也是宝贵的精神财富。

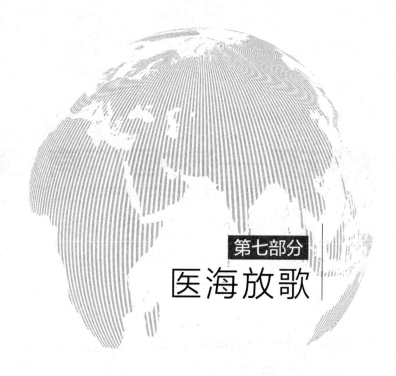

第七部分

医海放歌

>> **题记**

　　带着亲人情深意浓的叮咛，肩负着祖国赋予的神圣使命，援非医疗队员飘洋过海、远赴他乡，把个人的情感深藏心底，怀揣家国情怀，心有大我，精忠报国。一首首美丽的诗歌，生动诠释着援非医疗队员的大爱情怀。

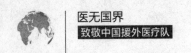

大爱无疆——记中国（河南）援非医疗队

于 龙 邵庆杰 张克峰

我们是来自中原大地的白衣天使

身上还沾满 2012 年的风尘

耳边又响起 2013 年的钟声

当人们铺满一地的喜悦还没有收拢

有一群人

迎着凛冽的寒风从河南的地图上

向省会郑州移动

这群人

有的是院长

有的是科室主任

总之 每一个人都是

插上翅膀的白衣天使

他们就是

——"61 名中国（河南）援非医疗队队员"

有的人 发梢上还弥漫着新婚蜜月的温馨

有的人　录音机里装满小儿女牙牙学语的声音
有的人　孩子一只脚已踏入六月高考的大门
有的人　衣衫上渗透出年迈父母送别的眼神
他们毅然决然地来到这里
为了一个使命咬紧牙关

夜以继日
全面提高外语的听说读写能力
坦诚切磋
精心锻造治病救人的高超技艺
他们将奔向那里
古老而神秘的大陆
原始而落后的国度
热情而贫穷的人民
高原、酷热、贫瘠、战火
还有各种可怕的传染病
这就是人们心目中的非洲

他们站起来就是一座座桥墩
肩负着国家的重托
他们散开去就是一粒粒种子
传播中非之间兄弟般的友谊
让中原蓝天上的白云
轻轻缠裹非洲人民生活的伤口
让黄河风景区的日出
缓缓照耀非洲大地多病的街区
让我们在 50 年援非的历程上
再踏出一串深深的足迹

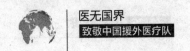
现在

这群来自中原大地的白衣天使

将把援非医疗队的旗帜高高擎起

医疗队员的窗口

中国援赞比亚第 13、14 批医疗队　武卫国

医疗队员的窗口

淡淡的灯光

蓝蓝的窗绸

窗前小草青青

窗外桃红依旧

那就是我们医疗队员的窗口

戴上送别的鲜花

饮尽壮行的美酒

几句自信的说笑

几句真诚的问候

不需要更多的语言

祖国需要

我们就走进非洲

是医生就要治病救人

是护士就要排难解忧

是勇士就要降妖伏魔

是战士就要坚守哨口

因为责任在我们心中

祖国在我们身后

化作美丽的彩虹

让友谊的纽带连接五洲

我热恋的故土啊

我的心和你一起跳动

我的情和你一起相守

云飞扬我们的旗帜

风吹散心头的忧愁

月饱含深深的思念

星闪亮多情的双眸

医疗队员窗口的点点灯光

向着祖国致以诚挚的问候

诗二首

中国援赞比亚第 17 批医疗队　葛波涌

（一）我爱你，我的祖国

春天播下了希望，

夏日里便有了生长，

秋季喜迎收获的美好，

迎来了您六十五岁华诞的欢畅！

春风是您的笑颜，

阳光也为您歌唱。

五星红旗为您飞舞，

和平的鸽子为您展翅飞翔。

华夏大地处处洋溢着喜气洋洋！

夏华是您的芬芳，

美好的中国梦将中华儿女凝心聚力，

世界为您的博大胸怀欢呼鼓掌。

您传递的是睦邻友好、协和万邦，

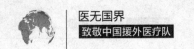

您践行的是讲信修睦的正义力量！

我爱你，我的祖国。

秋韵是您的厚德载物、博施利广。

您把亿万炎黄子孙普同一等，

您立下革故鼎新、壮士断腕的决心，

您把我们的未来描绘得大有希望！

冬雪是您的纯洁无暇，

屹立在东方的巨人，

波澜壮阔地把时代的旋律雷响。

铮铮铁骨般的脊梁，

铿锵豁达中传递着倔强不屈的力量！

我爱你，我的祖国。

雄狮觉醒中蓄积了力量，

巨龙腾飞中产生了希望！

历史前进的车轮一如既往，

在弘篇巨幅的史册里，

谁也不能把您的优秀篇章遗忘！

（二）不要问我

不要问我到过非洲多少艰苦的地方，

不要问我为何能够如此坚强。

不畏艰苦，

就应该让年轻的肩膀承载更多的担当；

甘于奉献，

就是中国援外医疗队员勇往直前的力量！

不要问我为何行医漂泊他乡，

不要问我乡愁的滋味是否十分凄凉。

救死扶伤，

就应该不分肤色的黑白棕黄；

大爱无疆，

就是中华民族大象无形的精神脊梁！

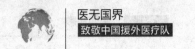
年的味道

中国援赞比亚第 18 批医疗队　苟建军

年
是抬头仰望的那片云
带来家乡的雨滴
匆匆散去
露出太阳金灿灿的笑脸

年
是探首窗棂的蔷薇花
飘来淡淡的清香
挥之不去
浸入游子甘甜的梦乡

年有多长
母亲的白发就有多长
年有多远
父亲的脚步总在丈量
却永远驻足在村口的马路旁

年　是咱娘
用筷子夹进孩儿嘴里一大块儿肥肉
年　是咱妈
用针线为孩儿编织出一身的温暖
年　是咱伯
迎在门口等待孩儿张贴福字春联
年　是咱爹
眼角的皱纹掩藏不住无限的挂念

赞比亚的云向东方飘去
那是孩儿给母亲捎去的五彩霓裳
非洲的雄鹰展翅飞翔
衔枝蔷薇花为父亲送去安康吉祥

这一年
让思念化为腾空的烟花
如白衣天使的胸怀
把美丽点缀在非洲的草原上
把精彩留在赞比亚人民的心间

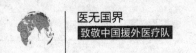

追寻蓝花楹的芬芳

中国援赞比亚第 18 批医疗队　张瑞莉

三百六十五天漫长

十万八千里路遥望

离妻

别子

跪爹娘

只为追寻蓝花楹的芬芳

早随星辰晚伴月

柳叶刀舞出生命坚强

践行天使的职责

播撒闪耀祖母绿的希望

夜不寐

满院星光

化儿女情长

成美文诗行

传递满满正能量

看大草原天苍野茫

无限风光

酸甜苦辣又何妨

苟将他乡当故乡

一干英维好儿郎

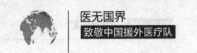
援非半年随感

中国援赞比亚第 18 批医疗队　高长辉

时光荏苒

转眼不觉间半年已悄然流转

从首次踏足非洲的兴奋与不安

到故土般的熟悉与淡然

从春意盎然到秋风萧瑟

恍如前世今生

又好像从昨天到今天

远方的亲人呐

我的每一次迈步都离不开你的守望和期盼

不要问我到哪里去　我的心依着你

不要问我到哪里去　我的情牵着你

我是你的一片绿叶

我的根在你的土地

春风中告别了你

今天这方明天那里

不要问我到哪里去　我的心依着你

不要问我到哪里去　我的情牵着你

无论我停在哪片云彩

无论我驻足哪片土地

我的眼总是投向你

如果我在风中歌唱

那歌声也是为着你

不要问我到哪里去

我的路上充满回忆

请你祝福我也祝福你

这是绿叶对根的情意

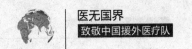
送夫君

中国援赞比亚第 18 批医疗队　李甲振夫人张瑞丽

芳菲四月日渐暖，还慌将衣为君添，

援非路漫凶且险，谈笑风生泪涟涟。

地震非典英姿展，蚊虫艾滋又何堪，

自古多情伤离别，不掩儿女情缱绻。

行期未至盼归期，唯愿草原展鸿愿，

待到来年阳春时，十里携酒迎君还。

红海之歌

黄河起舞，红海扬波，
中国医疗队来到非洲之角。

祖国的使命，人民的重托，
牢牢记在我们的心窝。

不辱使命，无私奉献，
不畏艰苦我们争光为国。

救死扶伤，舍己忘我，
白求恩是我们的光辉楷模。

诊断室里，手术台座，
是我们日常的工作场所。

小小银针，手术神刀，
手到病除降伏病魔。

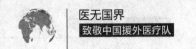

疑难病症，总统医疗，
我们有中国的特色和绝招。

厄国人民，异乡同胞，
都对我们交口称道。

厄国医生，他国同仁，
我们真诚地医疗合作。

文化交流，技术协作，
共享欢乐把友谊收获。

战云密布，雷震咆哮，
我们坚守到最后时刻。

撤退无路，红海漂泊，
心里向往着亲爱的祖国[1]。

同志友谊，危机时刻，
鲜血共谱爱的赞歌[2]。

上有父母，下有女儿，
她把生命献给他乡异国[3]。

黄河起舞，红海扬波，
中厄友谊牢不可破。

长江长城，黄山黄河，
我们无愧于伟大的祖国。

注:[1]中国援赞比亚第 1 批医疗队因埃厄战争,机场被炸,撤退无路,在红海上漂泊 72 小时,跟外界失去联系。

[2]、[3]中国援赞比亚第 2 批医疗队因发生车祸,翻译唐秀荣同志生命垂危,四位同志挺身而出,献出宝贵的鲜血。但终因伤势过重,唐秀荣经抢救无效去世。

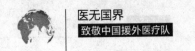

春节语思

中国援厄立特里亚第 7 批医疗队　王春光

厄特夜来风入帘，
天涯明月星绵绵。
无处凭眺空望眼，
红海逐浪催无眠。

在外日久更爱国，
离家越远家越暖。
异域春节思难免，
队里人家温馨年。

莫问梦乡多少遍？
关山飞越有情牵。
华豫儿女多勤勉，
祖国锦绣添红颜。

阿斯马拉印象

中国援厄立特里亚第 8 批医疗队　牛志刚　王文杰　李太平

阿斯马拉的天，

是如此蔚蓝！

点缀着白云片片。

飞鸟穿梭在林间，

苍鹰在高处盘旋。

远处的田园，

地肥物茂；

近处的牛羊，

低声吟叹。

阿斯马拉的人民，

是如此的良善，

礼让三先，

随处可见。

大街上一尘不染，

两边的院落围墙，

花朵俏开妍！

这是一个怎样的国度！

这是一个平和的家园！

有着千年的历史，

有着人类的祖先。

抵御着多少外族的侵扰，

依然屹立在世界之巅！

只为信仰的理念，

只为上帝的召唤，

哈利路亚，

哈利路亚，

哈利路亚！

中国援厄立特里亚第6批医疗队诗文集

厄特雨季
王新锋

旱时山荒芜，雨来满眼绿。

时令三暑夏，厄特正春苏。

注：厄立特里亚雨季时间短，7、8月是雨季，此时正是暑夏，这里却草木发芽，一派春天的景象。

雨中垂钓
卫中华

瓢泼大雨倾雨翁，顶伞握竿好威风。

衣湿身寒何所惧，鱼跃篓满踏归程。

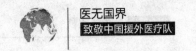

写于厄特旱、雨季之交

贾桂香

遍地荒芜河干涸，久旱无雨万物枯。

家无斗米鸟无食，唇干舌裂心更苦。

雷鸣电闪雨如注，甘霖频降万物苏。

牛羊遍地不思归，果蔬粟麦将丰收。

品仙人果

姜宏

樱桃好吃树难栽，仙人果香惹人采。

初尝仙味未得及，诸多毛刺口中待。

手痛唇痒难忍受，果鲜刺锐真厉害。

雨季仙果满街市，鲜味飘香溢满怀。

脱去刺衣现果肉，醇香引得神仙来。

唇齿留香尽余兴，细品慢尝悠悠哉。

注：7月中旬，仙人掌上硕果累累，惹得我们这些队员们垂涎欲滴，纷纷动手采摘，结果手上、口中被刺扎得伤痕累累。8月雨季来临，仙人果成熟，街市叫卖不绝，终得大饱口福。

下班途中

李凤仙

瓢泼大雨似倾盆，汪洋一片没膝深。

阻断队员回家路，队长弱背驮千金。

注：厄立特里亚雨后，洪水围楼且冰凉刺骨，队长得知几位女队员惧怕洪水，亲自背她们涉水而行，顺利返回驻地。

援厄有感

阎文学

兄妹十八人，同胞异乡亲。

共担使命重，难对是非人。

做事无愧心，只待事后论。

注：身在异国，共担援外使命，患难与共，但作为一队之长，虽鞠躬尽瘁，也难免饱受委屈。

厄立特里亚会展节

刘营杰

珠贝不琢为殊品，果馐天然成奇珍。

歌舞无华法天籁，素颜巧妆脱俗尘。

注：厄立特里亚的手工艺品、服饰、歌舞不加雕琢，具有原生态的淳朴美。8月初，一年一度的厄立特里亚会展节开幕，展区里有厄立特里亚民族风情、美食和工艺品等方方面面的展示。

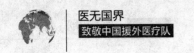
思 亲

中国援厄立特里亚第 7 批医疗队　孙星亮

大雁遥遥东南飞，
游子戚戚暗伤悲。
老父倚门盼子回，
慈母声声唤儿归。
乌鸦反哺羊跪乳，
寸草何报三春晖。
翌年功德圆满时，
堂前孝母悦心扉。

厄立特里亚工作随想

中国援厄立特里亚第 8 批医疗队　王文杰　牛志刚　李太平　郑水长

经过了多少的蹉跎，
跋山涉水来到厄特，
度过了多少磨难，
我们依旧坚强地活着。

出门前妈妈说这边很艰难，
老父亲对我讲这边很寂寞，
但是为了一个信念，
我们毅然来到异乡他国。

告别了妻儿老小，
离开了温暖的小窝，
踏上了这片贫瘠的热土，
才知道生活仍可充满欢乐。

炙热的阳光把我们烧灼，
高原的山风把我们吹过，

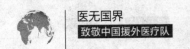

缺氧的反应让我们目眩，
真有点像面壁思过。

缺水少电算得了什么，
少吃没穿我们能凑合，
最难的是无法开展工作，
器械老化又缺医少药！

困难、困难、困难，
一个接着一个，
挣扎、犹豫、困惑，
思乡之情备受折磨。

排除、排除、排除，
困难一个个挣脱，
自信、勇敢、开拓，
我们坚强地战胜了自我。

踏着前人的路，
我们蹒跚走过，
背负着祖国的嘱托，
我们坚定地工作。
辛勤的劳作，
换来了受援国的认可，
诊治率的上升，
让众人翘起了大拇哥！

继续努力，不再困惑，
一分汗水一分收获，

继承前人，开拓自我，

加倍工作，决不辜负祖国！

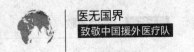

援外路，厄特行

中国援厄立特里亚第 8 批医疗队　武　强

日月轮转已两年，披星戴月在外援；

医海深传非洲地，华佗扁鹊道义肩；

异国欲栽甘棠树，梦圆景行思维贤；

待到时空万里日，天下一角有余音。

生命的赞歌

中国援厄立特里亚第 9 批医疗队　冯　雨

喜欢听海的声音，

喜欢听风的声音，

喜欢听泉的声音。

是森林的伴奏，

是远方的信笺，

是生命的力量。

喜欢听大自然的声音，

而这一切，

在这片美丽的非洲大地实现，

就让我和着这大自然的交响，

唱一首生命的赞歌！

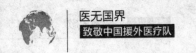

沁园春·援非

中国援埃塞俄比亚第 13 批医疗队　刘　伟

群雁远征，

横越天竺，

进入非洲。

见故园白发，

茫茫梦境，

亲朋故旧，

相思成愁。

寄情山水，

采风巷陌，

抛却烦恼斗诗酒！

惜机缘，

宁腰身渐瘦，

孤独双眸。

窗前弯月如钩。

挥洒爱心何须保留。

瞧非洲朋友，

药缺医少，
我欲搭救，
心愿得酬。
频遇危困，
不移壮志，
谁羡当年万户侯？
种友谊，
献钱粮医药，
共度春秋。

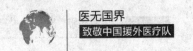

诗歌二首

中国援赞比亚第 13、14 批医疗队　王　凯

（一）思乡曲

无眠的夜，

小楼的灯光暗了又明。

思绪，

像一匹野马，

在赞比亚广袤的土地上

不停地穿越、驰骋。

今夜，你的宁静，

勾起了我思乡的梦境，

怀想的情思，

扑向生机昂然的大地，

翱翔在比大地辽阔的天空，

在比天空广阔的胸怀中泊停，

我多想把我那疲倦的头，

依偎在祖国母亲的胸前，

和着那心跳的节奏，

哼唱我思乡的序曲，

任和风弄乱我的头发，

弄乱我的衣衫，

也吹拂着我那滚烫的心胸。

闪烁的星星，

点缀着无垠的夜空。

赞比亚的今夜，

我在放飞我的情思，

我想让绚丽的花儿，

做我漂亮的羽毛，

把自己变成一只会唱歌的夜莺，

向着祖国母亲的方向，

翱翔，

飞——行。

注：小楼是中国援赞医疗队在中央省省会的驻地。

（二）再见吧，祖国母亲

再见吧，

祖国母亲！

我们，

援非的医疗队员，

就要远涉重洋，

奔向非洲，

飞赴万里之外，

那美丽的地方。

我们，

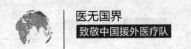
是健康卫士，
将在非洲的土地上，
发出我们的热和光；
我们，
是白衣天使，
将为非洲人民的康健，
贡献我们的力量；
我们，
是友好的使者，
肩负起祖国的重托，
人民的希望。

再见吧，
祖国母亲！
作为援外医疗队员，
我们备感无限荣光。
我们将把无私的爱，
洒向非洲大地；
我们将把亲情，
倾注在异国他乡。
相亲相爱的人儿，
请不要为这暂时的离别惆怅，
为了祖国母亲，
我们做出点牺牲，
又有何妨！
我们唱着《共和国之恋》，
高举起祖国的旗帜，
把友谊的种子播向远方。
谁说我们与祖国相隔万里，

谁说我们与祖国不在一起，

我们的心，

时刻随着母亲的脉搏激荡；

我们的心，

永远眷恋着祖国那多情的太阳。

是啊！

太阳是温暖的，

也是明亮的，

但我们所聚集的热和光，

比太阳更温暖，

比太阳更明亮。

亲人啊！

让激动的泪水尽情流淌。

朋友啊！

把欢乐的歌儿尽情高唱。

歌唱祖国，

歌唱友谊，

歌唱同一片蓝天，

歌唱那七色阳光。

再见吧，

祖国母亲！

我们，

援非的医疗队员，

决不辜负您的期望。

我们，

光荣的医疗队员，

将以优异的成绩，

来报答您的培养。

为了友谊，

为了明天灿烂的阳光，

我们要努力工作，

排除万难，

不怕牺牲，

学习白求恩，

发扬国际主义精神，

用自己的行动，

让友谊的旗帜，

在非洲大地上，

高高飘扬，

高——高——

飘——扬——

忘不了

中国援厄立特里亚第5批医疗队　欧阳荣

忘不了，忘不了，

忘不了你的脸儿俏，

忘不了你的眼儿淼淼，

忘不了你的女人情，

忘不了你的女人娇，

忘不了你的女人花开正茂；

忘不了，忘不了，

忘不了你在家中的翘盼，

忘不了你在家中的操劳，

忘不了你有女人坚强的臂膀，

忘不了你有女人坚强的脊梁，

忘不了你撑起家中彩色天空的骄傲；

忘不了，忘不了，

忘不了登机前你轻轻的嘱托：

为了祖国的荣誉、为了非洲的友谊，

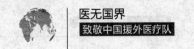

早往家中传回捷报。

忘不了，忘不了，
忘不了你临行前的叮咛，
为了父母、为了妻儿，
保重身体，一切都好。